中国口腔医学年鉴

YEARBOOK OF CHINESE STOMATOLOGY

2021年卷

主　编　周学东

副主编　王松灵　边　专　张志愿
　　　　　俞光岩　赵铱民　凌均棨

四川科学技术出版社

图书在版编目（CIP）数据

中国口腔医学年鉴. 2021年卷 / 周学东主编. -- 成
都 : 四川科学技术出版社, 2022.11
  ISBN 978-7-5727-0804-6

Ⅰ. ①中… Ⅱ. ①周… Ⅲ. ①口腔科学—中国—
2021—年鉴 Ⅳ. ①R78-54

中国版本图书馆CIP数据核字（2022）第228067号

中国口腔医学年鉴 2021年卷

主　　编　周学东

出 品 人　程佳月
责任编辑　任维丽　罗小燕
特约编辑　吴　婷
责任出版　欧晓春
出版发行　四川科学技术出版社
　　　　　成都市锦江区三色路238号　邮政编码 610023
　　　　　官方微博 http://weibo.com/sckjcbs
　　　　　官方微信公众号 sckjcbs
　　　　　传真 028-86361756
成品尺寸　185mm×260mm
印　　张　21.5　字数 430 千
印　　刷　四川玖艺呈现印刷有限公司
版　　次　2022年11月第一版
印　　次　2022年11月第一次印刷
定　　价　198.00元

ISBN 978-7-5727-0804-6

邮购：成都市锦江区三色路238号新华之星A座25层　邮政编码：610023
电话：028-86361770

杨丕山	山东大学	宫 苹	四川大学
杨 健	南昌大学	胡 敏	解放军总医院
沈国芳	上海交通大学	胡 敏	吉林大学
谷志远	浙江中医药大学	胡勤刚	南京大学
邱蔚六	上海交通大学	郭传瑸	北京大学
陆支越	北京医院	郭 斌	解放军总医院
陈万涛	上海交通大学	袁 泉	四川大学
陈文霞	广西医科大学	栾文民	北京医院
陈发明	空军军医大学	倪龙兴	空军军医大学
陈 刚	天津医科大学	徐礼鲜	空军军医大学
陈 江	福建医科大学	徐 江	石河子大学
陈吉华	空军军医大学	徐 欣	山东大学
陈扬熙	四川大学	徐 艳	南京医科大学
陈莉莉	华中科技大学	凌均棨	中山大学
陈 智	武汉大学	聂敏海	西南医科大学
陈谦明	浙江大学	唐瞻贵	中南大学
肖金刚	西南医科大学	黄永清	宁夏医科大学
林云锋	四川大学	黄洪章	中山大学
季 平	重庆医科大学	黄桂林	遵义医科大学
岳 林	北京大学	黄 跃	暨南大学
周永胜	北京大学	宿玉成	北京协和医学院
周延民	吉林大学	巢永烈	四川大学
周学东	四川大学	康 宏	兰州大学
周 洪	西安交通大学	曹选平	郑州大学
周曾同	上海交通大学	麻健丰	温州医科大学
郑家伟	上海交通大学	常晓峰	西安交通大学
金 岩	空军军医大学	梁景平	上海交通大学
罗颂椒	四川大学	葛少华	山东大学
林 野	北京大学	温玉明	四川大学
易新竹	四川大学	谢志坚	浙江大学
赵士芳	浙江大学	蒋欣泉	上海交通大学
赵 今	新疆医科大学	曾祥龙	北京大学
赵云凤	四川大学	程祥荣	武汉大学
赵守亮	同济大学	程 斌	中山大学
赵志河	四川大学	董福生	河北医科大学
赵明东	滨州医学院	路振富	中国医科大学
赵怡芳	武汉大学	潘乙怀	温州医科大学
赵 彬	山西医科大学	潘亚萍	中国医科大学
赵铱民	空军军医大学	樊明文	武汉大学
俞光岩	北京大学	蔺新春	中南大学
钟良军	杭州师范大学	魏奉才	山东大学

序　言

　　《中国口腔医学年鉴》是中国口腔医学界的综合性、学术性连续出版物,每年出版一卷,自1984年创办已连续出版了29卷。本卷为2021年卷,选材基础时限为2021年1月至12月。本卷旨在全面翔实、客观公正地向国内外读者介绍年度中国口腔医学的发展与成就。其汇集的资料主要包括口腔医学的国家政策、医院建设、医疗服务、学科发展、人才培养、科学研究和疾病预防等领域,是了解和研究中国口腔医学发展史的重要资料,也是中国口腔医学与国际口腔医学学术交流的重要平台。

　　本卷包括回顾与论坛、医疗工作、医学教育、科学研究、学会工作和人物六个部分。"回顾与论坛"为庆祝中国共产党建党100周年专栏,特载或转载临床医学人才培养和牙体牙髓病学、口腔颌面外科学、口腔正畸学等学科发展历程,以及专家视角下几大口腔医学院、医院的重要发展节点回顾。"医疗工作"收集了人民名医盛典、全国爱牙日信息,以及维护牙周健康的中国口腔医学多学科专家共识。"医学教育"详列了首届全国教材建设奖、中华口腔医学会继续医学教育项目、教育部2021年高校增设国家控制的高职(专科)专业审批结果;收集了2021年中国高等学校口腔医学专业博士、硕士研究生及本科生招生与培养简况。"科学研究"收集了国家科学技术奖、华夏医学科技奖、树兰医学奖中口腔医学获奖部分,以及中国2020年度重要医学进展中和中国高被引学者中的口腔医学部分。同时,该部分还重点介绍了2021年中国高等院校口腔医学院、口腔医院科技成果获奖和获得的科研基金资助项目,刊载了部分国家级和省级获奖项目,此外还收集了2021年公开出版发行的口腔医学专著。"学会工作"刊载了2021年新成立或换届的中华口腔医学会及口腔医学专业委员会与学组组织机构名录,记载了2021年度在我国召开的部分口腔学术会议、展会、学会简讯及院校新闻动态。"人物"记录了新增中国工程院院士,国家卫生健康突出贡献中青年专家,部分国家高层次人才计划青年拔尖人才,国家自然科学基金杰出青年基金与优秀青年基金获得者,中国科学技术协会青年托举人才工程入选者。此外,该部分还记录了白求恩式好医生获奖者以及新增列口腔医学博士研究生导师等内容。

　　一直以来,《中国口腔医学年鉴》在编纂出版过程中得到全国口腔医学院(系)、口腔医院以及众多口腔医学专家的指导和帮助,得到广大读者的支持和关注。在此,感谢各大口腔院校领导与相关老师的支持理解,感谢专家们的悉心指导,感谢出版单位的全力协助,感谢各位作者和读者的垂青。欢迎广大读者提出宝贵的意见和建议,我们会继续努力,办好《中国口腔医学年鉴》。

《中国口腔医学年鉴》编辑委员会

2022年10月

目　　次

回顾与论坛 ┈┈┈┈┈┈┈┈┈┈ 1

　庆祝中国共产党建党100周年专栏 ┈┈┈ 1

　中国成为"口腔医学强国",未来可期 ┈┈┈ 1

　浅析我国临床医学人才培训体系 ┈┈┈┈ 3

　中国牙体牙髓病学的发展 ┈┈┈┈┈ 9

　中国口腔颌面外科学的发展 ┈┈┈┈ 17

　中国口腔正畸学的发展 ┈┈┈┈┈┈ 26

　北大口腔将力争在各个国际舞台上发出中国声音,
　　实现口腔医学的命运共同体 ┈┈┈┈ 37

　祖国的边界在哪里,我们的医疗服务就要到哪里
　┈┈┈┈┈┈┈┈┈┈┈┈┈┈┈┈ 39

　以满腔热忱和精湛技术,引领和推动北京市口腔医
　　学事业的蓬勃发展 ┈┈┈┈┈┈ 41

　以建立中国特色世界一流口腔医学院为目标
　┈┈┈┈┈┈┈┈┈┈┈┈┈┈┈┈ 43

　每一位华西口腔人都努力工作着,为祖国的口腔医
　　学事业和人民健康奉献智慧和力量 ┈┈┈ 44

　为推动中国口腔健康事业发展,提高全民口腔健康
　　水平,中国牙病防治基金会一直在行动
　┈┈┈┈┈┈┈┈┈┈┈┈┈┈┈┈ 48

　中国口腔医学博物馆 ┈┈┈┈┈┈ 50

　北京医院建立口腔颌面外科病房的经历 ┈┈┈ 56

医疗工作 ┈┈┈┈┈┈┈┈┈┈┈ 60

　人民名医盛典 ┈┈┈┈┈┈┈┈┈ 60

　2021年"全国爱牙日"宣传活动 ┈┈┈ 61

　儿童口腔健康核心信息及知识要点 ┈┈┈ 61

　维护牙周健康的中国口腔医学多学科专家共识
　┈┈┈┈┈┈┈┈┈┈┈┈┈┈┈┈ 63

　美观卡环修复技术指南 ┈┈┈┈┈┈ 63

　婴幼儿龋防治指南 ┈┈┈┈┈┈┈ 73

　乳牙牙髓病诊疗指南 ┈┈┈┈┈┈ 78

　口腔四手操作技术规范 ┈┈┈┈┈┈ 84

　儿童口腔门诊全身麻醉操作指南 ┈┈┈ 86

　中华口腔医学会批准的5项团体标准 ┈┈┈ 92

　老年患者口腔修复指南 ┈┈┈┈┈┈ 92

　牙齿漂白治疗技术操作指南 ┈┈┈┈ 96

　口腔正畸无托槽隐形矫治技术指南 ┈┈┈ 100

　5-氨基酮戊酸光动力疗法治疗口腔潜在恶性疾
　　患的专家共识 ┈┈┈┈┈┈┈┈ 104

　口腔扁平苔藓诊疗指南(修订) ┈┈┈ 107

医学教育 ┈┈┈┈┈┈┈┈┈┈┈ 111

　首届全国教材建设奖 ┈┈┈┈┈┈ 111

　中华口腔医学会I类学分继续医学教育项目
　┈┈┈┈┈┈┈┈┈┈┈┈┈┈┈┈ 111

　教育部关于公布2020年度普通高等学校本科专业
　　备案和审批结果的通知 ┈┈┈┈┈ 116

　教育部关于公布2021年高校增设国家控制的高职
　　(专科)专业审批结果的通知 ┈┈┈┈ 117

　中国高等学校口腔医学专业招生和培养简况
　┈┈┈┈┈┈┈┈┈┈┈┈┈┈┈┈ 118

科学研究 •••••••••••••••••• 157

国家科学技术奖 ••••••••••••••• 157

中华医学科技奖 ••••••••••••••• 157

华夏医学科技奖 ••••••••••••••• 158

树兰医学奖 ••••••••••••••••••• 160

中国2020年度重要医学进展 •••••• 160

中国高被引学者榜单 ••••••••••• 161

中国高等院校口腔医学院和口腔医院获科技成果
奖简况 •••••••••••••••••••• 162

中华口腔医学会优秀专业委员会(分会)考评
••••••••••••••••••••••••• 168

国家级获奖项目简介 ••••••••••• 168

颞下颌关节外科技术创新与推广应用
••••••••••••••••••••••••• 168

省级获奖项目简介 ••••••••••••• 169

儿童复杂牙外伤诊疗关键技术的创新和应用
••••••••••••••••••••••••• 169

新型双面对称核苷的设计合成及其治疗口腔黏
膜病的应用基础研究 ••••••••• 170

基于生物的原生理念构建牙体牙髓疾病精准防
治新体系 •••••••••••••••••• 171

口腔颌面部骨组织再生的技术创新与应用
••••••••••••••••••••••••• 172

复杂口腔修复体的人工智能设计与精准仿生制造
••••••••••••••••••••••••• 172

3D打印PEEK植入体修复颌面部组织畸形及缺
损的治疗方案 ••••••••••••••• 173

基于"增-减材"复合技术的数字化义齿快速设
计与制作 •••••••••••••••••• 174

应用牙周组织特异性ECM体外扩增干细胞技术
修复牙周组织缺损 ••••••••••• 175

关于公布中国博士后科学基金第69批面上资助获
资助人员名单的通知 ••••••••• 176

关于2021年国家自然科学基金集中接收申请项目
评审结果的通告 ••••••••••••• 179

中国高等院校口腔医学院和口腔医院获科研基金
资助简况 •••••••••••••••••• 179

2021年出版发行的口腔医学图书 •••••• 245

学会工作 •••••••••••••••••• 262

学会组织机构 ••••••••••••••• 262

中华口腔医学会及其口腔医学专业委员会
••••••••••••••••••••••••• 262

学术会议和展览会 ••••••••••• 272

在中国召开的国际性学术会议 •••••• 272

中华口腔医学会及其专业委员会会议 ••• 274

地方口腔医学会会议 ••••••••••• 279

其他会议 •••••••••••••••••• 280

院校新闻动态 ••••••••••••••• 284

人 物 ••••••••••••••••••• 287

中国工程院院士 ••••••••••••• 287

赵铱民 ••••••••••••••••••• 287

第九届国家卫生健康突出贡献中青年专家
••••••••••••••••••••••••• 287

叶 玲 ••••••••••••••••••• 287

国家高层次人才计划青年拔尖人才入选者
••••••••••••••••••••••••• 288

徐晓薇 ••••••••••••••••••• 288

赵雪峰 ••••••••••••••••••• 288

国家自然科学基金杰出青年科学基金获得者
••••••••••••••••••••••••• 289

袁 泉 ••••••••••••••••••• 289

国家自然科学基金优秀青年科学基金获得者
••••••••••••••••••••••••• 290

徐骏疾 …………………… 290

俞梦飞 …………………… 290

中国科学技术协会青年托举人才工程入选者

…………………… 291

江圣杰 …………………… 291

马海龙 …………………… 291

杨鸿旭 …………………… 291

周陈晨 …………………… 292

第五届"白求恩式好医生"获得者 ………… 292

陈江 …………………… 292

姬爱平 …………………… 293

李德华 …………………… 293

林正梅 …………………… 294

龙星 …………………… 294

卢海平 …………………… 295

赵志河 …………………… 295

2021年新增口腔医学博士研究生导师 ……… 296

Maurizio Tonetti …………………… 296

安政雯 …………………… 296

常蓓 …………………… 297

陈陶 …………………… 297

陈卓 …………………… 298

丁佩惠 …………………… 298

董强 …………………… 299

范存晖 …………………… 299

葛颂 …………………… 299

谷习文 …………………… 300

胡腾龙 …………………… 300

黄盛斌 …………………… 301

黄旋平 …………………… 301

吉秋霞 …………………… 302

姜华 …………………… 302

黎明 …………………… 303

李斌斌 …………………… 303

李德超 …………………… 304

李吉辰 …………………… 304

李明 …………………… 304

李宁 …………………… 305

李艳红 …………………… 305

刘加强 …………………… 306

刘娟 …………………… 306

刘钧 …………………… 307

刘欧胜 …………………… 307

刘麒麟 …………………… 308

刘世宇 …………………… 308

刘伟才 …………………… 308

刘欣宇 …………………… 309

刘中博 …………………… 309

卢燕勤 …………………… 310

路瑞芳 …………………… 310

马保金 …………………… 310

马洪 …………………… 311

孟柳燕 …………………… 311

莫水学 …………………… 312

潘永初 …………………… 312

亓坤 …………………… 313

阙国鹰 …………………… 313

阮敏 …………………… 314

沈新坤 …………………… 314

石玉 …………………… 315

史册 …………………… 315

宋庆高 …………………… 315

孙慧斌 …………………… 316

孙颖 …………………… 316

孙宇 …………………… 317

陶建祥 …………………… 317

陶　疆 ……………………… 317
王　瑞 ……………………… 318
王　蔚 ……………………… 318
王　勇 ……………………… 319
吴珺华 ……………………… 319
吴梦婕 ……………………… 320
习伟宏 ……………………… 320
夏丹丹 ……………………… 320
肖金刚 ……………………… 321
肖文林 ……………………… 321
谢伟丽 ……………………… 322
谢志刚 ……………………… 322
熊　伟 ……………………… 323
许潾于 ……………………… 323
杨　春 ……………………… 323
杨禾丰 ……………………… 324

于世宾 ……………………… 324
袁昌青 ……………………… 324
曾剑玉 ……………………… 325
张　琛 ……………………… 325
张冬梅 ……………………… 326
张建军 ……………………… 326
张　萍 ……………………… 327
张　强 ……………………… 327
张　彤 ……………………… 327
张新春 ……………………… 328
赵宝红 ……………………… 328
郑东翔 ……………………… 329
逝世人物 ……………………… 329
周继林 ……………………… 329
马宝章 ……………………… 330
索引 ……………………………… 331

回顾与论坛

庆祝中国共产党建党 100 周年专栏

中国成为"口腔医学强国"，未来可期

俞光岩

中华口腔医学会

在国家卫生健康委员会国际交流与合作中心的指导下，《中国医学论坛报·今日口腔》在 2021 Sino-Dental® 北京国际口腔展期间特别策划了"奋斗百年路 启航新征程——中国口腔人致敬建党 100 周年特别活动"，聚焦中国共产党成立以来口腔医疗卫生健康事业历史进程中的重要决策、重大活动及巨大成就，聚焦对口腔医疗卫生健康事业发展有重要推动作用的创新成果、重大事件、典型人物等，从不同角度、多个层面展现中国口腔医疗卫生健康事业发展的辉煌成就。

活动特邀中华口腔医学会会长俞光岩教授，与大家共同回顾中华口腔医学会的发展历史，以及目前的工作和未来的方向。

一、中华口腔医学会的成立背景

中华口腔医学会的前身为中华医学会口腔科分会，建立于 20 世纪 50 年代初，是一个二级学术机构。

（一）中华医学会口腔科分会

在口腔医学前辈和口腔医学专业工作者的共同努力下，中华医学会口腔科分会开展了很多工作，例如：创办《中华口腔医学杂志》；建立一整套口腔医学教育体系，促进各个口腔医学院校培养口腔医学人才；开发口腔医学新技术等，从而推动了中国口腔医学的发展。但是，作为中华医学会下面的二级学术机构，中华医学会口腔科分会的很多活动会受到限制。

（二）中华口腔医学会的成立

1996 年，在张震康教授的带领和各位前辈的不懈努力下，中华口腔医学会从中华医学会独立出来，成为国家一级学会。从 1949 年到 1996 年，几十年来，口腔医学前辈们为口腔医学的发展奠定了良好的基础。中华口腔医学会成立 25 年来，取得了喜人的成绩。目前，全国有 25 万名口腔医师，中华口腔医学会的注册会员已经达到 12 万，有近一半的口腔医师加入了中华口腔医学会。加入学会的民营口腔医师大约是 2 万人，其余约 10 万人是公立医疗机构的医师。希望今后有更多的民营口腔医师加入中华口腔医学会。

（三）中华口腔医学会的构架

从机构上来说，中华口腔医学会有 38 个专业委员会或分会。专业特点比较明显的称为专业委员会，例如口腔颌面外科专业委员会、牙体牙髓病学专业委员会、牙周病学专业委员会等；带有管理性质的作分会，例如科研管理分会、民营口腔医疗分会等。全国 31 个省、市、自治区、直辖市都成立了口腔医学会，有的省、市、自治区、直辖市的口腔医学会也分

出了不同的专业委员会。中华口腔医学会的发展与中国口腔医学事业的发展紧密相连。我国口腔医学事业发展到今天，是几代口腔人共同努力的结果。

二、中华口腔医学会发展过程中难忘的事情

中华口腔医学会的工作目标是面向民众的口腔健康，最终目的是引领全国口腔医学工作者们提高人民口腔健康的水平。中华口腔医学会开展的工作非常有意义，列举如下几项工作：

(一)公益活动

中国东西部经济发展水平不平衡，东部比较发达，西部相对滞后，医疗卫生水平亦是如此。由此，中华口腔医学会于 2007 年组织了"口腔健康促进口腔医学发展西部行"大型公益活动(简称"西部行"活动)。

中华口腔医学会邀请各大院校的专家到西部举办学习班和研讨会，邀请西部的医师到一流院校免费进修，同时组织他们参加全国性学术会议，设立西部的临床科研基金。中华口腔医学会希望西部的医师们能够开展临床工作，也能够开展临床研究，从而提高整体水平以及专业能力。除了学术支持，中华口腔医学会还组织企业对西部的口腔医疗机构给予设备上的支持。有不少爱心企业向西部口腔医疗机构捐赠口腔医疗设备。"西部行"活动对于提高西部地区口腔医生的整体实力，缩小东西部医师之间的差距发挥了重要作用。"西部行"活动是中华口腔医学会在大家的共同支持下开展的一项卓有成效的工作。目前这项工作还在继续进行，希望能够做得更好。

(二)支援西藏地区

支援西藏，促进西藏自治区的口腔医学发展。自 2016 年起，中华口腔医学会把西藏自治区口腔医学发展作为一项重点工作。2017 年，中华口腔医学会组织了骨干专家与西藏自治区相关领导进行座谈，同时到西藏大学以及西藏多个口腔医疗机构进行调研，了解西藏自治区口腔医师队伍情况和口腔疾病发病情况。2018 年，西藏自治区口腔医学会成立，该学会把口腔医师聚集起来，便于开展各种各样的学术活动。同时，中华口腔医学会帮助西藏自治区组织开展了很多公益性活动，例如为中老年无牙颌患者免费修复。在人才培养方面，西藏自治区在住院医师规范化培训上还存在一些欠缺，中华口腔医学会帮助他们建设住院医师规培考试基地，为住院医师的规范化培训创造良好的条件。

在各个口腔医学院校、口腔设备器材企业以及口腔医学专家、口腔医学同道的共同努力下，西藏自治区的口腔医学事业得以快速发展，使得全国口腔医学发展的整体水平有了明显提升。中国要成为一个"口腔医学强国"，还需要大家共同努力，在未来的 10 年、20 年做得更多，做得更好。

三、中华口腔医学会目前的任务

(一)人才培养

人才培养是第一要务。中华口腔医学会的目标是提高中国基层口腔医师的专业水平，包括缩小东西部之间的差距。目前基层医疗水平参差不齐，大批基层医师的专业水平和专业素质都有待提高。另外，不同医学院校的在校生或者毕业生的水平也存在差异，很多院校的教学水平有待提高。鉴于此，中华口腔医学会开展了院校间的帮扶活动，派教师进行指导并制订教学计划。

(二)学术交流

组织学术交流是中华口腔医学会的另一项任务。每年，中华口腔医学会都要打造精品学术年会，通过制定主题，引导口腔医学专业工作者往主题方向努力。此外，中华口腔医学会的专业委员会还举办了大量的研讨会、继续教育学习班等继续教育项目。

（三）科普工作

口腔健康科普工作也是中华口腔医学会的任务之一。一年一度的世界口腔健康日、"'9.20'全国爱牙日"等这些针对大众的主题日口腔健康教育需要持续进行。中华口腔医学会倡导口腔医师在口腔医疗机构里进行口腔健康教育，重要的是在患者治疗结束后，诊治医师要进行椅旁口腔健康教育，从而提高全民口腔保健意识，改善全民的口腔健康行为。

今后要做的工作还很多，希望中华口腔医学会所有的会员以及所有的口腔医学专业工作者共同努力，把我国的口腔医学事业发展得越来越好。

本文转载自《中国医学论坛报·今日口腔》

浅析我国临床医学人才培养体系

武　艳[1]　王松灵[2]

1.首都医科大学教务处　2.首都医科大学口腔健康北京实验室

中国现代医学教育的发展有力支撑了国家医药卫生事业的发展和水平提升。尤其在近年来的新冠肺炎疫情防控中，国家培养的大量合格的医学人才发挥了关键性作用。中国已形成了医、药、护、技、管等多学科专业并进，中、高、本、硕、博多学历层次相衔接，特色突出的医药卫生人才培养体系。

一、我国临床医学人才培养取得的突出成就

在中华人民共和国成立之初，我国仅有22所独立医药院校，每年招生约0.38万人。全国医学教育发展中心2019年数据显示，我国共192所院校开办了临床医学专业本科（含五年制、"5+3"一体化、八年制等多层次），每年招生约8.5万人。我国医学教育为助力健康中国建设、保障人民健康，发挥了重要作用。

（一）医教协同有力促进医学教育的科学与规范发展

2014年，教育部等6个部委联合印发的《关于医教协同深化临床医学人才培养改革的意见》（简称《意见》）明确"全面提高临床医学人才培养质量，为卫生计生事业发展和提高人民健康水平提供坚实的人才保障"；提出"基本建成院校教育、毕业后教育、继续教育3阶段有机衔接的具有中国特色的标准化、规范化临床医学人才培养体系"，强调"加快构建以'5+3'（5年临床医学本科教育+3年住院医师规范化培训或3年临床医学硕士专业学位研究生教育）为主体、以'3+2'（3年临床医学专科教育+2年助理全科医生培训）为补充的临床医学人才培养体系"。

（二）形成分类培养研究型、复合型与应用型医学人才的新格局

在改革开放以来，我国医学教育发展树立了里程碑，包括构建与实践"5+3"临床医学人才培养主体模式、积极探索农村医学人才培养模式、大力推进了全科医学人才的培养、改革完善了全科医生培养及使用激励机制。临床医学专业认证制度的建立和完善，保障了医学教育稳定及可持续发展，全方位培育卓越医学卫生人才。以上系列举措使我国的医学教育得以不断发展与完善，建立了分类分层培养研究型、复合型和应用型医学人才的新格局。

（三）临床医学人才培养规模大幅增长，结构不断优化

我国在中华人民共和国成立后尤其是改革开放以来，为满足人民日益增长的健康需求，优先发展医疗卫生事业，持续增加医学专

业招生规模,稳步提高学历层次,进一步加大了儿科学、全科医学、精神医学、麻醉学、传染病等急需专业的人才培养力度,加大紧缺专业住院医师培训力度,努力推进全科医生转岗培训,以适应健康事业的新需求。1998—2010 年,独立建制医学院校本科临床医学专业招生规模呈持续上升趋势,年均增长率为 9.3%,2015—2019 年招生规模相对变缓,年均增长率为 3.3%;合并医学院校招生规模保持相对稳定,年均增长率约 1.0%。

(四)住院医师规范化培训制度的建立保障了临床医师的质量

住院医师规范化培训(简称住培)在我国医学生培养、培训基地建设、国家分级诊疗实施中起着无可替代的作用。我国住培制度建设起步较晚,2013 年国家 7 个部委联合印发《关于建立住院医师规范化培训制度的指导意见》(国卫科教发〔2013〕56 号),标志着我国从此有了统一的制度体系。我国于 2015 年全面启动住培工作,2020 年基本建立住培制度,全体新进医疗岗位本科及以上学历的临床医师均须进行住培。住培的主要模式是"5+3",即本科毕业生通过 3 年的住培,丰富临床理论知识,提高临床实践技能水平,使临床诊治能力得到大幅提升,以保障临床医师的能力水平,实现从医学生到合格医生的角色转换。住培已经成为培养合格的临床医师的必经途径,从而进一步加强了医疗卫生人才队伍的建设,工作质量和水平得到根本保证,是深化医药卫生体制改革和医学教育改革的重要举措。

二、目前临床医学人才培养中尚存的主要问题

(一)基层全科医生缺乏,培养体系与配套政策的完善任重道远

1. 我国基层全科医生数量不足、质量亟待提高

《国务院关于建立全科医生制度的指导意见》(2011)与《国务院办公厅关于改革完善全科医生培养与使用激励机制的意见》(2018)明确指出了全科医生培养模式及高等医学院校于全科医学的学科建设和全科医学的人才培养中的关键作用,全科住院医师与全科医学专业学位研究生的双轨制培养为我国目前全科医生培养主流模式。我国全科医生培养体系尚未有效完善,双轨制培养模式在其实施中尚需教育部门与卫生行业部门间加强协调;全科医生的待遇低及其岗位吸引力严重不足等现状仍未得到有效改善,优秀的临床医学专业毕业生很少自主地将全科医生作为终生职业选择,基层的全科医生目前仍明显不足。截至 2018 年底,我国通过多渠道培养合格,并可提供基本医疗服务的全科医生人数达不到临床医师总人数的 9%,全科医生与居民的比例为 1∶4 531;发达国家中全科医生的人数普遍接近于临床医师总人数的 50% 及以上,其和居民的比例达到平均 1∶2 000∼2 500。因此,我国全科医生人数较发达国家尚存在很大差距,同时我国在岗全科医生的学历绝大多数为本科及以下,其对疾病诊治与防控的能力仍明显不足。

2. 基层健康需求与医疗服务体系严重不匹配,配套支持政策亟待改善

我国绝大部分的医疗卫生服务需求集中在基层和农村,是"正三角"需求结构。按照疾病谱构成,80% 左右的医疗服务应该由基层医疗卫生机构提供,仅 20% 左右的高技术性服务需由专家提供。医院按照功能划分为一、二、三级,是根据医疗服务的合理需求进行的科学分工,也是优化医疗卫生资源配置的必要途径。但是长期以来,我国较大规模的三级医院拥有绝大多数的优质医疗资源和市场份额,从而形成医院强而基层弱的"倒三角"型医疗资源供给的错位结构。随着人们对医疗服务质量需求提高以及公立医院规模的不断扩张,即使分级诊疗政策不断释放,在缺乏"守门人"制度且"群众自愿"分级原则下,因

为各级别医疗机构的服务质量差别较大，大多数患者仍会选择三级医院。医院"大(病)小(病)通吃""上转容易、下转困难"的双向转诊现状等，也进一步加剧了患者就医的向上集中。同时，基层全科医生与助理全科医生的配套支持政策仍亟待改善。如：助理全科医生的编制尚未有效解决、"五险一金"待遇有关政策仍未明确等问题，必然严重影响基层医疗的岗位吸引力与人员稳定性，进而影响基层医疗质量。因此，即便是常见病与多发病，患者也更愿意选择大医院就诊，从而形成长期恶性循环。

(二)医学学位体制复杂多样，其科学合理性亟待进一步加强

新型冠状病毒肺炎疫情中，全国临床医学精锐力量发挥了重要作用。同时，也显现出当前医学人才的结构性失衡问题。即：我国基层的应急医疗人员仍明显缺乏，且高水平复合型的专业医生，包括从事呼吸疾病、传染病、公共卫生等专业的高端医学人才仍显不足，因此应对重大的突发传染病能力尚偏弱。究其根本原因，和缺乏科学的医学人才培养体系具有密切相关性。我国的临床医学学位授予体制尚存在不同学制共存，以及相同学年而不同学制且授予不同学位的复杂现象，在一定程度上对于医学教育的科学有序发展产生了不良影响。

目前，我国临床医学专业招收五年制本科的高校有 186 所，每年约招生 8 万人，学生毕业后须进行住培，继而构成我国临床医学人才的主体；招收"5+3"一体化(8 年，授硕士学位)的高校有 53 所，每年约招生 0.8 万人，学生毕业时已完成住培，可直接进入医师队伍，其大部分将继续攻读博士学位且(或)加入到专科医师的并轨培养；招收八年制(8 年，授博士学位)的高校有 12 所(未包含军队院校)，每年约招生 0.12 万人，学生毕业时尚未完成其住培，将待其后续完成住培后，大部分进行专科医师培养；近年还新增了"5+3+1"(9 年，授博士学位)的培养模式。经过多年实践，其

中"5+3"一体化的培养模式已显著展现其优势，品学兼优的临床医学毕业生已经得到用人单位的广泛认可。

(三)高素质医学人才培养时间过长，医学学位教育和职业培训混淆

1. 专业学位和职业培训衔接的层级划分欠合理

《意见》将住院医师培训和专科医师培训这两阶段的毕业后医学教育，分别与临床医学专业的硕士和博士学位教育相衔接。遵循医学教育和职业培训规律，医师培训特别是专科医师培训应该属于职业培训的范畴。按照国际惯例，其应和学位脱钩。目前，我国将临床医学专业学位教育分为 5 年学士、3 年硕士及 3~5 年博士 3 个阶段，并以此为培养高素质医师的主要途径，需要 11 年或者更长时间。相对北美洲(高中毕业之后，普通本科教育 4 年+医学教育 4 年，授予医学博士学位)及欧洲(高中毕业之后，医学教育 6~7 年，授予医学博士学位)等国际主流的医学人才培养体系，我国的临床医学人才博士学位培养时间过长并且成本过高，明显不利于培养足够数量的高素质基层全科医生以较快投入临床服务患者。此外，临床医学专业的学位培养体系，尚存在学位授予标准与培养标准不同等问题。"5+3"一体化(8 年本科与硕士)培养合格后授医学硕士学位，但八年制和"5+3+1"培养合格后则授予医学博士学位，从而形成临床医学学位教育的多种培养模式、多种入口、多种学位授予标准并存的复杂混乱状态。

2. 本科教育与毕业后教育存在衔接不畅

《意见》已明确以"5+3"为主体的完整的医学教育体系，而五年制的本科教育之后仍须经过 3 年的专业学位研究生培养或者住培，才能成为合格医生，可以独立行医。依照现行政策，目前占临床医学专业招生绝大多数比例的五年制本科生必须通过国家统考才可进行专业学位的研究生培养，学生普遍在第五年宝贵的临床实习阶段专注于备考，严重影响

了临床医学人才的培养质量。

（四）医学教育的管理体制不顺畅，临床教学基地规范性亟待加强

1. 医学教育的统筹布局和协同管理不顺畅

医学教育兼具高等教育属性和职业培训特点，从我国目前管理体制来看，医学学位教育主管部门是教育部，而卫生健康委员会则主管涉及实施临床医学实践环节标准和实施主体（各附属医院、教学医院）等，逐渐规范实践教育和严格准入要求。作为临床实践的主阵地，各医学院校附属医院、教学医院在管理体制和归属方面也存在很大差异性，各主管单位责权利尚未完全清晰，从而造成医学教育管理体制不顺畅。

2. 医学院校临床教学基地的规范性仍有待完善

2021 年，教育部办公厅、国家卫生健康委员会办公厅、国家中医药管理局办公室印发《关于开展高校附属医院专项治理整顿工作的通知》，全面启动了全国医学院校专项整改，进一步加强和规范高校附属医院等临床教学基地建设和管理，强化高校"科学规划设置附属医院"的主体责任，提升医学人才培养质量具有重要意义。但在实际工作中，对于高校附属医院设置和建设管理等相关工作仍然存在一刀切的现象，仅简单要求央属高校 10 所附属医院、地方高校 15 所附属医院，并且对直属医院和非直属医院的设置数量、质量亦无统筹考虑。

目前，我国医学院校附属医院管理模式多样，水平和条件参差不齐，尤其新办医学院校的附属医院仍然大量存在着医疗水平较低、师资能力不足、科学作风较差等问题，明显制约了合格医学人才的培养。直属附属医院和非直属附属医院是两种不同管理模式。在直属附属医院管理上，医院隶属于学校，实行垂直管理，有利于学校以学科为建设基础的理念深入医院建设发展中。非直属附属医院的管理中，由于是双重或多重领导，牵制因素较多，尚缺乏有力的调控机制，难以实现学校医院间的人才共享与团队融合，难以将学校的发展理念切实贯彻执行。

（五）亟待加强医学教育体系建设的配套经费及激励机制

临床教师和教学体系要求标准高，临床阶段教学任务的保障目前主要靠临床教师的奉献精神和责任心。绝大多数高校的附属医院，甚至是直属医院的临床教师，尚难以作为学校师资队伍的组成被纳入上级主管部门的人才队伍建设和支持的范畴中，在临床培养、临床教学与带教的阶段尚缺乏合理、充足的专项经费支持，临床医学专业学位的研究生和住院医师尚存"同工不同酬"等现象。

三、分析与建议

（一）建立"5+3"为主体的临床医学人才培养体系

建立"5+3"一体化主体培养模式，以通科医生为培养目标，授予临床医学博士学位（Doctor of Medicine，MD）。临床医学人才逐步全纳入"5+3"一体化培养体系，并作为全科医生培养的主要渠道。出台政策控制参加专科医师培训的人数在 50% 以下，进而培养高水平复合型的临床医学人才，特别向紧缺的传染病、呼吸疾病、危重症急诊、公共卫生等专科人才倾斜，合格者授予专科医师资格证，不再和学位教育相挂钩。"5+3"一体化培养的毕业生如对学术研究有兴趣，可进一步申请攻读其医学科学博士学位（Doctor of Philosophy，PhD）。现招收八年制、"5+3+X"（授博士学位）的均可纳入"MD+PhD"培养体系。

首都医科大学对 125 所医学院校进行了问卷调查，结果表明我国大多数医学院校认同并支持"5+3"一体化授予 MD 可以作为培养全科医学人才主渠道；也通过全国政协提案等途径多次建议临床医学"5+3"一体化统一授予 MD，从而真正打造出数量充足、高素质且可持续发展的全科医学人才队伍。

(二)建立分层递进的住院医师规范化培训模式,加快完善专科医师培训制度

我国临床医学人才培养体系要求,在成为合格医生前必须完成住培。但是,目前住培培养大多放入专科培训内容,规范化培训基地水平亟待提高,培养质量参差不齐,导致临床诊疗能力仍不能满足健康中国建设的需求。为了显著提升临床岗位胜任力,有效促进住培质量,建议把培养合格全科医生设置为住培目标,采用分层递进的住培模式,重构住培结构体系。为了加快专科医师培训系统建设,建议在住培合格基础上,由政府控制 50%以下医生进入专科医师培训,其余大部分进入全科医生队伍从事基层全科诊疗工作。加快推进专科医师培训制度完善,设立急诊医学、传染病学、临床检验诊断学、内科学的呼吸科等规范且高水平的专科医师培训,以增强国家应急防控重大突发传染病的水平和能力。

首都医科大学正在进行分层递进的住培模式改革,即每年轮转内、外、妇、儿等主干科室。第一年,侧重住院医师的基本医疗能力和医疗执行能力培养,奠定自我学习和独立思考的基础。第二年,着重培养临床思维能力,独立诊治、决策和教学能力。第三年,在继续积累临床经验基础上,侧重团队互助精神及领导力、良好沟通能力训练等,进一步夯实独立行医的能力和信心。经过 3 年的住培,强化临床医学专业学生的通科训练与全科理念,逐年分层次提高临床岗位胜任力。

(三)进一步加强高端复合型医学人才的培养

1. 加强培养复合型、研究型高水平医学人才

2020 年,国务院办公厅发布《关于加快医学教育创新发展的指导意见》(国办发〔2020〕34 号),将医学教育改革上升为国家战略,在全面优化人才培养结构方面明确提出加快高层次复合型医学人才的培养。为了培养复合型、研究型高水平医学人才,建议在高水平医学院校实施"5+3+X"学制、授予 MD+PhD 的培养模式;现招收八年制及"5+3+1"授予博士学位的医学院校可直接进入此体系。2021 年,首都医科大学启动了高端复合型医学人才首医阶平班(授予 PhD)的招生培养工作,目标是培养一批具有医学科学家潜质的一流医学人才,在科学和学术领域,重点培养学生的科研创新和思辨能力、国际学术交流能力、自主学习和终身学习能力等,基础与临床全程贯穿科研训练;实施基础与临床双导师制,导师以院士、杰出青年、优秀青年等为主体;强化基础知识储备、优化课程内涵建设、整合贯通课程体系,为科学创新奠定坚实基础;通过改革、创新考核评价体系,着重树立学生分析批判精神;为保证培养质量,设立分流、淘汰与转入机制。北京市政府与教育委员会对此项目高度重视,多次专题研讨并予以大力支持。

2. 重构临床医学知识结构体系

建议在临床医学本科以及住培课程体系中,强化临床阶段课程整合、强化以疾病为核心及以患者为本的理念,加强公共卫生知识体系建设,在将全科医生培养作为目标的知识体系中,确保高质量培养应急防控等能力。首都医科大学注重对医学生的公共卫生知识与应急处置能力的培养,在新一轮临床医学专业培养方案修订中,增设了"突发公共卫生事件应急处理"课程,以强化培养学生在公共卫生事件中应急处置能力;同时鼓励教师在课程(如社会医学与卫生事业管理、预防医学等课程)中积极引入疫情防控案例,以加强学生对公共卫生知识的掌握。学校积极推进"以器官系统为基础、以疾病为核心"的临床教学模式改革,从学科与科室设置到临床课程,探索以疾病为核心的临床阶段培养的新模式,充分体现"以学生学习成长"为中心的教育理念。目前试点附属医院的新学科体系已经搭建,初步完成了"以器官系统为主线"的教研室建构及建立"以疾病为核心"的教研组,正在大力推进制定新的培养方案、教学大纲、课程讲义(教材)

和完善教学运行模式等相关工作。

(四)进一步加强规范和建设医学院校的附属医院

建议遵循医学教育规律,将医学教育教学的资源(如病床数,教师人数等)作为依据,科学制定审核附属医院规模和布局合理性的统一、规范的标准与指标,而不宜用附属医院的个数作为评定指标。大力加强医学院校附属医院建设,根据各医学院校人才培养规模、科学研究和医学生临床实践教学需求,审核其教育教学资源是否满足需求,对没有达标的医学院校加强建设,应加大投入以确保最基本的临床教育教学资源到位。从制度上保证高校拥有一定数量的直属附属医院,并且直属附属医院的数量至少占医学院校附属医院的一半。医学院校附属医院的最佳管理模式应为医学院校所属直属医院,即附属医院为医学院校的组成机构,由医学院校垂直管理,避免多头管理的牵制。大学的人才培养、科学研究、社会服务、文化传承创新以及国际交流合作的基本功能,尤其是学科建设等可有效贯彻执行,将大大提高管理和资源配置效率。此外,将附属医院教师纳入高校教师体系建设的全范畴,给予临床师资队伍专项经费支持。

(五)尊重医学教育的特殊规律,建立专门的医学教育管理机构

医学教育兼有一般大学教育和职业教育的功能,对医学教育的管理必然遵从这两种教育规律的共性与特性。建议政府部门设置一个专门的管理机构实施医学教育管理,整合教育部和卫生健康委员会与医学教育有关部处职能,按照医学人才培养的教育规律进行管理。于管理体制上保障医学教育相对独立,即保证了医学教育的综合性和完整性,此为尊重医学教育的规律、与医学教育改革发展需求相适应的有益模式。专门独立的医学教育管理机构应主动组织深入系统研究医、教、研等各方面工作及附属医院的现状、发展与挑战等重要问题,且制定出切实合理的有关支持政策,将有益于统筹协调医学教育管理相关的多个部门,理顺教育与卫生行业的联系与合作。

四、我国临床医学人才培养的展望

医学人才培养关乎教育和医疗两个民生之根本,是落实"人民至上、生命至上",实现健康中国战略的关键基石。坚持问题导向、目标导向,总结经验、反思根因、吸取教训,运用科学的立场、观点和方法,有助于进一步健全和完善我国医学人才培养体系、机制及制度,从而服务于面向世界科技前沿、面向国家重大需求、面向生命健康的医学人才强国战略。展望未来,医学教育和医学人才培养可能的核心责任与使命包括:在尊重医学教育规律的基础上,理顺并规范我国医学教育学制、学位体系;我国各高校临床医学专业全部实现一本招生,稳步实现"5+3"一体化为主体的高素质医学人才的培养体系,医学的精英教育理念深入人心;充分发挥医、教协同在我国临床医学相关招生规模、地区布局与分层发展等方面的统筹功能,通过政策的有效调控,逐步满足对急需紧缺专业人才的需求;显著改善医学教育经费投入不足的状况,切实保障高水平医学人才的培养;政府成立专门的医学教育管理机构,依据医学教育规律,强化医学院对附属医院的领导职能,真正实现我国医、教、研协调发展。

参考文献

[1] 中华医学会医学教育分会.提高医学人才培养质量助力健康中国建设:中华医学会医学教育分会献礼新中国成立 70 周年[J].中华医学信息导报,2019,24(14):9.

[2] 王维民.好医生,从好的医学教育开始[N].光明日报.2020-4-7(14).

[3] 林蕙青.服务健康中国建设 推进医学教育改革创新[J].中国高等教育,2018(11):4-5.

[4] 魏立丰,房慧莹,梁立波,等.基于历史研究方法的住院医师规范化培训制度分析[J].中华医学教育杂志,2020,40(1):65-69.

[5] 线福华, 路孝琴, 吕兆丰. 全科医生培养模式及其实施中相关问题的思考[J]. 中国全科医学, 2012,15(22)：2498-2501.

[6] 武艳, 吴萍, 雷丽萍, 等. 从应对新型冠状病毒肺炎疫情的挑战审视我国临床医学人才培养体系[J]. 医学教育管理, 2020, 6(2)：133-137.

[7] 吕兆丰, 王晓燕, 郭蕊, 等. 首都医患关系报告：基于信任理论的研究[M]. 北京：法律出版社, 2016.

[8] 顾昕. "健康中国"战略中基本卫生保健的治理创新[J]. 中国社会科学, 2019(12)：121-138+202.

[9] 王婵, 李鑫武, 吴如意, 等. 分级诊疗对"倒三角"就医秩序的纠正效应评估——基于渐进性试点的准自然实验[J]. 中国卫生政策研究, 2021,14(3)：13-20.

[10] 朱亚兰, 陶弘娜, 董园园, 等. 分级诊疗面临的困境及破解建议[J]. 中国医院, 2019,23(5)：5-7.

[11] 廖凯举, 侯建林, 于晨, 等. 我国普通高校临床医学专业本科教育招生规模分析与政策建议[J]. 中华医学教育杂志, 2020(4)：252-255.

[12] 雷丽萍, 武艳, 李文斌, 等. 面向发展需求重构我国医学教育学制学位体系[J]. 医学教育管理, 2020,6(3)；225-230.

[13] 范学工, 李亚平, 胡卫锋, 等. 我国八年制与美国4+4医学博士招生与培养的比较[J]. 复旦教育论坛, 2011,9(3)：93-96.

[14] 殷峻. 国内外医学教育中临床医学学位与学制的比较分析[J]. 中国医学教育技术, 2016, 30(5)：502-507.

[15] 柯杨. 协同促改革　协调谋发展——北京大学医学部深化临床医学人才培养模式改革与实践[J]. 学位与研究生教育, 2015(1)：31-32.

[16] 廖凯举, 王维民. 我国高等临床医学教育的现状与展望[J]. 医学与社会, 2021,34(6)：124-129.

[17] 贾守强, 张桂芹, 李昌玉, 等. 非直属附属医院临床教学管理存在的问题及对策研究[J]. 中国高等医学教育, 2019(2)：48-49.

[18] 苗双虎, 毛兰芝, 高建辉, 等. 地方高等医学院校非直属附属医院建设的理论与实践[J]. 中国高等医学教育, 2007(12)：45+68.

[19] 刘亮, 薛琴, 桑爱民. 大学非直属附属医院建设的传承、融合与创新[J]. 重庆医学, 2020,49(9)：1538-1540.

[20] 沈昊, 赵俊. 医教协同背景下省域临床教学基地建设状况及问题对策研究[J]. 中国医院, 2022,26(1)：51-53.

[21] 武艳, 赵颖, 谢千池, 等. 我国高等医学院校医学人才培养体制现状调查与分析[J]. 医学教育管理, 2021, 7(2)：196-200.

[22] 王松灵. 深化高等医学教育改革[J]. 北京教育(高教), 2017(4)：7.

[23] 路孝琴, 杜娟, 武艳, 等. 构建我国长期可持续发展的全科医生培养体系[J]. 医学教育管理, 2020,6(3)：231-238.

本文转载自《医学与哲学》

中国牙体牙髓病学的发展

樊明文[1]　周学东[2]

1. 武汉大学口腔医学院　　2. 四川大学华西口腔医学院

牙体牙髓病学是口腔临床医学的干细胞学科, 包括龋病学、牙体修复学、牙髓及根尖周病学、牙体非龋性疾病等学科专业内容。风雨兼程, 世纪沧桑剧变。中国牙体牙髓病学在 21 世纪发生了根本转变。从由少数医生、简陋的医疗条件支撑的牙医学科发展成为具有一支与我国社会和科学发展相适应、受过优良教育、具有良好理论基础和临床技能的口腔医生队伍, 医疗设施显著改善, 装备先进的口腔医学学科, 一些领域达到国际先进水平。借此庆祝中国共产党建党百年之际, 总结我国牙体牙髓病学的发展历程。

一、牙体牙髓病学的形成

我国牙体牙髓学科的发源始于华西。1907年, 加拿大多伦多大学牙学院林则(Ashely W.

Lindsay）博士在成都创办了仁济牙科诊所。1917 年，在华西协合大学建立牙学院，成立了牙体学系、小儿牙科学系等 8 个学科专业。1909 年，加拿大多伦多大学牙医学博士唐茂森（John E.Thompson）来华西参与牙学院创办，讲授牙体外科学，并指导临床教学。1932 年，加拿大牙医学刘延龄（R.Gordon Agnew）博士来到华西，主讲龋病、牙髓病等病理与临床，并指导牙体充填修复和根管治疗。自 1911 年开始，中国牙医界已经开始有了学术活动。1914 年，广州牙医界的刘东生、池耀庭等人曾组织过一次有相当规模的牙医大会，参加者达 400 余人。会上展出了先进的牙科器材以及相关的书籍和译著。

1949 年，中华人民共和国成立初期并没有牙髓病学独立学科设置。1954 年，我国引进苏联的"口腔内科学"概念，内容涵盖了当时西方国家的龋病学、牙髓病学、牙周病学、牙科手术学、儿童牙科学、口腔预防以及部分口腔病理学内容。直到 1998 年，卫生部教材评审委员会对规划教材进行修订，将牙体牙髓病学从口腔内科学中分离，形成一门独立学科专业。2000 年，第一本牙体牙髓病学教材出版。

二、龋病学的发展

我国在龋病学研究中取得了重大成绩。20 世纪 60 年代，上海第二医学院乌爱菊教授、刘正教授，四川医学院刘大维教授、罗宗莲教授、刘天佳教授等对口腔变异链球菌、乳杆菌与龋病关系进行了系列研究，包括变异链球菌的流行特征、血清分型、生化特性以及致龋性能等。四川大学岳松龄教授利用电子显微镜技术和现代光学研究技术对龋病的早期破坏途径进行了系列研究，首次发现龋病的早期破坏是从牙齿表面的微细部位开始，这些矿化程度低的部位是细菌及代谢产物破坏的首要部位。1982 年，岳松龄教授主编我国第一部《龋病学》专著。之后，相续出版了《现代龋病学》（1994）、《岳松龄现代龋病学》

（2009）。

1985 年，四川医学院硕士研究生周学东通过论文答辩；1987 年，华西医科大学博士研究生周学东通过论文答辩，成为岳松龄教授培养的我国第一位龋病学硕士和博士。周学东教授率领团队开展龋病、口腔感染性疾病与全身问题的系列研究，提出引起龋病的细菌是口腔常驻菌，口腔没有特异性致龋菌。由于环境、全身、口腔、食物等因素造成口腔微生物失调，口腔微生物的生理性组合转变为病理性组合，常驻菌变为致病菌或疾病核心微生物。恢复口腔微生态平衡是龋病防治的关键，周学东教授提出了龋病生态病因理论和生态防治新技术。她主持的研究成果先后获得国家科技成果二等奖 1 项、全国首届创先争优奖、部省级科技成果一等奖 6 项，包括："老年人牙根面龋发生机制的研究"获 2002 年教育部科技成果一等奖；"龋病生态防治的应用基础研究"2004 年获教育部科技成果一等奖；"口腔感染性疾病病因及防治研究"2006 年获教育部科技成果一等奖；"我国成人根管形态特点与根管治疗质量及疗效关系的研究"2008 年获教育部科技成果一等奖；"根管治疗难度评价标准及临床应用"2014 年获四川省科技成果一等奖；"牙体牙髓病防治技术体系的构建与应用"2016 年获得国家科技成果二等奖；"口腔科感染防控技术体系的研究与应用"2017 年获四川省科技成果一等奖。她主编了《口腔生态学》《实用口腔微生物学与技术》《微生物生物膜与感染》《口腔微生物图谱》《口腔微生态学》、Dental Caries：Principles and Management、Atlas of oral microbiology：from healthy microflora to disease。周学东教授与导师岳松龄教授共同主编了《实用牙体牙髓病治疗学》和《实用龋病学》，主编全国研究生规划教材《龋病学》第一版和本科规范化教材《牙体牙髓病学》第五版，领衔总主编科普丛书《口腔科常见及多发病就医指南系列》12 部，获得 2021 年国家科技部优秀科普作品奖。

北京大学高学军教授研究了龋病的脱矿与再矿化、牙菌斑液成分与龋易感性的关系,这些研究增加了对龋病形成过程的认识。牙釉质脱矿与再矿化机制的研究、牙菌斑成分与龋易感性的研究成果曾获中华医学会优秀论文奖(1987)、欧洲龋病研究组织学术论文奖(1993)、教育部 1998 年科技进步二等奖;2002 年获得北京市科技进步二等奖和中华医学科技进步三等奖。作为首席专家,高学军教授主持完成国家卫生公益科研专项“城乡居民牙病综合防治模式的应用研究”(2011—2014),并主编《临床龋病学》(2013)。中山大学凌均棨教授是国内最早接触生物探针、质粒、和分子克隆技术的学者,从牙菌斑生物膜与龋病发生的化学动力学和再矿化原理阐述微生物致龋过程。2010 年,凌均棨教授开始将宏基因组学引入龋病学研究,阐明口腔微生物群的菌落构成和毒力调控机制,认识口腔共生菌群对人体疾病和健康的影响。空军军医大学黄力子教授等发现龋损牙齿存在生物电流现象,首先提出了龋病发病机理的生物电化学理论。他在实验室用电化学方法在离体人牙上制造出电化学人工龋,认为龋病脱矿主要是由于生物电的腐蚀作用,且符合法拉第定律;在龋损组织和牙菌斑内找到了产生生物电的物质基础——高浓度超氧化物阴离子自由基,初步完成了对龋病机制新理论的系列论证。黄力子教授于 2003 年主编了《龋病与生物电和自由基》。

武汉大学樊明文教授等对变异链球菌的传播与定植规律、龋病的免疫预防及牙髓病的规范治疗开展系列研究,率先开始防龋 DNA 疫苗的研究,成功研制出针对变异链球菌 PAc 蛋白 A 区和 P 区的防龋 DNA 疫苗 pCIA-P,以及针对变异链球菌 PAc 蛋白 A 区、P 区和 GTF 蛋白 GLU 区的融合防龋 DNA 疫苗 pGLUA-P。此后,他又研究了能够把抗原靶向引导至树突状细胞的靶向防龋 DNA 疫苗 pGJA-P 和可以用于临床研究的靶向防龋 DNA 疫苗 pGJA-P/VAX,为实现免疫防龋迈出了重要的一步。樊明文教授首次揭示变异球链菌水平传播特点和规律;证实 DNA 免疫防龋的可行性,建立免疫防龋新方法并探索免疫机制;创立适合我国人牙髓解剖特征的治疗措施并推广符合我国国情的根管治疗规范;提出 C 形根管临床分型和影像学诊断标准,设计出治疗方案。他的研究成果获得 2009 年国家科技进步二等奖。他主编了《龋病学》(2004)和《龋病学-疾病及其临床处理》(2006)。

2013 年,四川大学程磊教授和周学东教授团队研究新型季铵盐材料和纳米银改良牙科粘接剂,发现在不降低粘接强度的基础上,这种新材料能有效抑制菌斑,降低继发龋发生的风险。该研究成果获得 2013 年国际牙科研究会威廉·盖茨(Williams J Gies)奖。程磊教授和周学东教授团队自主设计出新型 pH 敏感抗菌叔胺单体,发现这种新型智能牙科材料同时兼具药物载体和抗菌药物的作用,基于“质子化-去质子化”反应保持反复 pH 敏感性和长效抑制菌斑生物膜,具有良好的长效防龋功效。该成果获得 2021 年度国际牙科研究会威廉·盖茨(Williams J Gies)奖,成为两次获得国际口腔医学最高科学研究奖的团队。

2018 年,四川大学周学东教授团队在大量研究工作的基础上,首次提出全生命周期龋病管理的健康医学新理论,提出从备孕期到老年期 8 个生命时期群体与个体的龋病和口腔健康管理的内涵和措施,前移口腔健康护理,推动健康口腔、健康中国。成果发表在《中华口腔医学杂志》,成为年度排名第一文章。2019 年,武汉大学陈智教授在国内介绍并推广了龋损牙本质的新分类及去除龋损牙本质的专家共识,牵头制定了基于龋风险评估的龋病管理理念,推动牙体修复技术与国际接轨。2019 年,上海交通大学梁景平教授牵头组织复合树脂粘接修复技术的适应证、操作规范和注意事项等研讨会,形成了新的专家共识,发表在《中华口腔医学杂志》。

三、牙髓病学的发展

牙髓病学内容包括牙髓及根尖周组织形态及组织结构、牙髓的功能、牙髓增龄性变化、牙髓和根尖周组织疾病的生理学特点、病因与发病机制等。许多根尖周病实际上是牙髓疾病的发展与延伸或是并发症。牙髓病学还要研究牙髓和根尖周病的各种检查方法、牙髓病及根尖周病的分类、临床表现及诊断、牙髓病的各种治疗方法，如活髓保存、应急处理、根管治疗、根管外科手术等。由于牙髓病与根尖周病病因相近，其临床疾病过程可视为疾病发展的不同阶段，故牙髓病学是一门独立学科，涵盖了牙髓病学和根尖周病的基础与临床。

20 世纪 50 年代，我国医学教育学习苏联，将保存牙科学、牙周病学、儿童牙科学、口腔预防医学等全部包含在口腔内科学中。改革开放以后，为了适应我国高等口腔医学教育的发展，与国际接轨，牙髓病学从口腔内科学中脱离而分化。2000 年，武汉大学樊明文教授主编出版全国规范化本科教材《牙体牙髓病学》第一版，并相继主编了第二版(2003)、第三版(2007)和第四版(2012)。2021 年，四川大学周学东教授、武汉大学陈智教授、北京大学岳林教授共同主编了第五版，并获得全国首届优秀教材二等奖。

1949 年前，我国各院校没有专门的牙髓病学课程，一般仅有 1~2 学时的介绍性课程。1951 年，史俊南在国内首先于南京大学医学院牙本科和牙专科（空军军医大学口腔医学院前身）开设了 30 学时的牙髓病学课程。1954 年，我国引进苏联的"口腔内科学"概念(其原意为口腔治疗学)，将牙髓病学合并在口腔内科学中，为重要内容之一。之后，卫生部卫生教材编审委员会组织各校编写高等医学院校教材。1955 年，史俊南教授编著的 16 万字的《牙髓学》出版，为我国第一部牙髓病学专著。1960 年，我国有了统编教材《口腔内科学》，其中包括了牙髓病学的内容。1979 年，

史俊南教授主编了《牙髓疾病》，翻译了《根管治疗学》。1998 年，卫生部对口腔医学专业规划教材进行修订，将牙体牙髓病学从口腔内科学划分出来，成为一门独立的学科专业，以适应学科发展与国际接轨的需要。2000 年，人民卫生出版社正式出版了《牙体牙髓病学》教材，由武汉大学樊明文教授主编，目前该教材已更新至第五版。全国本科院校开设牙体牙髓病学课程和实操训练，中国特色的现代牙体牙髓病学的教育体系全面建成。

在牙髓病治疗领域，北京大学王满恩教授等根据国情，把牙髓塑化治疗发展起来，并广泛应用于临床。为了证实塑化治疗的有效性，北京大学岳林教授对塑化治疗进行了系统的生物学基础与临床研究，开创我国用毒理学手段评价根管内材料生物安全性的先河，并执笔制定牙体牙髓治疗用材料的生物学评价行业标准和临床试验指南。20 世纪 80 年代以后，随着经济水平的提高和国际先进治疗理念的引入，根管治疗术逐渐被认识和广泛接受，干髓术和塑化治疗逐渐退出历史舞台。我国学者围绕根管治疗技术开展了大量有价值的研究，推动了我国牙髓病学的快速发展。四川大学邓惠姝教授带领团队对感染根管内厌氧菌的分离、鉴定和培养进行了系列研究，基本确定了牙髓根尖周感染的优势菌种，并初步建立了牙髓根尖周病感染的动物模型，还成功研制了新型牙髓治疗剂——CCQ 根充糊剂，在国内临床推广应用。

我国学者在牙髓病和根尖周病的病因与治疗、牙髓感染微生物学、牙髓和根尖周炎症的修复以及牙髓和牙根的再生等领域进行了大量开拓性工作。上海交通大学梁景平等研究发现粪肠球菌是难治性根尖周炎主要致病微生物，并指导临床实践。他采用循证医学方法进行科学分析，借鉴国外根管治疗病例难度评估系统的经验，结合国内根管治疗的现状，在制定根管治疗技术规范和疗效评估标准的同时，设计出科学规范、使用方便的根管治疗

难度系数评估标准,以完善根管治疗操作规范和建立转诊制度,提高根管治疗的水平,取得显著临床疗效,使我国在牙髓病和根尖周病基础研究和临床治疗技术方面缩短了与世界先进国家的差距。武汉大学范兵教授在国内率先开展了 C 型根管的研究,提出了 C 型根管形态学分类,得到国际学术界的广泛认可,被称为 Fan 氏分类。范兵教授在国内率先开展并推广显微根管治疗,发表了国内第一篇关于显微根管治疗的文章,分别获首届和第二届亚太地区根管治疗病例比赛第二(2001)和第一(2002),参编 Pathways of the pulp 第十一版和第十二版。四川大学周学东教授带领团队在对中国人根管系统解剖结构开展系列研究的基础上,提出了根管治疗难度评价标准。该标准为提高我国根管治疗质量、最大限度地保留天然患牙发挥了重要作用,该研究成果获得 2016 年国家科技进步二等奖。2019 年,武汉大学陈智教授深入研究了成牙本质细胞表观遗传学调控机制,涉及一些关键的转录因子,并发现了自噬在牙本质复合体炎性损伤的修复作用和调控机制。

为了推广和规范口腔显微镜在牙体牙髓病的诊疗中的应用,牙体牙髓病学专业委员会于 2016 年推出显微根管治疗技术指南。2019 年,上海交通大学梁景平教授牵头组织牙科显微镜在牙体牙髓病诊疗中的应用及操作规范展开讨论,形成专家共识,于 2020 年发表在《中华口腔医学杂志》。上海交通大学刘斌、梁景平主编了《牙体牙髓病诊疗中牙科显微镜操作图谱》,帮助广大口腔科医生在使用口腔显微镜过程中进一步了解其应用规范和作用,提高诊疗效率和诊治水平。首都医科大学侯本祥教授在临床上大力推广显微根管技术,于 2019 年获"疑难牙髓病创新工作室"称号。空军军医大学余擎教授创建显微根管外科中心,培养技术团队,近 12 年来累计完成各类手术 1 500 余例,包括各类疑难病和牙髓治疗并发症的处理 13 种;在国际上创新性

地开展上颌第一磨牙腭根显微根尖外科手术、三根型下颌第一磨牙独立远舌根显微根尖外科手术、意向再植术两段充填法治疗重度畸形根面沟患牙等手术。他主编《显微根管外科彩色图谱》。

意向性牙再植术指因治疗需要将根管治疗失败且显微根尖手术路径难以建立的牙髓根尖周病患牙微创拔出,在放大设备辅助下体外对患牙进行检查和评估,清除根管内外的异物及感染组织,严密封闭根管系统后再将患牙植回原位,达到保存患牙的一项新技术。四川大学黄定明教授提出了意向性牙再植术的临床管理要点,文章于 2018 年发表在《中华口腔医学杂志》,他多次在国家级学术会议和继教项目上讲授、解析,指导全国意向性牙再植术规范开展,促进了该技术的临床应用推广,提高了治疗的成功率和患牙保存率。

随着组织工程生物技术的成熟和材料的发展,牙髓和受损的牙体组织再生通过生物学手段和组织工程技术实现,恢复牙髓生理功能,完成牙根发育。2018 年 5 月 14 日,北京大学岳林教授牵头组织召开了全国首届牙髓再生临床治疗研讨会,专家们认真讨论了牙髓再生治疗的操作规范细节,为指导临床实践提供重要参考。2018 年,中山大学的凌均棨、韦曦、杨懋彬等的牙髓再生治疗的临床研究成果《牙髓再生治疗与根尖诱导成形术治疗年轻恒牙根尖周炎的随机对照前瞻性研究》在国际牙髓病学会获得 J Endod 杂志牙髓再生领域最佳论文奖。2019 年,四川大学黄定明、杨懋彬、周学东在《中华口腔医学杂志》发表《牙髓再生治疗的临床操作管理及疗效评价》文章,提出牙髓再生的临床管理要点。2020 年,上海交通大学刘斌、梁景平在《中华口腔医学杂志》发表《牙髓再生的临床应用与未来》文章,从牙髓血运重建技术出发,对牙髓再生临床应用的现状、存在的问题和未来的临床实践路径等进行分析和探讨。

数字化引领的大数据时代为牙体牙髓病

诊疗迎来创新机遇，通过锥形束 CT 拍摄、口内扫描，结合导航软件设计手术虚拟入路，在三维打印导板或实时导航设备的辅助下进行精准根管治疗或根尖手术。2016 年，中山大学凌均棨教授首次论述了全面数字化引领大数据时代，数字化技术在牙体牙髓病学领域的应用和意义，开展锥形束 CT 与导板引导微创牙髓治疗、动静态导航技术治疗牙髓根尖周病、数字化导板技术靶向显微根尖手术等高新技术，推动导航牙髓治疗在我国推广应用。静态导航牙髓治疗技术(static guided endodontics，SGE)包括导板辅助根管治疗、根尖手术和自体牙移植，开展根管口定位，提高钙化和解剖变异患牙的开髓精准度，引导显微根尖手术能准确定位根尖、微创去骨及有效规避手术风险，辅助自体牙移植显著缩短供牙离体时间。动态导航牙髓治疗技术（dynamic guided endodontics，DGE)无须打印导板，利用动态导航设备的光学追踪系统在软件中实时更新坐标和位置，引导手术器械定位牙髓治疗操作。解放军总医院第一医学中心口腔科汪林副主任医师在刘洪臣教授的指导下顺利完成了首列国产机器人根尖手术治疗。这些高新技术的临床应用极大地提高了我国牙体牙髓病学学科水平和诊疗质量，缩短了与国际先进水平的差距，一些领域已在国际领先。

四、非龋性牙体硬组织疾病的研究

牙发育异常性是非龋性牙体硬组织疾病的重要内容，主要包括牙釉质、牙本质发育异常及牙形态和数目异常等。武汉大学边专教授团队在探寻此类疾病的病因机制及临床诊疗策略等方面已取得显著进展。牙本质发育异常病因多为遗传因素，边专教授首次发现 DSPP 基因 DPP 区的多个移码突变导致牙本质发育异常及正常人群 DPP 的多态变化，提出了矿化诱导和抑制因子间失衡的致病机制；牙釉质发育不全的病因包括遗传和环境因素，他发现我国人群 FAM83H 突变导致的釉质钙化不全可同时影响牙釉质和牙本质结构，并提出 Fam83h 突变通过活化 β-catenin 信号抑制成釉细胞分化，发现环境因素中生物节律紊乱通过生物钟基因及 PPARγ/AKT1/β-catenin 信号调控成釉细胞分化影响牙釉质发育；他在先天缺牙遗传家系中筛查到 MSX1、PAX9、AXIN2、EDA 和 KDF1 等基因 20 个致病突变，发现 EDA 基因突变通过 Wnt 信号通路干扰牙发育；牙形态异常中的牙内陷伴发的并发症临床诊疗复杂，根据牙内陷临床表现和影像学检查，分析了畸形根面沟及其牙槽骨破坏的影像学特点，提出了牙中牙不同分型的诊疗方案，并总结了牙体发育异常的综合诊疗策略。以上进展为牙发育异常相关疾病防治提供了科学依据。

首都医科大学张琛、侯本祥提出对牙内陷诊断和治疗的再认识，为牙内陷的临床诊断和治疗提供指导。牙内陷病变部位隐蔽、解剖结构复杂多变，给诊断和治疗带来困难。锥形束 CT 可以了解牙内陷复杂的三维结构，有助于明确分类，提高诊断准确性；根据牙内陷的类型、牙髓感染及牙周破坏程度、根尖孔是否闭合选择不同的治疗方案；新技术和新材料的应用有望提高牙内陷治疗的成功率。上海交通大学梁景平提出非龋性颈部缺损（又称楔状缺损)在人群中患病率较高，不仅影响患牙的美观和功能，还可导致牙本质敏感、牙髓炎等严重后果。目前公认的主要病因有机械磨损、因素、酸蚀等，其治疗方案的选择需结合病因、缺损大小、部位、患者症状、有无牙龈退缩等因素后确定。酸蚀症是牙长期受到酸的侵蚀造成的牙体硬组织进行性损害，也是制酸、制醋等从业者的一种职业病。随着饮食习惯的改变，食用甜类、酸类食物增加，酸蚀症呈逐年上升趋势，尤其是儿童及青少年群体。四川大学瞿星、周学东对酸蚀症的流行情况、病因和临床防治、酸蚀症的早诊断、早治疗，职业病防护策略等方面提出的建议和意见，有关文章 2020 年发表在《中华口腔医学杂志》。

2020 年,新冠肺炎疫情暴发,成为全球重大突发公共卫生事件。武汉大学孟柳燕、边专等基于对省武汉市诊断为 COVID-19 的口腔医务人员综合信息研究,提出为控制新冠肺炎疫情并阻断病毒的进一步传播,鉴于口腔专业因诊疗操作的特殊性,交叉感染的风险较高,使用严格的个人防护装备和环境消毒等综合措施能够防止口腔诊疗环境中发生交叉感染,为受影响地区的口腔执业医生以及口腔医学生提供可借鉴的管理方案。文章发表在国际牙科学顶级期刊 *J Dent Res*。

四川大学周学东教授充分发挥长期从事口腔微生物和感染防控技术研究的专业优势,积极行动,组织团队查阅相关文献资料,撰写 *Transmission routes of 2019-nCoV and controls in dental practice* 一文,发表在中国卓越行动计划领军科技期刊 *Int J Oral Sci*,系统介绍阻断新冠病毒经口腔传播及防控。文章首次提出为阻断口腔诊疗过程中新冠病毒的传播,疫期口腔诊疗流程再造和全过程管理模式,为全球口腔医疗机构提供技术指导。文章发表后受到国内外的广泛关注,来自美国、法国、意人利、瑞士、巴西、希腊、伊朗、摩洛哥、马来西亚等口腔领域专家高度评价,文章下载量达 39.7 万人次。国际牙科研究会 IADR 副主席、秘书长 Christopher Fox 博士多次来信,高度称赞此文,并向全球推荐。国际牙医师学院十五区主席 How Kim Chuan 博士专门来信,高度评价此文,将其作为十五区疫情期间牙科诊疗指南。该文被世界卫生组织确定为新冠肺炎疫情期间口腔健康管理的临时指南。

北京大学安娜、岳林、赵斌提出对口腔诊室中飞沫和气溶胶的认知与感染防控措施。口腔操作因喷溅可产生大量飞沫,进而转化为飞沫核以气溶胶的形式悬浮留存于诊室空气中。飞沫和气溶胶均可能携微生物造成院内的污染,对临床医护人员及患者健康造成潜在威胁。文章发表在《中华口腔医学杂志》,通过对生物气溶胶研究领域涉及的一些概念和口腔诊室飞沫和气溶胶的干预措施进行文献回顾和梳理,以明晰现有文献资料中是否有气溶胶携菌的试验证据,为传染病疫情期间口腔临床工作的防控策略制定提供指导,也为日常口腔诊疗工作的院感管理和防控措施的实施提供参考。

五、牙体牙髓病学学术交流、学术刊物和专业委员会

1985 年 11 月初,由空军军医大学史俊南教授在西安主持召开了全国第一次牙体牙髓病学学术会议。此次会议到会 423 人,这是当时我国口腔医学学术会议出席人数最多的一次盛会,全国除台湾地区外,各省、市、自治区均有代表参加。会议共收到论文 407 篇,显示了我国牙体牙髓病学在学术上已经达到一定水平,这是我国牙体牙髓病学发展的里程碑。自此,会议每四年召开 1 次,后来改为每年 1 次,相继在镇江、上海、成都、北京、武汉、广州等地召开,到 2020 年已经成功举办了 13 届全国牙体牙髓病学学术会议,为我国的牙髓病学研究者及临床工作者提供了很好的学术交流平台。1986 年,《实用口腔医学杂志》开辟了牙髓病学专栏。1991 年,《牙体牙髓牙周病学》杂志创刊,而在口腔主流学术杂志期刊上都有牙髓病学的研究文章发表,为我国的牙髓病研究和临床工作提供了交流的学术平台。

进入 20 世纪 80 年代,随着改革开放和部分留学人员的归来,国际上的新理念被引入国内。1985 年,中华医学会口腔科学会成立牙体牙髓病学组;1997 年,中华口腔医学会牙体牙髓病专业委员会正式成立,并率先带头实行主任委员轮换制。武汉大学樊明文、四川大学周学东、上海交通大学梁景平、北京大学高学军、中山大学凌均棨、武汉大学边专、空军军医大学余擎先后担任该专业委员会主任委员。2021 年,四川大学周学东教授当选中国医学科学院学部委员。

六、我国牙体牙髓病学的发展展望

进入 21 世纪以来,随着现代科学技术的发展与创新,我国龋病和牙髓病的基础研究又上了一个台阶。大健康、大数据、人工智能生物技术的引入,新设备新技术如 CBCT 技术、数字化导航技术、三维充填技术、显微根管治疗技术、镍钛根管预备技术、超声化学联合根管预备技术、显微根尖外科手术、意向性牙再植技术、牙髓再生技术等的引进,使我国的牙体牙髓病研究和临床技术达到国际先进,部分项目达到了国际领先,实现了与国际先进水平接轨的愿望。

参考文献

[1] 王翰章. 中国口腔医学年鉴 (第 1-4 卷)[M].北京：人民卫生出版社, 1986-1992.

[2] 王翰章. 中国口腔医学年鉴(第 5 卷)[M]. 北京：北京医科大学 中国协和医科大学联合出版社, 1994.

[3] 王翰章. 中国口腔医学年鉴 (第 6-7 卷)[M]. 成都：四川科学技术出版社, 1995-1997.

[4] 周学东. 中国口腔医学年鉴 (第 8-28 卷)[M].成都：四川科学技术出版社, 1999-2020.

[5] 樊明文, 边专. 防龋疫苗主动免疫的现状与未来[J]. 中华口腔医学杂志, 2002, 37(6)：4-6.

[6] 四川大学华西口腔医院牙体牙髓病科. 根管治疗难度系数临床评估标准[J]. 华西口腔医学杂志, 2004, 22(5)：381-383.

[7] 凌均榮, 郑雨燕. 免疫防龋研究的回顾和进展[J]. 牙体牙髓牙周病学杂志, 2004(2)：59-63.

[8] 黄定明, 周学东. 根管治疗难度分析的要点[J]. 中华口腔医学杂志, 2006, 41(9)：532-534.

[9] 侯本祥, 张琛, 张海英. 手术显微镜在疑难根管治疗中的应用[J]. 中国实用口腔科杂志, 2011, 4(9)：513-518.

[10] 陈智, 卢展民, Falk Schwendicke, 等. 龋损管理：龋坏组织去除的专家共识[J]. 中华口腔医学杂志, 2016, 51(12)：712-716.

[11] 凌均榮. 数字技术开辟牙体牙髓创新之路[J]. 中华口腔医学杂志, 2016, 51(4)：210-214.

[12] 周学东, 程磊, 郑黎薇. 全生命周期的龋病管理[J]. 中华口腔医学杂志, 2018, 53(6)：367-373.

[13] 黄定明, 李继遥, 徐欣. 意向性牙再植术的临床管理[J]. 中华口腔医学杂志, 2018, 53(6)：392-397.

[14] 余擎. 根管内感染的控制策略[J]. 中华口腔医学杂志, 2018, 53(6)：381-385.

[15] 金岩. 牙齿再生的新突破——牙髓再生[J]. 中华口腔医学杂志, 2018, 53(11)：759.

[16] 中华口腔医学会牙体牙髓病学专业委员会. 复合树脂直接粘接修复操作规范的专家共识[J]. 中华口腔医学杂志, 2019, 54(9)：618-622.

[17] 黄定明, 杨懋彬, 周学东.牙髓再生治疗的临床操作管理及疗效评价[J]. 中华口腔医学杂志, 2019, 54(9)：584-590.

[18] 王捍国, 余擎. 显微根管外科手术相关临床问题的思考[J]. 中华口腔医学杂志, 2019, 54(9)：598-604.

[19] 刘斌, 梁景平. 牙髓再生的临床应用与未来[J]. 中华口腔医学杂志, 2020, 55(1)：50-55.

[20] 中华口腔医学会牙体牙髓病学专业委员会. 牙体牙髓病诊疗中牙科显微镜操作规范的专家共识[J]. 中华口腔医学杂志, 2020, 55(5)：333-336.

[21] 宋亚玲, 边专. 基因突变与牙体硬组织发育异常[J]. 中华口腔医学杂志, 2020, 55(5)：316-322.

[22] 张琛, 侯本祥. 对牙内陷诊断和治疗的再认识[J]. 中华口腔医学杂志, 2020, 55(5)：302-308.

[23] 梁景平. 非龋性颈部缺损的研究进展[J]. 中华口腔医学杂志, 2020, 55(5)：323-328.

[24] 瞿星, 周学东. 酸蚀症的病因、诊断及防治策略[J]. 中华口腔医学杂志, 2020, 55 (5)：289-295.

[25] Meng L, Hua F, Bian Z. Coronavirus disease 2019 (COVID-19)：emerging and future challenges for dental and oral medicine[J]. J Dent Res, 2020, 99(5)：481-487.

[26] Peng X, Xu X, Li Y, et al. Transmission routes of 2019-nCoV and controls in dental practice[J]. Int J Oral Sci, 2020, 12(1)：9.

[27] 安娜, 岳林, 赵彬. 对口腔诊室中飞沫和气溶胶的认知与感染防控措施[J]. 中华口腔医学杂志,

2020，55（4）：223-228.

[28] 陈智，张露. 基于龋风险评估的龋病治疗计划
　　 [J]. 中华口腔医学杂志，2021，56（1）：45-50.

[29] 邹晓英，岳林. 再生性牙髓治疗的生物学基础
　　 及临床探索 [J]. 中华口腔医学杂志，2022，57（1）：
　　 3-9.

中国口腔颌面外科学的发展

张志愿[1]　石冰[2]

1. 上海交通大学口腔医学院　　2. 四川大学华西口腔医学院

颌面外科专业于 20 世纪 40 年代建立在华西协合大学医院。1952 年，我国进行了大学院系调整，正式确立了口腔医学专业，产生了口腔外科的正式建制和名称；1956 年，卫生部颁布了口腔医学教育大纲，并将口腔外科学更名为口腔颌面外科学。如今，我国口腔颌面外科已成长壮大，稳步走向成熟，在国际口腔颌面外科领域占有一席之地。回首半个多世纪的发展历程，我国数代口腔颌面外科人博及医源、精勤不倦，开创了中国式口腔颌面外科，在医、教、研等方面硕果累累。以下对我国口腔颌面外科发展历程作简要介绍。

一、我国口腔颌面外科的发展

我国口腔颌面外科学的建立和发展可大致归纳为三个阶段，即萌芽期（20 世纪 50 年代）、成长期（20 世纪 60 年代至 70 年代）和成熟期（20 世纪 80 年代以后）。

20 世纪 50 年代前是我国口腔颌面外科发展的萌芽期。当时华西协合大学医院已经设立颌面外科专业，而且在临床上，宋儒耀和夏良才教授已经开展了面部皮肤癌、血管瘤、唇裂修复、鞍鼻修复、三叉神经开颅切断术、颌面部多发性骨折、急慢性颌骨骨髓炎等手术和治疗。1951 年，夏良才教授在成都存仁医院（华西眼、耳鼻喉专科医院）率先建立口腔颌面外科专科病床，并于次年在原华西大学附属医院正式建立我国第一个口腔颌面外科病房。1953 年，我国口腔颌面外科学奠基人之一、著名口腔颌面外科专家张锡泽教授赴美回国后建立上海第九人民医院口腔颌面外科。1955 年，苏联专家柯绥赫帮助北京大学建立了口腔颌面外科病房，并在北京大学举办两期卫生部主办的学习班，为全国各地培养了一批口腔颌面外科专家。1956 年，第四军医大学（空军军医大学）口腔外科更名为口腔颌面外科，并于次年开设口腔颌面外科病房。这些都为我国口腔颌面外科的正式建立准备好了物质条件和技术条件。1959 年，我国出版第一本高等医学院校教材《口腔颌面外科学》。此后，我国口腔颌面外科的发展步入成长期。

20 世纪 60 年代至 70 年代为我国口腔颌面外科的成长期。在此期间，我国的口腔颌面外科医师们全力以赴地诊治患者，获得无数宝贵的经验，并出色开展和完成了一些具有突破性的工作。1960 年，四川医学院口腔医学系主任夏良才教授调至武汉，筹建湖北医学院口腔医学系和口腔医院，并向湖北医学院附属第一医院借外科病床 21 张，成立了湖北省内和中南地区第一所专科病房。1964 年，章魁华等人在《中华口腔科杂志》上发表《超声波促进血运的实验研究》的文章，为国内口腔颌面外科最早发表的实验性研究论文之一。1968 年，王遒谦教授报道 1 例面部撕脱损伤，应用面动脉吻合再植成功。1972 年，马大权教授在国内率先开展腮腺部分切除术。1974 年，上海华山医院口腔科与手外科应用

带蒂腹股沟皮瓣行血管吻合移植修复颊部缺损 1 例获得成功,为显微外科在口腔颌面部修复手术的应用开了先河。我国的口腔颌面外科医师踔厉奋发、争分夺秒,为发展学科、为救治患者不遗余力,完成了许多富有挑战性的工作。1978 年,邱蔚六教授等在上海第九人民医院实施的首例颅颌联合切除术取得成功;同年,王迺谦教授成功利用显微外科技术取小腿隐神经修复损伤的三叉神经。1979 年,华西口腔医院王大章教授成功采用颅颌面联合切除治疗波及颅底的右上颌骨恶性纤维组织细胞瘤。1974 年,四川科学技术出版社出版《口腔医学丛书》(1 套 4 册),其中《口腔颌面外科学》由王翰章教授编著。王翰章教授依据我国口腔颌面外科 20 余年发展的经验,又主编了《口腔颌面外科手术学》。这是我国首部口腔颌面手术学类专著,获得 1978 年卫生部全国科学大会奖。

　　20 世纪 80 年代以后是我国口腔颌面外科发展的成熟期。随着我国改革开放政策的实施,我们迎来了"走出去、请进来"的国际学术交往年代。这不仅使我国口腔颌面外科医师有机会学习到许多国际先进理念与技术,也使国外同行开始了解我国颌面外科的发展。1982—1984 年,王大章教授在美国哈佛大学口腔颌面外科系——麻省总医院口腔颌面外科研修,受聘为口腔颌面外科医师,并先后受聘为日本齿科大学、美国哈佛大学、韩国国立汉城大学等校的客座教授;1984 年,陈日亭教授撰写出版了被称为经典参考书的《颌面颈手术解剖》。1989 年,邱蔚六教授受邀参加美国第七十一届口腔颌面外科年会,并作题为《头颈部肿瘤的处理——中国的经验》的专题报告,这是中国医师第一次在美国口腔颌面外科年会上作专题报告。1991 年,李德伦、河梁清教授主编出版了《颌面颈手术失误与并发症的防治》。1994 年,周树夏教授主编出版了《手术学全集:口腔颌面外科卷》。1999 年,周树夏教授主编出版了《颌面颈部创伤》。1999 年,刘宝林、顾晓明教授主编出版了《口腔颌面外科学》。2004 年,周树夏教授主编出版了《口腔颌面外科手术学》等。20 世纪 80 年代以来,随着国家自然科学基金委员会的成立,以及研究生招生制度的恢复与完善,促进了我国口腔颌面外科基础研究工作的进一步开展。21 世纪,我国口腔颌面外科蓬勃发展,相继出现 3 位院士:2001 年,上海第九人民医院邱蔚六教授成为我国口腔医学界第一位中国工程院院士;2015 年,上海第九人民医院张志愿教授当选中国工程院院士,成为我国口腔医学界的第二位中国工程院院士;2019 年,首都医科大学王松灵教授成为我国口腔医学界第一位中国科学院院士。此外,中外学术交流蓬勃发展。2012—2014 年,俞光岩教授担任亚洲口腔颌面外科医师协会主席,有力推动了中国口腔颌面外科国际化发展。2019 年,经中国医学科学院北京协和医学院充分酝酿和调研,决定成立中国医学科学院学术咨询委员会和执行委员会,下设 6 个学部,首设口腔学部,并由张志愿院士担任口腔学部首任主任。2020 年 12 月 17 日,国家卫生健康委员会发布《关于设置国家口腔医学中心的通知》,决定分别以北京大学口腔医院、四川大学华西口腔医院、上海交通大学医学院附属第九人民医院为主体设置国家口腔医学中心,共同构成国家口腔医学中心。2021 年起,"5G+数字化口腔医疗远程手术指导"已在国内多家医院开展。2003 年,张益、张陈平教授将 AOCMF 教育引入国内,连续 19 年开展骨折固定、正颌标准化截骨和骨缺损重建的技术培训,极大地推动了我国口腔颌面外科的发展。2008 年,中国人民解放军第四军医大学何黎升、北京大学安金刚分别带队奔赴四川汶川,参加地震救援。

二、我国口腔颌面外科学科发展历程及现状

　　目前,口腔颌面外科学已发展出口腔颌

面-头颈肿瘤外科学、口腔颌面创伤外科学、正颌外科学、牙及牙槽外科学、唇腭裂外科学及颞下颌关节外科学等多个分支学科。随着本学科各亚专业的形成与发展、专科医院和临床基地的建立、临床治疗内容的拓展以及诊疗技术、诊疗水平的提高，我国口腔颌面外科已成为医学之林中具有明显中国特色的重要成员之一。2012 年，上海交通大学医学院附属第九人民医院、北京大学口腔医学院、四川大学华西口腔医学院、武汉大学口腔医学院、中山大学光华口腔医学院、中国医科大学附属口腔医学院、首都医科大学附属北京口腔医院、浙江大学口腔医学院、南京大学口腔医学院、南京医科大学口腔医院、中山大学孙逸仙纪念医院、中南大学附属湘雅第一医院获得国家卫生健康委员会临床重点建设专科。

（一）牙及牙槽外科学

1839 年，现代牙科技术和理念由英国传教士 Benjamin Hobson 首次传入我国。1907年，加拿大牙医学博士林则来到中国，在成都建立仁济牙科诊所，其在中国接待的首位患者就是牙槽外科病例患者，首先开展的相关口腔治疗就是牙槽外科手术。此后，多所牙医学校相继建立，成为我国牙及牙槽外科乃至整个口腔界发展过程中的重要里程碑。1977 年，耿温琦教授在北京大学口腔医院建立了牙槽突外科专业门诊，开展干槽症的研究，显著降低其发生率，并开设心电监护下牙科治疗门诊，提高了心脑血管疾病患者牙科治疗的安全性。21 世纪初，在邱蔚六、张震康、王大章、周树夏等口腔颌面外科老一辈专家的倡导和帮助下，各大口腔医学院校相继建立了牙槽外科的独立临床科室，并配有专科医师从事牙槽外科相关工作。这一时期的中国牙及牙槽外科，无论是在临床技术、临床研究还是基础研究方面，均取得了飞速的发展与进步，逐步达到甚至赶超国际先进水平。

在临床技术方面：①微创拔牙理念深入人心。空军军医大学（第四军医大学）首次提出了牙槽外科诊治"四化理念"，即标准化的器械、规范化的操作、微创化的治疗、人性化的服务，获得全国同行的认可。其项目组同期研创并产业化我国首套微创牙槽外科手术专用器械，授权国家专利 23 件，成功注册 I、II、III 类医疗器械证书 21 项。2012 年，武汉大学口腔医院在全国率先开展超声骨刀微创拔牙，并逐步推广和普及。②镇静镇痛技术逐渐广泛用于牙槽外科治疗。2009 年，武汉大学口腔医院在全国率先开展计算机控制的无痛麻醉技术，并很快成为牙槽外科局部麻醉的常规操作。③减压技术，再生牙槽骨。空军军医大学在国际上首次提出了构建体内力学环境促进骨再生的新理念，并进一步应用开放减压新策略治疗多类颌骨囊性肿物，有效实现了缺损牙槽骨再生、功能牙保存和咬合重建等多个目标。④修复前外科逐渐被种植前外科所取代，拔牙后的位点保存技术达到国际先进水平。空军军医大学率先开展了牙槽骨缺损重建材料的实验研究，并与企业合作，研发了我国首个获得医疗器械注册证书的牙槽骨植骨材料产品——骼瑞。首都医科大学利用矿化胶原充填拔牙窝进行位点保存亦取得了良好效果。⑤牙再植技术不断发展完善，自体牙移植技术已达到国际先进水平。

在临床研究方面，空军军医大学获得了国家重点研发计划课题 1 项，获批经费 1 270 万元人民币，是迄今为止，我国牙及牙槽外科领域获批经费最多的一个科研项目。同时，加速自主研发进程，研创了微创拔牙器械、牙挺、创口贴、可吸收生物膜，并注册了商标，降低医院及患者的医疗成本，打破国外垄断，为牙槽外科专业人员开辟了新的视野。2015 年，由胡开进教授主编的我国首部关于牙及牙槽外科的专著《牙及牙槽外科学》出版。2016年，胡开进教授团队的项目"牙槽骨功能保存与重建临床新技术应用研究"获陕西省科学技术奖一等奖。此外，上海交通大学第九人民医院完成成果转化 2 080 万元，其中 1 项转化成果入选上海成果转化白皮书十大经典案例（唯一一项医疗器械转化项目）。

2019 年 9 月 19 日，中华口腔医学会第 37 个专业委员会（分会）——牙及牙槽外科专业委员会在西安成立。该专业委员会自成立两年多来，始终坚持促进牙及牙槽外科学常见疾病的诊疗，为广大患者解决各类牙槽外科疾病的痛苦。目前，该专业委员会成功举办云课堂 1 次、继续教育项目 2 期、学术年会 3 届，并获批团体标准指南立项 3 项。

（二）口腔颌面-头颈肿瘤外科学

我国口腔颌面肿瘤的诊疗工作始于 20 世纪 50 年代早期，随着口腔医学事业的发展，一些有独立建制的口腔颌面外科单位陆续建立了口腔颌面外科病房，开展了口腔颌面肿瘤的诊治工作。同时，我国也是开展肿瘤术后缺损即刻整复治疗最早的国家之一。早在 20 世纪 50 年代就进行了下颌骨肿瘤切除后立即植骨术；60 年代开展局部带蒂皮瓣整复肿瘤术后软组织缺损，尤其是创造性地应用全额隧道皮瓣一次转移修复术；70 年代末，将足背皮瓣、前臂皮瓣等血管化游离组织瓣，以及带蒂肌皮瓣、肌皮骨瓣应用于肿瘤切除后的口腔颌面部修复重建；90 年代，进一步将血管化腓骨瓣广泛应用于颌骨修复。基于我国口腔颌面外科长期以来在头颈肿瘤治疗中开展的工作和取得的重要成就，又鉴于我国医学教育的专业设置以及临床业务的划分，在 2005 年的全国第七次口腔颌面外科学术会议上，业界倡议在口腔颌面外科专业下设置三级学科（亚科）——口腔颌面-头颈肿瘤外科。

近年来，国内关于口腔癌的科学研究取得了诸多重要成果，部分较以往有所突破。张志愿院士与孙树洋教授在科技部重点研发计划的支持下，一起建立了国内最大的人源化异种移植瘤 PDX 模型，可用于临床前药物的筛选及体内验证。武汉大学口腔医院陈刚教授首次提出了一种基于患者循环外泌体水平来早期预测评估免疫 PD-1 单抗治疗有效性的液体活检策略，并于 *Nature* 杂志上发表文章，为国内学者首次在 *Cell*、*Natrue*、*Science* 正刊上发表口腔癌的研究成果。北京大学口腔医院贾凌飞教授和中山大学光华口腔医院王成教授均与美国加州大学洛杉矶分校实验室合作，分别发现 BMI1 和 CD276 的对肿瘤干细胞介导的免疫逃逸分子机制，相关成果发表于 *Cell* 子刊 *Cell Stem Cells*。以上代表性成果表明，国内在临床诊治能力普遍达到较高水平之后，对于口腔肿瘤的临床与基础研究越来越重视。随着资源与人力投入增多与更多的国际及国内高水平单位合作的加深，国内此领域会产生更丰硕的成果。

在临床治疗方面，随着近年来计算机水平的提升与图像处理技术的发展，增强现实、混合现实技术引入医学领域成为可能。混合现实设备可协助导航系统，将手术规划三维模型与真实患者解剖结构进行术中整合，完成患者术区解剖结构和规划三维模型的连续时空配准，提升颌面头颈肿瘤及修复重建手术的安全性和精确性。北京大学口腔医院郭传瑸教授牵头了国家重点颅颌面外科精确治疗机器人系统的"863"项目的重大研发计划，可实现颅底-颞下区等深在部位肿瘤的可视化工作；国内的多家单位也通过增强现实、混合现实等数字化技术也完成了深部肿瘤的可视化工作，可以有效地辅助外科切除；张陈平教授牵头的"颌骨缺损功能重建的技术创新与推广应用"获得了 2019 年度国家科技进步二等奖。俞光岩教授课题组完成的"涎腺肿瘤治疗新技术的研究与应用"获 2012 年国家科学技术奖，其功能外科的理念在国内得到延伸。

在中华口腔医学会口腔颌面外科专业委员会中，口腔颌面-头颈肿瘤外科学组、涎腺学组、血管瘤与脉管疾病学组、口腔颌面-头颈肿瘤内科学组、修复重建协作组等多个学组都与肿瘤专业相关。在此基础上，2019 年 5 月 11 日，口腔颌面-头颈肿瘤专业委员会在上海召开成立大会，是中华口腔医学会第 35 个专业委员会(分会)。目前,口腔颌面-头颈肿瘤专业委员会已成功举办了两次全国大会。2019 年 12 月 21 日—22 日,以"聚合引领,协同发展,推动口腔颌面-头颈肿瘤的 MDT 诊疗"为主题,专业委员会首次大会参加人数超过 1 300 人。2020 年疫情期间,专业委员会突破重重困难,在武汉召开了学术大会,人数亦达千人。该专业委员会的成立,建立了国内同行交流的良好平台,也使青年医生有了更多展示自己成果的机会。此外,专业委员会的成立,可有效减少国内口腔癌治疗专业分工与国外的差异,可以更有效地与国外的头颈外科协会进行交流与对接。

(三)口腔颌面创伤外科学及正颌外科学

1959 年,我国首次出版了《口腔颌面外科学》,将口腔颌面损伤学与修复外科学列为主要章节,此后口腔颌面外科领域产生了口腔颌面创伤学分支专业。1988 年,周树夏教授率领课题组展开了对口腔颌面部高速投射物损伤的系列研究,并于 1996 年获国家科技进步二等奖。21 世纪初,口腔颌面部创伤研究十分活跃,仅 2000 年之后的 3 年内,国内学者发表的与口腔颌面部创伤相关的论文即达到 467 篇,占 1987—1999 年同类文章总数的 2/3。2003 年,由张益教授主编的我国首部关于颌骨坚固内固定的专著《颌骨坚固内固定》出版,对全国规范应用坚固内固定技术治疗口腔颌面部骨折具有重要指导意义;2005 年,刘宝林教授主持的"颌面战创伤基础及临床救治研究"项目获国家科学技术进步二等奖;2008 年,著名创伤专家 Ellis 教授的《颅颌面骨骼手术入路精要》译著出版;2011 年,《口腔颌面创伤学》全国研究生统编教材出版。在这一时期,口腔颌面部创伤研究逐渐步入科技成果奖行列。继刘彦普、李祖兵、张益等课题组分别获得军队和不同类别省部级科技进步奖后,2012 年由赵铱民教授领衔、多位专家共同完成的"严重颜面战创伤缺损与畸形的形态修复和功能重建"项目获国家科学技术

进步一等奖,是迄今为止中国口腔界获得的唯一一项国家科技进步一等奖。

正颌外科是一个以纠正和重建因颌骨生长发育不良或创伤等疾病造成的颌面骨移位和面部畸形疾病的一个专科,已有百余年历史。20 世纪 50 年代,我国只有关于下颌前突外科治疗的个案报道。改革开放后,现代正颌外科的概念才在国内建立起来并逐步发展。1985 年,全国第一次正颌外科学术会议的召开,标志着正颌外科在我国的兴起;1995 年的第二次学术会议标志着正颌外科在我国逐渐走向成熟;1999 年,第三次学术会议的召开,又推动我国正颌外科与国际接轨的进程。近年来,随着计算机技术在医学领域的不断深入,以虚拟手术、实时导航和快速成型(又称 3D 打印)为基本特点的数字化技术在牙颌面畸形矫治方面的应用十分广泛。由四川大学华西口腔医院率先制定的构建螺旋 CT、三维面相、牙模扫描、手术软件、3D 打印一体化数字化诊疗技术体系及术前模拟、术中引导、术后评估的规范流程已在全国多个医疗机构推广,相关内容在《中华口腔医学杂志》《中国口腔颌面外科杂志》等中文期刊发表多篇专家述评,系统阐述数字化技术在正颌外科相关领域的进展。同时,王兴教授主编出版了《正颌外科学》,以及相关专著《正颌及关节外科诊疗与操作常规》《牙和颌面畸形就医指南》。2010 年,上海交通大学医学院整合附属医院的相关优势学科及骨干医师,在上海第九人民医院揭牌成立了跨院合作的颅颌面研究中心。这种全新的临床医疗与科研合作的模式有力地推动了我国颅颌面畸形整形和治疗技术的发展。2020 年,四川大学华西口腔医学院祝颂松教授团队的项目"颞下颌关节疾病诊疗关键技术体系的创建与应用"荣获四川省科技进步一等奖。1988 年,张震康教授牵头完成的"牙颌面畸形的手术治疗"项目获得国家科技进步三等奖,这是同时期正颌外科乃至整个口腔颌面外科的最高奖项。王兴教授引进

并发展了颌骨牵引技术,内置式牵引成骨的研究与应用被评为"九五"期间国家重大科技进展项目。

2019 年 11 月 23 日,中华口腔医学会口腔颌面创伤及正颌专业委员会在北京成立,同期举办第一次学术会议。中国科学院院士王松灵教授、北京大学长江学者崔斌教授等15位专家教授针对人工智能、生物材料、3D 打印植入物、修复重建、颅面综合征、数字外科技术等该领域前沿热点研究进行了精彩的学术汇报。口腔颌面创伤及正颌专业委员会成立以来,多位专家在中文期刊发表专家述评,如《颞下颌关节强直及其继发畸形的综合矫治》《髁突吸收继发牙颌面畸形的治疗》等。

(四)唇腭裂外科学

我国唇腭裂患者人数居世界首位。唇腭裂的多发性和普遍性使其成为口腔颌面外科学和整形外科最常见的手术之一。可查的病历资料显示我国唇裂修复术始于 1951 年,为华西协合大学的宋儒耀教授所完成。其后的数十年里,国际知名的唇腭裂手术方法陆续在国内得到了应用,宋儒耀、洪民、王光和、吕培锟、张永福、邓典智、袁文化、徐慧芬、黄洪章等,先后总结出了具有中国特色的治疗经验。

唇腭裂外科学发展迅速。1988 年,王光和教授建立了全国首家腭裂语音实验室,1991 年建立首家唇腭裂治疗中心。其主编的《唇腭裂序列治疗》对我国全面开展规范化唇腭裂序列治疗具有重要的指导意义。1993年,国内口腔医学界最早的学术组织唇腭裂学协作组成立,上海交通大学附属第九人民医院袁文化教授任学组组长。1999 年,唇腭裂学组成立,王国民教授任组长,其后石冰教授、马莲教授和傅豫川教授先后任唇腭裂学组组长。2014 年 4 月,中华口腔医学会中国唇腭裂诊治联盟(Sinocleft)在武汉成立,中华口腔医学会医学会王兴会长任名誉主任委员,武汉大学口腔医院傅豫川教授任主任委员。2018 年 8 月,根据民政部和中国科协的要求,其更名为中华口腔医学会唇腭裂专业委员会,四川大学华西口腔医院石冰教授任主任委员。现任主任委员是伊宁北教授。该专业委员会整合国内包括口腔颌面外科、整形外科、正畸、语音、心理等多学科在内的从事唇腭裂治疗的主要医疗资源,依托全国范围内达到一定规模和水准的唇腭裂中心,形成了全国规模最大、人才最集中、水平最高的唇腭裂诊疗及研究协作体。

马莲教授与石冰教授分别主编出版了第一版和第二版《唇腭裂与面裂畸形》研究生教材;石冰教授作为副主编参与编写了第三版《口腔颌面外科学》"唇腭裂与面裂"一章,唇腭裂学组及专业委员会已连续成功举办了 12 次全国唇腭裂学术会议,承担了包括"微笑列车""嫣然基金会"等国内外大型慈善机构的唇腭裂救助项目,累计完成救助患者达 40 余万人次。石冰教授被美国"微笑列车"项目专家委员会选举为全球医疗专家组专家。同时,我国学者积极参与或承办美国、日本、德国等国家的国际性学术活动。我国学者在建立腭裂语音的汉语诊断字表,在唇腭裂畸形分类、唇腭裂治疗的理论与技术等方面进行了具有创新性的临床研究,先后在国际上报道了鼻小柱侧方皮瓣法、唇腭裂的五码分类法、单侧唇裂新旋转推进法、唇裂三叶瓣修复法、唇裂肌肉张力带重建术以及 SF 腭裂修复术等具有新意的治疗方法。这些方法在保持我国前辈治疗经验的基础上吸收了许多国外创新技术,显示我国唇腭裂治疗已经达到国际同行治疗和研究水平。

(五)颞下颌关节外科学

我国颞下颌关节病研究始于 20 世纪 50年代。20 世纪 70 年代以来,我国颞下颌关节病的基础及临床研究发展较快,取得了骄人的成绩。1978 年,张震康教授的"颞下颌关节紊乱病基础和临床研究"项目荣获全国医药卫生科技大会二等奖;他与马绪臣教授一道在国内开创颞下颌关节造影技术,提出颞下颌关节紊乱综合征的系统分类、诊断标准、治疗原则和治疗程序。20 世纪 80 年代中期,邱蔚六教授提出经颞下颌关节镜滑膜下硬化疗法治疗颞下颌关节习惯性脱位,获国家发明奖;该疗法还被美国学者 Clark&Sunders 的专著 *TMJ Arthroscopy* 所引用。1987 年,华西口腔医院姚恒瑞、史宗道教授在《华西口腔医学杂志》发表国内第一篇颞下颌关节内镜的学术论文。1995 年,颞下颌关节镜创用者、日本大西正俊教授来我国参加颞下颌关节镜内镜讲习研讨会。近年来,关节盘复位固定技术的研发与应用、颞下颌关节-颅底联合重建技术、数字化技术平台等成果显著提升了手术精确性,提高了该领域的整体诊治水平。对于颞下颌关节强直及其续发病 OSAS 的治疗,我国颌面外科医师也已积累丰富的经验。此外,颞下颌关节外科学者积极举办并参与各项学术研讨会,不断加强学术交流、提升学术水平。

1993 年,全国第一次颞下颌关节紊乱综合征座谈会在南宁召开。1997 年,全国第二次颞下颌关节紊乱综合征座谈会在北京召开。2002 年 12 月 4 日,中华口腔医学会颞下颌关节病学及𬌗学专业委员会于在广州成立,同期举办"颞下颌关节病基础与临床进展"国家级继续教育学习班。本次会议宣布了中华口腔医学会颞下颌关节病学及𬌗学专业委员会组成,并召开第一次工作会议,明确了日后工作的目标与方向。此后,该专业委员会每年举办学术研讨会及继续教育学习班,与日本、韩国、美国、瑞典、奥地利等国家进行国际学术交流,逐步把我国的颞下颌关节病学的临床、教学和科研提高到新的水平并与国际接轨。

2021 年 11 月 15 日,第八届颞下颌关节外科高级研讨会在上海交通大学医学院附属第九人民医院召开,主要针对颞下颌关节外科领域的热点难点问题进行深入探讨。同时,组建了国内首个颞下颌关节病及继发牙颌面畸形诊治专科联盟和启动了 3 项相关多中心-前瞻性研究项目,为颞下颌关节病及相关牙颌面畸形诊治水平的共同发展提供了良好的合作平台。2021 年 11 月,杨驰教授领衔团队完成的"颞下颌关节外科技术创新与推广应用"项目荣获 2020 年度国家科技进步奖二等奖。团队历经 30 余年攻关,针对颞下颌关节病及其继发牙颌面畸形的诊治这一世界性难题,提出了"关节-颌骨-咬合联合诊治模式",创新了关键技术,推广并应用相关创新产品体系。其中,颞下颌关节镜盘复位缝合术被国际知名专家誉为"独一无二"。

三、中华口腔医学会口腔颌面外科专业委员会发展史

中华口腔医学会口腔颌面外科专业委员会是中华口腔医学会领导下负责组织口腔颌面外科学术活动的学术性机构,在外事活动中称为 Chinese Society of Oral and Maxillofacial Surgery(简称 CSOMS)。其前身是中华医学会口腔科学分会口腔颌面外科学组,成立于 1986 年 12 月。1998 年,原中华医学会口腔科学分会口腔颌面外科学组更名为中华口腔医学会口腔颌面外科专业委员会(简称专业委员会)。在专业委员会的发展历程中,建立了肿瘤外科、肿瘤内科、涎腺、正颌外科、创伤、唇腭裂、脉管性疾病及牙槽外科学组,以及口腔颌面修复重建外科、睡眠呼吸障碍疾病和颞下颌关节外科 3 个协作组。截至目前,专业委员会共有会员 2 821 人,实行大委员会制。

(一)专业委员会发展历程

专业委员会积极搭建学术交流平台,秉承"走出去、请进来"的宗旨,科学求真,理论创新,遵循"实践-理论-实践"原则,促进我国口腔颌面外科的不断发展。回顾 35 年历程,专业委员会经历了探索雏形(1986—1997)、成长成熟(1998—2008)与扬帆起航(2009—今)3 个发展阶段。

探索雏形阶段(1986—1997):1986 年 12 月,第一届中华医学会口腔科学分会口腔颌面外科学组成立,学组决定每四年举行一次全国

口腔颌面外科学术交流大会,开启了我国口腔颌面外科学术研讨专门组织的先河。12 年间,学组举办了 5 次全国口腔颌面外科学术交流会、首次国际口腔颌面外科会议,努力为中国口腔颌面外科学在学术研究与临床诊治等方面的探索提供交流研讨平台。同时,口腔颌面外科的一系列临床分支学科迅速形成。

成长成熟阶段(1998—2008):1998 年 11 月,第一届专业委员会成立。1999 年 4 月,专业委员会正式加入国际口腔颌面外科医师协会。2001 年,专业委员会加入亚洲口腔颌面外科学会。在该阶段中,专业委员会在科研教学、医疗服务及人才培养等方面不断加强国际交流与合作,逐步实现与国际医疗接轨,开启中国口腔颌面外科学发展新征程。2002 年 11 月,由专业委员会主办的期刊《中国口腔颌面外科杂志》创刊,成为世界同行了解我国口腔颌面外科发展的重要学术窗口。

扬帆起航阶段(2009 年至今)。专业委员会通过组织学术研讨会、专业领域论坛等形式,不断促进国内外同行间交流互访,实现国际学术交流常态化,使我国口腔颌面外科的发展进入"快速道"。2009 年 5 月,专业委员会成功举办第十九届国际口腔颌面外科学术大会,提升了我国口腔颌面外科的学术地位和国际影响力,中国口腔颌面外科事业的建设得到了世界各国同行的进一步认可。会议中,国际口腔颌面外科医师学会授予邱蔚六院士该学会的最高奖项——会士奖,为获得该奖的世界第六人、亚洲和中国的第一人。在 2018 年 10 月召开的第十四次全国口腔颌面外科学术会上,邱蔚六院士代表我国口腔颌面外科人骄傲地宣布:"经过全体口腔颌面外科人 32 年的共同努力,我们已基本建立了一个具有中国特色、属于自己的学科组织,中国颌面外科已立足世界之林并享有一席之地。"

(二)专业委员会组织沿革

中华医学会口腔科学分会口腔颌面外科学组(1986 年 12 月—1998 年 11 月):中华医学会口腔科学会口腔颌面外科学组成立于 1986 年 12 月,于 1990 年和 1994 年分别进行两次换届改选,邱蔚六教授连任 3 届学组组长。

第一届专业委员会 (1998 年 11 月—2002 年 11 月):1998 年 11 月 6 日—9 日,第五次全国暨第二次中国国际口腔颌面外科学术会议在上海举行。会议期间,中华口腔医学会口腔颌面外科专业委员会宣布成立,原中华医学会口腔科学分会口腔颌面外科学组更名为中华口腔医学会口腔颌面外科专业委员会。第一届专业委员会由 43 名委员和 7 名青年委员组成,设顾问 9 名。邱蔚六教授为主任委员,张震康、王大章、刘宝林、李金荣等 4 人为副主任委员。

第二届专业委员会 (2002 年 11 月—2005 年 10 月):2002 年 11 月 5 日—7 日,第六次全国暨第三次中国国际口腔颌面外科学术会议在昆明举行,进行专业委员会首次换届改选,成立第二届专业委员会。第二届专业委员会有委员 60 名,设顾问 3 名,选举邱蔚六教授连任主任委员,张志愿、俞光岩、张震康、王大章、刘宝林、李金荣等 6 人为副主任委员。

第三届专业委员会 (2005 年 10 月—2009 年 5 月):2005 年 10 月 13 日—16 日,第七次全国暨第四次中国国际口腔颌面外科学术会议在成都举办,进行专业委员会第二次换届改选,成立第三届专业委员会,任期 4 年,委员 58 名,设顾问 4 名。推选邱蔚六教授为名誉主任委员,张志愿教授为主任委员,俞光岩、沈国芳、田卫东、刘彦普、赵怡芳等 5 人为副主任委员。

第四届专业委员会(2009 年 5 月—2012 年 9 月):2009 年 5 月 23 日—27 日,第十九届国际口腔颌面外科学术会议暨第八次全国口腔颌面外科学术会议在上海举办,进行专业委员会第三次换届改选,产生第四届专业委员会,任期改为 3 年。第四届专业委员会委员 61 名,青年委员 20 名,设顾问 5 名。推选俞光岩教授为主任委员,张志愿教授为前任主任委员,沈国芳、田卫东、刘彦普、赵怡芳等4人为副主任委员。

第五届专业委员会(2012年9月—2015年9月):2012年9月13日—17日,第七次中国国际暨第十次全国口腔颌面外科学术会议在陕西省西安市召开,期间举行专业委员会第四次换届改选,产生第五届专业委员会。第五届专业委员会委员64人,设顾问6名。选举赵怡芳教授为主任委员,刘彦普教授为候任主任委员,俞光岩教授为前任主任委员,杨驰、郭传瑸、石冰、卢利等4人为副主任委员。

第六届专业委员会(2015年9月—2018年10月):2015年9月24日—26日,第十二次全国口腔颌面外科学术会议暨口腔颌面外科专业委员会换届会议在上海举行,选举产生第六届专业委员会。新一届专业委员会设顾问1名,前任主任委员1名,主任委员1名,候任主任委员1名,副主任委员6名,常委41名,委员148名,青年委员21名。刘彦普教授当选主任委员,石冰教授当选候任主任委员,赵怡芳教授为前任主任委员,杨驰、郭传瑸、李祖兵、王慧明、张志光、卢利等6人为副主任委员。

第七届专业委员会(2018年10月至今):2018年10月19日—21日,第十四次全国口腔颌面外科学术会议在重庆举行。期间,专业委员会召开换届大会,产生第七届专业委员会。设顾问1名,委员151名,青年委员22名。选举石冰教授为主任委员,沈国芳、杨驰教授为候任主任委员,刘彦普教授任前任主任委员,杨驰、郭传瑸、胡开进、李祖兵、王慧明、卢利、张志光等7人为副主任委员。

口腔颌面外科专业委员会成立以来,始终以发展学术和承担国家各级部门的任务为己任,同时努力鼓励其中的各亚专业不断发展壮大,迄今培育成立了头颈口腔颌面肿瘤专业委员会、创伤与正颌外科专业委员会、唇腭裂专业委员会、牙与牙槽外科专业委员会,并与这些专业委员会协作共存,差异化发展,在学术活动的组织形式上有分有合,对具有中国特色口腔颌面外科做了最好的诠释,展望未来具有中国特色的口腔颌面外科事业必将被继续探索创新和发扬光大。

参考文献

[1] 王翰章. 中国口腔医学年鉴 (第 1–4 卷)[M]. 北京: 人民卫生出版社, 1986–1992.

[2] 王翰章. 中国口腔医学年鉴(第 5 卷)[M]. 北京: 北京医科大学 中国协和医科大学联合出版社, 1994.

[3] 王翰章. 中国口腔医学年鉴 (第 6–7 卷)[M]. 成都: 四川科学技术出版社, 1995–1997.

[4] 周学东. 中国口腔医学年鉴(第 8–28 卷)[M]. 成都: 四川科学技术出版社, 1999–2020.

[5] 邱蔚六. 中国口腔颌面外科学发展的第三个里程碑——评第 19 届国际口腔颌面外科学术大会[J]. 中国口腔颌面外科杂志, 2010, 8 (3):195–198.

[6] 刘小涵, 郑家伟, 杨驰. 中国口腔颌面外科的建立和成长[J]. 中国口腔颌面外科杂志, 2016, 14 (2): 172–178.

[7] 胡廾进, 王静娟, 薛洋. 国际牙及牙槽外科发展史[J]. 中国口腔颌面外科杂志, 2017, 15(1): 80–85.

[8] 黄秀玲, 张益, Stoelinga PJW, 等. 国际口腔颌面创伤外科发展史 [J]. 中国口腔颌面外科杂志, 2017, 15(2):180–184.

[9] 赵泽亮, 郑家伟. 口腔临床病理学与口腔颌面肿瘤学发展回顾[J]. 中国口腔颌面外科杂志, 2017,15 (6): 551–558.

[10] 毛懿, 陈旭卓, 张善勇. 国际颞下颌关节外科发展史[J]. 中国口腔颌面外科杂志, 2018, 16(5): 456–459.

[11] 张天嘉, 徐昱婷, 沈国芳, 等. 国际正颌外科发展回顾与展望[J]. 中国口腔颌面外科杂志, 2018, 16(6): 547–552.

[致谢:衷心感谢本文撰写过程中,何悦、张益、张成平、胡开进、郭伟、祝松颂教授等给予的大力支持。]

中国口腔正畸学的发展

林久祥[1]　　陈莉莉[2]

1. 北京大学口腔医学院　　2. 华中科技大学同济医学院口腔医学院

口腔正畸被誉为微笑的事业。口腔正畸学在中国经历了从无到有、从小到大、从学习引进到创新引领的百余年发展历程。覆盖全国的口腔正畸临床诊疗体系已基本建立，全社会的正畸就诊意识和知识素养明显提升，涵盖本科、研究生和继续教育等各阶段的正畸专科教育体系构建形成，正畸学术科研成果大量产出，水平不断提升。在纪念中国共产党建党百年之际，本文对中国口腔正畸学的发展历程进行全面的回顾和评述，对未来发展做出展望。

一、历史沿革：中国口腔正畸学发展历程

现代口腔正畸学发源于欧美，20 世纪初，随着西医理论与技术的广泛传播被引入我国。1917 年，华西协合大学最早开设了"正牙学"课程。毛燮均、陈华、席应忠、罗宗赉等毕业于华西协合大学的中国第一代正畸学人先后赴海外学习研修，将西方口腔正畸学理论和临床技术带回中国，在中华人民共和国成立伊始分别在北京医学院、第四军医大学、上海第二医学院、四川医学院创办正畸专业，开启了口腔正畸学在华夏大地的发展步伐。

（一）口腔正畸学的引入与初创

19 世纪末，现代口腔正畸学的主要奠基人美国学者 Edward Angel 建立了以安氏分类法为主要内容的正畸学理论体系，并提出了E形弓矫正器、钉管弓矫正器、带型弓矫正器及方丝弓矫正器等临床矫治方法。1917 年，华西协合大学创办了牙医学系，现代口腔医学开始在中国系统发展。在华西协合大学牙学院成立正牙系，加拿大多伦多大学牙学院吉士道（Harrison Mullett）博士担任主任，并开设"正

牙学"课程。1930 年，毛燮均、陈华、席应忠、罗宗赉等从华西协合大学牙学院毕业，先后赴美留学深造，系统学习了西方口腔正畸学理论和临床技术，回国后成为各大口腔医学院的骨干力量。他们面对几乎是一片空白的中国口腔正畸事业，创办了国内第一批正畸专科临床和教学机构。

毛燮均先后在美国明尼苏达大学和塔夫兹大学牙科学院进修学习，并曾在美国哈佛大学专门进修口腔正畸学。回国后，他担任了北京大学医学院口腔系主任，并在口腔系设立了口腔矫形教研室。陈华赴美后在哥伦比亚大学牙医牙学院攻读正畸学，回国后在国立中央大学教授口腔正畸学，并在南京创办了国人第一所牙症医院。席应忠先后在美国哈佛大学福尔斯儿童牙科学院、科罗拉多州立大学研修口腔正畸学，回国后在上海医学院牙科系教授口腔正畸学。这之后，罗宗赉、夏铸、邓述高等正畸学人也纷纷出国进修学习，回国后在成都、上海、南京等地进一步发展口腔正畸学，壮大了专业人才队伍。

中华人民共和国成立之前，各类牙科教育机构共培养出不同专业水平的牙科医师约500 余人，其中仅有很少一部分医师具备正畸知识储备和临床技能，正畸尚没有作为独立科室开展临床诊疗工作。

（二）初步发展阶段（20 世纪 50 年代至 60 年代末）

中华人民共和国成立后，我国对口腔医学教育体系和院校布局进行了调整，相继组建了北京医学院口腔医学系、四川医学院口腔医学系、第四军医大学口腔医学系、上海第二医科

大学口腔医学系。毛燮均、陈华、席应忠 3 位当时国内口腔医学界仅有的一级教授及罗宗赉等正畸学科奠基人在各医学院校口腔医学系及附属口腔医院开展口腔正畸临床工作，开设口腔正畸课程，我国的口腔正畸学进入初创阶段。1965 年，湖北医学院成立了口腔医学系。

口腔正畸逐步成为独立诊室。各院校的口腔医学系成立之初，正畸专业大多隶属于口腔矫形科（即口腔修复科）。1949 年，毛燮均从美国哈佛大学医学院进修回国后，在北京医学院口腔医院建立了我国第一个隶属于口腔矫形科的口腔正畸专科诊室，医师专职从事口腔正畸、医教研业务，黄金芳协助毛燮均负责诊室日常工作。之后，陈华、席应忠、罗宗赉、夏铸等人分别在西安、上海、成都、南京等地医学院校附属的口腔医院内建立了口腔正畸专科诊室。当时，全国专职口腔正畸医师尚不足 100 人。

口腔正畸理论体系及其矫治技术取得积极进展。在安氏错𬌗畸形分类法基础上，毛燮均于 1959 年提出了以错𬌗畸形的机制、症状、矫治三者结合为基础的"毛氏错𬌗畸形分类法"。1960 年，陈华提出了"错𬌗畸形的三类三分类的分类法"。20 世纪 60 年代初，毛燮均和傅民魁等人率先将 X 线头影测量学引入国内，并依据汉族人的口腔和面部特征提出相关正常值的范围，为头影测量技术的临床应用打下了坚实基础，口腔正畸临床矫治以可摘矫正器为主，此外还有少量的简单固定矫正器。

口腔正畸教育教学体系持续发展完善。这一时期的口腔医学高等教育以本科教育为主。1955 年，四川医学院开展了非学位研究生教育，曾祥琨在罗宗赉的指导下选修口腔正畸学，成为中华人民共和国第一位口腔正畸专业研究生。1960 年，毛燮均在北京医学院开始指导非学位口腔正畸研究生，陶宠美、傅民魁、林景榕等医师成为首批研究生。与此同时，陈华也在第四军医大学指导了林珠等非学位口腔正畸研究生。在口腔正畸学的初创阶段，我国还没有统编的口腔正畸学教材，相关内容包含在《口腔矫形学》本科教材中，全书 27 章中有 10 章涉及口腔正畸学，主要由毛燮均和黄金芳编写。这本教材于 1962 年发行第一版，主编是毛燮均和在北京医学院从事口腔矫形学的朱希涛，评阅人是陈华。

（三）快速发展阶段（20 世纪 70 年代至 20 世纪末）

改革开放后，各口腔医学院的正畸临床、教育与科研工作进入了快速发展阶段。

首先，口腔正畸专科科室恢复发展。1973 年，北京医学院口腔医院由黄金芳负责率先恢复了口腔正畸专业医教研工作，四川医学院、第四军医大学、上海第二医学院附属的口腔医院随后恢复了正畸临床诊疗业务。经过毛燮均和黄金芳的努力，1977 年下半年，北京医学院率先成立独立于口腔修复科的口腔正畸教研室，1978 年正式组建了口腔正畸科，实现了临床、教学、科研三位一体的独立专科体系，黄金芳任科主任。四川医学院、第四军医大学、上海第二医学院等也相继建立了独立的口腔正畸科。至此，中国口腔正畸学科基本形成。毛燮均、陈华、席应忠等第一代正畸学人以及罗宗赉、黄金芳、詹淑仪等口腔正畸学骨干力量共同努力，为改革开放后我国口腔正畸学的快速发展夯实了根基。

各医学院校先后成立口腔正畸独立专科科室。20 世纪 80 年代，国内许多医学院校相继建立了口腔医学系或口腔医学院，几乎都成立了独立的正畸科室，正畸学科专业力量不断壮大。国际和国内交流合作日益频繁，国际上先进的正畸理念和技术在国内广泛传播应用。曾在华西协合大学就读，之后经毛燮均推荐到哈佛大学深造的美籍华人严开仁在口腔正畸学国际交流合作中扮演了重要的角色。1977 年 7 月，严开仁回国访问北京医学院。在毛燮均的支持和鼓励下，严开仁在之后的 20 多年里走遍了国内的口腔医学院校，培训推广现代固定正畸矫治技术。20 世纪 80 年代初，严开仁回到香港大学担任正畸科主任，香港大学成为交流口腔正畸学前沿进展的重要枢纽。四川医学院罗颂椒、第四军医大学林珠、北京医学院陶宠美、上海第二医科大学楼昭华、首都医学院王邦康、湖北医学院吴秀芳等一批口腔正畸学骨干受邀到香港大学访问进修，他（她）们在我国口腔正畸事业的发展上发挥了重要作用。1988 年，严开仁到中山医科大学全职工作，系统传授与推广方丝弓矫正器、Begg 矫正器等固定矫正技术以及美国正畸医师协会资格的认证标准，培养出了王大为、林界伟、蔡斌、朱双林等华南口腔正畸专业新生力量。

口腔正畸学新生代人才大量涌现。改革开放后第一批海外留学生学成回国充实了口腔正畸学人才队伍，傅民魁等人是其中的杰出代表。1982 年，傅民魁公派赴美国西北大学进修口腔正畸学。1984 年回国后，他积极开展国内外学术交流，全身心投入固定矫治技术的普及推广工作，并率先与国内企业合作，在固定矫治器国产化方面做出了突出贡献。他带领林久祥等大力开展正畸研究生学位教育，以北京医学院口腔正畸科名义申请作为临床研究生试点获准，探索出的"规范化培养和质量监控"方案，获得 1996 年北京市教育成果一等奖，并在 1997 年研究生教育工作会议上报告。他最先成为国务院学位委员会口腔学科评议组召集人。傅民魁发挥自身优势，与张震康一起，在国内口腔界较早发起正畸-正颌外科学术交流国际会议，为国内口腔正畸医师学习国际前沿理论和技术创造了良好条件。较早赴美留学回国的还有毕业于华西医科大学、毕业后在西安医科大学口腔医院工作的叶湘玉，她较早引进了直丝弓矫正器及技术，并在国内积极推广普及，较早参加了美国正畸国际年会，开展国际学术交流。

（四）创新提升阶段（21 世纪以来）

进入 21 世纪以来，中国口腔正畸学进入创新提升阶段，临床诊疗水平、教育教学质量、学术科研产出都迈上了新的台阶。

口腔正畸临床诊疗能力和就诊规模大幅提高。到 20 世纪末，国内的口腔正畸科室已普及到各省自治区及直辖市。全国三级以上医院几乎都设立了正畸科或口腔正畸诊室，专职从事正畸临床工作的医师近万人。民营口腔诊所也得到大力发展，不少都建立了口腔正畸诊室。2017 年，国家卫生健康委员会立项支持北京大学口腔医院正畸科、四川大学华西口腔医院正畸科、上海交通大学及第四军医大学等（11 个院校）相继建设国家重点临床专科。

启动了研究生学位教育，并建立了与本科教学及继续教育相互补充的口腔正畸教育教学体系。正畸专业逐步从 5 年制本科讲课及见习教学发展到 7 年制本硕连读正畸实习阶段。经教育部批准，2000 年北京大学启动了本硕博连读的 8 年长学制，口腔正畸相关的教学和实践内容以专科医师为目标，北京大学专门组织编写了面向长学制本科生的、普通高等教育"十五"国家级规划教材《口腔正畸学》。同时，各院校正畸科配合医师继续教育制度，开展了形式多样的口腔正畸继续教育项目，包括一年制进修、专题学习班、网络课堂、学术论坛等多种形式。

口腔正畸科研产出赶超国际前沿。进入 21 世纪后，我国口腔正畸领域学术科研水平不断提升，一批科研项目得到国家自然科学基金、科技部重点研发计划等国家级科研计划的支持，一批专家学者入选国家杰出青年基金、国家高层次人才计划科技创新领军人才等人才项目。大量国内口腔正畸研究论文刊登在国际知名期刊，许天民等专家学者担任了 *Am J Orthod Dentofacial Orthop*、*Eur J Orthod* 等国际正畸期刊编委。林久祥主持研发的传动矫治器及其矫治技术入选原国家卫生部推广项目，一批具有自主知识产权的正畸器械及技术成果获批发明专利。2009 年，原《口腔正畸学》杂志更名为《中华口腔正畸学》杂志,成为国内影响力较大的口腔正畸学术刊物。

二、服务人民:口腔正畸临床诊疗发展历程

我国口腔正畸学发展的根本出发点是一切以患者为中心,满足患者需要,推动正畸理论和临床技术体系不断向前发展。为了更好满足患者的就诊需求,口腔正畸专科建设持续推进,建成了一批国家临床重点专科。各主要正畸科室围绕临床工作重点领域,形成了各具特色的临床专长。一批正畸医师创新临床诊疗理念,开展技术和疗法创新研究,涌现了一批口腔正畸名医,促进临床治疗效率和患者满意度显著提升。

(一)专科建设

口腔正畸是临床导向的学科,通过正畸治疗为患者带来功能正常、外观美观的整齐牙齿,是一代又一代中国口腔正畸学人的夙愿。在中华人民共和国成立之前,口腔正畸并没有在临床医院中成为独立的科室,一般与口腔矫形科(即口腔修复科)合作开展临床诊疗工作。中华人民共和国成立后,口腔正畸的科室设置延续了隶属于口腔修复科或口腔颌面外科的传统。直到 20 世纪 70 年代末,北京医学院的毛燮均与黄金芳率先在北京医学院口腔医院成立独立于口腔修复科的正畸教研室和口腔正畸科。

20 世纪八九十年代,各主要口腔医院和医学院相继建立了正畸科或正畸教研室,独立开展正畸临床诊疗和正畸教育教学,国内的几大正畸临床诊疗中心逐步形成。历史上形成的所谓口腔医学界“四大家族”:北京大学口腔医学院、四川大学华西口腔医学院,第四军医大学口腔医学院及上海交通大学口腔医学院,继续引领国内口腔正畸学的发展。武汉大学口腔医学院、中山大学光华口腔医学院、首都医科大学口腔医学院、南京医大口腔医学院、西安医科大学口腔医学院及中国医科大

学口腔医学院等紧跟加速发展,形成国内重要的口腔正畸医、教、研基地。

进入 21 世纪后,大多数的口腔医院都独立设置了正畸科,大部分综合医院的口腔科都有医师专门从事正畸临床诊疗工作,主要的口腔医学院校相继开设了研究生层次的口腔正畸学位教育。

(二)临床特色

中华人民共和国成立后,特别是改革开放以来的 40 多年,我国口腔正畸学在临床预防及治疗方面取得了长足进步,形成了诸多临床特色。其中,较有代表性的临床特色有:

1. 恒牙期(包含成人)骨性Ⅲ类牙颌畸形的非手术矫治

Ⅲ类牙颌畸形常伴有前牙反𬌗,这一症状在欧美较为少见,总体患病率只有 0.8%~2%,但在亚洲地区的患病率高达 8%~13%,中国大陆的患病率为 13%(2000 年调查数据)。骨性Ⅲ类牙颌畸形危害明显,传统观点主张进行早期矫治,而恒牙期(包含成人)骨性Ⅲ类牙颌畸形则多被视为手术适应证。但对于未成年人而言,过早进行手术对青少年成长不利,可能产生负面的心理影响,而且不少青少年患者及其父母对手术治疗较为抵触。非手术矫治恒牙期(包含成人)骨性Ⅲ类牙颌畸形对正畸医师而言是重大挑战。20 世纪 80 年代初期开始,林久祥团队积极探索非手术矫治恒牙期严重骨性Ⅲ类牙颌畸形的临床治疗技术,取得了重要突破。特别是研发了传动矫正器及矫治技术,有效地解决了非手术矫治恒牙期骨性Ⅲ类牙颌畸形的难题。1985 年、2003 年、2006 年,林久祥团队分别在 *Eur J Orthod* 和 *Angle Orthod* 等国际正畸学术期刊发表论文,所提出的非手术矫治恒牙期严重骨性Ⅲ类牙颌畸形的技术方法得到国际正畸界的接纳与肯定。2010 年,林久祥应邀在美国正畸年会做了关于恒牙期(包含成人)骨性Ⅲ类牙颌畸形非手术矫治的大会特邀报告,这是我国内地专家第一次在该大会上做特邀报告。2012 年,该

矫治方法获得中华医学科技进步二等奖和北京市科技进步二等奖,2014 年被国家卫生部提名申报国家发明奖。

2. 口腔呼吸暂停综合征的正畸治疗

20 世纪 90 年代初,张震康受北京协和医院呼吸科黄席珍的邀请,联合培养具备正颌外科手术能力的睡眠医学专业医师。之后,傅民魁、曾祥龙也与黄席珍合作,联合培养口腔正畸领域的睡眠医学专业医师。1991—1995 年,北京医学院的伊彪成为国内首位以口腔睡眠医学专业方向获得博士学位的口腔外科医生,他率先在《中华口腔医学杂志》上报道了阻塞性睡眠呼吸暂停及低通气综合征的正颌手术治疗病例。1992—1996 年,上海第二医科大学的刘月华成为首位以口腔睡眠医学专业方向获得博士学位的口腔正畸医师。此后,高雪梅、赵颖均等也先后获得口腔睡眠医学专业方向的口腔医学博士学位。2004 年,北京大学设立睡眠呼吸障碍诊疗中心,曾祥龙担任主任,高雪梅、伊彪担任副主任,口腔正畸、口腔正颌、口腔放射、口腔修复、儿童口腔等领域的专业医师参与其中。该中心是中国睡眠研究会副理事长单位,是国际期刊 *Sleep Breath* 的副主编单位。中心研究人员发表了近百篇口腔睡眠医学领域的中英文论文,有获得美国颌面外科学会和美国内固定研究会年度最佳临床研究论文。中心牵头研发的口腔矫治器治疗睡眠呼吸暂停综合征的机制获得 2003 年教育部提名国家科技进步二等奖,阻塞性睡眠呼吸暂停综合征的口腔矫治器应用研究获得 2004 年中华医学科技奖二等奖。

3. 口腔正畸与正颌外科联合治疗

北京大学张震康、傅民魁、四川大学王大章、罗颂椒和上海交通大学的邱蔚六、刘侃、楼昭华等于 20 世纪 90 年代率先在国内率先开展了正畸正颌外科联合治疗成人骨性牙颌畸形工作。正畸与正颌外科联合治疗包括术前正畸去代偿、正颌手术、术后正畸 3 个治疗阶段,需要正畸正颌医师在治疗前共同进行方案设计,已经成为纠正严重骨性畸形的主要方法。由于传统正畸-正颌联合治疗的术前正畸会导致面型暂时性变差,先手术后正畸的方案近年成为临床热点。有研究表明,与传统手术方案相比,先手术治疗后稳定性稍差,手术优先方案需要仔细评估手术颌骨的移动方向和移动量,否则术后正畸的难度会加大。

4. 骨性错𬌗畸形的精准治疗时机确定

陈莉莉、林久祥教授等利用青少年颅颌面生长发育纵向资料样本库,从第 2~4 段颈椎骨的 42 个形态学参数中,筛选出 3 个最具代表性的标志点,创立颈椎骨龄定量分期法,将骨龄分为 4 期:高峰前期(加速期)、高峰期、高峰后期(减速期)和结束期。该分期法准确、实用、简捷,避免以往颈椎骨龄直观评估法的主观性,精准评估颅面骨组织发育的生长绝对值、相对生长速率、生长剩余百分比,率先实现各类骨性错𬌗畸形最佳矫治时机的快速精准确定。成果发表于口腔正畸期刊 *Am J Orthod Dentofacial Orthop* 及《中华口腔医学杂志》等,获批《计算机辅助颈椎骨龄分析系统 V1.0》软件著作权。相关系列成果“颈椎骨龄定量分期法评估颅面生长发育的实验和临床应用”获 2013 年湖北省科技进步一等奖。

5. 颅颌面发育畸形的环境致病因素及防治

陈莉莉团队首次揭示分子节律系统是调控颌面组织发育的重要环节,发现节律紊乱可显著抑制骨平均代谢速率,减少颌骨形成量,破坏颌面正常形貌发育。筛选小分子化合物 SR1078 等,证实其可纠正节律紊乱导致的细胞氧化应激,提升软骨细胞增殖速率等,重塑胶原蛋白合成分泌昼夜节律,有效促进颌骨组织发育。靶向骨代谢节律小分子化合物可重塑颌骨代谢节律与成骨微环境,干预后天环境因素导致的颌骨发育不良,为畸形早期预防提供新思路。相关成果发表在 *Cell Death Differ*、*J Dent Res* 等期刊,陈莉莉团队提出的“机体节律紊乱是错𬌗畸形形成的环境危险因素”被写入全国高等学校规划教材《口腔科学》。相关系列成果获得 2017 年湖北省科技进步一等奖。

6. 唇腭裂序列治疗

唇腭裂是口腔颌面部最常见的先天畸形，平均每 600 个婴儿中就有一个唇腭裂患儿。唇腭裂治疗的关键是规范化的序列治疗。这一治疗需要多个学科在特定的时间开展治疗，涉及口腔颌面外科、口腔正畸科、口腔修复科、耳鼻喉科、语音病理学、儿科、心理学及社会工作者等专业人员。北京大学李巍然率先开展了唇腭裂序列治疗的探索，并长期进行唇腭裂序列治疗中的正畸治疗的探索，关注唇腭裂患者健康、美观及口颌系统功能，积极推动唇腭裂序列治疗中的正畸新技术及治疗规范。1998 年，他率先在美国唇腭裂及颅颌面学会的 *Cleft palate Craniofac J* 发表唇腭裂口颌系统功能相关文章。北京大学正畸团队发表唇腭裂文章百余篇，其中在 *Am J Orthod Dentofacial Orthop*、*Angle*、*Cleft palate Craniofac J* 等发表近 50 篇。2020 年始，李巍然担任 SCI 杂志 *Oral Craniofac Res* 的副主编。2021 年，李巍然主编的"十四五"时期国家重点出版物出版专项规划项目《唇腭裂与正畸治疗》(第一版) 由北京大学医学出版社出版。

(三) 技术创新

长期以来，固定矫正器及其技术体系是国内外正畸临床治疗的主流。20 世纪 80 年代初，国内开始引进固定矫正器及其技术，主要有方丝弓矫正器、Begg 细丝弓矫正器以及欧洲的功能矫正器。到了 80 年代末，固定矫正器及其矫治技术在国内基本普及。进入 90 年代后，国际正畸临床矫治技术进入直丝弓矫正器时代，Roth 直丝弓矫正器、MBT 滑动直丝弓矫正器、Tip—Edge 直丝弓矫正器等逐渐成为主流。到了 21 世纪初，自锁托槽矫正器及其矫治技术以及种植体支抗技术异军突起。对于国外的新器械、新技术，国内口腔正畸学界积极引进学习，并结合国内患者的特点进行再创新。

国内正畸专家学者也积极开展原创性技术创新。北京大学口腔医院林久祥团队研发了传动直丝弓矫正器及其矫治技术，提出了实施适宜轻力可以实现组牙乃至全牙弓移动的高效传动效应原理，避免了正畸治疗中有一定创伤风险的种植体支抗，仅依靠高效的牙支抗就能够获得满意的疗效。这一矫正器及其技术体系在非手术恒牙期骨性Ⅲ类牙颌畸形的治疗中取得了良好的效果。2012 年，该项技术获得了中华医学科技成果二等奖和北京市科技进步二等奖；2014 年被国家卫生部推荐申请国家科技发明奖。北京大学口腔医院的许天民研发了 PASS 生理支抗直丝弓矫正器，提出了生理支抗控制理论。该技术得到良好的推广，获得北京市科技进步二等奖(2021)、中华口腔医学科技奖二等奖(2020)。曾祥龙研发的 Z2 直丝弓矫正器是基于中国人牙齿特征研发的矫治器，也取得了良好的临床效果。

为了满足患者治疗过程中对于美观的诉求，隐形矫治和舌侧矫治应运而生。2001 年，德国 Wiechmann 研发出为正畸患者量身定制的舌侧矫治器及其技术。徐宝华、丁云、梁炜等人率先将这一技术引进到国内。林久祥与广州瑞通广生物科技有限公司于 2009 年合作开发出了国内唯一的 eBrace 个性化舌侧正畸矫治器；2012 年，研制出 eBrace 舌侧个性化直丝弓矫治器，兼容了 Wiechmann 舌侧矫正器及 STb 舌侧矫正器的优点；2015 年，开发出 eLock 个性化直丝弓舌侧自锁矫正器。具有自主知识产权的国产舌侧矫治器在临床上取得了良好的效果，也得到了众多国外专家学者的认可，有关内容已被收录到《中国医学大百科全书》、口腔正畸学教科书中和国外的口腔正畸著作。20 世纪 90 年代，首都医科大学附属北京口腔医院的王邦康与上海时代天使公司合作，在国内推出了无托槽牙套隐形矫治器，与后来国内引进的隐适美矫治器共同成为国内无托槽牙套隐形矫治器的两大主力。

首都医科大学附属北京口腔医院的白玉兴主持了"国产无托槽隐形矫治技术的研发及临床应用研究"和"自主创新国产无托槽隐形矫治系统核心技术的研发和临床应用",分别获得 2014 年中华口腔医学科技奖二等奖、2021 年中国医院协会医院科技创新奖二等奖。据不完全统计,目前国内已有数十家企业从事隐形矫治方面的业务。

口腔正畸临床技术的发展,催生了矫治理念的革新。强调美学效果的美学矫治理念在正畸理论与临床治疗中占据主导地位,但过度追求美学效果可能引发牙齿脱离牙槽骨和牙根吸收等问题。在对美学矫治等正畸治疗理念系统研究的基础上,北京大学口腔医院林久祥团队提出了健康矫治理念,并在这一理念指导下研发了传统矫正器及其矫治技术系统。健康矫治理念强调正畸治疗流程与治疗效果达到健康、美学、功能、稳定的相互协调,倡导通过适宜轻力矫治实现健康高效的牙齿移动。以往正畸医师在临床层面追求轻力矫治,主要目的是为了节省支抗。大量的临床研究和传动矫治技术的临床实践证实,适宜的轻力矫治不仅能产生高效的牙齿移动,而且可以显著降低患者的健康风险。对于轻力矫治的认识,从临床层面上升到科学层面,并在此基础上构建了全新的健康矫治理念。实现健康矫治的关键是适宜轻力矫治,适宜的矫治力能够达到高效支抗、骨形变的目标,使非手术矫治骨性Ⅲ类牙颌畸形成为可能,拓展非手术矫治骨性牙颌畸形的适应证范围。

三、培育英才:口腔正畸教育教学发展历程

中国口腔正畸学是在传承中不断创新发展的事业,一代又一代正畸学人坚守医学初心,不断完善口腔正畸学教育教学体系建设,培育了数以万计的口腔正畸人才。

(一)本科与长学制教育

20 世纪 70 年代末,国内口腔医学院校恢复了传统的五年制本科(学士)教育。1988 年,部分院校曾实行过若干年本硕连读的七年制本科(硕士)教育。在五年制本科和七年制本硕连读项目中,都开设了以通识性教育为主要目标的口腔正畸学课程。

2001 年,北京大学经教育部批准率先招收本硕博连读八年制本科生,毕业后可获口腔医学博士专业学位。其中,一部分学生在长学制专业学习阶段可选读口腔正畸学专业,在完成八年制学习后可继续申请攻读口腔正畸学科研型博士学位。其后,四川大学华西口腔医学院等院校也开始招收口腔医学专业长学制学生。

(二)研究生教育

1978 年,我国启动了研究生学位教育,口腔正畸学作为独立学科正式开展临床学位教育教学。当年,北京医学院和四川医学院招收了首批口腔正畸学硕士研究生。20 世纪 80 年代开始,北京医学院、四川医学院等单位陆续开始招收口腔正畸博士研究生,北京医学院的林久祥成为我国首位口腔正畸专业博士研究生,并于 1991 年被国务院学位委员会及原国家教委授予"做出突出贡献的中国博士学位获得者"荣誉称号。

目前,全国开展正畸研究生教育的院校近 40 所,其中具有正畸学博士学位授予权的院校 22 所,年招生研究生人数超过 1 000 人。

(三)进修生教育

在正畸专业研究生教育开设并大规模招生之前,进修是正畸专科医师的主要教育形式。特别是一年制的口腔正畸进修培训,能够使医师基本具备正畸临床诊疗技能。为了满足医师职业发展需求,北京医学院、四川医学院等从 20 世纪 70 年代开始,陆续招收一年制正畸专科进修医师,至今已培养主治级以上进修医师数千人。这批进修医师中的相当一部分人陆续成长为各大医学院校的正畸科骨干,带动了当地正畸事业的蓬勃发展。1982 年,北京医学院、四川医学院等单位被卫生部确定

为全国口腔正畸师资培训单位；2005 年，上述单位成为全国首批口腔正畸专科医师培训基地。

随着正畸专业研究生教育的发展壮大，进修逐步转变为正畸专科医师继续医学教育的主渠道和培养的补充渠道，正畸进修的发展历程大致可以分为以下两个阶段：

一是进修作为专科医师培养主要渠道的阶段。20 世纪 80 年代到 21 世纪初，进修生培养主要以"一对一指导"加讲座培训的模式开展。进修培养的主要目标是掌握基本的正畸理论知识，能够在没有开展正畸专科诊疗的医院或医学院初步开展正畸诊疗及教学。当时教学参考书仅包括本科生教材和部分国外翻译文献。

二是进修作为专科医师职业发展重要途径的阶段。21 世纪前 20 年，正畸研究生培养体系逐渐建立，具有正畸研究生学历的临床医师逐渐增多。在这一阶段，教学模式主要参照了专业型研究生培养的模式，由带教小组集体指导，设置进修生专门诊室、组织专门教学小组，系统地使用研究生教材。

（四）教材建设

我国最早的口腔正畸学教材是由北京医学院毛燮均和朱希涛共同编写、陈华评阅的《口腔矫形学》本科生教材。这部教材于1962年出版，1963 年进行了第二次印刷，全书共 3篇 27 章，其中口腔正畸内容 10 章、错𬌗畸形内容 8 章、口腔颌面演化和口腔颌面生长发育各 1 章，主要由毛燮均和黄金芳编写。

改革开放后，我国口腔正畸学教材体系建设不断取得新的进展，涵盖本科生和研究生的教材和参考书体系基本形成。1988 年，北京医学院的黄金芳主编了第一版《口腔正畸学》本科生教科书，至今已出版至第七版，其中第二至六版主编为傅民魁，第七版主编为赵志河。1989 年，严开仁、王邦康共同主编了《实用口腔固定正畸学》，该书是国内最早出版的正畸参考书之一。1991 年，林久祥主编出版了《现代口腔正畸学》，是目前国内篇幅最长的教材之一。

进入 21 世纪后，随着口腔正畸学教育教学体系的不断改革完善，针对不同学制学生的教材相继出版。2005 年，北京大学口腔医学院组织编写了专门供八年制口腔医学学生使用的普通高等教育国家级规划教材《口腔正畸学》，于 2014 年编写了第二版，前两版主编为傅民魁、林久祥；2021 年编写了第三版，主编为李巍然。2011 年，北京大学口腔医学院组织编写了全国高等学校研究生规划教材《口腔正畸学》，于 2016 年编写了第二版，两版主编均为林久祥。2021 年，林久祥、李巍然主编了《现代口腔正畸学——健康、科学与艺术的统　》(第五版)，被评为 2021 年"十大医界好书"。

四、赶超前沿：口腔正畸学术科研发展历程

我国口腔正畸学术科研发展经历了从学习借鉴、自主研发到赶超前沿的历程，一批正畸专业科研机构相继设立，国内正畸医师及相关领域的科研人员成为口腔正畸学术科研的重要力量，大量科研成果发表于国际一流学术刊物，在国际正畸学术舞台上崭露头角。

（一）科研成果

作为临床学科，口腔正畸领域的临床研究之一备受重视，广大正畸医师在开展临床诊疗工作的同时，也积极投身临床和基础医学研究，科研成果从国内逐步走向国际，成为国际正畸学术界的一支重要力量。

20 世纪 80 年代之前，国内尚没有口腔正畸领域的专业学术刊物，正畸临床研究成果一般发表于综合类口腔医学期刊。20 世纪五六十年代，毛燮均、黄金芳、许瑞芳、汪文骏、詹淑仪等在《中华口腔科杂志》发表了多篇口腔正畸临床研究论文。改革开放后，口腔正畸科研条件明显改善，正畸医师的科研能力和水平显著提升，在国内外正畸刊物发表了大量学术

成果。其中,傅民魁、陶宠美、张震康等人关于正畸诊断分析和 X 线头影测量的研究,詹淑仪等关于牙齿移动规律的研究,楼昭华等关于唇腭裂患者正畸的研究,都在正畸学术界产生了较大的影响。20 世纪 80 年代中期开始,林久祥团队陆续在国际正畸界三大权威期刊 *Eur J Orthod* (1985)、*Am J Orthod Dentofacial Orthop* (1999)、*Angle Orthod* (2003) 发表英文学术论文,实现了国内学者三大期刊零的突破。国内正畸学者积极走向国际,取得不俗的成绩。例如,张丁"低分子型 GTP 结合蛋白质 rho 对破骨细胞的功能影响"于 1994 年获美国国际骨代谢会议优秀青年研究学者奖。邓雨萌"骨矿化基质对膜内化骨创伤的作用"获 1994 年国际牙科研究会 Norion M. Ross 奖。贾绮林 1990 年唇腭裂植骨的研究获英国颅面学会年会 Arnold Huddart 奖。谷岩关于生长发育颈椎分期的研究获 2009 年 Edward H. Angle 研究奖等。

在基础研究方面,广大正畸医师也在国内外学术刊物发表了大量文章,一些文章发表于国际权威学术刊物。王林团队对国内唇腭裂进行了群体基础研究,研究成果发表于国际知名杂志 *Nat Commun*,受到关注。李巍然团队的关于受力后牙周膜细胞变化机制的研究 2019 年获得 *Eur J Orthod* 年度最佳论文 "Beni Solow" 奖。2011 年,唐国华开展应力介导的细胞凋亡在上颌骨缝改建中的作用和调控机理研究,研究成果发表在国际权威期刊 *J Dent Res* (封面文章)。王林、赵志河、房兵和陈莉莉等都获得过科技部或国家自然科学基金重点/重大科研项目资助。一些临床科研成果实现应用转化,获得发明专利授权或与医疗器械企业合作完成临床产业化推广。

口腔正畸领域的科研成果取得了积极的学术影响和社会效益,一批科研成果获得科技奖励。例如,华中科技大学陈莉莉获得 2020 年"全国创新争先奖"、2019 年"中国青年女科学家奖"等国家级奖励;第四军医大学段银忠的成果"骨性反𬌗其相关畸形的基础与临床研究"获 2010 年陕西省科技进步一等奖;四川大学赵志河的科研成果"口腔正畸牙移动生物力学机制基础及临床应用的系统化研究"获 2009 年教育部科技进步一等奖,"加快牙移动提高正畸效率的基础探索和临床应用"获 2016 年四川省科技进步一等奖;四川大学白丁的成果"青少年口颌面美学塑建的临床转化与基础探索"获 2018 年四川省科技进步一等奖;华中科技大学陈莉莉的成果"颈椎骨龄定量分期法评估颅面生长发育的实验和临床应用"获 2013 年湖北省科技进步一等奖,"骨性下颌后缩的修复机制和矫治新策略"获 2017 年湖北省科技进步一等奖;华中科技大学毛靖的成果"颌面骨缺损修复与再生的关键技术创新和推广应用"获 2021 年湖北省科技进步一等奖。

(二)研究机构

我国口腔正畸学在发展之初就十分重视医、教、研的有机结合,注重研究总结临床中的新技术、新疗法。北京医学院口腔医院正畸科在成立之初就按照门诊、教研室、研究室的模式组建,先后成立了功能实验室、颅面生长发育中心、睡眠呼吸障碍诊疗中心、颅颌面三维虚拟现实实验室、口腔正畸基础实验室等 5 个研究型实验室,其中颅颌面生长发育中心后来成为北京大学校级科研机构。

我国口腔正畸界注重开展教学科研领域的国际合作,成立了 Tweed 中国中心等国际合作科研机构。1941 年,Charles Tweed 在美国 Tucson 创办了国际培训课程。2008 年,北京大学口腔医院正畸科联合国内 5 家正畸专科科室,与美国 Tweed 基金会合作成立了 Tweed 中国中心,定期组织培训课程和学术讲座。2016 年,上海九院-英国爱丁堡皇家外科学院口腔正畸临床文凭培训中心和口腔正畸院员考试中心成立,英国爱丁堡皇家外科学院设立的口腔正畸专科医师及院士资格认证考试,是英联邦和欧洲国家口腔正畸专科医师的执业资格考试,该考试中心是亚太地区唯一的考点。这些国际合作有利于提升国内正畸医师的临床诊疗能力。

(三)学术平台与学术活动

中国口腔正畸学的发展得益于各类学术平台和学术活动交流传播前沿理论知识和临床技术进展。在中华口腔医学会正畸专业委员会(简称正畸专业委员会)等专业团体的推动下,全国正畸界形成了联系紧密的学术共同体,各类学术会议和学术期刊发挥了重要的支撑作用。在正畸专业委员会的前身正畸学组的积极推动下,1985 年 10 月在北京医学院口腔医院召开了第一届全国口腔正畸学术会议,来自全国各地的 95 名代表参加了此次学术会议。

1997 年口腔正畸专业委员会成立后,全国口腔正畸年会由初期每届举办 1 次,到第四届正畸专业委员会每年举办 1 次,迄今为止已经举办了 21 届,中山大学、浙江大学、华西医科大学、第四军医大学和西安交通大学、武汉大学、首都医科大学等机构先后作为承办方组织年会。2004 年,第三届正畸专业委员会主任委员林久祥创办了内地与港澳台地区口腔正畸年会,取得成功,分别在香港、南京及台北等地每两年举办会议,增进了内地与港澳台地区的正畸学术交流和相互了解。2005 年 3 月,第三届正畸专业委员会在北京成功承办了亚太地区口腔正畸规模最大的第五届亚太正畸学术会议。2012 年,第五届正畸专业委员会及北京大学正畸科在北京成功承办了第十四届颅面生长发育国际会议。2021 年,第八届主任委员金作林创办了口腔正畸年会之间的中青年"小年会"。

20 世纪 90 年代初,曾担任中华口腔医学杂志总编辑的傅民魁与林久祥、曾祥龙、高雪梅等人筹备创办了《口腔正畸学》专科杂志,编辑部设在北京医学院口腔医院正畸科。2009 年,《口腔正畸学》进入中华医学系列杂志,更名为《中华口腔正畸学》,成为口腔医学

界唯一的中华医学系列专科杂志。傅民魁担任了杂志第一届总编辑,林久祥担任第二、第三届总编辑,王存玉院士任名誉总编辑。

五、壮大队伍:口腔正畸人才与组织建设

我国口腔正畸学的蓬勃发展有赖于一大批热爱正畸事业、潜心钻研正畸理论与技术、诚心服务广大患者的专业人才。随着口腔正畸学在中国落地生根,口腔正畸人才队伍不断壮大,专业团体和学术组织繁荣发展,为正畸事业不断创新的天地打下坚实的人才基础。

(一)临床人才建设

服务患者是正畸医务工作者的首要任务,临床人才队伍构成了口腔正畸人才队伍的主体部分。据不完全统计,中华人民共和国成立前从事正畸临床诊疗的医师只有寥寥数人。到改革开放前,全国正畸医师仅有数百人。随着口腔正畸学教育教学体系的发展完善,截至 2020 年,全国共有正畸医师 6 000 多人,如果将兼职从事正畸治疗的其他专科医师纳入,全国临床正畸医师数量超过 1 万人。其中,国内规模较大的北京大学口腔医院正畸科、四川大学华西口腔医院正畸科、上海市第九人民医院正畸的医教研护人员规模均超过 100人,年接诊患者人次均超过 10 万人次。

正畸临床人才的年龄结构、学历结构、职称结构不断优化。从 20 世纪六七十年代口腔医学体系的较小科室发展成为细分学科中中上等规模的专科科室。老、中、青 3 代传帮带的临床正畸人才格局基本建立。从 20 世纪90 年代中期开始,大部分在岗正畸医师具有研究生以上学历,到 2010 年后,新入职正畸医师一般都具有博士学位,大量中青年医师到欧美等地进修培训。据不完全统计,截至2020 年底,全国正畸专科主任医师人数超过 1 000人。国内正畸名医受到患者和社会各界的褒扬:林久祥、曾祥龙、王林、赵志河、白玉兴被评为国务院政府特殊津贴专家;林久祥、赵志河、白玉兴被评为国家卫生健康委员会有突出

贡献中青年专家;2020 年，赵志河被评为第四届"国之名医(优秀风范奖)"。2021 年，林久祥被评为第五届 "人民名医（卓越建树奖）"。2020 年，赵志河、陈莉莉被评为全国"宝钢优秀教师"。2019 年陈莉莉、2020 年贺红荣获中国医师协会全国住院医师规范化培训"优秀带教老师"荣誉称号。陈莉莉获评第三届"白求恩式好医生";赵志河、卢海平被评为第五届"白求恩式好医生"等。

(二)科研人才建设

临床与科研相互融合、相互促进是我国口腔正畸学的光荣传统。我国第一代正畸学人毛燮均、陈华、席应忠坚持开展正畸领域的学术研究。毛燮均带领傅民魁等团队成员引进国外的 X 线头影测量技术，利用汉族人的形貌特征重新计算头影测量标准值，为临床治疗提供了详尽的参考依据。毛燮均和陈华分别提出了原创的 "毛氏错𬌗畸形分类法"和"错𬌗畸形的三类三分类的分类法"。一批正畸医师的科研项目得到国家自然科学基金、科技部专项基金、卫生部科研基金等的支持。

进入新时代，我国正畸陆续成长了一批中青年杰出人才。华中科技大学陈莉莉获得国家杰出青年科学基金、国家优秀青年科学基金、国家重点研发计划首席科学家，入选国家高层次人才计划科技创新领军人才等;首都医科大学白玉兴入选国家百千万人才工程;北京大学韩冰入选国家高层次人才计划科技创新领军人才、刘燕入选国家高层次人才计划;北京大学杨瑞莉和四川大学赵雪峰入选国家高层次人才计划青年拔尖人才;四川大学周陈晨获得国家优秀青年科学基金、王军入选教育部新(跨)世纪人才;北京大学杨瑞莉、余婷婷，四川大学赵雪峰、周陈晨、华中科技大学唐清明入选中国科学技术协会青年托举人才。

(三)专业团体建设

1997 年以前，口腔医学会是隶属于中华医学会的分会,分会之下没有专门的口腔正畸专业团体。1985 年 5 月,中华医学会同意成立全国口腔正畸专业学组，学组由黄金芳、罗颂椒、楼昭华、林珠、许瑞芳、傅民魁、纪昌蓉 7 人组成。正畸专业学组第一任组长由黄金芳担任，陈华、詹淑仪为顾问;第二任组长由傅民魁担任，黄金芳、詹淑仪为顾问。

1997 年,经过中华口腔医学会创会会长张震康的不懈努力,中华口腔医学会正式成立,成为独立于中华医学会的一级学会组织。相应地，原口腔医学分会下属的口腔正畸学组转为口腔正畸专业委员会，傅民魁担任第一、二届主任委员，黄金芳、詹淑仪为顾问;之后，林久祥、许天民、赵志河、周彦恒、白玉兴、金作林先后担任第三至第八届主任委员，房兵任第九届候任主任委员。2000 年,第二届主任委员傅民魁领导开展牙颌畸形流行病普查工作，获取了患病率高达 70%的重要结论，比 20 世纪 60 年代调查的患病率增加了约 20%。2016 年,从事口腔正畸学临床和科教工作的王林、白玉兴、卢海平被选为中华口腔医学会副会长。从事民营口腔正畸临床工作的甘宝霞、刘泓虎和卢海平等分别担任了民营口腔专业委员会的前三届主任委员。

随着国内正畸事业的迅速发展，口腔正畸专业委员会成为中华口腔医学会发展最快的专业委员会之一，参会人数由最初的数百人增长到后来的 3 000 余人。口腔正畸专业团体建设走向国际成为大势所趋。经过傅民魁等人的努力，正畸专业委员会于 2000 年作为亚太地区正畸协会的创始成员国加入了亚太地区正畸协会，成为亚太地区规模最大的正畸专业团体之一，傅民魁被任命为亚太正畸协会副会长。2005 年,林久祥率领许天民、赵志河、周彦恒等人开始筹备加入世界正畸联盟。在跨两届正畸专业委员会的努力下，经过 4 年多时间，正畸专业委员会克服难题，顺利加入世界正畸联盟。如今正畸专业委员会已成为世界正畸联盟执行委员单位，周彦恒任执行委员。

六、未来展望：面向新时代的中国口腔正畸学

筚路蓝缕，砥砺前行。中国口腔正畸学的百年发展历程彰显了中国正畸学人追求科学真理、护佑百姓健康的初心使命，饱含了一代又一代正畸医师承前启后、不懈奋斗的探索耕耘。如今，中国已走上国际口腔正畸学舞台，不仅拥有全世界规模较大的正畸医师群体和患者就诊总量，而且在人才培养、学术研究、临床技术创新等方面也走在了世界前列。进入新时代，中国口腔正畸学将坚持面向人民生命健康国家战略，秉承满足广大人民群众对美好生活的追求，以患者为中心，继续探寻最前沿的正畸理论，服务广大的患者诉求，研发高效的技术方法，努力追求健康、科学与艺术的统一，为口腔正畸学的创新发展做出更多原创性、引领性的贡献。

参考文献

[1] 林珠.牙𬌗颌面畸形诊断与治疗[M].北京：世界图书出版公司，2003.
[2] 傅民魁，林久祥.口腔正畸学[M].2版.北京：北京大学医学出版社，2014.
[3] 林久祥，李巍然.现代口腔正畸学（健康、科学、艺术的统一）[M].5版.北京：北京大学医学出版社，2021.
[4] 毛燮均，朱希涛.口腔矫形学[M].北京：人民卫生出版社，1962.
[5] 赵志河.口腔正畸学[M].7版.北京：人民卫生出版社，2020.
[6] 李巍然.口腔正畸学[M].3版.北京：北京大学医学出版社，2021.
[5] Lin JX, Huang JF, Zeng XL. A cephalometric evaluation of hard and soft tissue change during Class Ⅲ traction[J]. Eur J Orthod. 1985; 7(3): 201-204.
[6] Nie Q, Lin JX. Comparison of intermaxillary tooth size discrepancies among different malocclusion groups[J]. Am J Orthod Dentofacial Orthop. 1999; 116(5): 539-544.
[7] Lin JX, Gu Y. Preliminary investigation of nonsurgical treatment of severe skeletal Class Ⅲ malocclusion in the permanent dentition[J]. Angle Orthod. 2003; 73(4): 401-410.

[致谢：感谢李巍然、高雪梅、梁炜、赵志河、白玉兴、王林、余作林、房兵、刘月华、贺红、蔡斌提供宝贵的资料，感谢韩冰、刘晓默参与文稿的撰写。]

北大口腔将力争在各个国际舞台上发出中国声音，实现口腔医学的命运共同体

郭传瑸

北京大学口腔医学院

在国家卫生健康委员会国际交流与合作中心的指导下，《中国医学论坛报·今日口腔》在 2021 Sino-Dental® 北京国际口腔展期间特别策划了"奋斗百年路　启航新征程——中国口腔人致敬建党 100 周年特别活动"，聚焦中国共产党成立以来口腔医疗卫生健康事业历史进程中的重要决策、重大活动及成就，聚焦对口腔医疗卫生健康事业发展有重要推动作用的创新成果、重大事件、典型人物等，从不同角度、多个层面展现中国口腔医疗卫生健康事业发展的辉煌成就。

活动特邀北京大学口腔医（学）院（简称北大口腔）院长郭传瑸教授，为我们分享北大口腔 80 年发展历程及几代北大口腔人的执

着坚守与有目共睹的成就。

一、北大口腔的发展历程

北大口腔始建于 1941 年,经过近 80 年的发展,在数代人的努力下,白手起家,由小到大,由弱到强,目前已经发展成兼具医疗、教学、科研、管理、预防、保健为一体,国内外知名的口腔医学院校,实现了人才培养、医疗、技术、管理等方面的一系列跨越式发展。

其发展中有几个重要节点:1941 年,北京大学医学院附属医院组建齿科诊疗室并于次年春天开业,当时诊疗室占地面积约 360 m²,牙椅仅 10 台。1943 年,北京大学医学院成立齿学系,开始招收本科生。1946 年,更名为牙医学系。1948 年,迁到北京西什库,成立牙医学系的门诊部,面积由 360 m² 扩增到 2 200 m²,牙椅从 10 台增加到 13 台,这是中华人民共和国成立前,北大口腔从无到有、白手起家的一个发展阶段。1949 年后,北大口腔逐步发展,"从小到大,由弱到强"。中华人民共和国成立初期,百废待兴,毛燮均教授在《中华医学杂志》上发表题为《中国今后的牙医教育》的重要文章,提出一个非常重要的教育理念——革新牙医教育,发展牙科为口腔医学专门并推动这一理念的实现。

(一) 中华人民共和国成立后到改革开放前的发展阶段

1950 年,卫生部、教育部相继批准北京大学医学院牙医学系更名为口腔医学系,全国各地口腔院校也相继更名。这一变化具有里程碑意义,主要强化口腔科医师对一般医学知识、口腔专业知识以及临床技能具有更广泛、更深入的了解与掌握,极大提升口腔医学在国内医学界的地位。

1952 年,全国高校院系进行调整,北京大学医学院独立为北京医学院,北京大学口腔医学系也就随之更名为北京医学院口腔系。1953 年,院系得到进一步拓展,牙椅增加到 135 台,总体面积增加到 4 300 m²。1954 年,

教育体制改革开始。苏联专家柯斯赫来到我国,在全国各地培养了一批口腔颌面外科医师。朱希涛教授编写的《冠桥学》《牙科材料学》和钟之琦教授编写的《牙体解剖学》是当时全国最早的一批口腔医学教材。1955 年,北京医学院口腔系建立口腔颌面外科,当时有设置 20 张病床在综合医院 (现在的北大医院)的第十病房内。

1958 年,北京医学院附属平安医院划归口腔医学系管理。作为培养口腔医学系学生的临床教学医院,口腔专科和综合医院的结合创建了口腔医学–临床医学教育新模式。1959 年,口腔医学系招收了第一批硕士研究生。1962 年,口腔系门诊部更名为北京医学院附属口腔医院,当时设置了 30 张病床,钟之琦教授任医院首任院长。1966—1976 年,口腔医学系停止招生,科研工作也停止了。用作临床教学的平安医院,被迁到甘肃酒泉。1977 年,口腔医学系恢复本科生招生。1978 年,恢复并扩大研究生招生。中华人民共和国成立后到改革开放前这一阶段,北大口腔随着国家的发展而发展。

(二)改革开放后的发展阶段

改革开放以后,北大口腔日益壮大,逐渐走向辉煌。1978 年,北京大学口腔医学研究所成立,郑麟蕃教授任所长,之后全国首个口腔预防保健科成立,医院开启了医、教、研、防四位一体的办院模式。1980 年,为了加强口腔材料的研究,口腔材料研究室承担了全国口腔材料质量监控的任务。1982 年,世界卫生组织预防牙医学科研和培训中心获得批复并开始建设。1978 年底,北大口腔新院区的建设项目获批并于 1980 年奠基,1984 年建成。随后,其迁到现在的总院地址(海淀区魏公村),面积由 7 000 m² 增至 28 000 m²,同年培养出中国第一名医学博士。

1985 年,口腔医学系更名为北京医科大学口腔医学院。1989 年,由卫生部牵头成立了全国牙病防治组,负责全国口腔疾病的预防

组织工作。1994 年,中国牙病防治基金会成立,挂靠北大口腔。1996 年,中华口腔医学会成立,挂靠北大口腔,创会会长是张震康教授(中华口腔医学会的前身是中华医学会口腔科学会,第一至第五届主任委员会先后是北大口腔的朱希涛教授、郑麟蕃教授、张震康教授)。2000 年,北京大学与北京医科大学合并,北医口腔随之更名为北京大学口腔医学院。2001 年,北大口腔成为全国首批获得教育部批准,可以招收口腔医学八年制本博连读生的口腔医学院校。2008 年,新门诊病房大楼启用。2011 年,口腔数字化医疗技术和材料国家工程实验室获批。2016 年,国家口腔疾病临床医学研究中心获批。2020 年,获批国家口腔医学中心。

回顾北大口腔的历史沿革,可以帮助把握今后医院、学科以及科学研究的发展,非常有意义。

二、北大口腔在中国口腔医学发展中所做出的贡献及印象深刻的人物与事件

首先,牙医学系更名为口腔医学系是具有里程碑意义的事件,它不仅是名字的改变,而是整个课程与教学模式的改变。以毛燮均教授、钟之琦教授、朱希涛教授、郑麟蕃教授以及张震康教授等为代表的几代北大口腔人都对中国口腔医学发展做出了贡献。

近年,北大口腔先后有十几位教授在口腔有关的国际学术机构上任职,在多个国际舞台上发出中国声音,这也是我们逐步走向国际,实现人类命运共同体、口腔医学的命运共同体过程中非常重要的一步。

回顾北大口腔 80 年的发展历程,无论是医疗、教学、科研还是管理,都开展了很多创新性工作。如毛燮均教授对中国口腔正畸学、郑麟蕃教授对中国口腔组织病理学、邹兆菊教授对中国口腔颌面影像学、朱希涛教授对中国口腔生物力学、张震康教授对中国正颌外科学的发展都做出了创新性贡献……于 1981 年成立的中国第一个口腔预防科也对中国口腔疾病预防工作起到了很好的推动作用。

三、北大口腔的坚守

"不忘初心、牢记使命"。北大口腔建院的初心,归纳起来主要是 3 个方面:首先,为人民群众提供优质的医疗服务,这是我们始终要坚守的;第二,为国家、为世界培养卓越的口腔医学人才,为中国整个口腔事业乃至世界口腔医学发展提供动力;第三,发展创新工作,无论是教学创新、科研创新、医疗技术创新等,都是我们的初心,也都是我们要坚守的。

本文转载自《中国医学论坛报·今日口腔》

祖国的边界在哪里,我们的医疗服务就要到哪里

边 专
武汉大学口腔医院

在国家卫生健康委员会国际交流与合作中心的指导下,《中国医学论坛报·今日口腔》在 2021 Sino-Dental® 北京国际口腔展期间特别策划了"奋斗百年路　启航新征程——中国口腔人致敬建党 100 周年特别活动",聚焦中国共产党成立以来口腔医疗卫生健康事业历史进程中的重要决策、重大活动及巨大成就,聚焦对口腔医疗卫生健康事业发展有重要推动作用的创新成果、重大事件、典型人物等,从不同角度、多个层面展现中国口腔医疗卫

生健康事业发展的辉煌成就。

该活动特邀武汉大学口腔医院(简称武大口腔)院长边专教授为我们分享武大口腔的历史发展与创新成果。

一、武大口腔的建院历史与铭记

武大口腔的前身是湖北医科大学口腔医院,始建于 1960 年,是中华人民共和国依靠自己的力量创建的口腔系。当时中华人民共和国成立已 10 年,社会发展体制逐步建立,人民群众对口腔医疗的需求日益增加。因此,国家开始投入口腔医学事业的发展,也需要培养更多的口腔医学人才。

夏良才教授 1930 年就读于华西协合大学医牙学院,1937 年获牙医学博士学位,曾赴美国密西根大学深造,曾任四川大学华西口腔医院第四任院长,是我国口腔颌面外科创始人之一。他于 1960 年奉调来到武汉筹建湖北医学院口腔系,任首任系主任兼颌面外科主任。与夏良才教授同行至武汉的还有他的夫人廖韫玉教授和一批年轻医生教师骨干,他们共同为武大口腔建系艰苦奋斗,度过了最困难的时期,建成了口腔医学系。

在医院的一张传家宝照片中记录了夏良才教授拉着板车,护士长和年轻医生推着板车,一起拉砖、搬运物资搭建教室的难忘往事。从这张照片中,我们可以感受到先辈的精神跨越历史、传承后代,烙印在每一位武大口腔人的心中。如今我们早已步入社会发展的新时代,但艰苦奋斗的精神永不褪色。

二、武大口腔的远程医疗协同创新平台

在社会发展的新时代,信息技术改变了生活的各方面,也必然改变着口腔医疗行业,包括科研、教学、临床服务等。近几年间,为了充分发挥武汉大学口腔医院作为大型公立三甲专科医院的学科优势,推动优质口腔医疗资源的下沉,医院积极探索适合口腔医学专科的5G

远程医疗模式。

武大口腔从 2016 年底正式建立了远程医疗协同平台并投入使用,截至 2020 年 11 月底,国内已有 150 多家医疗机构加入该平台,覆盖全国 26 个省、市、自治区,其中公立单位 71 家、民营单位 79 家。经过几年的探索与尝试,远程医疗的年会诊量达到500多次,目前已为 1 000 多例疑难病例提供远程会诊服务,开展远程教育培训近 800 多次。

值得一提的是目前覆盖距离最远的国际交流会诊。2020 年 9 月,武大口腔专家与非洲刚果民主共和国金沙萨医院颌面外科专家进行了 2 例颌面肿瘤病例会诊。武大口腔已将远程医疗延伸到了祖国南海边疆的海南省三沙市,于 2020 年 11 月与三沙市人民医院通过 5G 远程连线,实时指导本地医生为海军某陆战队战士开展口腔治疗。5G 远程医疗的发展能为祖国口腔医学和人民口腔健康事业贡献了很大的力量,其意义在于祖国的边界在哪里,我们的医疗服务就要到哪里。

此外,通过 5G 远程医疗平台,武大口腔在国内口腔医疗领域率先完成了 5G 远程颌面外科手术指导、显微根尖手术指导、协同唇腭裂外科手术等,这使得距离不再成为障碍。我们希望能够通过这个平台为全国患者服务,也为全国基层医师提供技术交流和教育培训的良好途径。我们感到与全国的口腔医疗同道、口腔疾病患者之间的距离都更近了。

三、武大口腔的发展目标

武大口腔致力于为祖国和世界的口腔医疗事业做贡献。武大口腔是中国口腔的一部分,我们希望与兄弟院校一起,追随祖国发展的脚步,朝着中国梦前进。希望中国的口腔医学能够成为世界领域内最重要的口腔医疗、教学、科研的力量,部分或全部引领未来口腔医学事业的发展。

本文转载自《中国医学论坛报·今日口腔》

以满腔热忱和精湛技术，引领和推动北京市口腔医学事业的蓬勃发展

白玉兴

首都医科大学附属北京口腔医院

在国家卫生健康委员会国际交流与合作中心的指导下，《中国医学论坛报·今日口腔》在 2021 Sino-Dental® 北京国际口腔展期间特别策划了"奋斗百年路　启航新征程——中国口腔人致敬建党 100 周年特别活动"，聚焦中国共产党成立以来口腔医疗卫生健康事业历史进程中的重要决策、重大活动及巨大成就，聚焦对口腔医疗卫生健康事业发展有重要推动作用的创新成果、重大事件、典型人物等，从不同角度、多个层面展现中国口腔医疗卫生健康事业发展的辉煌成就。

该活动特邀北京口腔医学会会长、首都医科大学附属北京口腔医院院长白玉兴教授为我们分享首都医科大学附属北京口腔医院（简称北京口腔医院）及北京地区口腔医学事业的历史发展与成就。

一、北京口腔医院的建院历史与值得铭记的人物

首都医科大学附属北京口腔医院建院于1945 年，在 2020 年迎来了建院 75 周年。建院伊始，北京口腔医院是由几个私立牙科诊所合并而成的。中华人民共和国成立后，成为政府的口腔专科医院，后由专科医院逐渐演变为大学的附属医院，承担的工作职能也由简单的口腔医疗工作转变为口腔医学教育、研究、预防及医疗工作全覆盖。如今，北京口腔医院已经发展成为集口腔疾病诊疗、口腔医学教育、口腔医学研究和口腔预防保健为一体的口腔医院、口腔医学院和口腔医学研究机构。北京口腔医院遵循"严精勤谨、厚德博才"的院训，

坚持严谨的科学态度，追求精湛的医疗技术，全心全意为广大患者解除各类口腔疾病的困扰、为人民群众提供口腔健康服务。

柳步青院长是北京口腔医院在中华人民共和国成立后的首任院长。他毕业于日本东京齿科大学，在医院建设与发展的初期阶段付出了良多心血，为医院的不断发展进步打下了良好基础，也开创了北京地区口腔医学事业在许多方面的先河。他长期奉献于口腔医疗和教学工作，为祖国培养了众多口腔医学人才，为推进医院与国际口腔医学界的学术交流做了大量有益的工作。

二、北京口腔医院与北京口腔医学会

北京口腔医学会成立于 2003 年，是在北京市民政局领导下的学术性、非营利性社会团体。目前，在第五届理事会的领导下，共有会员 7 000 多名，有专业委员会分会 26 个。北京口腔医学会的主要职能，一方面是完成政府指令性工作，包括牙病防治工作，以及协助政府对于口腔健康管理的区域规划、设备及人力资源的配置提出相关建议等；另一方面，学会也组织开展口腔医学学术交流，进行口腔健康科普工作，支援周边地区的扶贫工作等。

（一）基层口腔医疗和公益工作

在北京及周边地区的基层口腔医疗和公益工作中，正是北京口腔医院承担了北京口腔医学会的许多职责和任务，为维护和保障人民群众的口腔健康做出了许多贡献。

例如，远郊区县的人民群众口腔卫生状况不容乐观，口腔医疗资源也相对有限，北京口

腔医学会便承载了对于医疗欠发达地区口腔医疗事业给予支持的责任和义务。在此方面，学会承担着一些政府的公益服务项目，包括2005 年启动的适龄儿童免费窝沟封闭、2007 年启动的免费应用氟化泡沫，以及近年开展的针对 0~3 岁儿童乳牙龋齿的预防项目、低保无牙颌老人的免费镶牙项目等。北京口腔医学会还对口支持内蒙古自治区的口腔医师培训、新技术开展和学术交流活动，帮助提升该地区的口腔医疗能力和人民口腔健康水平，为社会做出应有的贡献。

北京口腔医学会自成立起便挂靠在北京口腔医院，医院协助学会促进口腔医学科技的交流与推广，促进口腔医学科技人才的成长与提高，对引领和推动北京市口腔医学事业的发展起到了重要的作用。也正是由北京口腔医院来承担了学会的上述公益项目，对此给予了大量的人力、物力、财力支持，帮助提升欠发达地区的口腔医疗水平。

(二)北京口腔牙病防治工作与成效

北京口腔医院是北京市牙病防治所的所在单位，多年来带领北京口腔牙病防治工作走在全国前列，为居民口腔健康保驾护航。北京市牙病防治所协助北京市卫生健康委员会统筹全市口腔公共卫生工作，16 年来不断完善项目设计、实施和效果评价，防龋项目累计惠及 700 万人次。牙病防治人始终坚持"两个严格、两个满意、一个负责"的工作方针，通过一系列牙病防治公共卫生项目举措，持续 10 年开展哨点监测项目，工作成果显著。2018 年国家流调数据显示，北京市 5 岁和 12 岁儿童患龋比国家平均水平低 10 个百分点，老年人比 10 年前人均多 4 颗天然牙。在体系建设方面，持续完善北京市三级牙病防治网络体系，提升服务能力。同时，2017 年京津冀口腔卫生保健协作中心成立，促进了区域化口腔健康工作发展。

三、结语

砥砺前行，扬帆远航。已走过 75 年的北京口腔医院必将继续迎来新的机遇，创造更多的学科价值。北京口腔医院正面临全面迁建，这是一个很大的机遇。由于现在医院天坛部所在地区处于天坛公园的历史文化遗产范围内，所以按照世界文化遗产组织的要求以及中国政府的承诺，北京口腔医院天坛部整体搬迁工程列入北京市 2018 年重点工程，拟迁至丰台区花乡地区，该项目已于 2019 年正式奠基开工。

借助于新院区的建设，并在落实"一址多点"建设规划的基础上，北京口腔医院将在科学研究、人才培养、新技术开展等方面做出许多崭新的规划。目前，全院已为迁建和发展做好了充足准备，通过紧抓迁建契机，努力加强软硬件建设，整体提升医院综合实力与服务能力，培养更加优秀的口腔医学人才。未来，北京口腔医院将继续以满腔热忱和精湛技术传递创新和发展的接力棒，为祖国的口腔医学事业贡献力量，为人民的口腔健康奋斗始终。

本文转载自《中国医学论坛报·今日口腔》

以建立中国特色世界一流口腔医学院为目标

周永胜

北京大学口腔医学院

在国家卫生健康委员会国际交流与合作中心的指导下，《中国医学论坛报·今日口腔》在 2021 Sino-Dental® 北京国际口腔展期间特别策划了"奋斗百年路　启航新征程——中国口腔人致敬建党 100 周年特别活动"，聚焦中国共产党成立以来口腔医疗卫生健康事业历史进程中的重要决策、重大活动及巨大成就，聚焦对口腔医疗卫生健康事业发展有重要推动作用的创新成果、重大事件、典型人物等，从不同角度、多个层面展现中国口腔医疗卫生健康事业发展的辉煌成就。

活动特邀北京大学口腔医学院（简称北大口腔）党委书记周永胜教授与我们分享北大口腔历史记忆中值得铭记的故事与人物以及北大口腔发展的目标方向。

一、北大口腔历史记忆中，非常值得我们铭记的故事

1949 年，中国口腔医学的奠基人之一、也是中国口腔正畸学的奠基人之一、北大口腔的创系主任毛燮均教授在《中华医学杂志》发表了题为《中国今后的牙医教育》的重要文章，提出了"革新牙医教育是发展牙科为口腔医学专门"，要将"牙科学"发展为"口腔医学"。毛燮均教授提出这样的理念之后，又身体力行将这一理念落实。1950 年，毛燮均教授向当时的卫生部、教育部申请，将北京大学医学院牙医学系改称为口腔医学系，申请在一个月内得到批复并推动落实。在更名之后，全国相关的牙医学系也陆续更名为口腔医学系，牙医教育升级为口腔医学教育。现在，大家能很直观地感受到，国际上其他国家培养出来的是牙医，而中国口腔医学教育培养出来的是口腔医生。口腔医学的知识体系更加广泛，与全身系统医学的关系更加密切。毛燮均教授在 20 世纪 40 年代末提出来的理念到现在都具有创新性。这个事件具有里程碑式的意义，值得中国口腔人铭记，我们也要继续把这一理念传承推动下去。

二、北大口腔发展历史上值得铭记的人物

（一）邹兆菊教授

第一位是中国口腔颌面放射学领域的泰斗级人物——邹兆菊教授。邹兆菊教授在中国口腔医学领域有着重要地位，她不仅开拓了中国口腔颌面放射学，更为中国口腔医学界培养了众多杰出人才。邹兆菊教授是国务院学位委员会批准的第一批博士研究生导师，从医从教数十年，桃李满天下。王松灵院士、俞光岩会长等都是邹兆菊教授的学生。邹兆菊教授凭借对口腔医学学科的热爱，"甘于坐冷板凳"的科学家精神，以及立德树人、为人师表的品德，为中国口腔医学、口腔颌面放射学的发展做出了卓越的贡献，为学生和后辈树立了光辉的榜样。

（二）张震康教授

作为中华口腔医学会的创会会长，张震康教授为中国口腔医学事业的繁荣发展做出了重要贡献。张震康教授在学术上卓有成就，是中国正颌外科重要的奠基人，在正颌外科、颞下颌关节病的诊断治疗等领域均有许多创新性发现，王兴会长也是张震康会长的学生。在国际上，张震康教授带领中国口腔人在世界牙科联盟等国际组织取得话语权，首次在国内召开了世界牙科联盟大会，极大地提高了中国口

腔的国际地位。从将中国口腔学科繁荣壮大，到带领中国口腔人在国际舞台上占据一席之地，为中国发声、讲述中国故事，张震康会长都做了巨大的贡献。

邹兆菊教授、张震康教授两位专家是北大口腔非常有代表性的开拓者。为中国口腔医学事业贡献力量，这是北大口腔的责任。

三、北大口腔未来发展的目标方向

北大口腔的发展目标分为短期目标和中长期目标。

（一）短期目标

北大口腔的短期目标是实现高水平的科技自立自强，贯彻习近平总书记在两院院士大会、中国科协第十次全国代表大会上的指示——实现高水平的科技自立自强，建设创新型国家。数字化技术、扫描仪设备、数字化全口义齿、口腔机器人……北大口腔在科技自立自强方面颇具特色。其中，牙体预备机器人的技术转让给了以色列。此外，还有很多不胜枚举的例子。这是北大口腔人为推进自主知识产权，为能有自主的口腔设备、器械、技术用于人民口腔健康的努力成果。北大口腔在这一方向上已经做了大量的工作，但是距离高水平的科技自立自强还有一定差距。今后，我们在把口腔医学发展好的同时，要达到 4 个面向：面向人民口腔健康、面向国家重大需求、面向世界科技前沿、面向经济主战场。这就是我们的短期目标。

（二）中长期目标

北大口腔的中长期目标是建设世界一流口腔医学院。在 QS 世界大学学科排名的牙科学排名中，北大口腔一直处于中国大陆高校第一位，这对于我们来说是很大的鼓励。但我们也认识到，北大口腔要想跻身世界一流口腔医学院前列，在很多方面都还有很长的路要走。在人才培养方面，要立德树人；在医疗服务方面，我们要更高效率、更高质量地为人民提供国际一流的口腔健康服务；在科技创新方面，我们要更好地实现高水平的科技自立自强。如果这些方面都能做好，北大口腔就可以成为有中国特色的世界一流口腔医学院。我们一定会朝着这个目标不断努力。

本文转载自《中国医学论坛报·今日口腔》

每一位华西口腔人都努力工作着，为祖国的口腔医学事业和人民健康奉献智慧和力量

周学东

四川大学华西口腔医学院

在国家卫生健康委员会国际交流与合作中心的指导下，《中国医学论坛报·今日口腔》在 2021 Sino-Dental® 北京国际口腔展期间特别策划了"奋斗百年路　启航新征程——中国口腔人致敬建党 100 周年特别活动"，聚焦中国共产党成立 100 年来中国口腔医疗卫生健康事业历史进程中的重要决策、重大活动及巨大成就，聚焦对口腔医疗卫生健康事业发展有重要推动作用的创新成果、重大事件、典型人物等，从不同角度、多个层面展现中国口腔医疗卫生健康事业发展的辉煌成就。

该活动特邀四川大学华西口腔医学院（简称华西口腔）学术院长周学东教授与我们分享华西口腔的百年发展历史和学科成就，以及中国西部地区的口腔医学事业发展历程。

一、中国现代口腔医学发源地和摇篮的华西口腔其发展和奋斗历史

非常感谢《中国医学论坛报·今日口腔》在庆祝中国共产党百年华诞之际邀请我谈谈华西口腔。华西口腔建院 100 多年了，随着党的发展壮大、中华人民共和国建设、改革开放得到飞速发展，并已经成为国内外一流著名的口腔医学院。

1907 年，加拿大多伦多大学牙学院毕业的林则博士来到中国，来到成都，开创了中国现代口腔医学。林则博士在成都首先创办了西式牙科诊所，为当地的老百姓诊治疾病。10 年后的 1917 年，林则博士创办了华西协合大学牙学院，学制 7 年，他提出了选英才、高标准、严要求、淘汰制的人才培养理念。学生毕业后获得华西协合大学牙医学博士学位，同时授予纽约州立大学牙医学博士学位，由此可见，当时华西口腔的学生培养质量已经得到了国际认同。

1936 年，林则博士创建了华西协合大学医牙研究室，是口腔疾病研究国家重点实验室的前身，开展了大量的基础和临床研究。1946 年他创办了《华大牙医学杂志》（中英文版），后该刊相继更名为《华西牙医》和《中华口腔医学杂志》。林则博士将西方口腔医学教育带到中国，提出："我们的教育方针和教程是站在西方牙医学院的前沿，融合中西、全面发展，促进中西方文化与学术交流，在中国建立现代化牙医教育基础。"他提出一个新的教育计划，奠定一个高的标准，以第一流的牙医学教育为目的，成为一个示范中心的办学理念，为中国口腔医学事业的发展培养了大批国家精英和栋梁。因此，华西口腔被誉为中国现代口腔医学的发源地和摇篮。

华西口腔的毕业生分赴祖国四面八方，积极工作，发展祖国的口腔医学事业。尤其是中华人民共和国时期，做出了卓越贡献。在那个时代，全国的口腔医学院校的大部分院长、系主任都是华西校友，他们在各自的岗位上努力工作、无私奉献，带领团队追随中国建设、改革开放的脚步，为国家的社会主义建设事业和中国口腔医学的发展建功立业，做出卓越贡献。

二、两个与中国发展关系紧密、值得铭记的人物和事件

百年华西口腔医学史是每一位学子进校的第一门必修课，目的是让新同学们知道学科是怎么来的，哪些重大事件推动了学科的发展，哪些人为学科的发展做出了重大贡献，尤其是中国为世界口腔医学发展的贡献。只有懂得历史，传承历史，才能发展未来。

华西口腔 100 多年的历史，在世界口腔医学史上也代表了一段古老而悠久的文化和精神传承。华西口腔高度重视挖掘学科中的红色元素，赓续百年发展脉络，保持着创新发展的活力，多年以来涌现出数不尽、说不完的人和事。

（一）宋儒耀教授

宋儒耀教授是华西协合大学口腔病院的第三任院长。他于 1939 年毕业于华西协合大学，留校任教；1942 年赴美国罗切斯特大学医学院留学，专攻整形外科，在颌面整形外科方面有很深的造诣。1948 年，宋儒耀教授回到华西创建口腔颌面外科病房，为中国口腔颌面外科的发展做出了重要贡献，更是中国整形外科事业的开拓者和奠基人。

1950 年，抗美援朝战争开始。1951 年，宋儒耀教授担任队长，组建并率领西南援朝医疗队奔赴朝鲜。西南援朝医疗队有王翰章教授（1960—1978 年任华西口腔第五任院长）和吕培锟教授（暨南大学口腔医学院的创始人）等 10 人。他们在朝鲜战场上抢救志愿军战士和朝鲜人民军伤员，在极其恶劣的环境下夜以继日地开展医疗救治工作。抗美援朝结束以后，宋儒耀教授按照上级主管部门的要求，没有回到华西口腔，而是前往北京创建了中国

医学科学院整形外科医院，并担任第一任院长。宋儒耀教授为中华人民共和国的口腔医学事业以及整形外科事业的发展做出了杰出贡献。他作为中国整形外科的创始人，备受业内外人士的尊敬和怀念。

我们从宋儒耀教授的事迹中可以深刻领悟到华西口腔人的使命担当，当祖国和人民需要的时候，每一位华西学子都可以随时"亮剑"，为国家、为民族奉献自己的全部！这就是华西精神，百年传承，可歌可泣。

(二)夏良才教授

夏良才教授是武汉大学口腔医学院的创始人。他在 1937 年毕业于华西协合大学，留校任教。1946 年赴美国密歇根大学牙学院留学，1954—1960 年任四川医学院口腔医学系主任，成为华西口腔第四任院长。当国家决定创建湖北医学院口腔医学系的时候，一张调令将夏良才教授从华西调往武汉，创办武汉大学口腔医学院。

20 世纪 60 年代初，条件艰苦，夏良才教授带领建设者们用板车拉砖、拉水泥搭建教室，一手一脚、一砖一瓦地创建起今天的武汉大学口腔医学院。夏良才教授在学院发展和学科建设中投入了巨大的精力、心血和汗水，后来没有再回到华西。夏良才教授为武汉大学口腔医学院奉献了终身，直到离开我们。今天的武汉大学口腔医学院蓬勃发展，已经成为中国口腔医学的重点院校之一。回溯历史，夏良才教授服从党的决定，完成艰巨的历史使命，为建设祖国，为发展我国中部地区的口腔医学事业，白手起家、艰苦奋斗，留下了这样一段令人感动的传奇。他的事迹再次证明华西口腔人忠诚党、忠于祖国，随时准备为党和人民奉献毕生。

三、华西口腔为中国口腔医学事业的发展做出的突出贡献及取得的成果

华西口腔作为中国口腔医学的发源地和人才培养的摇篮，虽然地处中国西部，交通和信息多有不便，但其发展一直得到了国内外口腔医学同仁的大力帮助和支持。华西口腔自身也非常的努力，从而取得了今天的学科地位和学术影响力。在致敬中国共产党建党 100 周年这个特殊的日子里，我想代表华西口腔，感恩党的领导，感谢国内外朋友们的一直来的无私帮助和鼎力支持，向大家表示深深的谢意。

(一)学科建设与人才培养方面

作为中国口腔医学的发源地，华西口腔始终站在学科建设和人才培养的第一方阵，引领着中国口腔医学的发展。百余年来，我们一直沿用了首任院长林则博士提出的人才培养理念："选英才、高标准、严要求、淘汰制"。这 12 个字篆刻在华西口腔的教学楼上，每位学生每次走进教学楼，都可以用这 12 个字要求自己、鼓励自己、鞭策自己。身为一名优秀的华西学子，要通过不懈努力证明自己的价值，持之以恒地学习探索知识和技能，为时代、为社会、为广大人民群众提供好的医学服务。在人才培养方面，华西口腔最早获得了国家级的虚拟仿真实验教学基地，通过引进国内外先进技术来进行学生能力的培养，尤其是核心岗位胜任力的培养，使学生毕业以后就能进入岗位，服务临床、服务基层。

(二)医疗服务方面

华西口腔始终坚持以一流的服务、一流的技术和一流的就医环境，为老百姓提供优质安全的口腔健康管理和医疗服务。华西口腔拥有 8 个国家临床重点专科，实现了口腔医院临床重点专科主要专业的全覆盖，是国家临床医学研究中心和国家口腔医学中心。这使得华西口腔虽然地处西部，仍然能够发挥国家队的引领作用，为口腔常见多发病、疑难病症的防治提供高水平的诊治。

(三)科学研究方面

2007 年，我们获批口腔疾病研究国家重点实验室，始终聚焦国家战略，服务 4 个面向，以严重危害中国人民口腔健康以及全身健康的口腔疾病为研究主线，开展基础、应用基础

和临床转化研究,取得了一系列创新研究成果,努力实现口腔医疗设备耗材国产化,为广大人民群众的口腔健康做出持久贡献。

为了贯彻落实习近平总书记"把论文写在祖国大地上"的指示,经四川省和国家新闻出版署大力支持,先后创办了 *Int J Oral Sci*(《国际口腔科学杂志》英文版)和 *Bone Res*(《骨研究》英文版)两本英文期刊,获得了中国科技期刊国际影响力提升计划(A 类)和国家卓越行动计划领军期刊,成为本学科领域的顶级期刊,有幸参加了庆祝中华人民共和国成立 70 周年精品期刊展,成为连接中国口腔医学和世界口腔医学、连接中国口腔医学和其他学科的一个重要学术高地和学术桥梁。

华西口腔始终坚持扎根在中国西部,办好世界一流口腔医学院,为中国口腔人走向世界做了积极突出贡献。同时,华西口腔服务基层百姓,尤其是西部地区,发挥国家队的区域辐射和引领作用。

四、学科长期发展的过程中值得被传承的理念

华西口腔始终秉承"选英才、高标准、严要求、淘汰制"的人才培养理念,以培养坚定理想信念、深厚人文底蕴、扎实专业知识、强烈创新意识、广阔国际视野的新时代口腔医学卓越人才为己任;始终坚持真诚、包容、睿智、创新、踏实的华西口腔精神。认真学习了解国家战略,瞄准国际前沿,凝聚人心,做强学科建设,做优人才梯队,做实学科平台,始终把临床和科研工作与国家的需求紧密结合,在于人才培养、科学研究、社会服务、国际交流合作、文化传承与创新有所为,有所创新,有所发展。

在文化传承与创新方面,华西口腔也有着许多令人自豪的成就成果。在我担任院长期间,千方百计保护华西校园的古建筑,建立了中国口腔医学博物馆和华西口腔健康教育博物馆。中国口腔医学博物馆呈现了宝贵的馆藏史料和文物,追溯口腔医学发展起源,回顾华西口腔诞生历史,展示中国口腔医学的发展脉络与成果,纪念那些曾为中国口腔医学发展做出杰出贡献的人物和故事。口腔健康教育博物馆是面向市民的科普教育基地,为老百姓介绍人的发育、口腔的发育、口腔疾病的产生、口腔疾病与全身健康之间的关系、口腔疾病预防等科普常识。这两个博物馆的建设为百年华西的文化传承搭建了很好的载体,也为人民群众的口腔健康教育搭建了很好的平台。这也是华西口腔为中国口腔医学事业的发展所做出的时代贡献之一。

每每走在成都市人民南路三段十四号,看见由华西口腔健康教育博物馆、中国口腔医学博物馆、华西口腔医院、口腔教学楼、口腔科研楼、口腔医技楼组成的华西口腔建筑群,每一位华西口腔人内心充满了骄傲,自豪深藏于心,幸福则洋溢在脸。

五、结语

百年华西历史是无数前辈留给我们的文化瑰宝和精神遗产。华西口腔人只有学史懂史、传史承业、创新发展,才能为中国口腔医学事业发展做出新的更大贡献。

本文转载自《中国医学论坛报·今日口腔》

为推动中国口腔健康事业发展，提高全民口腔健康水平，中国牙病防治基金会一直在行动

葛立宏

北京大学口腔医院

在国家卫生健康委员会国际交流与合作中心的指导下，《中国医学论坛报·今日口腔》在 2021 Sino-Dental® 北京国际口腔展期间特别策划了"奋斗百年路　启航新征程——中国口腔人致敬建党 100 周年特别活动"，聚焦中国共产党成立以来口腔医疗卫生健康事业历史进程中的重要决策、重大活动及巨大成就，聚焦对口腔医疗卫生健康事业发展有重要推动作用的创新成果、重大事件、典型人物等，从不同角度、多个层面展现中国口腔医疗卫生健康事业发展的辉煌成就。

该活动特邀中国牙病防治基金会理事长、北京大学口腔医院葛立宏教授，与我们分享中国牙病防治基金会的成立和发展过程中的重大历史事件。

一、中国牙病防治基金会的成立

中国牙病防治基金会成立于 1994 年 4 月 1 日，那时我国口腔疾病发病率正呈上升态势，严重影响人民群众的口腔健康和全身健康，越来越多的口腔医疗及相关领域专家开始意识到口腔健康问题的重要性，迫切需要采取广泛而有效的措施来帮助提升全民口腔健康水平。然而，当时我们面临的一大难题是资金短缺。一经汇报，引起了党和国家领导人的重视。很快，由中国人民银行和民政部批准建立了中国牙病防治基金会。

第一届理事会由卫生部医政司原司长张自宽任理事长，全国人大常务委员会原委员长万里和卫生部原部长陈敏章担任名誉理事长。中国牙病防治基金会的宗旨是推动中国口腔健康事业发展，提高全民口腔健康水平。其业务范围涵盖口腔疾病防治的各个方面，作为开展各种口腔疾病防治公益活动的平台，聚集全国力量，吸引社会各界积极参与口腔疾病防治事业，特别关注重点人群、弱势人群的口腔健康。

中国牙病防治基金会是中国口腔医学领域唯一的全国性公募基金会，2016 年，《中华人民共和国慈善法》公布后，基金会获得民政部慈善组织认定资格，可在全国范围内向社会公开募捐。

中国牙病防治基金会的成立是中国口腔卫生事业发展的一个里程碑，在一定程度上有效解决了资金不足的问题，极大鼓舞了全国口腔专业人员和社会各界关心支持口腔卫生事业的有识之士。

二、基金会发展进程中的几个重大事件

基金会从 1994 年成立至今，贯彻落实党中央、国务院关于推进健康中国建设的决策部署，坚持预防为主，整合资源，立足行业、面向社会、服务大众，以基层为重点，开展口腔健康教育与健康促进、疾病防治、能力提升、健康扶贫等工作，取得了良好的健康效益和社会效益。

（一）预防为主，广泛开展口腔健康教育

每年的 9 月 20 日为"全国爱牙日"，基金会主动承接政府职能，组织形式多样的现场活动。1995 年，基金会成立的第二年，就在爱牙日期间支持举办了为期 5 天的"口腔健康大世界活动"，通过口腔卫生保健图片展、著名

口腔医学专家现场咨询,以及"请你参加"趣味有奖游戏和优质口腔保健用品展示开展口腔健康教育,原国务委员彭珮云,国务院副秘书长徐志坚,北京市副市长何鲁丽,世界卫生组织顾问,原卫生部、原国家教委、全国妇联等 13 个部委的领导出席开幕式。1997 年,在原卫生部陈敏章部长的倡导下,基金会在红军长征历经的 11 个省开展了为期一年的"牙病防治新长征活动"。在 2003 年的爱牙日期间,基金会在深圳组织的"万人齐刷牙活动"获吉尼斯总部批准,创造了吉尼斯世界纪录。

(二)关注弱势群体,以儿童口腔健康为重点,助力脱贫攻坚

2011 年开始,基金会坚持开展"孤残儿童口腔疾病综合防治项目",招募具备口腔执业医师资格的口腔医师作为志愿者,为 3~15 岁孤残儿童提供健康教育、口腔健康检查、局部用氟、窝沟封闭、龋齿充填和牙髓病治疗等口腔疾病防治服务。该项目得到了国家的重视,分别于 2012 年、2015 年、2016 年、2017 年先后 4 次获评中央财政支持社会组织示范项目,予以立项支持。目前,项目已覆盖全国 23 个省份的 186 家福利机构,1 300 名志愿者进入福利机构进行了近 300 次服务,超过 4 万名孤残及留守儿童得到了专业的口腔疾病预防和治疗服务。

2017 年,基金会开展了贫困地区儿童的口腔健康服务工作。2019 年,基金会启动了以"山中雏菊 筑梦同行"为主题的关爱贫困地区儿童口腔健康公益项目。目前,项目已服务山西、青海、宁夏、云南、广东、河北等省份近 4 万名儿童;尤其是 2020 年,基金会组织志愿者进入海拔 3 600 米的玉树囊谦县,克服高原反应,累计服务 2 400 名小学生,捐赠口腔护理用品 5 500 套,对其中 2 308 人进行了口腔健康检查和局部用氟预防龋齿,619 人的 1 195 颗龋齿接受了充填治疗。

(三)责任担当,助力抗击新冠肺炎疫情

2020 年,一场突如其来的新冠肺炎疫情席卷全国,基金会第一时间反应,积极投身于疫情阻击战。1 月 26 日,基金会向社会发出倡议,号召单位和个人向湖北省捐赠抗疫所需物资和款项,筹集金额为 392.6 万元。

基金会建立自律与他律相结合的监督机制,委托会计师事务所专项审计疫情募捐工作,每周一次向社会公开捐赠款物的接收和使用情况。2 月 11 日,第一批抗疫物资和资金送抵武汉;截至 5 月底,募集全部资金和物资均送达受益人。

根据疫情防控形势的变化,基金会陆续发布了抗疫纪实、政策汇总、战疫作品、复工复产等主题专刊,推出原创科普漫画和专家在线访谈,普及新冠防护和口腔健康知识。此外,基金会出资与中华口腔医学会等机构组织编写了《新型冠状病毒肺炎口腔医疗机构防护手册》,组织口腔院感防控线上培训,助力口腔医疗机构复工复产。

三、基金会未来的工作重点

为了推动中国口腔医疗卫生事业的发展,未来基金会的重点工作将覆盖以下 5 个方面:

第一,作为公益慈善机构,基金会力争把资金用在关键之处。因此要加强自身建设,规范管理流程,主动信息公开,虚心接受社会各界对基金会的改进建议,通过制度保障、社会监督有效促进基金会的规范发展。

第二,继续巩固开展口腔健康扶贫成果,与乡村振兴有效衔接。重点关注弱势群体,在青海、云南山区和西藏等地持续推进"山中雏菊 筑梦同行"关爱儿童口腔健康公益项目。

第三,基金会支持开展全国口腔健康流行病学调查。从 2021 年开始,国家计划实施"重点人群口腔健康状况监测项目",项目办公室即落在中国牙病防治基金会,这是一个光荣而重要的任务。我们必将倾力工作,发挥专业支撑作用,做好监测工作和数据分析,为国家制定健康口腔政策、策略提供依据。

第四,始终坚持预防为主,面向大众开展

健康教育与健康促进活动,引导人民群众建立有利于口腔健康的行为方式,包括基金会致力开展的"健康口腔推广大使"培训活动、9.20"全国爱牙日"活动等。

第五,重视基层口腔医师培训。以基础理论、基本操作为重点,面向各地基层口腔医师,推广开展规范化口腔健康的理论和技能培训,助力提升全国口腔疾病防治能力。基层医疗水平提高了,才能更好地造福于更广大的人民。

本文转载自《中国医学论坛报·今日口腔》

中国口腔医学博物馆

周学东

四川大学华西口腔医学院

当今,传播中国口腔文化,认识和了解从古代到现代中国口腔医学的发展脉络,以及对世界口腔发展做出的杰出贡献有着必要性、重要性和迫切性。神州大地之上的口腔文化含义十分深厚:从中国古代口腔医学,到中国现代口腔医学的发展;从中国古典文学中诗人、文学家对皓齿明眸、齿如含贝的描述,到当下洁白牙齿、靓丽容貌成为人们对美好生活追求的主要元素。传播口腔文化,无论从专业的角度,还是从历史的角度、文学的角度、美学的角度,皆颇有裨益。

在纪念中国共产党百年华诞之际,《时尚牙医》杂志采访了中国口腔医学博物馆馆长、四川大学华西口腔医学院·华西口腔医院(简称华西口腔)学术院长周学东教授,以中国口腔医学博物馆为切入点,讲述中国古代口腔医学的发展、中国现代口腔医学的发展、中国口腔医学博物馆创建历程和百年华西口腔中国元素和文化底蕴。

一、中国口腔医学博物馆的来由

中国口腔医学博物馆坐落在四川大学华西口腔医院,是一座中西合璧,古朴典雅,青砖黑瓦、蟠龙鹰徽,多彩窗格、中国红与优雅灰完美镶嵌的古楼,建于 1925 年,堪为华西盛景之一,是华西坝上现存的历史文物之一。

1910 年,华西协合大学正式成立,由美国、英国、加拿大 3 个国家的 5 个差会联合创办。1914 年,华西协合大学成立博物部,由华西协合大学理学院院长戴谦和博士(Daniel Sheets Dye)担任部长。1932 年,华西协合大学博物馆成立,选址华西懋德堂(现华西医学展览馆),美国考古与人类学家大卫·克罗克特·葛维汉博士 (David Crockett Graham,1884—1961)担任馆长。华西协合大学博物馆包括古物博物馆、自然历史博物馆和医牙科博物馆。医牙科博物馆设在大学的医牙科教室和牙科教室,一部分标本由欧洲和美国、加拿大运来,大部分在成都制作或者搜集。自然博物馆收藏西部昆虫、鸟类、哺乳类等动植物标本;古物博物馆收藏了各个时期的石器、青铜器、玉器、陶器、陶俑、服饰绣品等。博物馆藏品逾万件,是中国近代最早成立的博物馆之杰出代表,在中国近代博物馆史上占据重要地位。

中华人民共和国成立之初,全国高等学校院系按照国家意志实行调整。华西协合大学于1952 年由综合性大学调整为医学院,更名为四川医学院。华西协合大学博物馆拨归四川大学历史博物馆,四川医学院仅留下医牙博物馆标本和文物等藏品。

1995 年 8 月 18 日,华西口腔成立院史馆,收集展览原华西协合大学医牙博物馆的部分标本和文物。院史馆于 1999 年 10 月 18 日更名为口腔医学博物馆,再于 2009 年 4 月 17 日更名为中国口腔医学博物馆。中国口腔医学博物馆新馆分为溯源厅、起源厅、华源厅,溯口腔医学发展之源,纵贯古今,博览五洲。从3 000多年前殷商时期国人对龋病的象形记载,到21世纪口腔医学最新研究成果,史记精品荟萃,精英栋梁辈出。博物馆珍贵的藏品,以独有之历史文化集中展示了世界口腔医学怎么来的、中国古代口腔医学对世界口腔医学的贡献和中国现代口腔医学的起源。博物馆馆藏3 300余件,包括教学泥塑、人体标本、珍藏图书、珍贵照片、档案资料等,将文物收藏、人才培养、科学研究、文化传承创新、国际交流合作紧密结合,多层次、多视觉、立体化真实展现中国口腔医学发展之脉络和辉煌成就。这正是百年华西口腔历史文化精髓的传承和百年华西的精神家园。

当时按照城市规划,现在的中国口腔医学博物馆所在的古楼,属于拆除范围。楼上楼下住了9户口腔医院的职工,并且学院的学生管理科设在一楼。我围着古楼转了好几天,在职工家里拜访,查看了许多华西坝的古建筑,最后形成保留古楼的想法。我的想法得到了许多老师的赞同。在同事们的大力配合和支持下,经过重新修缮,华西口腔古楼终于保留下了来。经考证,她建于1925年,色泽古朴,端庄雅致,一看就让人想到那美丽的华西坝,成为百年华西口腔的标志性建筑。每逢新生报到、毕业典礼、节日庆典、校友返校、外事接待等活动,人们都会在华西口腔古楼前合影留念。尤其是每逢佳节,鼓楼的屋檐上高高挂起了大红灯笼,人们脸上张贴着喜庆的春联,象征丰收与和谐,预示着吉祥与光明,这正是百年华西口腔历史文化精髓的传承和百年华西的精神家园。

2008年5月12日14点28分,汶川发生8.0级大地震,中国口腔医学博物馆古楼遭到严重破坏,房屋倒塌,无法使用。在完成抗震救灾医院恢复工作之后,在原卫生部专项经费的支持下,完成了中国口腔医学博物馆新馆古楼的改造重建。2012年4月25日,中国口腔医学博物馆新馆落成。

二、博物馆内藏品众多,藏品怎样搜集

中国口腔医学博物馆于原华西协合大学博物馆人类医牙博物馆的基础上发展起来,1995年开始重建过程中,一直得到国内外华西校友和朋友们的大力支持和捐赠。在博物馆重建藏品、资料搜集过程中,有两个令我难忘的感人故事。

故事之一:1994年就任华西口腔医院第九任院长之初,我就告诉医院的同事们,凡要淘汰旧办公家具、文稿、书籍等旧物件都告诉我一声。1995年暑假,口腔教学实验室主任胡翔华教授电话我,为了开展新的教学实验项目,需要腾空实验室四楼多年不用的房间,处理长年不用的旧教具。放下电话,我立即跑到实验室四楼,揭开满是灰尘的布。当看到136尊栩栩如生的彩色陶制教学模型和不少动物标本,我震撼了!很快邀请医院的老领导、老专家们现场考证。考证结果显示,许多标本,特别是动物标本,主要来自于原华西协合大学博物馆。20世纪50年代院系调整后,博物馆的人类医牙博物馆留在四川医学院,医学标本和部分动物标本则分散到相关学科。为此,医院决定成立华西口腔院史室,动员并且号召全院师生员工和海内外校友收集照片、实物和文物,我为博物馆做贡献成为华西口腔人的共识。

华西口腔老院长王翰章教授捐出保存下来的林则院长使用过的办公家具,也捐出了他的毕业作品,彩绘面神经英文解剖图;学院教学办公室整理出保存的1949年前的华西口腔毕业生论文;医院总务科范海如科长在整理口腔综合楼的辅助房内发现许多头颅骨标本;口腔修复教研室钟红老师发现于佑任先生题字的邹海帆博士论文;华西药学院钟裕国教授捐献老华西的办公坐椅;华西医科大学办公楼重新添置现代化办公家具,而老华西

的家具则由总务科长范海如拉回到口腔等等。1999 年华西口腔院史室更名为口腔医学博物馆，2009 年更名为中国口腔医学博物馆。

故事之二：2012 年 4 月 25 日，医院隆重举行中国口腔医学博物馆新馆开馆典礼，特别邀请了为中国现代口腔医学创建和发展做出过巨大贡献的校友一行，20 多位在华西出生成长的华西创立者的后代们专程从加拿大回来参加典礼。当这群白发苍苍的加拿大老人们望着真实再现的前辈照片、栩栩如生的前辈塑像、他们在华西坝成长历史记忆，梦回往昔，泪流满面，用流利而标准的四川话感谢中国、感恩华西，那场面让所有参加典礼的师生们动容，见证了中加友谊的世世代代。他们为中国口腔医学博物馆奉献了许多珍贵的文物，并在四川文轩集团的支持下出版了一本他们的前辈和他们在华西的图片书——《成都我的家》。

三、中国口腔医学博物馆的彩色泥塑模型

走进中国口腔医学博物馆，参观者在里面能够看到一排排形态各异的彩色模型，共计 136 余尊彩色病例泥塑模型。乍一看这些颅骨模型有点恐怖，当你仔细观察，就会发现每个模型都非常逼真生动地展示了那个时代的口腔疾病、牙齿疾病的典型特征。可以说，136 余尊泥塑是最为具体疾病教学模型，每一尊泥塑就是一位病人。

20 世纪二三十年代，照相技术虽然出现，但造价昂贵且尚为广泛推广。为了记录临床上罕见病例，为教学所用，林则博士特别请来当时为寺庙做菩萨的工匠，按照患者的疾病特点做成彩色泥塑疾病模型，真实刻画出疾病特征，一个病人一尊泥塑。通过一个个泥塑病例，我们可以想象当时牙学课堂上学生认真钻研学习的模样。时隔百年，这些结合中西方技术制作的口腔疾病泥塑模型，虽不再承担教学任务，但作为中国口腔医学发展的历史见证和璀璨文化，完好地保存下来，成为在中国口腔医学博物馆的镇馆之宝。

四、博物馆展示的中国古代口腔医学发明

中国古代医学作为世界医学的瑰宝，为世界口腔医学发展做出了杰出贡献，在中国口腔医学博物馆充分展示。

中国人最早开展人类口腔特征的人类学研究，从猿人阶段，以北京猿人为代表：头骨厚、嘴巴前伸、无下颌、牙冠和牙根硕大、粗壮。古人阶段，以河套人为代表：牙齿与现代人接近。新人阶段，以山顶洞人为代表，与现代人相似。

甲骨文中有"龋"，象牙齿生虫之形，表示龋病，俗称"虫牙"，是世界上最早文字记载龋齿。

公元前 475 年—公元前 221 年，《内经素问》记载牙齿萌出的生理规律：女子七岁、肾气盛、齿更发长；丈夫八岁、肾气实、发长齿更。

张仲景是东汉著名医学家，被尊称为医圣。他在医著《金匮要略》中记载有用雄黄治疗龋齿，雄黄即硫化砷，这是世界上最早采用砷剂治疗牙痛的记载，比欧美用砷剂治疗牙齿早了 1 800 多年。

唐代苏敬等编著《唐本草》，记载银膏补牙，而欧洲 19 世纪才开始。

湖南长沙马王堆出土书《五十二病方》，记载我国最早的牙齿充填法。

辽墓中出土植毛牙刷，这是世界上最早的牙刷，由中国人发明。苏轼在《东坡志林》中提到的揩齿法，也只是用手指揩齿。中国人发明的叩齿、鼓漱、饮茶等口腔卫生保健方法沿用至今。

宋代王怀隐编著《太平圣惠方》与《圣济总录》中详细记载牙再植治疗，称为"复安"。苏东坡《东坡集》漱茶论中首次提出饮茶防龋。

明代薛己编著《口齿类要》，中国最早的口腔医学专著；李时珍编著《本草纲目》，介绍了口腔医学的百病治疗药。

这些藏品、资料和故事等都充分展示了中国口腔医学博物馆对历史的尊重、文化的传承，充分体现了博物馆的中国元素、中国故事。

五、博物馆校友录中不乏中国口腔医学的栋梁和精英

华西口腔作为中国口腔医学的发源地和摇篮，为中国口腔医学事业的创立和发展做出了重要贡献。一百年来，许多知名学者曾在这里传道授业、著书立说。在华西坝校园，那不时擦肩而过的大师巨匠成为一道道亮丽的风景。一百年来，这里走出了许许多多杰出的口腔医学人才。他们中有学界的翘楚精英，有德艺双馨的优秀医生，有著书立说的学科泰斗，有独领风骚的青年才俊。在他们中，有的毕一生之力开创了中国自己的口腔医学学科；有的辛勤工作在我国广袤的土地上，在中国口腔医学史上留下了不可磨灭的一笔；有的远赴欧美，在海外倍受尊崇。自 20 世纪 30 年代开始，华西口腔的学子们充满激情从华西走向全中国，他们披荆斩棘，做出了开创性成绩。1949 年后，在党和政府大力支持下，一批批华西校友从华西坝走向祖国最需要的地方挥洒青春，奉献智慧。今天蓬勃发展着的中国特色口腔医学事业，凝聚着华西口腔人几多艰辛、几多辛劳、几多苦尽甘来。他们中包括：中国第一位牙医学博士黄天启、北京大学口腔医学院毛燮均、第四军医大学口腔医学院陈华、中国整形外科医院宋儒耀、北京协和大学口腔科王巧璋、上海交通大学口腔医学院席应忠、武汉大学口腔医学院夏良才、山东大学口腔医学院孙涌泉、浙江大学口腔医学院和广西医科大学口腔医学院肖卓然、西安交通大学口腔医学院章尔仓、河北医科大学口腔医学陈瑞梅、大连医科大学口腔医学戚锡珠等等，他们是中国现代口腔医学创立和发展的栋梁，他们义无反顾地从华西走出，到祖国最需要的地方。其中的典型代表有：

（一）抗美援朝西南医疗队队长宋儒耀

宋儒耀（1914—2003），辽宁海城人，整形外科学家。1939 年毕业于华西协合大学牙学院，获牙医学博士学位，留校任教。1942—1948

年，赴美国宾夕法尼亚大学学习整形专业。1948 年，获得美国宾夕法尼亚大学医学进修学院医学科学博士学位。同年，宋儒耀博士回到华西，担任华西大学口腔病院院长，是中国第一位整形与颌面外科教授。

1950 年，朝鲜战争爆发。为支持朝鲜人民保家卫国的正义斗争，中国人民志愿军跨过鸭绿江，揭开了中国人民抗美援朝战争。战争中，志愿军战士和朝鲜人民军战士英勇作战，一步一步改变了朝鲜战场上的形势，也产生了大量伤亡。伤员多是创伤烧伤，尤其是头颌面部创伤较多，急需和面部及烧伤整形的专业医生处理。然而，当时中华人民共和国刚成立，医务人员极度缺乏，更没有这方面的医生。由于缺乏有效的医疗救治，众多本可以生存下来的伤员在痛苦中走向死亡。军委卫生部决定组建西南医疗队赴朝鲜，由时任华西大学口腔病院院长宋儒耀教授任队长并负责选拔队员。中央军委下达命令后，宋儒耀考虑到，由于志愿军没有钢盔和面部损伤率应该很高，根据他经历第二次世界大战总结出来的经验，头部受伤，没有口腔科医生没办法工作，因为一般的医生专业知识不足，难以恢复其功能。宋儒耀教授领队，组建了一支由 4 名口腔科医生、1 名外科医生、1 名骨科医生、2 名护士、1 名技工，以及 1 名秘书组成的西南援朝手术队。西南援朝手术队赶赴朝鲜战场的第二天，便有大量的伤员不断送来。宋儒耀教授带领手术队成员不分昼夜地战斗在手术台上，手术队共救治了上千名颌面部创伤及烧伤伤员。大量的实践让宋儒耀教授获得了丰富的临床经验，他首次提出了肌间隔皮瓣理论，发明一次性完成的全耳再造手术、修复腭裂上提手术等拯救了无数患者的生命。出色地治疗了大批凝固汽油弹烧伤和炸伤伤员，在中国战伤史上开始了整形外科一页。中国人民志愿军卫生部为了表彰宋儒耀的功绩，特给他记大功一次。

中国整形外科从无到有地逐渐发展起

来,迈入世界先进行列。1957 年,宋儒耀教授创立中国医学科学院整形与外科医院,并担任首任院长。

(二)武汉大学口腔医学创始人夏良才

夏良才(1911—1975),四川仁寿人,1937年毕业于华西协合大学牙学院并获牙医学博士学位,毕业留校任助教、讲师、副教授,1944年任华西协合大学牙医学院副院长。1946年,他赴美国密西根大学深造,两年后获颌面外科硕士,其后在美国印第安那州立医院继续从事颌面外科工作,因成绩卓著被美国外科学会接纳为会员。

1950 年,夏良才博士回国任华西大学牙学院外科系主任,1954 年院系调整后任四川医学院口腔系主任兼颌面外科主任,1955—1960 年任华西口腔第四任院长。1956 年,他主编中华人民共和国第一批本科教材中的《口腔颌面外科学》,对规范口腔颌面外科教学、提高口腔颌面外科的教学质量起到了积极的推动作用。

1960 年,夏良才博士受命赴湖北医学院,筹建口腔系、口腔医院。时值国民经济困难时期,他率领团队四处奔走,筹集资金、选院址、买房屋、选购设备。1962 年 5 月,因陋就简,中南地区第一个口腔医院门诊部建成。同年9 月,在旧房中建成有 25 张病床的病房,接待第一批住院病人。夏良才博士作为创始人为湖北省和武汉大学口腔医学事业的发展做出了杰出贡献。

六、林则博士如何创建华西协合大学牙学院

中国口腔医学博物馆展示着一张拍摄于清末北京街头的老照片,照片当中的牙医手中拿着老虎钳,正在用一种原始的方法给病人拔牙。从病人狰狞的面部表情可以看出他当时很痛苦,可能这位牙医也没有给他用麻药,可见近代中国治疗牙病的技术还是比较粗糙,比较落后的。中国古代就对治疗牙病很有研究,中国古代牙科却并没有发展为一个独立的

专业的学科。当时没有专门的牙医,人们牙痛难忍时,只有去街头游走牙医处拔牙。当时的拔牙者通常都是理发修鞋的人,所以算不上医者,拔牙者的桌上会摆放着简单的工具,如锤子、钳子等,还会将以往拔下来的牙齿摆在桌子上,以此来招揽顾客。

牙齿是全身最硬的器官,发挥着咀嚼、发音、美容、社交的重要功能。由于特殊的解剖学特征,牙痛成为人类之最痛,牙痛之神的故事在欧洲流传已久,期盼着天使降临,解除牙痛之苦的人。16 世纪,法国牙医皮尔·福查德出版《牙外科学》,为牙医学从游走性职业成为学科型专业奠定了重要基础。美国牙医韦尔斯完成了世界上第一例笑气麻醉下的拔牙治疗。美国牙医莫顿在哈佛大学麻省总医院完成了世界上第一例乙醚全身麻醉下头颈部手术。美国人查理古德伊尔公布了一种叫作硬橡皮的硬化橡胶新结构,从此既舒服又耐用的义齿被广泛使用。

1840 年鸦片战争以后,西方殖民主义向东方展开了全面侵略。同时西方的现代医学知识和技术也传入中国,对中国社会变革和医学发展产生了重要影响。由西方人开办的医院逐步由沿海进入整个内地,几十年间教会医院在各地比比皆是。当时身处内地的四川成都,也出现一批高鼻深目的洋人医生。1905年,林则博士毕业于加拿大多伦多牙学院,作为加拿大第一位牙医学传教士来到成都,开办牙医学事业。

这年夏天,林则博士带着妻子到达成都,满心以为可以开始他的牙医事业。然而林则发现在成都从医的西方同行们对他的到来持怀疑,甚至是反对的态度。原来,当时即便是在美国最受欢迎的也不像是像林则这样的专科医生,而是有万金油之称的全科医生,实际上在成都的西方人也是这么认为的。他们说中国只需要普通医生,并不需要牙科医生。

林则博士在中国的远大理想遭受了第一次打击,他骑着自行车穿梭于成都的大街小巷,试

图缓解郁闷的心情，甚至怀疑自己选择来到中国行医是否有些轻率。幸运的是恰好一位传教士的义齿破损，急切之下找到了林则博士。成都有很多西方人士，有些人的义齿损坏之后没有地方修理，林则博士就成为了他们的救命稻草。

要想接纳更多的口腔病人，就得有自己的诊所。加拿大医生启尔德已在成都四圣祠建立了仁济医院，1907 年林则博士得到启尔德医生的大力帮助，在仁济医院分出一间房间作为牙科诊所，成为史上第一个西式牙科诊所。尽管牙科诊所创建初期的条件非常的简陋，林则博士既兴奋又忙碌。当时正值清朝末年，男女授受不亲是当时中国的传统思想，所以诊所必须有两间诊疗室，一间男士用一间女士用。医院认为中国妇女不会找牙科医生看病，于是就把上下楼不方便的小房间给了他。

林则博士开诊当日，这间简陋的诊所便迎来了第一位病人，还是一位中国女性。林则博士检查发现她患了 10 多年的牙槽脓肿，一直靠服用大量药品，反复发作。林则博士通过拔除患牙和彻底刮除术处理，病人病情迅速好转，恢复健康。很快消息不胫而走，来治牙病的人也越来越多。当时的四川总督也特意来找林则博士给他侄女看牙，这件事成为成都街头巷尾热议的话题。那些坚持中国不需要牙医的人，也不得不放弃他们的成见。

1912 年，为满足患者的要求，林则博士扩大诊所，建成成都四圣祠仁济牙症医院，这是中国第一所牙科医院。经过林则博士等人在成都的实践和推广，牙医学已渐为人所知，社会影响日渐扩大，由此也带来了人才匮乏的苦恼。在牙症医院里，林则既担任院长，又兼医生、药师、护士，于是萌生了培养牙医的理想。

1910 年，华西协合大学成立。1917 年，林则博士通过努力在华西协合大学创建了牙学院，成为中国第一个牙学院。林则博士提出"我们的教育方针和教程是站在西方牙医学院的前面，融合中西、全面发展，促进中西方文化与学术交流，在中国建立现代化牙医教育

基础，提出一个新的教育计划，奠定一个高的标准，以第一流的牙医学教育为目的，成为一个示范中心。"的办学目标，制定了"选英才、高标准、严要求、淘汰制"人才培养理念。从医科在读生中选拔优秀学生黄天启转入牙学院学习，1919 年毕业成为第一位中国牙医学博士。华西口腔为中国口腔医学事业的发展培养了一大批精英和栋梁，被誉为中国口腔的发源地和摇篮。

林则博士将四圣祠仁济牙症医院和万德门纪念堂第二牙科诊所合并迁入华西坝，更名为华西协合大学口腔病院，英文 Stomatological Clinic，是中国第一所口腔专科医院。19 世纪中后期建立起来的院校大部分是以牙科学（Dentistry）教育为主。19 世纪末期，牙科学教育的专业范围有所扩展，内容包括以牙齿为中心的口腔软、硬组织疾病的防治和口腔颌面缺损的修复。就口腔外科而言，通常包括齿槽外科和颌骨、颞颌关节、涎腺疾病的治疗。在 20 世纪 50 年代之前，中国口腔医学院（系）的称谓与美国哈佛大学牙学院和巴尔的摩牙学院、加拿大多伦多大学牙学院、法国巴黎大学牙学院等世界著名大学接轨，采用"牙学院"。

林则博士在与国际先进牙医学教育接轨的同时，强调口腔与全身的关系，创造性地制定全新教学计划，牙学院的学生必须学习医学课程，到医院进行实习和见习，并将牙症医院更名为口腔病院、将医牙研究室更名为口腔病研究室等，使牙医学医疗、教学、研究的范围更加广泛，内容更加详细，为培养高素质的口腔医生打下坚实的学科基础。1949 年，杰出校友毛燮均在《中国今后的牙医教育》一文中提出革新牙医教育。中华人民共和国成立后，1950 年 6 月在北京召开了中华人民共和国第一次全国教育工作会议，同年 8 月卫生部召开了中华人民共和国第一次全国卫生工作会议，研究医学教育改革问题。根据国家意志全面学习苏联，会议决定牙医学更名为口腔医学，牙科更名为口腔科。全国各地的牙医学系和

牙科相继改名为口腔医学系和口腔科,并进行了相应教学范畴的调整。中国现代口腔医学学科体系,以林则博士教育思想为起点,在全国口腔医学同仁们的共同努力下蓬勃发展起来。

如今,在中国口腔医学博物馆里林则博士的办公室还原重设布置,这里的每一件桌椅书柜、打字机、照相机等都是林则博士曾经使用过的。在博物馆展示墙上,可以看到创始人林则博士,也看到那些在华西传道授业的中外教师们,为创立和发展中国现代高等口腔医学教育做出卓越贡献。

七、中国口腔医学博物馆与三星堆的渊源

中国口腔医学博物馆的前身是建于1932 年的华西协合大学博物馆人类医牙馆。首任馆长是美国考古学家和人类学家葛维汉

博士,也是三星堆的发现者之一。1929 年春,四川广汉燕道诚父子在燕家院子整治水车,在倒流堰发现玉石器。美国史密森学会档案馆保存的《葛维汉日记》中记载,广汉县长罗雨苍以县政府名义邀请华西协合大学博物馆葛维汉博士赴广汉。1934 年,葛维汉博士带领考古队在燕家玉石器发现地附近进行发掘,获得惊人之发现,先后共出土文物 600 多件,有陶器、石器、玉珠、玉杵、玉璧、玉圭等,据此推断大致为公元前 1 100 年时期的古蜀文明的遗存,极富考古价值,大部分存于华西协合大学博物馆,现在四川大学历史博物馆收藏。1935 年,葛维汉在《华西边疆研究学会杂志》第六卷上发表《汉州发掘简报》,学术史上第一次报告三星堆遗址考古发掘。中国口腔医学博物馆因首任馆长葛维汉博士而结缘。

本文转载自《时尚牙医》

北京医院建立口腔颌面外科病房的经历

栾文民

北京医院

1964 年,我和肖万岭毕业于北京医学院口腔医学系,分配到北京医院口腔科工作。那时的北京医院还没有对外开放,医院规定新来的毕业生先不能上临床,需要回母校进修两年后才能正式工作。我和肖万岭一起到北京医学院(简称北医)附属口腔医院进修。

同年,毛主席发出北京医院应该开放指示。医院领导开始筹备开放。1965 年,医院考虑,口腔科原来没有颌面外科而开放后什么病种都有,特别是交通事故引起的颌面部外伤较多,来院后必须及时处理不能转院。所以,医院决定开展颌面外科并和我们联系。其时,我已完成了口腔内科的进修学习,正轮转到口腔颌面外科。医院通知我其他科就不用进修了,主要学颌面外科,回来后好开展工作,肖万岭

仍按原计划学习。

经医院和口腔医院商议,我从口腔颌面外科门诊转到了颌面外科病房。颌面外科的病房在平安医院,离口腔医院不远。口腔医院延续北大的传统,对医生不论年资和职务,都称大夫,对护士、技术员和行政领导不论男女,都称先生。

颌面外科病房由朱宣智大夫负责。朱大夫是口腔医院颌面外科的创始人,曾在北大二院进修了两年普外科,手术做得好,技术精湛,北京医学院的杨纯书记还专门看他做舌癌根治术,赞扬有加。病房里还有马大权大夫是主治医师,赵福运大夫是总住院,张震康大夫是支部书记。分配我先管 6 张床。为了照顾我,其他床位的典型手术也让我上台做助手,所

以手术的机会很多。每次手术后，我都要详细做手术记录，不放过任何细节。同种手术不同的老师做，我也仔细观察，看有什么不同，有何特点，手术后还要问老师为什么这样做，有什么优点，老师都给我详细讲解，我都详细记录下来。我还从图书馆借来一本头颈部解剖图谱，每天都看，每次手术前都对照图谱仔细对照分析。对科里的会诊，术前讨论都认真记录。对每个病人和手术，我都设想回北京医院后自己应该怎么处理，所以格外认真格外努力。

我非常感谢朱宣智老师，经常做他的助手。我主刀时，他也帮我，使我进步很快。有一次他对我说，头颈部的解剖很复杂，成功的诀窍是识别组织。不要觉得识别组织很容易，当手术视野不清楚或出血多时能准确识别神经、动脉、静脉血管和筋膜、肌腱并不容易，稍有不慎就会出问题，这是基本功。这对我启发很大，随着手术做多了，更体会到他说的非常重要。老师对我很关照，有时请外院专家来院手术，也让我上台做助手，以便学习。经常请的专家是北医三院的整形专家朱洪荫和基础部的王大枚。整形手术的缝合很重要，朱洪荫老师来手术，都是自己带持针器，到手术室先把持针器交给护士消毒，然后再刷手，穿手术衣。王大枚老师年事较高，缝合时手抖得厉害，但抖动中每一针都恰到好处，令人赞叹。每种手术做一两次助手后，他就让我主刀，锻炼我独立完成手术的能力。在病房半年多，我各种手术基本都独立完成了。

1966 年，无人顾及我们进修的事，进修自动延长了一年。这一年对我非常重要，几乎颌面外科的所有病种都经历过了，各种手术都做过了，有的手术还做过多次，自己也觉得信心满满。那时我住在北医的十三宿舍，离医院不远，平时就待在病房，观察病人，写病历，开医嘱，做笔记，还参加值班。科里同事也忘了我是进修生，就我当成了科里人，成了主要劳动力。这样，我在颌面外科进修了有两年多，收获很大。

1967 年秋，我和肖万岭结束了进修学习，回到了北京医院，正式参加口腔科的临床工作。我们刚到科里，觉得很新鲜，诊室比北医的宽大，椅子也是先进的捷克牙椅。器械也齐全，但有些和北医不同，如拔智齿的凿子和洁治器种类不全，科里根据我的建议很快就购置齐了。

不久，我遇到了一个腮腺混合瘤的病人。我决定手术，先和外科联系，借了一张床。病人入院后，我到病房看病人，查体和写病历。在病房的楼道，我碰到了外科的护士长，她问我是哪个科的？我说口腔科的。她又问牙科的到外科病房干什么？我回答我收了个病人，来查体。她又问牙科收什么病人？我说是腮腺混合瘤。她惊讶和不屑地说："牙科怎么做起腮腺手术来了？你们能做吗？"我说："能做，我刚从北医进修颌面外科回来。"这位护士长就是王向荣，后来和我们家住一个楼，成了好朋友。而且几年后，她自己也患了腮腺混合瘤，手术也是我做的。

在北医进修时，腮腺混合瘤的病人比较常见，我经常做助手帮老师做，自己主刀也做过七八个，所以对手术比较有信心。但是，这是第一次在北京医院做手术，心里还是有些紧张。我请肖万岭做助手，我们俩住在单身宿舍，同住一个屋。手术前一天晚上，我仔细给他讲解手术的步骤、解剖层次、注意事项等。

第二天上午，我和肖万岭进了手术室。手术室比北医平安医院的好多了，宽敞明亮，想到这就是我以后经常工作的地方，心里暗暗高兴。麻醉师是高日新主任，他对颌面外科病房的建立和发展做出了重要贡献。手术进行得非常顺利，面神经分离很清晰，手术取得了圆满成功。

以后又连续收了 7 个腮腺混合瘤的病人。因为腮腺肿物都是先到外科就诊，外科大夫知道口腔科能做就转到口腔科。他们也不愿意做腮腺手术，因为要分离面神经，有风险。这 7 个病例，都取到了很好的效果。后来又有了唇腭裂的病人，这也是我进修时做得最多的病人。唇腭裂病人多是孩子，幸亏高日新主任对孩子的麻醉很有经验，为了视野清楚，他还改造了通气管道，使我们手术更方便。唇腭裂术后效果非常好，患者及家属特别满意并且回去广为宣传，唇腭裂的病人越来越多。

病人增加，床位不够了，借外科的病床也不是办法。后来，医院成立了综合病房，和眼科、耳鼻喉科在一起，我们分到了十几张病床。其它颌面外科的病人也逐渐增加，上颌骨及下颌骨肿瘤的病人也多起来了，最多的是下颌骨造釉细胞瘤，切除后还需要植髂骨或肋骨。我们自己去取髂骨肋骨，去做下颌骨癌患者的颈淋巴清扫。我们也做下颌关节的手术。那时最大的手术是舌癌联合根治术，需要切除半侧舌和半侧下颌骨加颈淋巴清扫，手术时间很长。每次遇到新的复杂手术，我们都请北医的老师帮助，以后再遇到相同的患者就自己做。因为颌面外科的患者腿脚没毛病，在院子里常见到头上缠着绷带的患者散步，戴着唇弓（唇裂术后）的孩子到处跑，所以口腔科也有了点名气。

1972 年，尼克松访华。北京医院负责他在北京的保健，成立了应急抢救小组。小组成员有内科钱贻简主任、神经内科（原脑系科）王新德主任应对心脑血管意外，外科周光裕主任、天坛医院神经外科赵亚度主任、颌面外科栾文民应对车祸及意外伤害。前面的 4 位专家都是大腕，我年龄最小才 32 岁。当时严格保密，封闭管理。我们集中在老北京医院的一栋别墅里，与外界隔离，不许外出。里面有一个厅，有电话、电视机和报纸杂志。一天 3 顿饭由食堂送过来，晚上就住在那里。几位专家平时都很忙，日理万机，但封闭管理后也没有手机，和外界彻底隔离，心情反而轻松起来。我们看电视和读报纸杂志，关注尼克松的活动日程。我们最多的时间是谈业务的最新进展、医院运动情况、卫生部领导的变动，谈一些趣闻。五天很快过去了，周总理陪尼克松离开北京去杭州和上海访问，尼克松在北京期间没有发生任何意外，我们也算顺利完成任务。

我也参加保健对象的治疗工作。民主人士同盟会会员张奚若患颌下腺肿物住院，他参加过辛亥革命，是"中华人民共和国"国名倡议者。周总理的秘书带着周总理的亲笔指示来医院，宣读了指示，内容是认真治疗，确保安全。医院领导也很重视，邀请了医科院肿瘤医院的头颈外科专家屠规益主任来手术，让我做助手。手术很成功。还有，参加外交部副部长仲曦东的治疗。他患腮腺肿大，我们经多方会诊并取活检，排出了肿瘤的可能性。此外，我还参加过乔冠华的夫人龚澎的抢救工作。

70 年代初，智军副院长找我谈话，说我手术做得不错，别在口腔科了，到外科来吧，可以跟着周光裕主任学习，将来会有个很好的发展。我说："谢谢智院长重视我，但是我喜欢颌面外科，到外科等于改行，得从头开始，我都 30 多岁了，我还是留在口腔科吧！"智院长说："你回去再考虑一下。"以后他就再没有找我。

1970 年 1 月，云南大地震。我参加了医疗队，去玉溪救灾。在这期间，肖万岭管病房，做得也不错。口腔科的医生包括主任都要求进病房，学习口腔外科。科里决定，我和肖万岭每人半年在病房，其他医生每人到病房 3 个月。

对我院颌面外科发展做出很大贡献的还有医科院整形外科医院的宋儒耀院长。宋大夫毕业于华西，在美国跟着世界著名的整形专家艾维学习了 7 年。我国在整形领域有"南张北宋"之称，是指南方的张涤生和北方的宋儒耀。宋大夫回到协和医院口腔科后，肖万岭管病房期间，常请他来帮助做唇腭裂。

轮到我管病房时，遇到了一个需要再次修复的唇裂患者。患者在外地做的唇裂不规范，切除组织比较多，缝合位置也不对，效果不好，再次修复比较困难。我请宋儒耀大夫来帮忙，他不愧为专家，修复后唇形大为改观，患者很满意。宋大夫对我说，外地这样的患者很多，都来信要我帮忙，协和医院病床紧张，以后我就转给你，咱们一起做。我说："太好了!对我是个学习的好机会。"从此,他不断转病人来,除了唇裂,还有其他整形病人。又一次,转来需要植皮的病人。在北医我植过皮。我给手术室打电话问有没有取皮机,回答说有,我忙去手术室去看,见取皮机是进口的,好像多年没用了。手术那天,取皮非常顺利,宋大夫也很满意。后来又有需要植肋骨的患者,都是自己取,效果也都很好。

当时,时兴修复腭裂用咽后壁瓣,就是从咽后壁取一个组织瓣,缝在腭裂处,可以减少张力,有利腭咽闭合,改善发音。认识宋儒耀以前,有请北医张震康老师帮助做过。有一次,遇到一个唇腭裂患者,裂度比较大,我请宋儒耀大夫来帮忙,术前我和他谈起咽后壁瓣的事。他说:"是吗?今天你做一个,我看看。"于是,我先做腭裂咽后壁瓣修复术。咽后壁手术野靠后,切开和缝合难度较大,所幸我的手指又细又长,切开、缝合和打结都很自如。手术结束后,宋大夫赞叹有加。

过了没多久,接到宋如耀大夫的电话,说请我到协和医院为他的研究生示范咽后壁瓣手术,病人已准备好。到了约定时间,宋大夫接我到协和的手术室。这是我第一次去协和医院手术室,好像比北京医院的手术室还老,光线也暗一些,研究生就一个。我做腭裂手术很顺利,时间也不长。宋大夫很高兴,然后他又示范了唇裂手术。和北京医院一样,术后每人一碗肉丝面。但是,味道不如北京医院做得好。北京医院常请协和医院会诊,协和医院请北京医院医生手术可能是第一次。观看手术的那个研究生,后来曾任医科院整形医院的院长。

1977 年底,我从大寨医疗队回到北京,韩宗琦院长找我谈话,让我做他口腔保健的接班人,条件是不要搞颌面外科了,跟他学修复。我的思想斗争非常激烈,因为我的专长是颌面外科。从北医进修回来后,我首先在北京医院创建了颌面外科病房,做了大量手术。十年来,病床不断增加,已初具规模。在这种势头上,放下手术刀确实于心不忍。但是,跟着韩院长学习,也的确是难得的机会。经过和家人的反复商量,我最后下定了决心跟着韩院长学习,因为在综合医院,颌面外科搞得再好也不能和口腔医院竞争。另外,北京医院是保健医院,不会重点发展颌面外科。如果和韩院长学习保健,将来可以向老年口腔医学方面发展,这是北京医院的优势,别的单位没有办法比。后来的事实证明,这是我一生中,在最关键的时刻做出了正确的选择。

我离开颌面外科病房后,病房由肖万岭主管,年轻大夫有戴永雨和蔡业军。

1982 年,韩院长送我到丹麦学习老年口腔。出发前,我给宋儒耀老师写了一封信,他用英文给我回信,说非常赞赏我灵巧的双手,不会忘记和我一起手术的愉快时光。1984年,我从丹麦留学回来。宋儒耀老师找我,说医科院整形外科医院已经开诊了,他仍做院长。他请我到整形外科医院去,先熟悉一下然后做副院长,帮助他开展工作。我说:"谢谢您对我的信任,但是我出国是北京医院派出的,刚回来就跳槽不合适。"他沉默了一会,说:"好吧,栾大夫,你手术技术好,做人也让人佩服。"

医疗工作

人民名医盛典

人民名医盛典(原国之名医盛典)是经人民日报社批准,人民日报健康客户端、人民日报健康时报主办,人民日报社及其社属媒体共同支持、参与的年度"医生学术活动",已成功举办 4 届。

人民名医榜单设"人民名医·特别致敬""人民名医·卓越建树""人民名医·优秀风范""人民名医·青年新锐"四类荣誉称号,展示临床工作突出、患者口碑良好、科研贡献显著的医生群体。

人民名医榜单实行学术委员推举制,由大会学术委员会委员按照推举方案推举,经大会学术委员会主席团审议,报学术委员会联合主席确定,授权第五届人民名医盛典发布。由来自 102 个学科的(含单一疾病亚科)129 位人民名医学术委员会委员,按照各自专业领域,依照参评标准、推选名额要求,在各自学科内进行初步推选。根据学术委员会推选名单,征询候选人所在属地卫生健康委员会或所在医院意见,同时向社会公布邮箱,广泛征求意见。由人民名医学术委员会联合主席主持召开主席团评审评议会,审定初选名单,汇集医疗管理机构及社会评价

意见,决定第五届人民名医榜单。学术委员会主席团授权主办单位在第五届人民名医盛典上发布。

入选条件:年龄在 55 岁以上(1966 年 12 月 31 日之前出生),临床工作时间 20 年以上。(权重 5%)

临床水平:在诊疗工作中成绩卓越,确立行业标准、推动临床发展,具有对疾病治疗有根本性改善的独一无二的标志性成果。(权重 35%)

患者评价:有很丰富的医学人文素养与很好的患者口碑,重视并参与疾病预防与健康教育。(权重 20%)

科研成果:临床科研成果卓越,在国内外高影响因子学术杂志发表,获得省部级以上荣誉表彰、称号、奖章、科研成果。(权重 30%)

专业职务:曾任或现任国内外权威专业协会、团体重要职务;国家重点学科带头人、科室主任,为该类别领域的全国性、区域性或本院科室的整体诊疗规范、水平、学术做出卓越建树。(权重 10%)

口腔医学人民名医榜单见表 1。

表 1　人民名医(口腔医学)

时　间	届　数	姓　名	奖项
2021 年	第五届	周曾同	人民名医·卓越建树
2021 年	第五届	刘宝林	人民名医·卓越建树
2021 年	第五届	林久祥	人民名医·卓越建树
2021 年	第五届	马绪臣	人民名医·卓越建树
2021 年	第五届	周学东	人民名医·卓越建树
2021 年	第五届	王贻宁	人民民医·优秀风范
2021 年	第五届	石　冰	人民民医·优秀风范
2021 年	第五届	孙　正	人民民医·优秀风范

续表

时　间	届　数	姓　名	奖项
2020 年	第四届	樊明文	国之大医·特别致敬
2020 年	第四届	俞光岩	国之名医·卓越建树
2020 年	第四届	王松灵	国之名医·卓越建树
2020 年	第四届	林　野	国之名医·优秀风范
2020 年	第四届	赵志河	国之名医·优秀风范
2020 年	第四届	冯海兰	国之名医·优秀风范
2020 年	第四届	黄洪章	国之名医·优秀风范
2020 年	第四届	梁景平	国之名医·优秀风范
2020 年	第四届	满　毅	国之名医·青年新锐
2020 年	第四届	牛丽娜	国之名医·青年新锐
2020 年	第四届	江凌勇	国之名医·青年新锐
2019 年	第三届	邱蔚六	国之大医·特别致敬
2019 年	第三届	张震康	国之大医·特别致敬
2019 年	第三届	王　兴	国之名医·卓越建树
2019 年	第三届	张志愿	国之名医·卓越建树
2019 年	第三届	赵铱民	国之名医·卓越建树
2019 年	第三届	卢晓峰	国之名医·卓越建树
2018 年	第二届	刘洪臣	国之名医·卓越建树
2018 年	第二届	张建国	国之名医·卓越建树
2018 年	第二届	尹宁北	国之名医·优秀风范

2021 年 "全国爱牙日" 宣传活动

2021 年 9 月 20 日是第 33 个 "全国爱牙日"。为贯彻落实《健康中国行动(2019—2030年)》和《健康口腔行动方案(2019—2025年)》有关要求,进一步提升群众口腔健康素养水平,促进口腔健康行为的形成,国家卫生健康委员会疾病预防控制局于 2021 年 8 月 27 日发布关于开展 2021 年"全国爱牙日"宣传活动的相关通知。该通知包括活动主题、活动内容及要求、其他相关安排以及两份附件。

2021 年 "全国爱牙日" 的宣传主题是 "口腔健康 全身健康",副主题是"从小养成刷牙习惯一生乐享健康生活",以口腔健康与全身健康的关系为切入点,加大口腔健康科普宣传力度,提高群众口腔健康素养水平,重点关注儿童口腔保健,营造有利于口腔健康的良好社会氛围。

该通知中的附件包括 2021 年"全国爱牙日"宣传海报(略)和儿童口腔健康核心信息及知识要点。

儿童口腔健康核心信息及知识要点

一、清洁口腔应从婴儿出生开始

婴儿出生之后,即使一颗牙齿也没有萌出,家长也应每天用软纱布为孩子擦洗口腔。孩子半岁左右牙齿萌出后,可以继续用这种方法擦洗口腔和牙齿表面。当多颗牙齿萌出后,家长可用指套刷或软毛刷为孩子每天刷牙两次,并清洁所有的牙面,特别是接近牙龈缘的部位,建议使用牙线帮助儿童清洁牙齿缝隙。

二、学习养成刷牙习惯

儿童 2 岁左右开始学习刷牙,适合儿童的刷牙方法是"圆弧刷牙法"。具体操作方法是将刷毛放置在牙面上,轻压使刷毛弯曲,在牙面上画圈,每部位反复画圈 5 次以上,前牙内侧需将牙刷竖放,牙齿的各个面均应刷到。选择大小适宜的儿童牙刷, 每 2~3 个月更换 1 次,当出现牙刷毛外翻或倒毛时,应及时更换牙刷,做到一人一刷一口杯。每天早晚刷牙,每次刷牙时间不少于 2 min,晚上睡前刷牙更重要。学龄前儿童很难完成精细复杂的刷牙动作,需要家长帮助和监督。

三、合理饮食,保护牙齿

经常摄入过多的含糖食品或饮用过多的碳酸饮料,会引发龋病或产生牙齿敏感。儿童应少吃甜食,少喝碳酸饮料,减少吃糖次数,进食后用清水或茶水漱口,晚上睡前刷牙后不能再进食。

四、为适龄儿童进行窝沟封闭

窝沟封闭是预防窝沟龋的最有效方法,是用高分子材料把牙齿的窝沟填平后, 牙面变得光滑易清洁,细菌不易存留,从而预防窝沟龋。窝沟封闭是一种无创技术,不会引起疼痛。建议 6~8 岁可以进行第一恒磨牙 (六龄齿)的窝沟封闭,11~13 岁可以进行第二恒磨牙的窝沟封闭。

五、每天使用含氟牙膏,定期涂氟

使用含氟牙膏刷牙是安全、有效的防龋措施。在非高氟饮水地区,3 岁以下儿童每次用量为"米粒"大小,3~6 岁儿童每次用量为"豌豆粒"大小;并且应该在家长或者老师的监督指导下应用。儿童还可以每半年到医院接受一次牙齿涂氟。给牙齿刷上一层保护膜,其中的氟化物缓慢释放出来,可预防龋病。

六、积极防范牙外伤

儿童参加体育活动时, 穿运动服和胶底防滑的运动鞋,防止跌倒摔跤造成牙外伤,必要时应佩戴头盔、防护牙托等防护用具。乘坐交通工具时,应系好安全带。一旦牙齿受伤,应尽快去医院就诊。

七、尽早戒除口腔不良习惯,及早预防牙颌畸形

吮指、吐舌、咬唇、咬铅笔、口呼吸、夜磨牙和偏侧咀嚼等儿童常见口腔不良习惯,会造成牙齿排列不齐,甚至颌骨畸形,应尽早戒除。对有口呼吸习惯的儿童,应检查其上呼吸道是否通畅,治疗呼吸道疾病,及时纠正口呼吸。乳牙期或乳恒牙替换期发现牙颌畸形应及时就医,由口腔医生检查、判断是否需要进行早期矫治。

八、定期口腔检查,及时治疗口腔疾病

龋病是儿童常见口腔疾病,可以引起儿童牙痛,牙龈、面部肿胀,甚至高热等全身症状。龋病长期得不到治疗可造成儿童偏侧咀嚼,双侧面部发育不对称, 还可影响恒牙的正常发育和萌出。儿童是口腔疾病的高发人群,而且发展迅速,为及时了解儿童口腔健康状况,早期发现口腔问题,早期治疗,儿童每六个月应进行一次口腔健康检查。

维护牙周健康的中国口腔医学多学科专家共识

中华口腔医学会于 2020 年 12 月 29 日发布"口医会字〔2020〕第 013 号"文件,按照《中华口腔医学会团体标准管理办法（试行)》,批准《维护牙周健康的中国口腔医学多学科专家共识(第一版)》(标准编号:T/CHSA 001–2020)等 14 项团体标准。文件中公告的标准自 2021 年 1 月 1 日起正式实施,其中标准 1~9 收录至《中国口腔医学年鉴》2020 年卷,标准 10~14 收录至本卷,标准序号及标准中的前言、引言、表、图、附录、参考文献等略。

美观卡环修复技术指南

本文件主要起草人:于海洋、陈吉华、刘斌、麻健丰、王勇、刘伟才、朱智敏、王敏、王剑、高姗姗、朱卓立、陈悦、甘雪琦、熊芳、陈昕、张呐、赵雨薇。

本指南给出了美观卡环修复技术的指南。

本指南适用于可摘局部义齿修复中美观卡环的设计要点以及临床操作。

本文件没有规范性引用文件。

一、术语和定义

下列术语和定义适用于本文件。

微笑暴露区（smiling exposed zone）:在露齿微笑时（一般为姿势性微笑或社交性微笑)口腔内软硬组织所暴露的区域。主要包括显露的牙齿及牙龈部分,不同个体存在个体差异。

美学区域牙位（esthetic teeth）:露齿微笑或言语时容易显露出的牙位。

美观卡环（esthetic clasp）:是一种使用基牙美观固位区固位或采用美学修复材料制作的、在保证可摘局部义齿正常履行功能基础上提升义齿整体美观性能的新分类设计卡环的总称。美观卡环源于义齿整体美观性能上对卡环新的分类,既有部分常见的卡环,也有全新设计的卡环。目前由高弹性钴铬钼金属（常用铸造工艺制作,也可切削或三维打印制造)或牙色、龈色或无色的非金属材质（常用热压或切削工艺制造)来制作。金属类的美观卡环通常放置于美学区域牙位上,固位源自基牙上隐蔽的美观固位区,患者进行功能活动时不易暴露或少暴露卡环金属,目前临床上比较常见。而非金属类材料由于与牙齿、牙龈等颜色相近而获得隐身效果,常用在暂时或过渡性修复的可摘局部义齿中。

美观基牙（esthetic abutment）:位于美学区域牙位,被选为固位体基牙的天然牙。

美观倒凹区（esthetic undercut area）:指位于基牙上不影响美观的部分倒凹区,常包括基牙颊轴嵴远中倒凹区、远中邻面倒凹区、舌侧倒凹区等。

美观就位道（esthetic path of insertion）:可消除或减少美观基牙上金属暴露,提升义齿美观性的就位道称为美观就位道,实际上就是可选择就位道的一种。

美观观测线 （esthetic surveying line）:模型观测时,通过调节模型倾斜角度,使其描画出的观测线以下的倒凹区不超出美观倒凹区范围。

美观固位区（esthetic retention area）:美观观测线相交在美观倒凹区以下的牙体部分。

卡环暴露区（clasp exposed area）:张口动作时,基牙上所暴露卡环金属部件的区域。

卡环固位区（clasp retention area）:基牙上

提供固位力的倒凹区，在该倒凹固位区内放置卡环所产生的固位力能够确保义齿正常行使功能。

倒凹深度（undercut depth）：观测器的分析杆至倒凹区牙面的某一点的水平距离，倒凹深度越大，固位力越大。

倒凹坡度（undercut slope）：倒凹区某一点的切平面与基牙长轴之间的构成角度，倒凹坡度越大，固位力越大。

3D 打印（three-dimensional printing）：即快速成型技术的一种，又称增材制造。它是一种以数字模型文件为基础，运用粉末状金属或塑料等可黏合材料，通过逐层打印的方式来构造物体的技术。

数控切削（computer numerical control）：又称减材制造。是一种使用机械切削方式将材料选择性地从一块胚料中移除的技术。

二、美观卡环的常用材料

弹性树脂：弹性义齿材料的色泽与天然牙龈组织相近，具有初步仿生效果的毛细血管和良好的透明度。没有常规的卡环，在基牙上由树脂基托伸出形成卡环包绕颈部，完全靠基托弹性固位，所以该固位部分也称作基托卡环。

牙色树脂：牙齿色树脂是以聚甲醛为基础合成的高分子材料。通过热凝注塑形成卡环，硬度较普通基托树脂要高。但是因为树脂材料物理性能的局限，无法替代金属形成整个义齿支架。在制作时要在金属支架上机械结合树脂卡环，制作步骤较烦琐。另外树脂存在老化变形的问题，长期使用会导致卡环固位不良。

透明树脂：颜色透明，同牙齿色树脂卡环的构造、工作原理一致，不能单独铸造构成整副义齿的支架，必须与金属支架结合使用。

聚醚醚酮：一种具有良好力学性能和生物安全性的新型高分子化合物，质轻，色白且不易变色，可以弥补金属卡环美观及舒适度的不足。通常采用数控切削方式加工。

高弹性合金：具有更强的高弹性、理想的延展系数和维氏硬度的铸造金属，如钴铬钼合金。卡环臂可以更细小，支架更精巧。在具备良好固位力的基础上改善了卡环的美观性，是目前最适合设计和制作各类型金属美观卡环的材料，亦可应用于传统设计的活动义齿支架。既可采用传统铸造方式，又可采用 3D 打印、数控切削方式加工。

三、美观卡环的设计规范

（一）前牙美观卡环

前牙包括切牙和尖牙，特殊性是没有像后牙一样容易被利用的面积较大的𬌗面，舌面固位区小，颊面固位区暴露在美学区域，对美观影响很大，因而前牙美观卡环的美观固位区选择、设计有一定难度。

1. 短颊侧固位臂卡环

短颊侧固位臂卡环是由传统三臂卡环改良而来。短颊侧固位臂卡环由颊侧短固位臂、舌侧对抗臂、远中邻面板、远中支托组成。颊侧固位臂位于基牙颊轴嵴远中，不越过颊轴嵴，减少颊面卡环暴露。远中邻面板可起到辅助固位的作用。

前牙、后牙均适用。要求牙列缺隙前后都要有基牙，且基牙颊面远中有适宜的倒凹。不宜用于末端游离缺失的基牙。

2. C 型卡环

C 型卡环是由传统圈卡改良而来。传统圈卡固位臂包绕基牙舌侧、邻面和颊面，越过颊轴嵴，与基牙接触面积较大，故而自洁作用较差。改良后的 C 型卡环由缩短的固位臂、小连接体、𬌗支托组成。固位臂起自近中支托，环绕基牙舌侧轴面，卡环尖止于邻颊线角处，不仅提升了美观度，且自洁作用更好。如果基牙近中无邻牙接触起对抗作用，可设置对抗板与𬌗支托相连。由于 C 型卡环卡环尖的位置与人工牙相邻，支托位于基牙近中，受到脱位力作用时易形成制锁作用，能有效地阻止义齿鞍基向𬌗方翘起。受咀嚼力时基托与卡环臂同时下沉，可减轻基牙负担，减少避免对基牙施加的扭力。

适用范围广,尤其适用于远中游离缺失的病例。但是对于基牙舌侧非倒凹区过于靠近𬌗方的基牙，或者前牙舌侧卡抱空间不足,C型卡环舌面的卡环臂往往会影响咬合。

3.L型卡环

L型卡环是C型卡环的进一步改良。为了提升基牙舌面自洁作用，减少与金属的接触面积，避免对𬌗牙尖咬到舌面卡环臂,同时又满足远中游离端缺失病例,将C型卡环固位臂与𬌗支托分离,远中固位臂直接与小连接体连接。因为分离后的固位臂从邻面看呈L型,故称之为L型卡环。对于基牙前后均有缺隙,没有近中邻牙做对抗时,L型卡环可增加一个近中对抗板,支托位于近中与对抗板相连,与卡环臂分离,该设计可适用于牙冠较矮的基牙。

适用范围及特点与C型卡环相似,适用范围广,尤其适用于远中游离端缺失的病例。对于基牙舌侧非倒凹区过于靠近𬌗方而影响咬合者或者基牙较低平,C型卡环不适用,就可以选择L型卡环。当L型卡环用于切牙和尖牙时,由于基牙形态限制,卡环臂已经不是L型,并且固位力与稳定性都有所下降,建议与远中基牙其他卡环同时使用,尽量不要用于游离端缺失的末端基牙。

4.改良RPI卡环

传统设计中的RPI卡环也属于美观卡环的范畴。I杆与基牙的接触面积较小,置于基牙颈1/3倒凹区基本上不会影响其美观。但如果遇到笑线较高的患者,放置在近中的I杆就有可能会暴露。因此对传统RPI卡环进行改良以适应多种情况。改良RPI卡环后结构还是包括I杆、远中邻面板、近中𬌗支托。但I杆改为放置在基牙颊轴嵴远中,金属更加隐蔽,而且更能阻止游离鞍基向𬌗方翘起。当义齿承受咀嚼压力时,远中游离鞍基围绕近中支托转动下沉时,远中I杆的移动几乎呈垂直于龈方的方向,I杆与基牙脱离接触,能减少或避免卡

环对基牙施加的扭力,对基牙起到保护作用。

适用于游离端缺失的末端基牙,导线靠近龈1/3。不适用于基牙颈部和邻近组织有较大的倒凹、前庭沟过浅或者基牙过度颊舌侧倾斜的情况。

5.T型卡环

与I型卡环类似的低位卡环还有T型卡环。相比于I型卡环,T型卡环因为与基牙接触面积较大故而固位力更好。T型的两只短臂可以根据实际情况改良设计。

适用于游离缺失的末端基牙。不适用于前庭沟过浅或导线接近𬌗面的基牙。因为导线过于接近𬌗面会导致T杆与口腔组织之间有较大空隙,易嵌塞食物,且不易遮蔽金属。

6.前牙邻面板式卡环

前牙邻面板式卡环就是利用了前牙邻面倒凹区进行固位,由腭板、固位臂组成。固位臂位于邻面,呈月牙形板状,不延伸至颊面。固位臂呈现月牙形板状,从覆盖基牙舌面的腭板远中端伸出,进入倒凹区,止于邻颊线角,不暴露在颊面,故而美观性好。

邻面有足够倒凹的切牙或尖牙,适用于对美观要求较高的患者。由于固位力较小,要与远中基牙其他卡环同时使用,不能用于游离端缺失的病例。

(二)后牙颊侧固位美观卡环

1.联合短臂卡环

联合短臂卡环由传统联合卡环改良而来,由短颊固位臂、舌侧对抗臂、联合卡环体、联合𬌗支托组成。缩短了其颊侧联合固位臂长度,卡环尖止于相邻两基牙颊面近远中转角处,隐蔽于外展隙内。

颊侧卡环外形与邻间钩相似,但是有卡环尖伸出并进入倒凹区。两条短颊卡环臂止于相邻两基牙颊面的近远中转角处,能够提供一定的固位力,同时又隐蔽于基牙的外展隙内,美观性得到了显著提高。

2.板杆卡环

在L型卡环的基础上进一步改良，以适

应后牙咬合特征。由大连接体伸出杆状连接体,连接远中邻面板,短固位臂从邻面板延伸而出。与 L 型卡环相似,设计近中𬌗支托与卡环臂分离。远中邻面板在义齿就位或脱位中,与基牙导平面呈平面式接触。既保护基牙健康,又可辅助义齿固位,防止义齿与基牙间食物嵌塞。为保证固位臂具有弹性,邻面板与鞍基无连接。

放置在前磨牙和磨牙,可用于远中游离端缺失病例。

(三)后牙舌侧固位卡环

前牙由于舌面固位区面积不够,设计美观卡环时更多是选择考虑颊面或邻面。而对于有充分牙冠高度的后牙,可以考虑设计舌面固位美观卡环,让固位臂位于基牙舌侧。舌侧固位卡环一共有 3 种分类型,分别是舌侧固位短颊臂卡环、舌侧固位 L 型卡环、舌侧固位 J 型卡环。

1. 舌侧固位短颊臂卡环

舌侧固位短颊臂卡环从𬌗面观察近似于短颊侧固位臂卡环,所不同的是前者固位臂在舌面,短对抗臂在颊面;后者短固位臂位于颊面,对抗臂在舌面。无论如何设计,暴露在颊面的卡环臂都要缩短长度,同时卡环包绕基牙的角度要超过 180°。由舌侧固位臂、颊侧短对抗臂、远中𬌗支托组成。颊侧短对抗臂位于基牙颊轴嵴远中,由于位置在观测线之上,接近𬌗面。

多用于前磨牙上,适用于缺隙前后都有基牙的情况,与远中基牙其他类型卡环联合使用,也可用作间接固位体。颊侧短固位臂与舌面固位短颊臂卡环,两者固位臂与对抗臂的位置恰好相反,两者均适用于缺隙前后均有基牙的前磨牙。

2. 舌侧固位 L 型卡环

利用舌侧固位的卡环还有以下两种设计,呈对抗作用的结构不为卡环臂,而是向颊侧稍稍延伸而出的小对抗板,与横跨两基牙面的𬌗连接体相连。根据其形态命名舌侧固位

L 型卡环、舌侧固位 J 型卡环。舌侧固位 L 型卡环由𬌗支托、小对抗板、L 型舌侧固位臂、𬌗连接体组成。取消对抗臂、将𬌗支托由颊侧延伸形成一个位于远中颊面小对抗板,与横跨两基牙𬌗面的𬌗连接体相连,固位臂从舌面观察呈 L 型。

可用于单侧缺失病例,放置于缺隙对侧牙列的基牙上。舌侧固位臂的区域接触面积较大,减弱了自洁作用。

3. 舌侧固位 J 型卡环

由于 L 型自洁作用较弱,故而 J 型在 L 型基础上做了改动,舌侧固位臂由面接触改为了点接触,以保证正常的自洁作用。由𬌗支托、小对抗板、J 型舌侧固位臂、𬌗连接体组成。

同 L 型一样适用于单侧缺失的病例,放置于对侧牙列的基牙上。但由于固位力将会有所降低,在应用时要权衡考虑。

四、美观卡环修复技术临床实施阶段:第一次就诊

(一)接诊

1. 记录基本信息和主诉

患者来到诊室后,接待并安排椅位。询问姓名、性别、年龄、联系方式等基本信息。

了解患者是否有系统疾病、乙肝、艾滋等传染病,对于患有心脏病、高血压等系统性疾病的患者需要注意即时监护和临床操作技巧。

记录患者的主诉要求后,对患者的口腔情况进行初步检查。

2. 口腔检查

(1)缺失牙　用部位记录法记录口内缺失牙位。

(2)松动牙　检查余留牙松动情况,记录松动度。Ⅰ度松动:牙齿在颊舌方向的动度在 1 mm 以内,其他方向无动度;Ⅱ度松动:有两种类型,一种是牙齿颊舌方向的松动度在 1~2 mm 之间,另一种是牙齿在两个方向(颊舌

向及近远中向)都有动度;Ⅲ度松动:也有两种类型,一是颊舌方向的动度超过 2 mm,二是牙齿存在三个方向(颊舌向、近远中向、垂直向)的动度。

(3)牙列　检查是否有移位、倾斜、伸长的余留牙,牙列是否存在殆干扰。必要时先行正畸治疗。对于严重伸长、倾斜的牙齿,如果调磨的损耗量过大,可以先行根管治疗,然后全面修复恢复正常殆曲线。

(4)牙体　检查余留牙的缺损和患龋情况,是否存在楔状缺损、隐裂等。检查余留牙是否有探痛、叩痛,可以结合牙片检查。

(5)牙周　检查牙周情况是否良好,包括菌斑和结石附着情况、牙周病、牙龈状态、龈退缩程度等等。如果牙菌斑较多、口腔卫生状况较差,建议患者进行口腔洁治后再行修复治疗。

(6)黏膜　检查口腔黏膜色泽是否正常,有无黏膜病。

(7)牙槽嵴　检查剩余牙槽嵴高低、形态和丰满度,牙槽嵴有无骨尖、骨嵴、倒凹等。

(8)其他口腔治疗　询问患者之前是否做过其他口腔治疗并检查当前治疗效果。例如拔牙创是否愈合、固定修复义齿是否保存良好等,如果之前做过根管治疗,应该拍摄牙片检查根尖周情况。

3. 修复治疗前准备

在进行修复治疗前,口腔组织的情况应达到以下几点要求:已完成必要的外科治疗(残根、Ⅲ度松动牙拔除等);无不良修复体;无牙髓病,缺损牙体已完成修补;牙周病已得到完善处理,牙结石和牙垢已清除干净;无黏膜病,口腔黏膜健康;已完成优化设计需要的正畸治疗(矫治过度扭转牙等)。

(二)分析设计

完成了接诊,就可以开始第二步流程——分析设计。这个过程包括了对患者面容、笑容以及牙列的分析及设计。

1. 面容分析

分析的第一步是面容分析,即对患者息止颌位面容的观察、判断和信息记录。

(1)面部正面面下 1/3 高度　根据"大三停"理论,沿着患者的眉间点、鼻下点作横线,可以将面部分为水平三等份:面上 1/3(发际至眉间点)、面中 1/3(眉间点至鼻下点)、面下 1/3(鼻下点至颏下点)。当患者缺失牙较多时,会导致面下 1/3 高度不足,这个规律可以用来确定面下 1/3 高度。颜面部表面标志的位置与形态。鼻唇沟:鼻唇沟是鼻面沟(鼻外侧的长形凹陷)与唇面沟(上唇与颊部之间的斜形凹陷)的合称。鼻唇沟较深的患者给人衰老的印象。口角:观察口角在颜面部横向的坐标位置。口裂:口裂是上下唇之间的横形裂隙。观察修复前患者息止颌位时口裂的形态(上扬、平行、下垂)。

(2)面下 1/3 正面　面下 1/3 正面的垂直范围包括鼻尖到颏下点目的是观察上唇部分与下唇部分的比例。根据"小三停"理论,鼻下点至口裂点、口裂点至颏下点之比应该接近 1:2。面下 1/3 高度不足可能是两部分均太短造成的。

(3)面下 1/3 侧面　面下 1/3 侧面的垂直范围与正面相同,包括鼻尖和颏下点,角度包括 45° 与 90°。

① 45° 面下 1/3 侧面　人中:观察人中与人中嵴(人中两侧各有一条与其平行的皮肤嵴)是否向内塌陷、下垂、不对称。如果人中部分丰满度不足,可以通过适当厚度的基托恢复面容外形。颏唇沟:观察下唇与颏部之间的横形凹陷是否塌陷。

② 90° 面下 1/3 侧面　侧三停:以耳屏中心为顶点,分别向发际中点、眉间点、鼻尖点和颏前点做连线,形成三个夹角,其夹角差小于 10° 则符合审美要求。Ricketts 审美线:将患者鼻尖与颏前点连接构成直线,下唇应该位于该直线上。鼻唇角:鼻小柱与上唇构成的夹角,正常范围在 90°~100°,是判断上唇是否恢复丰满度的一个标志。鼻颏角:在恢复面下 1/3 垂直距离高度时,可以由鼻颏角

判断恢复位置。由鼻尖分别至鼻根点和颏前点连线，两线相交形成鼻颏角，正常范围在120°~132°。

2. 笑容分析

完成对患者的息止面容分析后，进行的第二步工作是笑容分析。观察微笑暴露区，确定美学区域牙位，为美观基牙的选择提供依据。

(1)面下 1/3 正面　通过观察患者修复前的微笑暴露区，首先判断笑线类型，然后分析微笑暴露区的暴露量（牙体组织和软组织），记录美学区域牙位，最后根据缺牙间隙位置初步判断美观基牙。

(2)面下 1/3 侧面　45°、90°面下 1/3 侧面是正面特写的辅助参考。通过确认患者微笑时口角延伸到的美学区域牙位，侧面观察美观基牙的暴露情况。此外还可以观察患者微笑时颜面部的表面标志。

(3)动态笑容分析　在分析完患者的静态口腔暴露区，医师可以通过与患者交谈的方式，观察患者自然开闭口、言语、微笑等动作时口腔暴露情况，进一步确定要放置卡环的基牙，判断美观卡环的类型与种类。

由于动态笑容的多变性，我们也可以使用数码摄像机进行动态记录，信息量将更加丰富、准确。固定相机使之与患者面下 1/3 保持同一水平，正面与 45°侧面都应拍摄。让患者阅读一段文字，或者通过与患者对话，拍摄口唇动态影像。经过仔细审看录像，可以有助于医师与技师判断义齿的挑选、卡环的位置与种类、基托的颜色等。

影像记录是患者重要的修复病例资料，也是将来再次接受修复治疗的参考。

3. 牙列分析

分析设计工作的第三部分是牙列分析，即分析患者的研究模型。首先判断患者是何种牙列缺损类型，不同的缺损情况有不同的设计原则。然后依据美观基牙结合研究模型，最终确认基牙。基牙要通过模型观测确定美观固位区。最后根据美观固位区挑选合适的美观卡环。

(1)牙列缺损类型及其设计原则　牙列缺损的范围包括缺失一颗牙到剩余一颗牙，分型方法有很多种，不可能逐一详解。我们在这里主要根据 Kennedy 牙列缺损分类法，阐述设计要点。

① 肯氏 I 类、II 类游离缺失　当缺牙较多并且基牙无法承担较大咬合力时，可以设计活动义齿的支持方式为黏膜支持式——黏膜承担起主要支持作用。为了减少牙槽嵴所受压力，可以减小义齿颊舌径宽度、高度甚至数量，或者增大基托面积以分散𬌗力。余留牙较多且口腔组织情况良好时，活动义齿的支持方式为混合支持式——黏膜和天然牙共同支持𬌗力。混合支持式义齿的设计最为复杂，设计不当可能会导致基牙松动、黏膜压痛、牙槽骨加速吸收等后果。在设计此类型牙列时要注意以下三个"减少"。减少下沉：缺隙近中端基牙上的𬌗支托，要尽量设计在近中，形成费力杠杆；可以联合缺隙近中端两个基牙卡抱固位体，提高固位力；游离端缺牙区要压力取模，义齿使用一段时间后要及时重衬组织面。减少旋转：在支点的对侧旋转间接固位体，位置要尽可能远离游离鞍基；可以适当扩大基托面积，使牙弓两侧基托互相制约。减少摇摆：刚性连接的大连接体可以低抗扭转；减少人工牙的颊舌径宽度、牙尖高度；在缺隙近中端基牙远中面设计邻面板。

② 肯氏 III 类非游离缺失　肯氏 III 类缺失牙列的缺隙前后都有基牙，即义齿为牙支持式。此种支持方式通常能提供良好的固位、支持、稳定作用。需要注意一点：除非缺隙较小可以选择隐形义齿修复，活动义齿要尽量避免设计成单侧义齿——仅牙弓一侧有义齿，以免义齿的冠状面旋转。

③ 肯氏 IV 类前牙缺失　肯氏 IV 类牙弓缺失了前牙，美观基牙一般都位于美学区域牙位。从美观的角度考虑，缺隙侧基牙上要避免设计颊侧卡环，可以使用邻面固位美观卡

环。邻面固位美观卡环必须搭配其他卡环一起使用否则不能满足固位力需求。可以在非美观区域牙位上放置传统卡环。缺失牙不多,可以只在缺隙侧基牙上放置邻面板。缺失牙较多时,为了避免义齿下沉,要在基牙上放置支托。

(2)选择基牙　首先选择邻近缺隙的基牙,提升固位力、稳定性,并缩小义齿结构尺寸。当患者余留牙较少时(不大于 4 颗),要尽可能利用每一个可能的基牙。余留牙数量较多、条件较好时,基牙数量最好不要超过 4 个。太过复杂的支架结构不利于患者摘戴和清洁。并且由于侧向力增加,可能造成牙周创伤。基牙的分布要尽可能满足三点面式分布,直接固位体的连线形成的半面的中心要尽可能位于义齿的中心,达到理想的稳定性;在合理设计的基础上,尽量使用非美观区域牙位的卡抱式卡环;尽量选择牙周膜面积较大的基牙,例如尖牙、第一前磨牙。要选择牙周健康良好的基牙。如果患者有牙结石或牙周病,建议进行牙周治疗后再行修复治疗。基牙牙体长轴方向应尽可能与咬合力垂直,增大牙周潜力,并且减少基牙所受的多余负荷;尽可能选择牙冠完整、固位形好的牙齿作为基牙,具备一定的倒凹深度和倒凹坡度。对于有龋坏的牙齿,卡环的卡抱会影响其自洁作用而加速龋坏进程,必须先进行治疗再做基牙。有缺损的基牙在放置固位体前应该先用嵌体或充填等方式恢复外形;患有牙髓病的牙齿必须经过根管治疗后才能选为基牙;死髓牙牙体硬组织强度较低,固位体的施力可能会导致其发生断裂,所以死髓牙应用桩核、冠等修复体加强强度后再放置固位体。牙本质过敏的牙齿如果经过脱敏治疗后仍对外界刺激敏感,则要避免选作基牙。

(3)模型观测　利用模型观测仪确定可摘局部义齿的就位道,并且控制影响就位道方向的因素的过程,称为观测。观测是医师设计活动义齿的关键步骤。美观卡环修复技术中的模型观测流程,最主要的目的是确定美观固位区。

①定位美观就位道　美观就位道的主要影响因素有 3 个:固位区、干扰区、美观。固位区:倒凹的存在提供了固位力。各基牙倒凹区的量要分配均匀,意思就是不能这个基牙上的倒凹特别深,而在另一个基牙上特别浅。此外导平面通过与牙体摩擦也能提供部分固位力。导平面要与就位道平行,互相之间也要平行。干扰区:口腔软硬组织上影响就位的区域称为干扰区,常见的干扰区包括牙体舌倾区域,一般可通过调磨消除就位影响,但如果磨除的量实在太多则建议全冠修复,或者更改义齿部件的放置位置。美观:对于前牙缺失,如果缺隙侧基牙邻面倒凹较大,可通过调整就位道减少不美观的缝隙。

②描绘美观观测线　就位道一旦确定,整副义齿的设计也就基本确定了。观测线是连接牙齿或软组织上最高点的连线。一副模型上可以有多种多样的观测线,选择哪一种观测线取决于医师的经验和义齿设计的侧重点。义齿没有弹性的部分都位于观测线以上,卡环尖等弹性部分才能进入观测线以下。如果就位道和脱位道不在同一个方向,卡环尖进入两者共同的倒凹区。

③确认美观固位区　根据美观观测线确定美观固位区位置。一般临床上常用的美观固位区包括颊轴嵴远中、颈 1/3 和邻面。

(4)选择美观卡环　根据美观观测线确定美观固位区位置。一般临床上常用的美观固位区包括颊轴嵴远中、颈 1/3 和邻面。

(三)填画工作授权书

完成美观卡环的挑选后,在预备基牙之前应该先把设计单画好,以便备牙时检查核对。

(四)制作个别托盘

由于个体之间存在差异,诊室内的托盘常常不可能适合所有患者的多样个体情况。患者的个体差异包括牙弓形状和大小、牙齿排列、系带等软组织情况。为了取得完整且精确的印模,对于大部分患者来说(尤其是缺失牙较多的患者),制作个别托盘是非常有必要的。本部分将介绍如何使用自凝树脂快速制作个别托盘。

1. 描绘模型

用软质铅笔在研究模型上描绘出托盘边界。注意要离开黏膜转折处一段距离,要给印膜材料的溢出留出通道。

2. 填倒凹与缓冲

将模型浸泡在清水中 1 min,烫热蜡刀,充填模型倒凹部分。对于牙槽嵴上的尖锐骨突,可预先用 0.5 mm 蜡片进行覆盖缓冲。

3. 覆盖蜡层

将 2 层红蜡片烤软,覆盖在模型上。有余留牙的部位较厚(4~5 mm),黏膜部位较薄(2~5 mm),这样取印模时材料不容易流失。注意不要遮盖住铅笔边界线。

4. 涂分离剂

将分离剂涂布到模型上自凝树脂可能接触到的部分。在蜡层表面一定要涂够分离剂,否则会给接下来的打磨修整工作带来困难。

5. 制备自凝树脂材料

自凝 PMMA 牙托树脂材料分为牙托水和牙托粉,按照厂家指示用量倒取牙托粉,将牙托水滴入容器中直到粉剂完全浸没,静置到面团期即可取出塑形。

6. 压制薄片

使用手或光滑的小木棍对树脂团进行压制,厚度最好小于 2 mm。

7. 覆盖并切割

将树脂片覆盖到蜡层表面,轻轻按压使之均匀贴合。按照边缘线的指示切割掉多余的材料。

8. 制作把手

将多余的材料捏成需要的形状,连接端口浸湿牙托水,安放在托盘上,也可用旧的托盘把手,但注意把手不能妨碍口唇运动。

9. 打磨与抛光

等待 20~30 min,待树脂完全凝固,小心地将托盘与模型分离。清洁干净多余的蜡和

分离剂后,用砂轮打磨掉菲边。注意系带等软组织部分的避让。最后用棉布轮对托盘表面抛光,以免刮伤患者的口腔黏膜。

10. 试戴

最后一步工作就是将制作好的个别托盘放入患者口内,检查边缘是否有足够空隙,托盘是否影响软组织活动。

(五)牙体预备

完成个别托盘后即可开始牙体预备。预备基牙的目的是为活动义齿提供更可靠的支持、固位和稳定效果。

1. 预备𬌗支托凹

𬌗支托是活动义齿上提供支持力的重要部件。𬌗支托与基牙𬌗面相贴合,将𬌗力沿牙体长轴传导至基牙上,不损伤支持组织。

基牙上的𬌗支托凹给支托提供了空间,保证金属厚度。𬌗支托凹的位置对于力的正确传导具有重要意义。

𬌗支托凹:呈圆钝三角形,从𬌗面边缘嵴向中部逐渐变窄,尖端指向正中。宽为边缘嵴 1/3~1/2,长为牙体近远中径 1/3~1/4。支托凹的边缘要圆滑,与边缘嵴自然过渡为一体,避免锐利的线角。支托凹的深度控制在 1 mm 以上,以保证支托金属强度,但也要避免过切割牙体组织。可以让患者咬住烤软的蜡片检测厚度;也可用刻度车针进行精准预备。支托凹的底面要向牙中心倾斜,与邻面形成交角,角度可小于 90°。这样预备的目的是确保主动就位,义齿不会沿着远离基牙的方向滑动。

舌支托凹:制备前牙舌支托凹时尽量选择牙根粗壮、舌隆突釉质饱满的尖牙。理想的舌支托凹位置位于对颌牙接触区的根方。使用球形金刚砂钻头,起始于基牙边缘嵴,止于舌隆突切方,从舌面观察沟呈半月形。支托凹在边缘嵴处要适当加宽,边缘打磨圆滑。此外,还有另外一种舌支托凹,位于舌隆突龈方,沿着舌隆突呈现 U 形,要求基牙牙体有一定高度。这种𬌗支托凹除了将𬌗力沿着牙体长轴传递外,还起到对抗臂的作用,提升义齿的稳定性。

2.扩大外展隙

备牙时要考虑留给金属支架的空间是否足够,例如卡环肩、小连接体等可能影响咬合的结构。使用细的锥形金刚砂车针磨除少量釉质,线角圆钝。

3.预备导平面

导平面一般位于缺隙侧基牙的邻面(缺隙侧),引导义齿的戴入和摘出,与义齿就位道和脱位道平行。活动义齿上与导平面接触的部位为邻面板。由于导平面和邻面板相接触产生摩擦力,所以导平面也有提供固位力的作用。制备要点:使用圆柱形金刚砂车针沿着牙体外形进行预备,要均匀、最少量地磨除牙体,尽量维持牙体的外形而不是单纯磨成一个平面,并抛光;也可用高刃数的钨钢车针一次完成。后牙导平面宽度约等于颊舌尖距离,高度约为 2~4 mm。前牙导平面位于邻舌面,不要影响唇面近远中。

4.预备轴面

预备轴面的目的在于降低观测线,改善卡环的位置。倾斜移位的牙齿使得观测线的位置不合适,卡环无法卡抱在理想固位区,整体义齿就位受影响。

首先参考研究模型上的观测线。选用圆柱形金刚砂车针或钨钢车针,放置在牙体釉质表面上,微微倾斜形成新的角度。磨除釉质直到形成新的外形高点。注意保护牙体,表面应抛光或经过矿化、脱敏处理。如果倾斜角度过大导致牙体修改量大,理想方案是先对基牙实施全冠修复。

(六)取模

我们以目前临床上最常用的藻酸盐印模材料为例,介绍取模的操作要点。首先介绍两种不同的印模。

1.解剖式印模和功能性印模

解剖式印模:记录的是口腔软硬组织的静止状态。适用于牙支持式和黏膜支持式义齿。取解剖式印模时是一次性记录口腔解剖形态。功能性印模:记录的是牙槽嵴承受𬌗力时的表面形态,意义在于更好地保护软硬组织。适用于混合支持式义齿,多用于 Kennedy Ⅰ类和Ⅱ类游离缺失牙列。游离缺失牙列佩戴义齿受力时,基牙与黏膜上的义齿下沉程度不同,按照解剖式印模制作的义齿会使基牙承受较大的扭转力,因而需要制备功能性印模。取功能性印模时可以使用选择性加压法。通过控制印模材料的流动性,获得主承托区(游离端牙槽嵴上黏膜)的支持力。

在个别托盘主承托区减少缓冲量(比如在组织面铺垫蜡层或其他非流动性材料)增加压力,非承托区部分打排溢孔或增大缓冲区减少压力。通过蜡型缓冲和增加排溢孔控制印模材料的流动性,可以形成不同的移位量,实现组织的功能状态记录。

2.操作步骤与要点

检查托盘:将个别托盘放入患者口内检查大小是否合适,边缘和手柄是否阻碍口唇运动。调整椅位:为了避免患者有恶心呕吐反应,建议医师调整椅位,让患者牙弓𬌗平面与地面平行。患者漱口清除口内食物残渣等物体。水粉调和:按照产品使用说明量取印模材料粉液,倒入橡皮碗内,用石膏调拌刀沿着同一方向快速调拌。呈光滑均匀糊状置入托盘。取模:对于印模材料不易流到的地方,例如深倒凹、颊侧间隙等部位,可以用手指挖取印模材料先涂布在这些区域。口镜牵开口角一侧,托盘以侧向旋转方式送入口内。将个别托盘从后向前逐步就位。印模材料凝固前要进行肌功能整塑。检查印模:等待印模材料固化完全,从口内取出,对照口内检查牙列形态是否完整,黏膜转折处是否取到位。小气泡可以重新调和印模材料填补,大气泡则需要重新取模。印模要立即送去灌注石膏模型。

(七)工作模型

1.清洗与消毒

印模表面上的残余唾液会影响石膏模型的准确性,并有可能传播病菌,因而必须在灌注石膏前清洗,并用紫外线或臭氧等消毒模型。硅橡胶模型最好浸泡消毒。

2.灌模

按照产品说明精确称量石膏粉与水,将粉撒入水中,调拌约 30 s 直到形成光滑、有流动性的膏状物,中途不要再添加水或粉。使用真空搅拌机效果更理想。橡皮碗在振荡器上震荡,使气泡溢出表面,然后从印模最高点处灌注。震荡印模并且不断加入石膏,直到流满印模的各个部位。形成底座,底座厚度不能小于 16 mm。通常模型放置 20 min 后初步凝固,2 h 后硬度达到最高,即可将模型从印模中取出。对于活动义齿的工作模型,黏膜转折处的记录非常重要,工作模型要延伸边缘至此部位。

五、美观卡环修复技术临床实施阶段:第二次就诊

(一)试戴支架

试戴支架步骤的目的是让支架顺利精确就位,同时不能影响咬合关系,并为下一步记录咬合关系做好准备。

1.就位

按照初诊时设计的就位道戴入支架。如果无法顺利戴入,使用咬合纸指示阻碍区域,用绿色磨石或其他粗磨车针打磨掉阻碍点。

2.调𬌗

支架上影响咬合高度的一般为支托和横跨𬌗面的卡环臂。用咬合纸印出咬合高点,先调正中𬌗,再调前伸𬌗和侧方𬌗。如果上下颌都要戴支架,先调整一副再调另一副,最后两个一起检查。调磨时注意要用卡尺测量金属厚度,以免局部过薄导致强度不足。

3.检查

所有调磨工作结束后要再次检查支架是否与基牙贴合,包括支托凹、卡环臂、卡环尖、小连接体、前牙舌面板等。调磨过的部位要抛光打亮。

(二)确定颌位关系

1.缺失牙较少时

当缺失牙较少、颌位关系明确时,只需在模型上确认咬合关系即可。

另外一种情况是尽管缺失牙不多,垂直距离可以确定,但无法确定明确的颌位关系,此时可以使用咬合印记材料,例如蜡片或印模材料,让患者在正中关系咬合。

2.缺失牙较多时

当缺失牙较多时,例如游离缺失,垂直高度无法确定,则需用蜡堤记录咬合关系。

浸湿工作模型表面,将已经试戴好的支架戴入模型就位,观察支架组织面的空隙大约有多少。小蜡刀烫热,在支架末端网状上滴蜡,让流动的蜡充填满支架的组织面。注意必须确保蜡层不影响支架恢复正确就位(没有升高、扭转支架)。支架下无明显间隙后,可取下支架查看,补好蜡不足处。在模型上还原支架。使用红色蜡片,烤软折叠 8~10 mm 宽蜡片,长度为缺隙长度,根据颌间距离调整蜡堤高度,通常约为 12~14 mm。烫热蜡堤底部并黏附在支架缺失牙区上,烫牢接好后,在蜡还是软的时候,戴入患者口内检查高度、宽度是否合适,末端边缘是否影响咬合。不合适处应该尽快修改。若蜡变硬,可加热大蜡刀烫软蜡堤𬌗面,戴入患者口内做正中咬合。取出后在冷水中冷却、清洗,然后放回口内再次确认咬合,避免蜡堤因冷却产生变形。

国内大部分工厂和医院都是用简单𬌗架,其他复杂的半可调或全可调𬌗架的使用差别很大,本指南不专门论述。

(三)设计人工牙

人工牙设计三要素包括颜色、形态和排列。技师可以根据模型上的余留牙确定牙齿的形态与排列。但是颜色信息只能依靠医师记录,或拍摄标准的余留牙照片传递给技师参考制作。

如果前牙缺失较多,信息量不足时,在参照口内余留牙的基础上,医师还可以根据天然牙颜色变化的规律、患者肤色以及个人喜好来综合考虑。随着年龄增加,牙齿透明度增加,明度降低,饱和度增加,色素沉着而变黄。

（四）设计基托

基托设计包括两大要素——颜色、形态。同人工牙一样，技师可以通过参考工作模型上邻近的牙龈组织，模仿出龈缘、根部等形态，但基托颜色的信息要依靠医师记录、传递。

六、美观卡环修复技术临床实施阶段：第三次就诊

（一）调整就位与咬合

戴入义齿前，医师先检查义齿是否有锐利边缘或突起。检查义齿是否充分就位，包括卡环与基牙的密合度、基托与黏膜的密合度。主要调改树脂基托，检查患者是否有压痛。在牙槽嵴上涂布甲紫等指示剂，或在义齿上涂布压力指示剂，戴入义齿，取下后轻微磨除着色处，依然遵循"少量多次"原则。调改过长的基托边缘。使用咬合纸调整咬合。如果上下颌均为义齿，则先调一副再调另一副。顺序是牙支持式、混合支持式、黏膜支持式。

（二）打磨抛光

经过调整后的义齿一定要用棉布轮打磨抛光，并清洁干净咬合纸印记。

（三）医嘱

戴上义齿先练习说话，慢慢克服异物感，说话顺畅后就开始吃粥等流质食物。吃流质食物都没问题了，再开始吃固体食物。不要啃硬东西。活动义齿比不上天然牙齿，咀嚼效率的恢复有限，要有耐心。

吃完东西取下来冲一冲，用软毛的牙刷轻轻刷一刷，抛光面和组织面的沟沟缝缝都要刷到。晚上睡觉前最好要取下义齿，泡在冷水里或者使用假牙清洁片；也可擦干后干放。有两副义齿的也可以白天晚上或者按周按月交替更换戴用义齿。

不要自己修改义齿，觉得不舒服需要及时调改。建议半年复查一次。

婴幼儿龋防治指南

本文件起草人（儿童口腔医学专业委员会）：秦满、夏斌、葛立宏、邹静、王小竞、汪俊、宋光泰、赵玮、赵玉梅、刘英群、黄洋、刘鹤、陈旭、梅予锋、阮文华、尚佳健、林居红、黄华、王潇、郭怡丹、徐赫。

本文件起草人（口腔预防医学专业委员会）：台保军、冯希平、林焕彩、司燕、李刚、卢友光、黄少宏、韩永成、黄瑞哲、张颖、荣文笙、欧晓艳、江汉。

本指南明确了婴幼儿龋的术语和定义、诊断、预防、治疗要点及防治效果评价。

本指南适用于中国各级医疗单位的医务人员对婴幼儿龋的诊断、预防、治疗及防治效果评价。

本文件没有规范性引用文件。

一、术语和定义

下列术语和定义适用于本文件。

婴幼儿龋（caries of infants and toddlers）：小于 3 岁的儿童乳牙上出现一个或一个以上的龋（无论是否成为龋洞）、失（因龋缺失）、补（因龋充填）牙面。

非创伤性修复技术（atraumatic restorative technique）：是指用手工器械去除软化腐质，然后使用玻璃离子水门汀等黏性含氟材料对窝洞进行修复的龋病治疗方法。

过渡性治疗修复（interim therapeutic restoration）：对于低龄、不能配合治疗或有特殊需求的婴幼儿，不能满足备洞和/或龋洞充填条件时，可尽量去除表层腐质，避免暴露牙髓，使用玻璃离子水门汀（或树脂改良的玻璃

离子)充填龋洞作为过渡性治疗修复,延缓或阻止龋损发展进程。也可用于多个开放性龋坏,在最终充填治疗之前使用此方法对龋损进行控制,一般不作为永久充填修复。

预防性树脂充填 (preventive resin restoration):预防性树脂充填是指窝沟点隙龋仅局限于牙釉质或牙本质浅层时,去净腐质后,用复合树脂充填窝洞,其余深窝沟用封闭剂封闭的治疗方法。

间接牙髓治疗(indirect pulp therapy):间接牙髓治疗是指在治疗牙髓正常或者可复性牙髓炎的深龋患牙时,为了避免露髓,有意识地保留洞底近髓部分软化牙本质,用氢氧化钙制剂等生物相容性材料覆盖软化牙本质,再用玻璃离子水门汀类材料垫底,以抑制龋损的进展,促进被保留的软化牙本质再矿化及其下方修复性牙本质的形成,保存牙髓活力的治疗方法。

化学机械去腐 (chemo-mechanical caries removal):化学机械去腐是指先用化学凝胶软化龋坏组织,然后利用手工器械轻柔刮除处理过的龋坏牙本质的去腐方式。

二、诊断方法

(一)问诊

问诊是分析、判断疾病的基础,除了对婴幼儿患牙自觉症状进行询问外,还宜询问看护者了解与龋病发生相关的因素,如:喂养史、饮食习惯、口腔卫生习惯、患儿全身情况、母亲妊娠期情况、患儿是否足月分娩,父母、同胞兄弟姐妹及与患儿密切接触者口腔健康情况等。

(二)视诊

首先使用湿纱布或半干棉球擦洗牙面,视婴幼儿接受程度,使用汽水枪等辅助清洁牙面。观察牙面有无龋洞、颜色及光泽的改变,如白垩斑、墨浸状改变都是牙体组织晶体破坏形成的特有现象。视诊着重观察龋病的好发部位,如:上前牙的唇舌面及邻面、乳磨牙殆面窝沟点隙及邻面边缘嵴等。

(三)探诊

口腔检查使用探针时需评估婴幼儿的接受程度,避免划伤等意外事件。为避免引起疼痛,不能探诊深龋洞和可疑露髓孔。

对视诊已可判断的龋损可不必探诊。使用尖头探针检查早期的窝沟龋和邻面龋时动作要轻柔,避免损伤脱矿的牙面。当探诊感觉牙面粗糙、变软、连续性消失、探针被卡住,均提示牙体组织出现实质性缺损或龋坏。

(四)叩诊和牙动度检查

考虑到婴幼儿的认知水平与对体感的表达能力,婴幼儿口腔检查慎重使用叩诊。急性牙槽脓肿时避免可能引起剧烈疼痛的叩诊,推荐使用触诊排查牙周围组织的肿胀,指压法排查松动和疼痛的牙。

(五)影像学检查

考虑到婴幼儿对放射线的敏感性、患儿配合程度对成像质量的影响,X 线片不作为筛查婴幼儿邻面龋的常规方法,不作为辅助判断龋损深度与髓腔关系的常规手段。

对于视诊和探诊不能判定的龋损,如邻面龋、潜行性龋、继发龋,可拍摄 X 线片。龋损部位因脱矿或实质缺损,在 X 线片上显示的密度一般较周围正常牙体组织低,呈现透射影像。

在考虑做牙髓治疗时(牙髓切断术、牙髓摘除术)时,原则上拍摄根尖片,观察牙根发育程度,牙根周围组织是否受累(特别是磨牙根分歧),恒牙胚是否受累等。X 线检查时需做好防护,特别是对甲状腺的防护。

(六)牙髓活力测试

现有的各种牙髓活力测试方法均不适用于婴幼儿,不建议使用。严禁在婴幼儿口腔内使用热牙胶测试牙髓状态。

(七)龋活跃性检测

建议采集牙菌斑或唾液样本,测定变异链球菌和乳杆菌等致龋菌水平、细菌产酸能力和唾液缓冲能力等,辅助判断婴幼儿患龋危险性或治疗后再患龋风险。

（八）婴幼儿龋风险性评估

根据国内外相关文献及我国情况,制定婴幼儿龋风险评估便捷操作表(略),供参考。

三、预防

（一）0~3 岁婴幼儿喂养建议

母乳含有充足的能量和营养素,并且母乳喂养在婴儿对正确呼吸、吮吸及吞咽的学习上都有着明显的优势。但是,研究表明,乳牙萌出后按需母乳喂养和过长时间母乳喂养是婴幼儿龋的危险因素,特别是含乳头入睡的婴幼儿患龋率明显高于不含乳头入睡者。体外研究也提示含糖饮食加按需母乳喂养是致龋的危险因素。针对母乳喂养与婴幼儿龋的关系,世界卫生组织 (World Health Organization, WHO)建议纯母乳喂养到婴儿 6 个月,之后结合辅食添加情况,母乳喂养可延长至两岁或以内。

1.0~6 个月婴儿喂养建议

大部分 6 个月以内的婴儿口腔中尚未萌出乳牙,主要是纯母乳喂养,不建议加水、果汁或其他任何食物,但当母亲由于各种原因无法给婴儿喂母乳时,可以采用配方奶喂养。

随着婴儿月龄增加,母乳喂养从按需喂养模式到规律喂养模式递进,逐渐减少喂奶次数,避免养成含乳头或奶嘴入睡的习惯,并减少夜间喂养的次数。一般建议:3 个月内可夜间喂养 2 次,4~6 个月减少到 1 次,6 个月以后最好不再夜间喂养。

2.7 个月~1 岁婴儿喂养建议

7 个月到 1 岁的婴儿,口腔中开始逐渐萌出乳牙。WHO 建议 6 个月以后鼓励母亲继续母乳喂养并逐步添加辅食,保持合理的喂食间隔。7~12 个月辅食建议保持原味,不要在奶、粥、果汁或其他液体里加糖,不要给婴幼儿软饮料和甜点,不要让婴幼儿长时间含着甜奶或甜饮料。

此外,看护者可能通过口口相传的方式将口腔中的致龋菌传播给婴幼儿,所以在喂养时要避免用自己的口腔接触奶嘴去检测瓶中奶的温度,不要跟婴幼儿口对口亲吻,不要将自己咀嚼过的食物喂给婴幼儿或共用餐具。

3.1~3 岁幼儿喂养建议

1~3 岁幼儿期生长速度相对婴儿期明显变慢,大部分幼儿 1 岁后乳磨牙开始萌出,咀嚼能力明显提高。开始断奶的时间可以在 10~12 个月,首先断夜奶,一岁半或两岁完全断奶。断奶的目的并不是完全断绝母乳,而是让幼儿循序渐进过渡到食用家庭膳食。

1 岁时鼓励幼儿使用水杯（或吸管）,尽量减少使用奶瓶,1 岁半脱离奶瓶,不要把奶瓶当作安慰奶嘴。

4. 糖与婴幼儿龋

糖是婴幼儿龋的主要致病因素,进食含糖食品的次数越多,越容易导致牙齿脱矿,引发龋病,因此提倡科学吃糖非常重要。世界卫生组织建议游离糖摄入量降至摄入总能量的 10% 以下。婴幼儿尽量减少每天进食含糖食品的总量和次数、避免在两餐之间进食含糖食品,不喝碳酸饮料。建议 1 岁以内的婴幼儿不喝果汁（100% 纯果汁或果汁饮料）,1~3 岁的幼儿每天喝果汁的量限制在 120 mL 以内。

（二）0~3 岁婴幼儿口腔卫生行为指导

口腔中的致龋菌会导致龋病。因此,建议家长采用正确的方法维护婴幼儿口腔卫生,引导婴幼儿建立口腔卫生行为并养成良好的口腔卫生习惯,可有效预防婴幼儿龋的发生。

1. 乳牙萌出前的口腔卫生行为指导

刚出生的婴儿唾液分泌量少,可能受到外界病菌的侵袭,在婴儿 4 个月左右时,婴儿会通过牙床和舌头的触感认识世界,但同时也会有可能将细菌带入口腔。因此,从出生后家长为婴儿清洁口腔极为重要。

为婴儿清洁口腔前,家长需认真洗手,然后在手指上包绕干净柔软的纱布,蘸温水轻轻擦洗婴儿的牙床、腭部和舌背,每天至少清洁一次,有助于家长及时发现口腔里的新情况。为减少婴儿哭闹,可以将清洁口腔和洗脸、洗澡放在一起，这样婴儿对口腔清洁的动作很熟悉，将来也容易接受刷牙。

母乳喂养时母亲需注意清洗乳头，保持乳头清洁卫生。婴幼儿进食后，如不方便清洁口腔时，可喂温开水稀释口腔中滞留的奶液。如果是人工喂养，喂养使用的奶瓶等器具要注意消毒，消毒后 24 h 内未使用的奶瓶应重新消毒，避免细菌滋生。

2. 乳牙萌出后的口腔卫生行为指导

WHO 提出：乳牙一旦萌出于口腔，家长就必须为婴幼儿刷牙。家长可用纱布、指套牙刷或儿童牙刷为婴幼儿刷牙，刷牙以机械清洁作用为主。当乳磨牙萌出后，家长可使用儿童牙刷，清洁婴幼儿上下颌牙齿所有牙面，特别是接近牙龈缘的部位。

两岁大的幼儿可能会想自己刷牙，但手的精细运动能力尚未形成，不能真正刷干净牙齿。因此，家长可以教幼儿刷牙，但担当刷牙任务的主体是家长。如果是幼儿自己刷牙，家长还需要在幼儿刷完后帮助查遗补漏，再彻底清洁一次。婴幼儿刷牙后、睡前不再进食。

家长帮婴幼儿刷牙使用的方法是最简单的圆弧刷牙法，牙齿的各个面（包括唇颊侧、舌侧及咬合面）均需刷到。最后一颗磨牙的远中面容易遗漏，刷牙时宜选择小头的牙刷，这样牙刷才能在口腔里灵活转动，刷到所有牙齿的表面。提倡一人一刷一口杯，不要与其他人共用，避免细菌的传染。

乳牙萌出建立邻接关系后，家长就需要开始使用牙线，清理婴幼儿的牙齿邻面。正确使用牙线是安全有效的清洁口腔的方法，可以预防龋病发生。建议每天至少使用一次牙线。

(三)0~3 岁婴幼儿口腔检查建议

1. 婴幼儿第一次口腔检查的时间

婴幼儿宜在第一颗牙齿萌出后 6 个月（通常出生后 12 个月）内，由家长带去医院进行第一次口腔检查，请医生帮助判断婴幼儿牙萌出及口颌发育情况，并评估其患龋病的风险，主要内容包括：饮食喂养习惯、口腔

卫生习惯、生长发育情况（特别是牙齿发育）以及患龋风险评估等，提供有针对性的口腔卫生指导，如果发现龋病等口腔疾病宜及早诊治。

2. 婴幼儿定期口腔检查的周期

第一次口腔检查后根据婴幼儿患龋风险评估情况，建议患龋风险低的婴幼儿每半年1 次口腔检查，患龋风险高的婴幼儿每 3 个月一次口腔检查。定期进行口腔健康检查，能及时发现口腔疾病，早期治疗。医生还会根据需要，进行口腔保健指导、口腔疾病筛查及患龋风险评估，并指导选择相应的干预措施，预防口腔疾病的发生和控制口腔疾病的发展。

3. 婴幼儿口腔检查的内容

牙颌面部检查：检查是否有唇裂、腭裂等颜面发育异常。检查牙的萌出数目、排列、形态、咬合关系、口腔黏膜和唇舌系带等。龋病相关检查：检查牙面软垢量和分布；牙是否有白垩色、棕褐色或黑褐色改变，是否有龋洞；检查牙釉质发育情况；建议进行龋活跃性检测，有助于评估患龋风险。

(四)0~3 岁婴幼儿局部用氟指导

氟是人体健康所必需的一种微量元素，摄入适量的氟化物可以减少牙齿的溶解度和促进牙齿的再矿化，预防龋病的发生。但是人体摄入过量氟也可以导致一些副作用，因此氟化物的推广应用适合于在低氟地区和适氟地区（饮水氟浓度<1.0 mg/L，非地氟病流行区）。

1. 0~3 岁婴幼儿使用含氟牙膏的建议和指导

出生 6 个月到 3 岁的婴幼儿，第一颗乳牙萌出后，家长宜使用含氟牙膏为孩子刷牙，每天 2 次。为确保安全性和有效性，建议 0~3 岁婴幼儿使用氟浓度为 500~1 100 mg/kg 的含氟牙膏，每次刷牙牙膏使用量为米粒大小（15~20 mg），刷牙后使用纱布去除口内余留牙膏。

2. 0~3 岁婴幼儿使用含氟涂料的建议和指导

根据婴幼儿龋病风险评估结果,自第一颗牙齿萌出起,可由专业人员进行个性化的婴幼儿牙齿局部涂氟预防龋病。建议对于患龋中、低风险的婴幼儿,每年使用含氟涂料(含氟浓度为 0.1%~2.26%)2 次;对于患龋高风险的婴幼儿,建议每年涂氟 4 次。

3 岁以下婴幼儿不建议使用含氟泡沫、含氟凝胶和含氟漱口水。

四、治疗

(一)婴幼儿龋的治疗原则

婴幼儿龋阻断性治疗的原则是:适应婴幼儿生长发育规律,以“慢性病管理”的方式将预防与临床诊疗技术相结合,降低婴幼儿龋活跃性,预防龋病向其他健康乳牙蔓延(新发龋)或向健康牙面蔓延(再发龋),采用风险相对较低的、相对简单的诊疗技术阻断龋坏牙病损进一步发展,最大程度降低婴幼儿龋对婴幼儿口腔健康的影响,最终阻断乳牙龋向恒牙迁延,维护儿童的口腔健康。

(二)婴幼儿龋临床诊疗的基本技术

1. 婴幼儿诊疗前准备与行为管理

婴幼儿由于其身心发育特点,无法进行良好的行为管理。其体位需要稳定的支持,可采用膝对膝位进行检查,由其看护者协助控制患儿肢体动作。在治疗前和治疗中用婴幼儿易于理解的语言告知将要做什么,会有什么感觉。医生引导婴幼儿张口,也可以让婴幼儿摸摸口镜、镊子,减少其对医疗器械的恐惧。开始要用慢而轻柔的动作操作,观察婴幼儿的适应能力,逐步增加力度和速度。

若患儿哭闹剧烈或动作较大,在对患儿全身情况评估和家长知情同意后,可尝试使用保护性固定。保护性固定治疗宜在“四手操作”或“六手操作”下进行,术前准备好所有可能使用的物品和器械,尽量缩短治疗时间。为避免患儿呕吐引发误吸事件,建议患儿禁食 4 h 以上,禁水 2 h 以上。在实施前协助患儿脱去厚衣物,取下头、颈部、腕踝等部位的装饰物,用布包裹患儿的身体时注意不要折压四肢。

2. 氟化物治疗

婴幼儿龋患者属于患龋高风险者,局部涂氟可一定程度控制婴幼儿龋的进展和发生,建议每年涂氟 4 次。另外,氟化氨银涂布也是控制婴幼儿龋进展的有效手段,由于会使牙齿变黑,使用前应充分告知。

3. ART/ITR 技术

在婴幼儿龋治疗中尽量少地使用侵入性治疗手段,尽量少地使用牙科手机等机械手段,最大程度上保存活髓,对尚未波及牙髓的龋坏,不追求一次性去净腐质的“完美”龋齿修复治疗,推荐使用化学机械去腐辅助下的非创伤性修复技术,同时采用对隔湿要求相对低的释氟材料(如玻璃离子水门汀等)充填窝洞。

在患儿不能配合治疗或龋坏牙质地极软、去腐极易导致露髓的患牙,可使用 ART 方法简单去除表层腐质,使用玻璃离子水门汀封闭窝洞作为过渡性治疗修复,延缓或阻止龋损发展进程。ITR 治疗后充填体易脱落,需要密切观察,一旦充填物脱落,可再次表层去腐,重复 ITR 治疗。

4. 乳磨牙玻璃离子窝沟封闭与预防性树脂充填

3 岁以下婴幼儿乳磨牙窝沟点隙深、患龋中、高风险者或有局限性龋坏,可行玻璃离子窝沟封闭或预防性树脂充填,预防龋损进一步发生发展。

5. 间接牙髓治疗

乳牙间接牙髓治疗是治疗乳牙近髓深龋的一种方法,适用于没有牙髓炎症状,临床诊断为可复性牙髓炎,或深龋但去腐净可能会露髓的患牙。选择合适的适应证并控制龋活跃性是乳牙间接牙髓治疗成功的关键因素。医师结合病史和相关检查对患牙牙髓状况进行判断。在临床病史中,患牙无疼痛病史,或仅在进食等刺激因素诱发下出现疼痛,刺激物去除后疼痛即可缓解;临床检查,牙无异常松动和叩痛,牙龈无红肿;影像学检查未见根尖周病变。

乳牙间接牙髓治疗成功的标准为：患牙无不适症状、牙髓存活、近髓处有修复性牙本质形成。可从两个方面进行判断，临床表现方面包括：无自发痛、叩痛、异常松动、牙龈红肿等牙髓炎、根尖周炎症状出现；影像学方面包括：未见牙根病理性吸收、牙周膜增宽、骨硬板连续性丧失，以及根尖周和根分歧区的异常低密度影。文献报道显示，乳牙间接牙髓治疗的成功率在 78%~100%；成功率还与牙位和洞型有关，第二乳磨牙高于第一乳磨牙，𬌗面洞高于邻面洞。

6. 化学机械去腐技术

化学机械去腐的基本原理是先用化学凝胶使龋坏组织软化，然后利用手工器械轻柔刮除或棉球擦去处理过的牙体组织。根据作用原理，化学机械去腐相比传统机械去腐具有选择性去除龋坏牙本质而最大程度保留健康牙本质的优点，更加符合现代微创的治疗理念，并且其在治疗的舒适程度和安全性上明显优于传统方法，尤其可以缓解 3 岁以下婴幼儿患者的畏惧、紧张心理，降低诊疗风险，更有利于临床治疗工作的开展。

7. 婴幼儿牙髓炎的治疗原则

对龋源性露髓的年轻乳牙（牙根未完全形成的乳牙）宜采取类似于年轻恒牙的活髓保存原则，在临床和影像学检查排除根尖周病变的条件下，建议使用牙髓切断术尽量保存活髓或部分根髓。对确实无法保留的牙髓可行牙髓摘除治疗，但不建议使用化学失活剂。婴幼儿乳牙牙髓治疗（特别是乳磨牙）宜在橡皮障下操作，以隔绝气、水和药物等对患儿口腔的刺激，避免口腔软组织损伤和误吞误咽等不良事件的发生。乳磨牙牙髓治疗后建议采用预成冠修复。

五、防治效果评价

婴幼儿龋病患者都是龋易感性极高的个体，如果治疗后原本健康的乳牙出现新龋、患龋牙原本无龋的牙面出现再发龋，说明患儿极高的龋易感性没有得到改善，其危害比单纯的充填体折断、脱落或继发龋更大，这种情况建议在术后评估体系中得到充分体现。

疗效评价的主要指标包括：是否阻断了龋病向其他健康乳牙的蔓延（新龋）；是否阻断了龋病向健康牙面的蔓延（再发龋），是否阻断了龋坏牙病损进一步发展（龋引起的并发症）；龋活跃性指数变化，致龋菌水平是否下降。

婴幼儿龋治疗后复查间隔根据患儿龋坏情况呈阶梯状（术后 1 个月、3 个月、6 个月、9 个月、12 个月）。复查内容主要包括家长/监护人口腔健康意识、患儿生活习惯和口腔卫生状况的改进情况、充填体情况、新发龋、再发龋或继发龋情况等。建议进行龋活跃性检测和龋风险性评估，个性化地指导个体口腔健康行为改进与氟化物使用。

乳牙牙髓病诊疗指南

本文件主要起草人：秦满、赵玉鸣、夏斌、刘鹤、张笋、郭怡丹、王潇、葛立宏、邹静、王小竞、汪俊、宋光泰、赵玮、赵玉梅、刘英群、黄洋、陈旭、梅予锋、阮文华、尚佳健、林居红、黄华、姚军、缪羽、黄彦、郭青玉、刘奕杉、刘波。

本指南提供了乳牙牙髓及根尖周病诊治的术语、检查诊断要点、治疗术式推荐以及疗效评价的建议及指导。本指南主要针对因龋病坏引起的乳牙牙髓病的诊疗过程，外伤、牙齿发育异常因素引起的乳牙牙髓病的诊治也可参照执行。

本指南适用于中国各级医疗单位的医务人员诊治乳牙牙髓病。

本文件没有规范性引用文件。

一、术语和定义

下列术语和定义适用于本文件。

可复性牙髓炎（reversible pulpitis）：可复性牙髓炎为一种临床诊断，是医师根据各种主观及客观检查判断牙髓炎症是可缓解的，牙髓状态可恢复正常的状态。患牙可表现为短暂的刺激痛，去除刺激因素可很快消除疼痛，经恰当治疗后牙髓是可以恢复健康的。

不可复性牙髓炎（irreversible pulpitis）：不可复性牙髓炎为一种临床诊断，医生根据各种指征判断牙髓炎症不可消除。牙髓不可逆性的急性炎症和慢性炎症均属于不可复性牙髓炎，典型的表现为自发性疼痛。甚至出现咬合不适或疼痛。包括急性牙髓炎和慢性牙髓炎。

间接牙髓治疗（indirect pulp therapy）：间接牙髓治疗是指在治疗牙髓正常或可复性牙髓炎的深龋患牙时，为避免露髓，有意识地保留洞底近髓部分软化牙本质，用氢氧化钙制剂等生物相容性材料覆盖被保留的软化牙本质，再用玻璃离子水门汀类材料垫底，以抑制龋损进展，促进被保留的软化牙本质再矿化及其下方修复性牙本质的形成，保存牙髓活力的治疗方法。

乳牙牙髓切断术（pulpotomy-primaryteeth）：乳牙牙髓切断术是去除冠方感染的牙髓组织，使用药物处理牙髓创面以保存根部健康牙髓组织的治疗方法。

乳牙根管治疗术（rootcanaltherapy-primary teeth）：乳牙根管治疗术是指通过根管预备和药物消毒去除根管内感染物质，消除对根尖周组织的炎性刺激，并用可吸收的材料充填根管，防止发生根尖周病或促进根尖周病变愈合的治疗方法。

二、乳牙牙髓状态的判断与术式选择

儿童牙髓状况的判断有时很困难，但牙髓状态的正确判断与术式的选择是决定乳牙牙髓病治疗成功与否的关键因素。

（一）乳牙牙髓病相关的临床检查

1. 收集病史

重点询问患牙疼痛史及软组织肿胀史。

通常情况下，有疼痛史表明牙髓已有炎症，甚至牙髓坏死。但乳牙牙髓感染症状常常不明显，有些慢性牙髓炎，甚至牙髓坏死可能没有牙疼症状。因此，有无疼痛史不能作为判断乳牙牙髓是否感染的唯一指征。

软组织肿胀或窦道史提示牙髓感染已累及患牙根尖周或根分歧下组织。

在询问病史时应同时询问主要看护人及患儿本人对疾病变化的叙述。儿童的年龄、心理成熟程度以及焦虑水平等因素会影响其对疼痛陈述的可信度，询问家长可帮助了解患儿病程的变化。但需注意的是，可能存在患儿曾多次诉说牙痛却没引起家长注意的情况。

2. 临床检查

临床检查时注意患儿年龄、心智发育情况，以及患儿就诊时的合作程度。需要患者感知反馈的检查项目（如牙髓活力测验、叩诊等）、存在误伤风险的操作（如牙髓温度测试中热测法等）不适合婴幼儿和合作程度差的儿童。为避免引起疼痛，对儿童患者不能探查露髓孔，应谨慎探查近髓处。临床上，术者宜根据患儿的具体情况使用具体检查方法。

（1）视诊　视诊时首先检查牙体病损大小、深浅、剩余牙体组织量等，初步判断患牙牙髓是否被累及，患牙能否保留。其次检查患牙颜色是否有改变，如呈暗灰色提示牙髓可能已发生坏死，呈浅棕黄色提示牙髓可能出现钙化，呈粉红色提示可能存在牙髓出血或牙齿内吸收。检查患牙是否有软组织肿胀和窦道。牙龈出现肿胀和窦道是诊断牙根周围组织存在炎症的可靠指标。视诊时还需注意检查是否露髓和露髓孔出血情况。

（2）探诊　探诊是应用探针检查以确定病变部位、范围和组织反应情况的检查方法，包括牙、牙周和窦道的探诊等。探诊器械有普通探针、牙周探针和窦道探针等。探诊检查可能引起患者不适，但是不应该引起患者较重的疼痛。对探诊不适的耐受程度因人而异，这点在儿童患者尤为重要。探诊检查牙体缺损部位的范围、深浅、质地软硬、敏感程度时，动作宜轻柔，需要结合问诊情况，若初步判定为活髓牙的深龋近髓时，不可以贸然深探，以免探针刺穿牙髓引起剧痛，增加患儿的痛苦。禁忌探露髓孔。探诊还可以用于检查充填体密合程度以及有无悬突，探查麻醉效果及皮肤黏膜窦道情况。儿童探查瘘道时需在局麻下探查，缓慢顺势推进，避免用力过猛，防止损伤邻近组织。

(3)叩诊和松动度检查　在没有其他非龋因素存在时，患牙出现叩诊敏感意味着牙髓炎症已经累及牙根周围组织。由于儿童感知和语言表达能力有限，对患儿的反馈要进行甄别判断。儿童叩诊时应注意以下几点：①先检查正常牙(如对侧同名牙或邻牙)作为对照，再查可疑患牙；②叩诊的力量一般以叩诊正常牙不引起疼痛的力量为适宜，从轻到重进行；③叩诊的同时观察患儿的反应；④低龄儿童和不合作儿童不宜做叩诊检查；⑤若患儿对叩诊恐惧时，可进行"咬诊"检查，将棉签放在可疑牙的牙合面，让患儿咬合观察是否出现疼痛；⑥对于主诉有明显咬合痛、局部肿胀明显的患牙，为避免引起患儿不必要的痛苦，可不用器械叩诊，用镊子或手指轻压牙冠，通过观察患儿的反应来进行判断。需要提醒的是有时牙龈乳头炎也可引起被波及牙的叩诊不适甚至叩痛，需要鉴别。

乳牙松动度检查时需鉴别生理性松动(生长发育因素导致)和病理性松动。病理性松动提示患牙根周组织存在炎症，牙槽骨或牙根甚至两者均发生吸收。为了准确判断，宜与对侧正常同名牙或邻牙的检查结果对比，必要时拍摄 X 线片，检查根尖周或根分歧下组织是否有病变或骨质破坏，以免误诊。

(4)温度测验　在乳牙此项为非必须检查，不适合低龄儿童和不合作儿童。对于学龄前儿童不宜使用热测法，以避免烫伤。

(二)影像学检查

由于乳牙牙髓治疗术式的选择不单取决于牙髓和根尖周组织状况，还要考虑牙根和继承恒牙胚生长发育情况。所以，影像学检查对乳牙牙髓治疗来说尤为重要。

一般来说，首选平行投照根尖片。重点观察龋坏范围，与髓腔关系；根尖周围组织是否存在病变、病变程度和范围；乳牙牙根是否存在生理性或病理性吸收；继替恒牙牙胚发育状况及其牙囊骨壁有无受损等。恒牙牙胚发育状况包括牙胚的发育程度、所处的位置、牙轴方向等。

曲面体层片和 CBCT 检查要慎重。考虑到儿童心智配合程度，还有辐射对幼儿组织器官生长发育的影响，宜平衡诊断价值与 X 线摄入风险，在幼儿谨慎使用曲面体层片和 CBCT 检查。

(三)术式选择、知情同意与术后医嘱

正确判断牙髓状态是选择治疗术式的依据。但国内外相关研究表明，目前判断乳牙牙髓状态尚缺乏客观可靠指标。特别是在没有自发痛的情况下，鉴别乳牙极近髓的深龋、可复性牙髓炎和不可复性牙髓炎尚存在困难，客观地说临床上存在一定的诊断错误概率。所以，治疗前根据临床情况，向患者及监护人提示相关风险，说明诊断、治疗计划、疗程、费用、风险预后等，必要时签署相应知情同意书。治疗后医生宜给予患儿及家长充分术后医嘱，告知可能出现的术后反应症状及其应对方法。对于接受局部麻醉注射的患儿，还需叮嘱患儿及家长避免自伤(如：咬伤或抓伤)麻醉区域组织。

三、乳牙牙髓治疗通用技术

(一)麻醉方式的选择

局部麻醉是消除牙科疼痛的最常用和有效手段，在儿童同样适用。由于儿童对疼痛耐受力差，正确地应用无痛注射技术尤为重要。麻醉注射时疼痛主要是进针刺破黏膜组织和注射中压力过大引起的。建议在儿童局部注射麻醉药前使用表面麻醉剂，减轻进针穿破黏膜引起的疼痛。麻药注射中宜采用慢、稳、轻的方法，简称 SGL 法(slowly,gently,lightly)；亦可使用计算机控制下局部麻醉注射仪，以减轻注射中压力过大引起的疼痛。

由于儿童皮质骨薄而多孔，有利于麻醉药的扩散，乳牙牙髓治疗中最主要的麻醉方式是局部浸润麻醉。上下颌乳牙均可通过骨膜上浸润麻醉获得较好的牙髓麻醉效果。

当上颌乳磨牙颊侧牙龈有窦道或牙槽脓肿时，可使用上牙槽前中神经阻滞麻醉，该麻醉可作用于上颌乳尖牙和乳磨牙。进针点位于上颌第一和第二乳磨牙之间的游离龈边缘到腭中缝假想连线的中点处，进针深度 4 mm 左右。

需特别注意的是乳牙牙髓治疗中慎用神经阻滞麻醉法，其原因是：① 儿童自制力差，麻醉注射过程中疼痛有可能使患儿体位突然改变，存在针头折断或血管神经损伤的危险；② 麻醉剂注入血管可能会引起中毒或血肿；③ 传导阻滞麻醉持续时间长，局部麻木感重，易引发患儿自伤；④ 儿童生长发育变化，很难准确地把握解剖位置，容易引起麻醉并发症。

髓腔内注射技术可用于其他麻醉方法效果不佳时的补充麻醉，但这种方法可能给患者带来一个短暂而强烈的疼痛，会对患儿配合度造成不良影响。

由于牙周膜注射对乳牙下方继承恒牙胚的影响尚无定论，临床上要谨慎使用。对存在慢性根尖周病变，或生理性根吸收导致恒牙胚牙囊骨板消失的患牙，不推荐使用牙周膜注射。

(二)橡皮障隔离术与其他术区隔离方法

1.橡皮障隔离术

橡皮障隔离术可在减少牵拉软组织的情况下，获得良好入路和视野，为口腔治疗操作提供干燥、清洁或无菌的术野，可提高治疗效率和治疗质量。由于隔绝了气、水和药物等对患儿口腔的刺激，使儿童变得安静并放松，同时

避免口腔软组织损伤和误吞误咽等不良事件的发生，增加手术操作的安全性。

乳牙牙髓治疗(特别是乳磨牙区)首选的隔湿方法是橡皮障隔离术。乳磨牙区推荐使用"隧道法"，可同时暴露乳尖牙和第一、二乳磨牙；使用橡皮障时在橡皮障夹弓部拴牙线，预防发生不良事件。

对患有上呼吸道感染、鼻道狭窄或鼻部阻塞严重影响鼻呼吸者和乳胶过敏者禁忌使用橡皮障；牙齿萌出不足或位置不正不能安放橡皮障夹者也不建议使用橡皮障。

2.其他术区隔离方法

在不能使用橡皮障隔离术时，推荐使用"四手操作"下棉卷隔湿法。使用时动作要轻柔，要注意避免引起患儿恶心呕吐，预防棉卷误吞误吸等不良事件。

(三)冠方修复

任何牙髓治疗后，均需严密的冠方修复。可使用不锈钢预成冠(stainless steel crown)或光固化复合树脂修复。波及两个或两个牙面以上缺损的乳磨牙推荐使用预成冠修复；乳前牙推荐使用透明成形冠树脂修复。

四、乳牙牙髓治疗的主要术式与选择原则

(一)乳牙牙髓治疗术式的选择原则

乳牙牙髓治疗术式主要包括间接牙髓治疗术、牙髓切断术和根管治疗术。依次涉及深部牙髓，操作越复杂，受根管变异和生长发育因素影响越大。目前国内外研究表明，从远期疗效上间接牙髓治疗与牙髓切断术相近，优于根管治疗术。另外，活髓有益于乳恒牙正常替换，成功的乳牙间接牙髓治疗和牙髓切断术对替牙没有明显影响，但乳牙根管治疗可增加牙根早吸收或延迟吸收而导致乳牙早失或滞留的风险性，所以，临床上宜选择尽量保守的方法，部分或全部保留活髓。

(二)乳磨牙间接牙髓治疗

1.间接牙髓治疗临床病例选择与影响因素

间接牙髓治疗适用于深龋近髓或可复性牙髓炎的患牙，患牙无不可复性牙髓炎症状或体征，如完全去净腐质可能造成牙髓暴露。患者主诉无自发痛史，可有食物嵌塞痛或温度敏感症状；视诊检查无露髓孔，叩诊无不适，患牙不松动，牙龈无异常。冷测检查可同对照牙或可有一过性敏感但无持续性疼痛。X线片检查根尖周组织无病理性改变。

文献报道的乳牙间接牙髓治疗术的成功率在 78%~100%；成功率与牙位和洞型有关，第二乳磨牙高于第一乳磨牙，𬌗面洞高于邻面洞，近髓点在邻面髓壁或轴壁时慎重使用间接牙髓治疗术，此时，可考虑使用牙髓切断术。

2. 间接牙髓治疗操作要点

局部麻醉，后续操作建议在橡皮障隔离术下操作。去腐：去净窝洞侧壁龋坏组织达硬化牙本质，在不露髓的前提下尽可能多地去除髓壁腐质，直到判断进一步去腐可能露髓则不再去除。间接盖髓：用间接盖髓剂如氢氧化钙制剂等生物相容性材料覆盖被保留的软化牙本质，玻璃离子水门汀垫底严密封闭洞底，促进修复性牙本质形成和软化牙本质再矿化。充填或预成冠修复：乳磨牙（特别是邻面龋）推荐使用玻璃离子水门汀/光固化复合树脂+预成冠修复；对牙体缺损不大的牙齿也可使用光固化复合树脂或高强度玻璃离子水门汀修复。

关于对保留下来的软化牙本质的处理，以往有观点认为此种需再次打开患牙进行二次去腐。近年来大量临床研究证实，进行二次去腐时原被保留的软化牙本质已变干变硬，残存细菌很少；另一方面，二次去腐操作明显增加了意外露髓的风险，增加了患者就诊次数和费用。基于上述原因和相关对照研究，目前在乳牙更倾向于一步法的间接牙髓治疗，即不再打开窝洞去除被保留的软化牙本质。

（三）乳牙牙髓切断术

1. 牙髓切断术的优势

乳牙牙髓切断术通过去除感染的冠部牙髓，用药物覆盖牙髓创面，以保存根部正常牙髓组织。既消除了感染的牙髓，也最大限度地保留了健康根髓，有利于乳牙继续行使正常生理功能以及牙根正常吸收与替换，相比于乳牙根管治疗术，对继承恒牙的影响小。

2. 牙髓切断术操作要点

局部麻醉。乳磨牙区宜在橡皮障隔离术下操作，前牙区也可在强力吸唾器和棉卷严密隔湿下进行。去净洞壁腐质和大部分洞底腐质，制备必要洞型。更换手套、无菌机头、车针和吸唾管头，开启无菌手术包。揭净髓室顶，暴露髓腔，观察冠髓形态、出血量及颜色，用大球钻或锐利挖匙去除冠髓，生理盐水冲洗，去除牙本质碎屑和牙髓残片等，湿润小棉球轻压充分止血。将盖髓剂覆盖于根管口牙髓断面，轻压使之贴合，玻璃离子水门汀垫底严密封闭髓腔。充填或预成冠修复：乳磨牙（特别是邻面龋）推荐使用玻璃离子水门汀/光固化复合树脂+预成冠修复；对牙体缺损不大的牙齿也可使用光固化复合树脂修复。

3. 乳牙牙髓切断术盖髓剂的选择

乳牙牙髓切断术的盖髓剂首选矿物三氧化物凝集体（mineral trioxide aggregate，MTA）。目前，国内外研究显示 MTA 具有良好的组织相容性、诱导矿化的作用、良好的边缘封闭性及低细胞毒性，在牙髓保存治疗中取得了良好效果，MTA 用于牙髓切断术的整体成功率在 94%~100%。Silva 研究显示 MTA 用于乳牙牙髓切断术一年后成功率可达 100%，Moretti 研究也显示 MTA 用于乳牙牙髓切断术两年后成功率可达 100%。但是，MTA 会导致牙冠变色，慎用于乳前牙。

近年，研究表明多种生物陶瓷材料具有与 MTA 相似或者更优的生物学性能，对牙髓细胞增殖无抑制作用，能够诱导成牙本质分化，在牙髓暴露界面形成钙化桥。生物陶瓷材料盖髓后不使牙齿变色，前后牙均可使用。

甲醛甲酚液（fomocresol，FC）曾经是广泛用于乳牙牙髓切断术处理牙髓断面的药物，其临床成功率在 70%~98%。由于甲醛甲酚渗透性、刺激性强,有致敏性以及生物毒性等性状,近年来其在牙髓切断术上的应用已逐渐被新的无毒或低毒性药品替代。

尽管氢氧化钙制剂在恒牙牙髓切断术中可以取得较高的成功率,但在乳牙牙髓切断术中成功率报道差别很大,在31%~100%;Silva研究显示显示氢氧化钙乳牙牙髓切断术一年成功率仅为33%;Moretti研究显示一年成功率为43%,两年后成功率仅为36%。Shirvani等应用Meta分析比较了MTA和氢氧化钙制剂在乳牙牙髓切断术中的应用,认为MTA更具优势;美国儿童牙科学会在其相关指南中对氢氧化钙制剂给出了负面评价。主要问题是氢氧化钙的强碱性可能造成牙髓慢性炎症及内吸收,导致治疗失败。所以,乳牙牙髓切断术中慎用氢氧化钙制剂作为盖髓剂。

(四)乳牙根管治疗术的操作指南

乳牙根管治疗术适用于急、慢性牙髓弥漫性感染和根周组织感染的患牙。一般来说,根管治疗术不能保留的牙齿意味着该牙将被拔除,所以掌握根管治疗术的禁忌证尤为重要。

1. 禁忌证排查

乳牙根管治疗术的禁忌证有:乳牙根尖周组织广泛病变,病变波及恒牙胚;存在牙源性囊肿或滤泡囊肿;髓室底穿孔,或无法修复的牙齿;牙根吸收1/3以上或接近替换的乳牙。

2. 根管预备与根管消毒

乳牙根管预备的目的是:去除根管内感染物质,包括残留牙髓、牙本质碎屑和细菌污染的根管壁牙本质(玷污层);通畅根管,包括扩通钙化阻塞的根管,适当扩宽根管有利于去除污染的根管壁牙本质和充填根管,但无须拉直根管。乳牙根管预备需结合机械预备与化学预备,在机械预备中配合使用化学试剂对根管进行冲洗、润滑和消毒。

感染的乳牙根管内存在多种微生物感染,机械预备和化学预备在消除主要微生物中起到重要作用。镍钛锉的弹性可较好地适应乳磨牙自然弯曲的根管,建议使用手用镍钛锉

预备根管。如果使用机用镍钛锉需考虑到儿童的耐受性和配合程度,避免发生器械分离等不良事件。建议使用乳牙锉进行根管预备(乳牙锉的长度和锥度与乳牙根管形态更匹配)。

除微生物之外,根管内的污染物还包括机械预备过程中形成的牙本质碎屑、坏死的牙髓组织等有机成分和成牙本质细胞的残留物,这些成分共同构成了根管内的玷污层,乳牙化学预备是去除玷污层的主要方式。目前常用的化学预备及根管消毒药物包括次氯酸钠、EDTA,其次还有氯己定、樟脑对氯苯酚等。次氯酸钠是抗菌作用最强的一种药物,尤其是与EDTA联用时。但各种药物都存在不同程度的细胞毒性,研究表明1%和2.5%的次氯酸钠溶液与EDTA联用可使其毒性降低。根管冲洗时不能超出根尖孔,避免药液进入根尖周组织。乳牙根管预备推荐使用1%次氯酸钠溶液或2%氯己定溶液。

根管预备后仍可能有部分感染物质不能清除,尤其是对存在严重肿痛症状或活动性渗出的患牙,根管封药有助于减缓症状及清除感染。常用的根管封药试剂有氢氧化钙糊剂、碘仿糊剂等。考虑到安全性,乳牙慎用FC根管封药;对于已经有牙根吸收的乳牙禁用FC根管封药。

根管预备的操作要点如下:局部麻醉、上橡皮障,去净腐质,揭净髓室顶;去除冠髓,找到根管口;用拔髓针取出剩余根髓;确定工作长度:根据X线片,以根尖孔上方约2 mm作为标志点,再结合手感确定初锉;按照确定的工作长度,使用不锈钢K锉或手用镍钛锉逐级扩大到35~40号锉,锉进入方向和根管预备方向与根管走向一致(预弯),器械严禁超出根尖孔,注意防止器械折断和根管侧穿。或选用机用镍钛锉敞开根管上段,效率更高。

3. 根管充填的材料与技术

理想的乳牙根管充填材料应具备以下特点:不溶于水;不使牙齿变色;X线显影;易充入根管,必要时易取出;与根管壁应有粘接性且

不收缩；稳定的抗感染能力；对根尖周组织无刺激，对根管内残留组织无凝固作用；超充材料易被吸收；不形成影响继承恒牙胚的硬组织团块；可促进根尖组织钙化和硬组织形成，封闭根尖孔；对牙龈组织无害。

目前临床上使用的根管充填材料多种多样，包括氢氧化钙制剂、氧化锌丁香油类制剂以及碘仿糊剂制剂等，但还没有一种材料能够满足理想乳牙根管充填材料的所有特点。现在在临床常使用碘仿与氢氧化钙或氧化锌丁香酚的复合制剂。碘仿和氢氧化钙复合制剂生物相容性较好，对周围组织的刺激较小，但其吸收速率常与牙根不同步，可能出现过早吸收现象。氧化锌丁香酚制剂可能对敏感个体的根尖周组织有刺激性（丁香油酚），吸收速率常低于乳牙根的吸收。现今尚缺乏证据说明乳牙根管充填材料中某一种材料明显优于另一种。

根管充填步骤如下：橡皮障隔离下去除暂封物，使用根管锉取出根管内封药，辅以根管冲洗。纸尖擦干，确定无渗出；距离根尖 2~3 mm 导入根管充填材料，可使用螺旋输送器和/或注射方式导入；暂封，拍摄 X 线片确定根充效果。

4. 根管治疗术的疗程

基于通过根管封药来保证根管消毒效果的考虑，乳牙根管治疗术通常需要 2~3 次就诊才能完成。但根管封药对根尖周组织存在一定的刺激性，过度使用可能增加术后并发症（如根尖周炎）的风险。研究显示一次性根管治疗术与多次分诊的根管治疗术在术后疼痛及成功率方面均无显著差异，且一次性根管治疗术可避免反复局部注射麻醉药，减少橡皮障夹损伤牙龈的机会，规避了诊间暂封微渗漏等问题。目前对于一次性根管治疗术是否适用于根尖周病变或牙髓坏死的患牙仍存在争议。

一般来说，外伤、龋病等导致的牙髓暴露或牙髓炎可进行一次性根管治疗术，难以通过暂封在诊间实现髓腔封闭、前牙需尽快美学修复等情况推荐进行一次性根管治疗术，而存在根尖周病变或牙髓坏死的病例则建议多次就诊。

五、乳牙牙髓治疗的成功标准及术后复查

术后 3 个月、6 个月、12 个月，都宜进行临床和根尖片检查。通过临床和 X 线检查判断治疗是否成功，其成功标准为：① 牙齿无自发疼痛、松动、牙龈肿胀等自觉症状。② 临床检查充填物（修复体）完好，无叩痛、扪痛，牙龈无红肿、窦道，牙齿无异常松动度；间接牙髓治疗的患牙牙髓活力测试正常。③ 影像学检查根周膜影像清晰，没有增宽，根尖和根分歧区无低密度影；牙根无病理性内外吸收；继承恒牙胚继续发育。间接牙髓治疗后有时可观察到盖髓剂下方有修复性牙本质形成的影像，牙髓切断术后可观察到有牙本质桥形成的影像。

口腔四手操作技术规范

本文件主要起草人：李秀娥、徐佑兰、王春丽、刘东玲、赵佛容、刘蕊、高玉琴、俞雪芬、林丽婷、侯雅蓉、邱钧琦。

本规范给出了四手操作技术的环境设施要求、基本操作原则、基本技术要点。

本规范适用于各级各类开展口腔疾病预防、诊断、治疗服务的医疗机构。

本文件没有规范性引用文件。

一、术语和定义

下列术语和定义适用于本文件。

四手操作技术（four-handed dentistry）：是在口腔诊疗过程中，医护采取舒适的坐位，患者采取放松的仰卧位。医护双手同时为患者

进行操作,护士平稳而迅速地传递诊疗器械及材料,从而提高工作效率,保证工作质量的操作技术。

传递技术(transfer technique):在口腔诊疗过程中护士协助拿取用物并交予医生的操作技术。

交换技术(exchange technique):在口腔诊疗过程中护士从医生手中接回用物,同时将待用用物递予医生的技术。

吸引技术(evacuation technique):通过负压系统吸除口腔诊疗过程中产生的冷却水、水雾、碎屑及唾液、血液的技术。

操作区(operating zones):使用钟面定位的医、护、患诊疗区域以及诊疗仪器等物品的放置区域。

二、四手操作技术的基本原则

(一)节力原则

在诊疗过程中,医护人员以最少的体力达到最大工作效率的原则。宜只涉及身体动作分级的Ⅰ、Ⅱ、Ⅲ级动作。

(二)安全原则

在诊疗过程中,避免患者和医护人员出现职业暴露伤的原则。

(三)视野清晰原则

在诊疗过程中,保持视野清晰。

三、环境设施要求

(一)诊疗区域布局

护理侧应有足够空间,口腔综合治疗台头托部距最近物品宜≥80 cm,牙科椅边缘距最近物品宜≥80 cm,可容纳诊疗设备及器械台,便于临床操作。静止区应放置器械台,器械台可移动,台面宜足够大,诊疗用物应触手可及。诊疗单元宜设立医护双通道,避免医护出入相互干扰。

(二)诊疗设施设备

应配备口腔综合治疗台、医生和护士专用座椅、器械台(车)。

四、医、护、患体位及灯光调节

(一)医生体位

医生体位可根据具体操作调整。宜采用平衡舒适坐位。紧靠椅背就坐,座椅椅背支持下背部;脚平放在地面上,大腿与地面平行或膝盖稍低于臀部。两腿自然分开;身体长轴及上臂垂直,双肘部贴近肋部,双手保持在心脏水平;两瞳孔连线呈水平位,眼与患者口腔距离为 30~35 cm。

(二)护士体位

腰部贴近靠背,左肘部可放置于弯形靠背上;腿部宜与牙椅平行,尽可能靠近牙科椅;大腿与地面平行,双脚放置于座椅脚踏上。视线应高于医生视线 10~15 cm。

(三)患者体位

患者体位可根据具体操作适当调整。宜采取平卧位,诊疗椅背呈水平或抬高 7°~15°,脊柱放松,头顶部与口腔综合治疗台头托顶部相平。患者上颌的咬合面与地面垂直。头部左右可转动 45°。

(四)灯光调节

灯光调节保证操作区域清晰的同时避免灯光照射到患者的眼部,且避免出现医护手部的投射阴影。检查时的基本位置为头托调节到与地面平行,灯光到口腔的焦点距离宜为60~80 cm。上颌操作时头托稍向后倾斜,灯光宜直接照射到𬌗平面上或调至与地面约成 90°角的位置,通过口镜反射照射在牙面上。下颌区诊疗时,抬起头托,使𬌗平面向前方倾斜,灯光宜调至地面约成 60°角的位置,直接照射在牙面上。

五、医、护、患位置关系

以患者面部为中心将操作区假想为一个时钟面,患者的头顶部朝向 12 点钟位置,将操作区分割为 4 个时区。

医生工作区:位于时钟 7~12 点位。上颌操作多选 12 点位,左侧下颌操作多选 10~11

点位,右侧下颌操作多选 7~9 点位。静止区:位于时钟 12~2 点位。此区应放置护士器械台(车)。护士工作区:位于时钟 2~4 点位。传递区:位于时钟 4~7 点位。

六、传递与交换技术

(一)基本原则

所需物品宜按照操作顺序依次摆放与传递。宜左手传递或根据需要双手传递,右手吸唾及准备下一步治疗材料和器械。应避开医生握持部位并施加一定的力进行传递。应将传递的用物工作端朝向操作的牙面或牙弓。交换时宜遵循先接后递的原则。

(二)传递与交换方法

1. 医生握持器械的方法

因用物类型、使用方式及口内诊疗区域位置不同包括三种方法。执笔式握持法:将器械如握笔一样拿在手中;掌式握持法:用手掌将器械牢固握于手中;掌-拇式握持法:将器械握于手掌之中,大拇指稳定器械,引导方向。

2. 传递方法

医生执笔式握持时,护士将器械握持部位递予医生拇指、中指和食指指腹处,确认医生握住后松手。医生掌(掌-拇)式握持时,护士将医生握持部位递予其手掌中,确认医生握住后松手。

3. 交换方法

单手交换法:左手小指(和无名指)接过医生使用后的用物,拇指、中指和食指传递待用用物。双手交换法:一只手取回医生使用后的用物,另一只手传递待用用物。

(三)注意事项

传递位置不可过高,避开患者面部。传递钻针、根管锉等小器械时可使用收纳器具传递,避免锐器伤的发生。传递用物时应确认医生握持稳固后方可松手。交换过程中用物应避免污染及碰撞。

七、吸引技术

(一)基本原则

协助医生保持视野清晰。护士宜用右手握持吸引器管,左手持三用枪或传递用物。吸引器管的放置位置不应妨碍医生的操作。

(二)吸引器管的握持方法

执笔式握持法;掌式握持法;掌-拇式握持法。

(三)吸引器管的放置

治疗上前牙区宜放在诊疗牙的切端;治疗下前牙区宜放在诊疗牙的根部;治疗左侧上下颌磨牙区宜放在颊侧;治疗右侧上下颌磨牙区宜放在腭侧(舌侧)。

(四)注意事项

可使用吸引器管协助医生牵拉患者口角,动作轻柔,吸引器前端不应紧贴黏膜,避免引起患者不适或黏膜血肿。吸引器管斜面朝向牙列的方向,以达到最大吸引效果。吸引器管与冷却水保持一定距离,避免冷却水被吸走。吸引器管不宜放入患者软腭、咽部等敏感区域,以免导致患者恶心。不应让患者闭嘴包住吸引器,以免造成吸引器内污水反流入口内。

儿童口腔门诊全身麻醉操作指南

本文件主要起草人:徐礼鲜、郁葱、万阔、张伟、李刚、徐辉、王小竞、史宝林、陈柯、杨旭东、王玲、张国良、李小凤、夏斌、冉龙宽、马林。

本指南给出了门诊儿童口腔诊疗全身麻醉的操作建议。

本指南适用于同时具有全身麻醉和儿童口腔诊疗资质的全国各级各类医疗机构,为开展全身麻醉下实施儿童口腔诊治的临床操作提供指导。

重要提示：在儿童口腔门诊实施全身麻醉与常规手术室内麻醉存在许多不同。首先，它远离手术室，一旦发生紧急情况不易快速得到有效的支援和帮助；其次是门诊儿童在接受口腔诊疗后观察时间短，当天都会离开医院，存在突发事件处理滞后的风险。由于在儿童口腔门诊实施全身麻醉难度大，风险更高，因此，对开展口腔门诊儿童全身麻醉的医疗机构、口腔诊疗种类、全身麻醉实施条件及人员资质的基本要求也就更高。

本文件没有规范性引用文件。

本文件没有需要界定的术语和定义。

一、临床基本条件

（一）人员配置及资质

在门诊实施儿童全身麻醉下口腔诊疗时，麻醉人员配备不低于在手术室内实施全身麻醉的要求，即：每台全身麻醉必须有 2 名麻醉医师，1 名为麻醉住院医师，1 名为麻醉主治医师，麻醉住院医师不能独立开展全身麻醉。口腔治疗需要符合四手操作的要求，具备开展相关工作所需资质的口腔科医师和护士各 1 名。恢复单元配备具备生命体征监护和生命支持能力的专职医护人员 1 名以上。

（二）设备、药品及治疗区域

门诊儿童全身麻醉口腔单元的麻醉相关仪器与药品配置通常不低于常规手术室。

1. 麻醉相关医疗仪器、药品和区域设置

配备具有精确小潮气量和容量 /压力控制模式的多功能麻醉机/呼吸机。可靠的供氧/吸氧装置，包括氧气源、鼻导管、口咽通气道/鼻咽通气道、简易呼吸器、气管内插管和建立静脉通道的相关器材等。监护设备的监测指标包括心电图(ECG)、无创血压、脉搏氧饱和度（SPO_2）、呼气末二氧化碳分压(PET-CO_2)、潮气量、气道压和体温，有条件者可配置麻醉气体浓度和麻醉深度监测。急救复苏设备包括除颤仪及抢救设备，必须配备急救车。需配有单独的负压吸引装置、室内换气系统、充分的照明设备和转运车等。

2. 麻醉相关药品配置

全身麻醉药品需要配备全身麻醉诱导和麻醉维持的药物。如：咪达唑仑、右美托咪定、依托咪酯、异丙酚、氯胺酮、七氟醚、异氟醚、氧化亚氮、芬太尼、舒芬太尼、瑞芬太尼、维库溴铵、顺式阿曲库铵、阿托品等。

急救药品包括利多卡因、阿托品、艾司洛尔、胺碘酮、硝酸甘油、西地兰、肾上腺素、去甲肾上腺素、多巴胺、异丙肾上腺素、间羟胺、尼可刹米、多沙普仑、异丙嗪、氨茶碱、氢化泼尼松、呋塞米、碳酸氢钠、氯化钾、常用静脉输液器械及液体等。

麻醉科拮抗药物需要配备纳洛酮、氟马西尼和新斯的明等。

局部麻醉药主要包括普鲁卡因、利多卡因、罗哌卡因、布比卡因、阿替卡因等。

3. 诊疗区域设置

均需要设置独立门诊全身麻醉口腔诊疗室，面积为 24~40 m^2，可根据医疗单位自身建造规划进行适当调整。均需要设置独立门诊麻醉苏醒室，面积为>30 m^2。苏醒室内也必须配备氧气源、吸氧装置、多功能监护仪和抢救设备。

（三）医疗机构的资质

全身麻醉需要在具有麻醉诊疗科目的各级各类医疗机构开展。

二、儿童口腔诊疗的种类

门诊儿童全身麻醉下口腔诊治主要指在 Ⅲ级以下层流净化手术室或区域，手术室以外的场所，为接受儿童口腔牙齿治疗、口腔外科小手术、各种影像学检查的儿童所实施的全身麻醉操作。

总原则：宜选择对机体生理功能干扰小、麻醉时间一般不超过 2 h、预计诊治后并发症少的诊疗种类，各级医疗单位宜综合考虑其医疗场所、设备条件、医疗水平及患儿情况等多方面因素，在确保医疗质量和医疗安全的前提下，选择可开展的门诊儿童全身麻醉下口腔诊疗种类。

重要提示：由于口腔检查和治疗邻近呼吸道，对刺激敏感性高，口内分泌物容易进入咽后壁和气道产生呛咳，甚至引起喉痉挛、气管或支气管道痉挛等严重并发症。因此，在门诊实施儿童全身麻醉下口腔治疗对医护人员提出了更高的挑战。在门诊实施儿童全身麻醉下口腔治疗前，宜根据儿童全身情况制定合适的治疗方案。

三、适应证及禁忌证

(一)适应证

适合门诊全身麻醉的儿童(一般≥2岁)符合以下条件：全身情况评估为美国麻醉医师协会(ASA)分级Ⅰ～Ⅱ级的患儿；因恐惧、焦虑、不能交流或者其他辅助措施不能配合牙科治疗的儿童；脑性瘫痪、智力障碍、语言障碍、癫痫以及精神行为异常等精神智力异常的儿童；预计需进行较复杂或者较长时间(>30 min)口腔治疗的儿童；预计口腔治疗后呼吸道梗阻、疼痛及严重恶心呕吐等并发症发生率低的儿童。

(二)禁忌证

下列情况不建议行门诊儿童全身麻醉下口腔诊治：全身状况不稳定的 ASA Ⅲ级以上的儿童；估计可能因潜在或已并存的疾病将会导致口腔治疗中出现严重并发症的儿童（如恶性高热家族史，过敏体质者）；近期出现急性上呼吸道感染未愈者、哮喘发作及持续状态的儿童；气道评估存在困难气道的儿童；预计口腔诊治后，呼吸功能恢复时间可能延长的病理性肥胖、阻塞性睡眠呼吸暂停综合征的儿童。

下列情况谨慎进行门诊儿童全身麻醉下口腔诊治：因某种并存的疾病长期服用抗精神病药、镇痛药、抗心律失常药的儿童；一般性过敏体质者；3 岁以下儿童宜平衡风险与收益。

四、诊治前评估与准备

(一)评估方法

原则上实施门诊儿童全身麻醉下口腔诊治前必须由麻醉医师进行充分评估及准备。在口腔诊治当日，麻醉医师还需要在麻醉开始前与患儿及家长进行面对面直接沟通和评估，并做出最后决策。

(二)评估内容

评估内容主要包括三个方面：病史、体格检查、辅助检查(参照住院患儿的评估内容)，特别是要注意辨别出患儿诊治过程中可能出现的特殊问题，包括近 2 周内是否患有上呼吸道感染病史、现在用药情况、过敏史、是否存在打鼾、困难气道、恶性高热易感人群、肥胖、血液系统疾病、心脏病、呼吸系统疾病、水电解质紊乱及胃肠反流性疾病等。

(三)诊治前检查及准备

1. 体格检查

常规体格检查除身高、体重外，主要还包括基本生命体征，如心率、呼吸频率、脉搏血氧饱和度、血压、体温。呼吸系统重点检查包括是否存在鼻道通气不畅，有无鼻甲肥大、鼻中隔弯曲、困难气道、呼吸道梗阻症状、呼吸音异常等，注意检查牙齿松动情况，必要时行喉镜鼻内镜检查。循环系统关注是否存在心律失常、心脏杂音等情况。

2. 辅助检查

常规实验室检查主要包括血常规，出、凝血功能，肝肾功能，传染病学筛查(肝炎，梅毒，AIDS 等)及尿常规检查，胸部 X 线片检查。以及根据患儿全身情况所需的其他检查。各项化验检查均宜在口腔诊治前完成，对于有并存疾病的患儿，在仔细评估病情的基础上安排合理的诊治前准备，必要时和相关学科医师共同制定诊治前准备方案，并选择合适的诊治时机。

3. 知情同意

凡实施儿童门诊全身麻醉下口腔治疗的患儿均必须由法定监护人签署麻醉知情同意

书，麻醉科医生有责任告知监护人使用药物或全身麻醉技术的适应证、禁忌证和潜在的风险及可替代治疗方案，最终由患儿的法定监护人与医生共同决定是否采用该项技术，并签署麻醉知情同意书。并告知麻醉后的注意事项。

4. 诊治前患儿准备

推荐参照 ASA 术前禁食规定：择期口腔诊治的患儿都要限定严格的禁水食时间，如禁食油炸食物、富含脂肪或肉类食物至少 8 h，易消化固体食物或非人类乳至少 6 h，禁母乳至少 4 h，禁饮清饮料至少 2 h，包括饮用水、果汁（无果肉）、苏打饮料、清茶、纯咖啡，但不包括酒精饮料。原则上不需要麻醉前用药。对明显焦虑的患儿可酌情口腔治疗前用药。

五、麻醉的实施与监测

（一）局部或区域阻滞麻醉

当全身麻醉起效后，对于可致痛的口腔操作前，推荐复合实施局部浸润麻醉或区域阻滞麻醉，以减少全身麻醉药用量，降低不良反应。

（二）气管内插管全身麻醉

气管内插管全身麻醉常用于口腔诊疗时间较长（>1 h），口腔操作对呼吸干扰较大的诊治，如多发龋齿治疗、复杂多生牙拔除、口腔内小肿物切除或活检等。该方法可以确保口腔内操作、分泌物或血液不易引起喉、气管、支气管的痉挛或窒息，安全性较高。但该方法存在有气管内插管相关并发症，如牙齿损伤、咽喉部和鼻腔的黏膜损伤、下颌关节脱位、呼吸道黏膜损伤、声音嘶哑、喉头水肿等并发症。

推荐 1：静脉置管前镇静

患儿进入诊疗室后，先以 30%~50% 氧化亚氮 +70%~50% 氧气吸入 1~2 min，再以潮气量法复合吸入 6%~8% 七氟醚（新鲜气流量 3~6 L/min），当患儿意识消失后将七氟烷的挥发罐调至（新鲜气流量 1~2 L/min），维持自主呼吸，并建立静脉通路。

推荐 2：快速麻醉诱导

诊治前评估无困难气道的患儿，从静脉通道注射起效快、呼吸抑制轻、作用时间短的镇静药，如咪唑安定 0.1~0.2 mg/kg、异丙酚 2~2.5 mg/kg，或依托咪酯 200~300 μg/kg；麻醉性镇痛药，如芬太尼 2~3 μg/kg，或瑞芬太尼 1~2 μg/kg；肌肉松弛药，如维库溴铵 0.08~0.1 mg/kg，或顺式阿曲库铵 0.1~0.2 mg/kg；其他药物，如地塞米松 0.2~0.5 mg/kg、阿托品 0.01 mg/kg 诱导麻醉。

推荐 3：可视气管内插管

两岁以上儿童选择带套囊气管导管内径（ID）=年龄/4+4，不带套囊气管导管 ID=年龄/4+4.5，应用可视喉镜从通气顺畅侧鼻腔（或口腔）插入气管导管，经鼻腔插入的气管导管 ID 较经口腔插管小 0.5#，经口腔插入导管的深度约为年龄（岁）/2+12 cm 或者 ID×3 cm；经鼻腔插入导管的深度约为年龄（岁）/2+14 cm 或者 ID×3+2 cm；摆好体位后需要再次确认导管深度。

重要提示：插管时手法轻柔切忌导管 ID 过大，忌用暴力插入导管，插管后一定要听诊双肺和观察 PETCO2 波形、气道压力，确认气管导管是否在合适的位置，如有异常及时处理，导管固定前要正确握持气管导管，确保导管位置没有变化，防止导管扭折。

（三）使用喉罩通气道（LMA）全身麻醉

应用 LMA 全身麻醉常用于短时间（<1 h）口腔诊治的麻醉，麻醉药应用参照推荐 1 实施，待患儿意识消失、下颌松弛后置入 LMA。

重要提示：不能完全按体重选择 LMA，宜根据患儿的发育情况参考标准体重，选择大小合适的喉罩；维持麻醉期间可保持自主呼吸或控制呼吸，但以保留自主呼吸更为安全，通过 PETCO2 调节通气量；LMA 对气道密封性较气管内插管差，口腔分泌物易流入气管，需要加强吸引保证安全；口腔诊治过程中可因头位变动，而引起 LMA 的位置改变，而增加正压通气时气体泄漏的可能性，需引起注意。

推荐 4：维持麻醉

气管插管完成后，连接麻醉机控制呼吸，

设置呼吸参数潮气量 8~10 ml/kg；分钟通气量 100~200 ml/kg；吸气峰压一般维持在 12~20 cmH$_2$O；呼吸频率调整至 1~5 岁为 25~30 次/min，6~9 岁为 20~25 次/min，10~12 岁为 18~20 次/min，根据胸廓起伏和 PETCO$_2$ 调整合适的通气量及频率。呼吸时间比值为 1∶1.5~2.0，治疗中麻醉维持推荐采用 2%~3% 七氟醚，或异氟醚 1.5%~2.5% 吸入麻醉，或丙泊酚 50~200 μg/kg/min 从静脉泵注维持。维持麻醉期间可依据口腔诊疗情况及麻醉深度，酌情加用麻醉性镇痛药，或镇静药调整合适的麻醉深度。

（四）生命参数及相关监测指标

在实施全身麻醉期间，需使用多功能监护仪对患儿重要生命参数进行持续有效的监测，参与诊疗的医护人员需要注意观察患儿的口面部颜色及胸廓起伏情况，特别是麻醉医师需全程观察患儿生命体征，主要监测内容包括心率、心律、血压、体温、SPO$_2$、ECG、呼吸频率、气道压、潮气量、PETCO$_2$。有条件单位可实时监测麻醉深度，吸入/呼出麻醉剂浓度监测。对于口腔诊治时间>2 h 的患儿，建议进行血气检测，以便更科学地调节呼吸参数。

六、麻醉恢复苏醒期管理

（一）拔除气导管或喉罩

当口腔科医师完成了预定的诊疗操作，并检查诊疗创面无渗血、无残留物后，麻醉科医师即可停用所有全身麻醉药物，以新鲜氧气逐渐转置换呼吸回路内的气体，待肌张力和自主呼吸基本恢复正常，呛咳反射恢复良好，潮气量>8 ml/kg，吸入空气时 SPO$_2$>95%，PETCO$_2$ < 45 mmHg 时，充分清理口咽分泌物后拔除气管导管或喉罩，取侧卧位或头偏向一侧，如有舌后坠时，放置口咽通气道，保持呼吸道通畅。

（二）麻醉后恢复室（PACU）观察

所有实施全身麻醉的患儿，都必须进入 PACU，由专职医护人员继续监护和观察至少 30 min，并填写麻醉苏醒记录单，当达到离开苏醒室标准（改良 Aldrete 评分≥12 分，其中任何一单项评分均不能少于 1 分）后方可离开苏醒室。未能达到苏醒标准的患儿，必须继续留在苏醒室里观察，直到达到离室标准。

（三）离院标准

全身麻醉口腔诊疗后直接回家的患儿，必须确认呼吸循环稳定，无明显疼痛及恶心呕吐，口腔诊疗区域无明显渗血，经麻醉医师确认改良 Aldrete 评分为 14 分，方可离院，并在 24 h 内保持联系或有回访记录。

（四）诊疗后随访

患儿离院后 24 h 内要常规进行诊疗后随访，以电话随访为主；24 h 后如患儿病情需要，宜延长随访时间。及时了解患儿是否出现全身麻醉和口腔诊疗相关的并发症（如伤口疼痛、出血、感染、意识改变、恶心呕吐、头晕、全身麻醉后声嘶、呛咳、头痛等），并提供处理意见，情况严重者建议尽快到医院就诊，以免延误病情。

重要提示：虽然患儿达到标准离院，但是麻醉药物残留作用依然存在，约半数患儿在术后 1~2 d 内仍存在观察力、判断力和肌张力等方面的异常，宜向监护人交代相关注意事项；患儿在接受治疗后 24 h 内要有专人陪护；原则上 Aldrete 评分为 14 分，呛咳反应完全恢复，就可开始进食，其进食顺序遵从清水-流质食物-固体食物的顺序，逐渐加量；如有伤口疼痛可遵医嘱服用非甾体类抗炎药；如有任何不适应及时回院或在当地医疗单位就诊；请监护人记住诊治医师回访电话。

七、儿童口腔门诊全身麻醉常见问题及处理

（一）呼吸抑制

全麻苏醒期，常因药物残留或拔管过早等原因出现呼吸抑制，绝大多数可通过吸氧或面罩（加压）给氧后得到有效缓解。如尚不能恢复，宜及时进行气管内插管或放置喉罩辅助呼

吸直至恢复。

（二）舌后坠

全麻苏醒期，部分患儿特别是肥胖或腺样体肥大患儿，容易出现舌后坠，当出现舌后坠时，可通过头后仰并托下颌打开阻塞的气道，如仍无明显改善可放置鼻/口咽通气道，或面罩辅助通气直至恢复。

（三）喉痉挛、支气管痉挛

当麻醉较浅时的操作刺激可能诱发气道痉挛，尤其在全身麻醉诱导插管或诊治结束后拔管时更易发生。当气道痉挛发生后需要立即停止操作，清除口内分泌物，面罩辅助（加压）供氧，可选用缓解支气管平滑肌痉挛药，如沙丁胺醇、氨茶碱、糖皮质激素等直至恢复。如仍无缓解时可使用肌肉松弛药行气管内插管控制呼吸，并请相关专业医师会诊协助治疗。

（四）苏醒期躁动

患儿全身麻醉诊治后躁动是苏醒期常见并发症，发生率约8%，多见于以吸入麻醉为主的患儿。建议治疗中适当使用镇静类药物，以降低治疗后躁动的发生率。一旦发生，可以使用安定类镇静药物，或者小剂量的芬太尼（1~2 μg/kg 鼻腔内给药或静脉注射）大多可减轻躁动。

（五）恶心呕吐

恶心呕吐是患儿全身麻醉苏醒期可能发生的并发症。建议对治疗前评估有可能发生恶心呕吐的患儿，在口腔治疗结束前可预防性使用抑制呕吐的药物。一旦发生，立即头偏向一侧，清理口内分泌物，防止误吸，并使用止吐药物，留院观察直至恢复。

（六）心律失常

心律失常也是儿童口腔门诊全身麻醉可能发生的并发症，多为浅麻醉状态下，由于缺氧、气管导管、口腔诊疗、眼球压迫、疼痛等刺激诱发心律失常，多以室上性心动过速、心动过缓，或室性早搏多见，如治疗期间出现新的

心律失常，通常需立即检查原因及时纠正，并通过调整麻醉深度后恢复。

（七）低血压

常见原因是麻醉过深，禁水食时间长引起血容量不足，口腔诊治或压迫眼球刺激迷走神经反射性引起血压下降及心率减慢，需要积极查找原因，调整麻醉深度，补充有效血容量，必要时暂停治疗刺激，使用心血管活性药物，并积极寻求帮助。

重要提示：麻醉药物对儿童尤其是幼儿的潜在神经毒性一直是人们担忧的重要问题。一项涉及澳大利亚、意大利、美国、英国、加拿大、荷兰和新西兰7个国家的28家医院，共计722名小于14个月的幼儿，通过一项随机对照研究，分别在全身麻醉和区域麻醉下接受腹股沟疝修补术，其中区域麻醉363名，全身麻醉359名，平均手术麻醉时间为54 min，实际最终纳入分析的全身麻醉的儿童为242名，接区域麻醉的儿童205名，应用全量表智商（FSIQ）值对两组儿童进行连续观察，分别在手术后2年和5年在《柳叶刀》发表跟踪论文2篇（Lancet.2016,387(10015):239,Lancet.2019,393(10172):664)。结果显示2岁时接受区域麻醉组的儿童平均认知综合得分为98.6，全身麻醉组认知综合得分为98.2。5岁时接受区域麻醉组儿童平均FSIQ值为99.08，全身麻醉组FSIQ值为98.97。这一结果提示婴幼儿期短时间接受全身麻醉对儿童的智商和认知功能没有影响，不再需要担忧全身麻醉对儿童智力的影响，而让儿童承受延迟手术（口腔治疗）所带来的潜在风险。但美国FDA2016年发表声明，对于小于3岁、时间超过3 h、多次麻醉的需要平衡风险和受益，宜让家长知道目前的研究现状，然后做出选择。

前言、引言、表、图、附录、参考文献等略。

中华口腔医学会批准的 5 项团体标准

2021 年 6 月 25 日，中华口腔医学会发布公告，批准 5 项团体标准，包括：老年患者口腔修复指南(T/CHSA 001-2021)、牙齿漂白治疗技术操作指南(T/CHSA 002-2021)、口腔正畸无托槽隐形矫治技术指南(T/CHSA 003-2021)、5-氨基酮戊酸光动力疗法治疗口腔潜在恶性疾患的专家共识(T/CHSA 004-2021)和口腔扁平苔藓诊疗指南(修订)(T/CHSA 005-2021)。团体标准于 2021 年 7 月 1 日起正式实施。

《中国口腔医学年鉴》2021 年卷收录该 5 项团体标准，标准中的前言、引言、表、图、参考文献等略。

老年患者口腔修复指南

(本文件主要起草人：刘洪臣、李鸿波、时权、郑东翔、陆支越、顾斌、刘娜、王东胜、王俊成、张戎、刘乙颖。)

本指南给出了关于临床老年患者进行常规的口腔修复的治疗原则、诊治技术要点的建议及注意事项。本指南适用于从事临床老年口腔修复治疗的相关医师、医学生的培训、考核及临床应用参照。

本文件没有规范性引用文件。

一、术语和定义

下列术语和定义适用于本文件。

老年人(the aged)：在我国，60 周岁以上的人群被定义为老年人。

牙体缺损(tooth defect)：由于各种原因引起的牙体硬组织不同程度的外形和结构的破坏与异常，表现为牙体失去了正常的生理解剖外形，造成正常牙体形态、咬合及邻接关系的破坏。

牙列缺损(dentition defect)：由于部分牙齿缺失导致的恒牙牙列不完整。

牙列缺失(edentulism)：由于各种原因导致的上颌和(或)下颌牙列的天然牙全部缺失，当上下颌牙列中都无天然牙时又称为无牙颌。

知情同意(informed consent)：患者对自己的病情和医生据此作出的诊断与治疗方案明了和认可。

患者评估(patient assessment)：是指通过病史询问、体格检查、辅助检查等手段，对患者的心理、生理、社会、经济条件、疾病严重程度等做综合评价。

二、老年患者口腔修复总原则

(一)安全

口腔修复治疗前应对患者的全身状况及风险进行评估，进行全面综合考虑，选择合适的治疗时机和治疗方案，修复治疗过程应注意安全。

(二)有效

制定适合患者自身特点的修复方案，修复方式侧重恢复咀嚼功能并尊重患者意愿，兼顾舒适、美观、经济。

(三)微创

治疗过程需时刻遵循微创理念，操作精细精准，减少疼痛或者不适，缩短治疗周期及每次治疗时间。

(四)健康

修复体的设计制作等应有利于维护口腔

健康,便于清洁,利于老年患者根面龋、牙周病的防治,并应将口腔卫生宣教贯穿始终。

(五)知情同意

治疗前应取得患者知情同意;高龄老人可取得其直系亲属或监护人的知情同意;对于有认知功能障碍的老年患者,应取得其直系亲属或监护人的知情同意。

(六)姑息治疗

对于老年口腔修复治疗的患者,必要时可行姑息治疗,适当恢复患者牙列的形态与功能。

三、老年患者口腔修复基本流程

(一)老年患者修复前全身情况评估

1. 系统性疾病、慢性疾病评估

老年患者由于年龄偏大,生理器官逐渐衰退,常常伴随其他全身性疾病,且有时是多种疾病并存,而多数疾病对患者的口腔修复有影响。此外,还应对患者营养状况进行评估。因此进行口腔治疗前,必须对患者的疾病史有全面的了解,必要时请相关专科进行会诊,不但有助于修复治疗,也可避免不必要的纠纷。

常见的老年修复患者相关系统性疾病有:

(1)心血管系统疾病　如高血压、冠心病等,此类患者可能在治疗中因局麻药影响或疼痛刺激等发生血压变化、心律失常等,对患者生命安全造成影响。

(2)内分泌系统疾病　如糖尿病,骨质疏松,甲状腺疾病等,此类疾病可能导致老年患者的种植治疗的失败,尤其是血糖控制不良、严重骨质疏松的老年患者。

(3)呼吸系统疾病　如肺炎、支气管炎、哮喘等,此类患者在修复治疗时,容易受到水气等影响发生呛咳,修复治疗过程中应注意患者体位,避免误吸。

(4)消化系统疾病　如肝炎、肝硬化等,此类疾病可能影响患者的凝血功能,对于有创操作应注意,而对于病毒性肝炎推荐按常规传染病的治疗程序进行,如果是在急性期、传染期,应暂缓口腔治疗。

(5)神经系统疾病　如阿尔茨海默病、帕金森病等,对于认知障碍的应对其家属或监护人做好知情同意;而对于肢体有不自主震颤的可能影响临床操作。

(6)泌尿系统疾病　如前列腺增生、肾功能不全等,老年男性前列腺疾病的患者,修复治疗过程应简短,避免长时间操作;而肾功能不全则可能影响种植手术。

(7)免疫系统疾病　如系统性红斑狼疮等,此类疾病患者需长期服用免疫抑制剂类药物影响机体功能,如需进行种植操作等需慎重。

2. 用药史、过敏史、全身治疗史

对老年患者的用药史应有全面的了解,尤其是正在服用的,药物治疗史不但有助于了解患者目前身体情况,也有助于帮助修复医师选择合适的治疗方案,常见的药物有:

(1)抗凝药物　应检测患者的凝血功能,避免因有创的修复操作引起术后持续性出血。

(2)激素类药物、免疫调节类药物　此类药物及原发疾病可影响患者免疫力及机体功能,避免为此类患者选择创伤较大的修复方式。

(3)镇静安眠药物　此类患者的最好选择为固位力相对可靠的修复体,并强调勿戴可摘义齿睡觉,避免发生误吞。

(4)双膦酸盐药物　对正在服用此类药物或近期内服用过的患者应严禁进行颌骨手术,例如拔牙或种植牙。

对于过敏史,也应全面了解,尤其是以前进行口腔治疗时相关的过敏史,避免因局麻药物等选择不当引起过敏。

应全面了解患者的全身治疗史,主要有以下几项:

(1)放化疗　口腔有创操作,例如老年患者修复前的拔牙、种植治疗等操作可能导致患者出现伤口不愈合、骨坏死等。

(2)心脏支架　有心脏支架的患者常规服用抗血小板药物或抗凝药物,进行有创操作(例如修复前拔牙、牙槽嵴修整术、种植手术等)前应检测其凝血功能,必要时进行相关专科会诊。

（3）心脏起搏器　此类患者不建议进行超声波洁牙、根测仪测量根长操作，如需要时可咨询心内科医师；高速涡轮机产生的噪声也可能对此类患者有影响。

（4）助听器　超声波洁牙操作对部分助听器也可能产生影响，对于听力受损的患者同时建议对其家属做好知情同意。

必要时可查看患者 3 个月内相关检查报告。

3. 口腔治疗史

多数老年人进行过多次的口腔治疗，了解患者的既往口腔治疗史，尤其是修复相关的病史，将有助于医生帮助患者有效的选择适合患者的修复方法。着重了解患者对既往口腔治疗或修复方式的感受与评价，明确患者的期望值，有利于修复方案的制定。

（二）老年患者修复前口腔检查

老年患者的口腔情况复杂，存在与其他修复患者不同的情况，因此在治疗前对其进行详细的检查十分必要，目的是帮助患者选择合适种类、合适固位方式的修复体。

1. 临床口腔检查

修复开始前，医师应对患者的口腔进行全面的检查与评估，老年患者口腔常常存在增龄性变化，除了常规口腔修复前检查外，还要注意老年患者口腔增龄性变化。

牙体：余留牙常常有重度磨耗、松动或楔状缺损；牙周：牙龈退缩明显，临床牙冠增长；牙槽骨吸收明显；牙列：缺牙数目较多，甚至是无牙颌；咬合关系：垂直距离降低、面下 1/3 高度降低、咬合紊乱；腺体：唾液分泌减少，口腔自洁能力有限；黏膜：可能伴有口腔黏膜的病变、黏膜感觉异常；颞下颌关节：颞下颌关节可能存在退行性改变。

治疗前仔细询问是否有不良的口腔习惯，如夜磨牙等；如患者口内尚有固定修复体，则对其进行全面的检查与评估。

2. 放射线检查

修复前应对患者进行必要的放射线检查，对于老年患者，推荐优先使用曲面断层片、CBCT。由于老年患者多数存在咽反射明显、各种原因导致的肢体震颤，常规的根尖片可能引起患者恶心、呕吐，不能被老年患者所接受，或不能良好的成像。

对于需要种植的老年患者建议常规进行 CBCT 检查，由于颌骨吸收严重，老年患者术区解剖结构可能发生变化，CBCT 可以明确术区的解剖情况，明确有无病变，避免损伤重要的神经、血管等。

3. 模型检查与照相

老年修复患者口腔情况复杂，部分患者合并咬合及颞下颌关节问题，必要时对患者取研究模型，以了解患者咬合、邻牙以及正中关系，对患者进行有效的评估与设计。有条件的情况下，尤其是种植治疗时，应做好照相工作，保留相关的资料。

4. 治疗方案评估

在对患者的情况评估后，医师可以根据情况选择一般修复治疗还是姑息治疗。

（三）修复前沟通以及知情同意

在修复开始前，需要充分了解患者的期望值与依从性，与老年口腔修复患者进行充分沟通，明确其迫切需要解决的诉求，了解其对功能、美观、材料、价格等方面的要求，这样才有助于实现有效的修复治疗。

与临床其他病人类似，老年患者在修复方式上并无太大差异，同样分为可摘义齿修复（局部、全口）、固定义齿修复、种植修复等，与患者沟通后，结合实际，选择合适修复方案。

对于有创操作、价格昂贵的修复，告知患者治疗程序、周期及复诊次数，做好知情同意工作，对修复治疗操作引起不适、疼痛等刺激可能诱发心脑血管、呼吸系统症状甚至是急症，同时对患者的直系亲属或监护人做好知情同意。

对于认知障碍的患者、高龄老人等患者，对其家属或监护人做好知情同意并签字。

（四）老年患者修复前处理

1. 控制全身疾病与不良习惯

对于身体状况不良的患者,尤其是需要种植的患者,应首先控制基础疾病,必要时与内科医师会诊,调整用药。控制抽烟等不良习惯。

2. 修复前口腔处理

身体条件允许情况下,可根据修复方式进行下列处理:拔除不能保留的患牙、残根、残冠;对龋齿等进行充填治疗;对牙周黏膜疾病的治疗;磨改过长牙,过锐牙尖等;调整咬合,处理食物嵌塞、早接触等;修整牙槽嵴、前庭沟。无法进行有创操作的患者:对症治疗;残根、残冠保存治疗。

3. 口腔健康宣教

对患者进行宣教需贯穿整个修复治疗,保持良好口腔卫生习惯,建立义齿终身维护、定期复查观念,对于肢体行动不便的老年患者,同时对其家属或监护人做好宣教。

尤其叮嘱可摘义齿修复患者睡觉时勿戴用修复体,如果老年患者自我不能摘戴,可由家属等帮助进行修复体摘戴及清洗等工作。

（五）口腔修复设计与操作

1. 修复治疗注意事项

按照既定方案,对患者进行相应设计与相关操作,操作时密切注意观察老年患者的体征、表情变化,避免呛咳、误吸、误吞,确保患者安全。对于在局麻下、有创操作、患者过度紧张时建议在心电监护下进行。

2. 修复的形式

（1）固定修复体　条件允许情况下,尽量选择固定修复体,包含:贴面,嵌体,部分冠,全冠,桩核冠,固定桥等,但要考虑好修复体与咬合力分布,修复体的边缘位于龈上或齐龈,利于修复后维护与保健。

（2）可摘局部义齿　应合理利用基牙与口腔黏膜,基托及连接体的设计应尽可能简单,卡环的数量、固位力应与老年患者的手部操作能力相适应,适当恢复咀嚼功能,改善美观与发音。老年人由于牙周萎缩等原因,易食物嵌塞,所以老年人中的修复可推荐防嵌设计。

（3）全口义齿　应仔细注意患者牙槽嵴形态,相比于其他患者,老年患者尤其需要良好印模,尤其是对于牙槽骨吸收严重或余留牙槽嵴形态不规则的患者,应仔细检查印模的边缘情况,保证更高的义齿边缘封闭性,对义齿排牙、基托边缘等应合理设计与制作,良好恢复垂直、水平颌位关系。

（4）附着体义齿　根据老年患者情况,综合设计。

（5）种植义齿　老年患者口腔解剖结构、上下颌骨形态及特性,都与年轻人不同,术前应仔细分析,避免损伤重要结构,且手术过程中应把握微创原则。对于有控制不良的糖尿病、心脏病、高血压、放疗史、双膦酸盐服用史、干燥综合征、肿瘤放化疗史、肝肾功能不全、器官移植等患者,应慎重选择。

3. 戴牙后指导

常规对患者进行全面的指导,使患者可以正确佩戴、使用、维护义齿。必要时同时对患者的家属、陪护人员做好指导工作。

（六）修复后复诊与维护

口腔卫生宣教与维护推荐贯穿整个治疗的始终。与患者建立定期复查制度,维护修复体功能。全面检查患者余留牙及口腔组织,预防疾病,促进健康。

四、老年患者进行口腔修复治疗时注意事项

老年患者常有孤独失落感,因此治疗过程中应礼貌对待,细致检查,热情耐心,体现对他们的关怀,这也有助于取得患者信任与配合,提高修复效果。老年患者口腔条件及环境特殊,且随着社会发展,时代进步,老年修复的要求不仅仅是功能,发音、美观的需求也日益增加,因此对老年人修复的设计宜综合考虑与分析。

对老年患者修复时,如身体条件不佳,耐受性差,应选择治疗时间相对较短的修复方法,

对于可摘义齿,推荐将摘戴的便利性放在重要位置。固定修复与种植修复时间长,操作复杂,老年人可能身体机能差而不能耐受,此时推荐选择可摘修复。对修复材料及方式的选择应与患者充分沟通,部分材料会影响核磁共振检查成像形成伪影,对于需进行头颅部位核磁检查的患者需慎重。对于可摘义齿修复,尤其是全口义齿,提前告知患者戴用过程中需要适应过程,并需要多次调改,才能实现良好的使用,避免造成不必要的误解。对于要求种植治疗的老年患者严格掌握适应证,禁忌证及相对禁忌证。

口腔卫生宣教与维护应贯穿治疗的始终,预防疾病,促进老年患者的口腔健康,提高生活质量。在患者上下牙椅时,叮嘱其缓慢、平和,避免造成体位性血压变化。治疗过程中需防止患者出现误吞、呛咳等,同时备好相关急救设备与药品。高龄老人(一般>80 岁)或老年患者的智力、听力、认知等躯体功能有明显障碍的,建议同时取得其直系亲属或监护人知情同意,必要时全程陪同。注意对老年修复患者治疗中的体位,一般选择半卧或端坐位,降低误吸、呛咳的风险;缓慢调整椅位,避免引起血压变化或脑部缺血。与患者沟通用语勿过激,以防引起血压变化。

牙齿漂白治疗技术操作指南

(本文件主要起草人:王贻宁、李继遥、梁珊珊、彭梦东、周毅、蒋滔、赵熠。)

本指南制定了牙齿漂白技术的临床操作指南。

本指南适用于各级口腔医院及口腔诊所的口腔执业医师进行牙齿漂白治疗。

本文件没有规范性引用文件。

一、术语和定义

下列术语和定义适用于本文件。

牙齿漂白(Tooth Bleaching):牙齿漂白是通过漂白剂的作用改变由疾病(氟斑牙、四环素牙、牙髓坏死等)、年龄增长、食物和饮料染色以及抽烟等原因导致的牙齿结构着色的一种方法。

二、牙齿着色类型

(一)外源性着色

外源性着色物质主要包括进入口腔的外来色素(如:茶、咖啡、烟草、洗必泰、金属盐离子等)或口腔中细菌产生的色素,通过吸附于牙齿及获得性膜表面形成牙齿着色,即染色牙、着色牙。

(二)内源性着色

内源性着色主要指牙釉质与牙本质中引起光吸收和发散物质等性能发生改变引起的牙齿变色,通常与遗传因素、牙齿发育时期某些药物元素的沉积、牙体损伤以及其他疾病的并发症有关。比如:在牙齿发育期间服用四环素族药物而导致"四环素牙";在牙齿发育矿化期摄入过多的氟元素导致"氟斑牙";随着年龄增长导致牙体硬组织透光性发生改变等。各种不同原因所导致的牙齿颜色异常和变化见表(略)。

三、临床基本条件

(一)临床适应证

外源性因素引起的牙齿色泽改变,经过机械洁治抛光之后仍无改善者;内源性因素引起的牙齿色泽改变,不伴有形态和结构缺损者。

例如:轻中度四环素牙和氟斑牙、外伤引起的牙齿变色;增龄性因素引起的牙齿色泽改变;先天牙色偏黄;配合其他口腔治疗而需要调整牙齿颜色,如正畸治疗后的牙色提升,树脂、贴面、全冠修复之前的基牙颜色调整,传统义齿修复及种植修复前后邻牙颜色的调整等。

(二)临床非适应证

对漂白效果期望值过高者;不能遵从医嘱或不能完成临床操作配合者;冠边缘微渗漏、

牙周炎、龋病、牙颈部敏感、牙隐裂等;孕期及哺乳期妇女;对漂白治疗药物及相关制剂或材料过敏者;不能接受为使残留漂白剂分解而推迟黏冠时间的患者;沉积于牙表面的色素不属于牙漂白范围,宜通过洁治和抛光去除,再考虑牙漂白治疗;18 岁以下青少年,除外因牙齿着色引起社交、心理问题的患者。

四、漂白剂的种类及安全性

牙齿漂白治疗中使用的漂白剂必须是经过相关主管部门批准使用的产品,有口腔诊室漂白制剂与口腔医师指导使用的家用漂白制剂两种。患者自行购买和使用的非处方类美白产品,不属本指南涉及的范围。

一般临床漂白药物分为过氧化氢(hydrogen peroxide,HP)和过氧化脲(carbamide peroxide,CP)2 类。HP 的性能活跃,pH=5,作用时间 30 min 至 1 h,其通过自由基释放,去除牙齿内部的着色和变色基团,进而改变牙色。CP 由过氧化氢和尿素合成,其中漂白有效成分 HP 占 36%。当与水接触即分解为尿素和过氧化氢,10%过氧化脲可产生 3.6%的过氧化氢,pH>8,作用时间 6~10 h。

一般高浓度漂白剂(25%~40% HP)用于隔离状态下的诊室漂白,而低浓度(3%~7.5% HP,10%~20% CP)多用于口腔专业人员指导下的家庭漂白中。

低浓度过氧化物对全身是安全的,没有致癌作用,对牙齿结构影响较低。高浓度过氧化物的漂白速度较快,但发生牙本质敏感的可能性也较大。

漂白剂会引起复合树脂材料粘接强度的下降,因此漂白治疗结束后需要延长至少两周,待颜色和粘接强度稳定后再行后期充填修复。

五、牙齿漂白治疗前的准备

(一)术前沟通

治疗前,专业人员根据患者的需求和牙齿的具体情况,介绍适合的漂白方法和漂白剂的种类及安全性,讲解相关的牙齿漂白原理、操作步骤、预期效果、治疗局限以及可出现的问题及处置方法,如可能出现牙齿敏感症状等,最终的治疗方案得到患者同意并签署知情同意书。

(二)术前检查

分析牙变色的原因,制定治疗方案,对预期的漂白效果进行评估。排查口腔其他疾病。

(三)口腔基础治疗

口腔卫生指导:术前全面评估患者的口腔卫生状况,提出口腔保健方法,并在复诊时检查口腔卫生改善情况。对于无法完成既定口腔卫生保健措施者延缓漂白治疗;牙周治疗:漂白治疗前先完成牙周基础治疗,以洁治和抛光去除外源性沉积物,如烟斑、结石等;牙体治疗:漂白前首先治疗龋病、根尖周病以及容易导致牙敏感的非龋性缺损;其他口腔疾患的治疗:例如:酸蚀症、牙隐裂等。

六、牙齿漂白方法及注意事项

(一)诊室漂白治疗

1. 治疗方法

已完成口腔基础治疗。检查并记录患者漂白前的牙齿颜色:可采用拍摄数码照片、比色板或者比色仪来记录。完成漂白前的准备:口腔软组织的隔离保护,交叉感染防护。按照诊室漂白产品的使用说明和操作流程,由口腔专业人员进行指导操作。如配合使用冷光、激光等辅助光源或加热装置时,按照使用说明进行操作。诊室漂白结束后,彻底去除漂白剂,清洁口腔,必要时使用牙齿脱敏剂。术后医嘱,24 h 内避免冷、热、酸等饮食。按照术前记录的方法记录治疗后的牙齿颜色。

2. 注意事项

牙漂白治疗无法改变修复体的颜色,牙齿漂白后患牙的颜色与原充填体或修复体的颜色不相匹配,必要时更换充填体或修复体。漂白前首先治疗龋病、根尖周病以及容易导致牙敏感的非龋性缺损、酸蚀症、牙本质敏感、牙隐裂等。诊室漂白过程中注意软组织的隔离保护，若术中出现明显的牙龈和软组织不适感宜立即检查并去除软组织上附着的漂白剂，彻底清洁口腔，必要时停止使用。术中与术后的轻微不适一般无须处理，症状可在数日内消退。如果使用辅助光源，医患双方宜佩戴专业防护眼镜。在诊室漂白治疗的中后期及漂白结束后的 24 h 内可能出现不同程度的牙齿敏感症状，因此在此过程中要避免冷、热、酸等饮食。

(二)口腔专业人员指导下的家庭漂白治疗

1. 治疗方法

已完成口腔基础治疗。检查并记录患者漂白前的牙齿颜色：可采用拍摄数码照片、比色板或者比色仪来记录。制取印模，灌注石膏模型，制作漂白托盘。根据托盘边缘是否按照龈缘的位置和形态修剪，漂白托盘可分为非扇形托盘和扇形托盘。口腔专业人员指导患者如何在漂白托盘内加入适量漂白药物及如何戴用、清洗和保养托盘等。医嘱：睡觉前戴入，第二日晨起后取出，以清水漱口并清洁托盘。如果在白天使用，戴用托盘期间勿饮水、进食及漱口等，如有不适立即向医生汇报或就诊。术后定期复诊，并记录漂白疗效。

2. 注意事项

术前宜告知患者，家庭漂白治疗的效果与漂白时间和漂白药物剂量有关，也取决于患者牙齿着色类型和程度以及对漂白药物的敏感性等因素。此外，相比诊室漂白剂，家庭漂白药物的浓度低，因此需要较长的时间才能获得比较明显的漂白效果。在家庭漂白治疗过程中可能出现不同程度的牙齿敏感症状，因此在此过程中要避免冷、热、酸等饮食，必要时可暂停治疗并更换低浓度的漂白剂。在家庭漂白期间，尽可能避免各种外源性的染色因素，尤其注意饮食来源的色素。避免用烫水冲刷或浸泡漂白托盘。托盘的制作厚度要结合患者的关节或肌肉的状态。托盘就位后，患者不宜出现开放性前牙咬合。如果出现这种情况，需将对应后牙的托盘末端裁除，直到达到合适的咬合。

(三)无髓牙漂白治疗

无髓牙漂白治疗主要分为冠内漂白和冠外漂白。

1. 冠内漂白治疗方法

术前医患沟通，并拍摄 X 线片检查患牙的牙根情况及是否完善根管治疗。检查并记录患者漂白前的牙齿颜色：可采用拍摄数码照片、比色板或者比色仪来记录。沿着根管治疗的开髓孔进入，去净釉牙骨质界下 2~3 mm 的髓腔修复材料及牙胶等充填物，以玻璃离子或者树脂水门汀封闭根管口并形成屏障。干燥髓腔并把漂白药物(过氧化氢或过氧化脲等)封于髓腔内，以暂时充填材料，如加强型氧化锌丁香油或玻璃离子等封闭开髓孔。3~7 d 复诊，更换漂白剂，可重复多次。漂白结束后冲洗髓腔，在髓腔内进行氢氧化钙封药，然后用玻璃离子暂封窝洞，至少两周后用复合树脂充填窝洞。

2. 冠内漂白注意事项

漂白期间，尽可能避免各种外源性的染色因素，尤其注意饮食来源的色素。若封闭开髓孔的暂时性充填材料脱落，及时复诊更换漂白剂及充填材料。无髓牙漂白的主要并发症是牙颈部外吸收及牙再着色。

3. 冠外漂白治疗方法

已完成口腔基础治疗。检查并记录患者漂白前的牙齿颜色：可采用拍摄数码照片、比色板或者比色仪来记录。制取印模，灌注石膏模型，制作不影响邻牙的针对单颗牙的漂白托盘。口腔专业人员指导患者仅在漂白托盘内颜色深的牙齿位置加入适量漂白药物，指导如何戴用、清洗和保养托盘等。医嘱：睡觉前戴入，第二日晨起后取出，以清水漱口并清洁托盘。如果在白天使用，戴用托盘期间勿饮水、进食及漱口等，如有不适立即向医生汇报或就诊。术后定期复诊，并记录漂白疗效。

4.冠外漂白注意事项

术前宜告知患者,冠外漂白治疗的效果与漂白时间和漂白药物剂量有关,若变色牙与其余牙颜色相匹配,牙齿漂白即完成。若治疗后,该单颗变色牙颜色比口内其余牙颜色浅,可以根据患者需求使用全口漂白托盘漂白其他牙齿,使颜色达到颜色一致。其余注意事项参见"口腔专业人员指导下的家庭漂白"部分。

(四)联合漂白治疗

1.治疗方法

已完成口腔基础治疗。检查并记录患者漂白前的牙齿颜色:可采用拍摄数码照片、比色板或者比色仪来记录。制取印模,灌注石膏模型,制作漂白托盘。首先进行诊室漂白,具体治疗过程参见"诊室漂白"。在诊室漂白结束后可进行后续的家庭漂白。口腔专业人员指导患者如何在漂白托盘内加入适量漂白药物及如何戴用、清洗和保养托盘等,其余医嘱参见"口腔专业人员指导下的家庭漂白"。术后定期复诊,并记录漂白效果。

2.注意事项

参见"诊室漂白"和"口腔专业人员指导下的家庭漂白"部分。

七、漂白方法的选择和治疗时长

诊室漂白和口腔专业人员指导下的家庭漂白主要优缺点如表(略)所示。

诊室漂白的优点在于无须制作漂白托盘,漂白是否有效以及漂白效果即刻可见。缺点是就诊次数较多,常常需要患者就诊 2~6 次(平均 3 次)才能达到最终的效果。同时诊室漂白占用医师较多的椅旁操作时间,而且漂白后颜色反弹较快,易导致患者牙本质敏感。另外,医师的操作需十分小心,以避免造成软组织损伤。

口腔专业人员指导下的家庭漂白的优点是整个过程由患者在家中完成,操作简便,减少了医师的椅旁操作时间,费用较低,较少出现牙本质敏感。缺点是患者需使用较长时间

才能获得较明显的漂白效果,同时对患者的依从性要求较高。

按照安全有效及经济简便的标准进行选择,目前理想的漂白方法是口腔专业人员指导下的 10% CP 家庭夜间漂白。

对于部分希望快速漂白、受工作性质限制、依从性差的患者,建议诊室漂白。若患者经济条件许可,又无牙本质敏感病史,则建议联合漂白治疗,即可首先采用诊室漂白,然后追加口腔专业人员指导下的家庭漂白。

对于单颗着色牙的漂白治疗,可根据患者牙髓活力、是否行根管治疗、变色程度和要求等选择冠内漂白,冠外漂白或者冠内外漂白联合使用。

引起牙齿着色的原因不同,牙齿漂白的显效速度也不同。根据牙齿着色的类型和位置、患者依从性以及牙齿或牙龈的敏感程度,每个患者的治疗时间有所不同。临床上完成漂白有两个参考标准:一是漂白牙与巩膜颜色一致,即达到好莱坞白(Hollywood white);一是尖牙与切牙亮度一致。每颗牙齿都有最大的漂白极限,当患者连续治疗后牙齿没有继续变更白,达到极限后继续漂白没有作用,所以漂白的标准宜灵活掌握。在漂白治疗完成后,患者颜色会有轻微回弹。

使用口腔专业人员指导下的 10% CP 家庭夜间漂白对不同牙齿着色情况的治疗时长建议如表(略)。

八、配合其他口腔治疗的漂白

(一)牙体缺损修复治疗前的漂白治疗

对有牙体组织缺损的变色患牙,在进行复合树脂直接粘接修复或冠桥间接修复之前,为使修复治疗的比色结果更加准确,可以先行漂白治疗,两周后患牙及其邻牙的色泽稳定后,再行比色及修复治疗。

(二)牙列缺损修复治疗前的漂白治疗

为使种植体支持的冠桥或传统可摘、固定修复体与邻牙色彩更为协调,可根据需要选

择性地对邻牙进行漂白治疗。

(三)正畸治疗后的漂白治疗

正畸治疗结束后需要漂白治疗时，将黏固托槽的牙面上的粘接剂彻底清除抛光并完成基础治疗后，再进行漂白治疗。

九、牙齿漂白后常见问题及处理

(一)牙齿敏感

在诊室漂白治疗的中后期和口腔专业人员指导下的家庭漂白治疗的早期，可能出现轻到中度的牙齿敏感症状，是牙齿漂白最常见的不良反应。

处理方法如下：漂白治疗期间以及治疗后24 h 避免进食过冷及过热食物。口腔专业人员指导下的家庭漂白引起的牙齿敏感，可以采用减少使用频率、缩短漂白时间和降低漂白剂浓度等，如将每天使用改成隔天使用，每次漂白时间在 1~8 h 内调整，选择 10% 或者更低浓度的 CP 等缓解措施。使用含有 3% 硝酸钾(potassium nitrate，PN)及 0.11% 氟化物的牙膏和脱敏剂可以有效预防或者降低牙齿敏感的发生。如在漂白前用含硝酸钾的牙膏刷牙两周，并根据需要在托盘中涂抹硝酸钾(牙膏或专业产品)10~30 min；避免使用薄荷或者其他具有刺激性味道的漂白材料，特别是对食物过敏的病人。诊室漂白发生的牙齿敏感，建议在漂白前和漂白过程中使用非类固醇抗炎止痛药，如布洛芬等；两次诊室漂白间隔至少一周。

(二)牙龈及软组织不适

漂白剂对牙龈和软组织有轻微刺激作用，可产生术中或术后不适症状。

处理方法如下：术中症状明显时，宜检查并去除牙龈上附着的漂白剂。口腔专业人员指导下的家庭漂白时制作扇形托盘，减少托盘边缘对软组织的刺激。选择低浓度漂白制剂，彻底清洁口腔，必要时停止使用。术中与术后的轻微不适一般无须处理，症状可在数日内消失。

十、牙齿漂白疗效评价及维护

(一)牙齿漂白疗效评价

漂白治疗前后的比色结果、照片、色度计或分光光度计可作为判别疗效的参考，但牙齿的漂白效果受多种因素的影响，如环境、期望值等，评价时着眼于治疗前后的对比。为此，要保留治疗前后的牙齿色彩记录，为必要时制定进一步的漂白计划提供依据。

(二)牙齿漂白效果维护

1. 常规维护

患者保持良好的口腔卫生和饮食习惯，避免食用或少食用可导致牙齿着色的食物、药物和其他含色素物质。

2. 定期维护

每隔 6 个月进行牙齿洁治与抛光等辅助维护措施。

3. 巩固治疗

根据患者的口腔卫生状况以及饮食习惯，漂白治疗可以间隔 1~3 年重复进行。

口腔正畸无托槽隐形矫治技术指南

(本文件主要起草人：白玉兴、赵志河、周彦恒、金作林、王林、卢海平、刘月华、房兵、胡敏、贺红、蔡斌、戴红卫、厉松、王红梅、谢贤聚、薛俊杰、张莉。)

本指南从口腔正畸无托槽隐形矫治技术中的从业者要求、治疗风险、适应证、病历资料的采集要求、矫治方案的设计流程和常用治疗策略几个方面给出了口腔正畸无托槽隐形矫治技术的应用标准和指南。

本指南适用于各级医院的口腔正畸医师

在口腔正畸无托槽隐形矫治中的技术操作，其他相关口腔执业医师、口腔助理医师、护理人员可参考使用。

本文件没有规范性引用文件。

本文件没有需要界定的术语和定义。

一、指南推荐意见

（一）总则

本指南根据《世界卫生组织指南制订手册》（2014 年），以及中华医学会发布的《制订/修订〈临床诊疗指南〉的基本方法及程序》（2016年）开展制定工作。对国际相关指南、系统评价、经典文献进行评价，并使用 GRADE 方法进行证据质量评价和推荐意见分级。通过筛选最终纳入指南 1 篇，META 分析 2 篇，系统评价 10 篇及相关文献 10 篇。一些无法在上述文献中获得理想依据的特别重要的事宜，则基于专业委员会委员以上级别专家的临床经验判断。

（二）无托槽隐形矫治技术从业者要求

无托槽隐形矫治技术是正畸治疗技术的一种，从业者应为经过系统的正畸理论与技能学习，并具有相当的正畸临床实践经验的口腔正畸医师，需要掌握颅面解剖及生长发育理论、牙齿移动生物力学分析技能、系统的口腔颅颌面诊断分析技能等专业能力。医生是开展无托槽隐形矫治技术的主体，在治疗过程中起主导作用。没有经过口腔正畸系统培训的医师不能开展无托槽隐形矫治技术，无行医资质的机构不能开展任何形式的正畸治疗。

（三）开展无托槽隐形矫治技术的治疗风险

无托槽隐形矫治器是一种可摘式矫治器，治疗过程依赖于患者的配合，良好的依从性是保证隐形矫治良好治疗效果的前提。

受目前隐形矫治器材料性能以及生物个体差异的影响，隐形矫治过程中牙齿的移动与计算机预设会有所偏差，可能会导致治疗中出现脱轨的现象。对于一些复杂的牙齿移动，在治疗过程中可能需要重启治疗或者使用固定矫治器及其他辅助装置，以达到良好的治疗效果。

无托槽隐形矫治技术与传统固定正畸一样也存在各种正畸并发症的可能。在治疗设计及治疗过程中应充分考虑。

无托槽隐形矫治器是一种医疗器械，无托槽隐形矫治过程是一种医疗行为，需要在经过专业训练、具备从业资质的正畸专业医生的指导下进行。自行戴用、接受非正畸专业医生的治疗或是仅仅依靠无行医资质的公司、生产厂家等机构远程指导开展无托槽隐形矫治技术，具有极大的医疗风险。

二、诊断及设计

（一）无托槽隐形矫治技术的适应证及选择

1. 总则

合理的选择适应证是决定矫治成败的关键。无托槽隐形矫治是一种可摘式活动矫治器，其适应证首先在于可以接受正畸治疗的范围内，除此之外，与传统固定技术相比，无托槽隐形矫治技术的适应证尚有一定局限。随着该技术应用的日益广泛，临床及基础研究的不断深入，其适应证的范围也在不断扩展。本指南按照矫治结果的可预测性，可将临床病例分为以下三类适应证，分别给予开展治疗的建议。

2. 高度可预测病例

高度可预测病例是指能够精确实现模拟矫治目标的病例。临床牙冠有足够的高度，可以保证矫治器良好固位的病例；牙量骨量不调 ≤4 mm，可以利用 2~4 mm 的唇颊远中扩弓解除拥挤的轻度拥挤病例；牙量骨量不调 >8 mm，重度拥挤的安氏 Ⅰ 类拔牙病例；关闭 <4 mm 的散在间隙；拔除下切牙的矫治；牙性反𬌗病例；Ⅰ~Ⅱ 度深覆𬌗病例。

3. 中度可预测病例

中度可预测病例，需要有一定无托槽隐形矫治经验的医师进行治疗，方能精确实现模拟矫治目标的病例。Ⅱ 度深覆𬌗，需要牙齿控根移动的病例;远中移动后牙不超过 4 mm 的病例;需要进行颌间牵引的治疗;牙齿松动 I°及以上的病例;前牙轻度开𬌗,需要前牙伸长的非拔牙病例;前牙中度开𬌗,需要拔牙内收牙弓的病例。

4.低度可预测病例

低度可预测病例,需要有丰富的隐形矫治及固定矫治经验的医师进行治疗,方能精确实现模拟矫治目标的病例。前磨牙及下颌尖牙重度扭转的病例;双颌前突需拔牙内收的深覆𬌗病例;前磨牙拔牙病例中,需要前移后牙超过 2 mm 的病例;临床牙冠萌出高度不足的病例;需正畸正颌联合治疗的病例。

随着材料学的发展和技术的进步,无托槽隐形矫治技术可以治疗的病例范畴将逐渐扩展。虽然无托槽隐形矫治系统的设计是个性化的,但由于未使用个体牙齿的阻力中心信息以及不同个体牙槽骨改建速率不同等诸多原因,无托槽隐形矫治的实际牙移动与预期牙移动并不完全一致。对于适应证的挑选,不仅应从错𬌗类型、拥挤和前突程度判断,更重要的是根据牙齿移动的类型分析,需要慎重对待。本指南强烈反对无托槽隐形矫治技术的初学者治疗低度可预测病例。

(二)无托槽隐形矫治技术病例资料的采集要求

1.常规采集面𬌗相

2.影像资料的采集

需拍摄曲面断层片及头颅侧位片。曲面断层片用于全面观察牙齿数目、牙胚发育情况,还可评估牙轴倾斜度、第三磨牙的有无、两侧髁突及颌骨对称性等。头颅侧位片用于明确牙、𬌗、面、颅之间的关系。必要时拍摄 CBCT,全面评估患者的颞下颌关节及上下前牙在基骨中的情况。

3.数字化模型的获取

可利用硅橡胶印模或数字化口内扫描仪获取牙列及牙龈的详细信息,并建立数字化模型,用于模型分析、治疗计划的制定以及治疗

结果的预测。

(1)硅橡胶印模的制取 硅橡胶印模可用一次印模法或二次印模法获取,选取大小合适的专用托盘,制取的印模要求牙齿解剖结构完整清晰,龈缘连续,无气泡,无重叠印记,印模不可穿透露出托盘,印模末端边缘完整。如托盘不是完全合适可用硅橡胶重体做延展形成个别托盘。印模制取后流水冲洗残留的唾液,并用专用消毒剂消毒后存放。咬合记录在牙尖交错位利用硅橡胶材料获得。

(2)数字化口内扫描仪获取牙列信息 使用时应保证扫描仪口内配件的及时消毒和保存,避免交叉感染;扫描前嘱患者清洁口腔,必要时抛光牙面,扫描过程中应熟练掌握扫描顺序和要点,注意查漏补缺,保证牙列和咬合信息完整性。

(三)无托槽隐形矫治技术矫治方案的设计流程

无托槽隐形矫治最突出的特点是前瞻性矫治设计,体现在医师需要在软件上根据正畸治疗目标的基本要求,数字化模拟设计一系列牙齿移动,包括对牙齿移动最终目标位置合适与否、牙齿移动过程中分步移动合理性的判断。因此,无托槽隐形矫治设计应该是以正畸医师为主导的过程。

无托槽隐形矫治的最终目标需要根据患者的意愿以及详细的临床检查和评估确定,原则上应与常规矫治的目标一致。

矫治设计时应将牙齿移动实现效率的因素充分考虑到牙齿最终三维位置的设计中,这便是虚拟过矫正,即在三维设计软件中牙齿的最终位置不是理想位置,而是将预估的牙齿实际移动量与模拟移动量的差值预置到三维设计中。

在对牙齿移动的中间过程进行三维设计时,医师首先需明确上下颌牙齿移动的先后顺序,判断开始移动的不同时间点是否合理,这需要医师根据支抗需求、牙齿移动难度以及上下颌协调移动等几方面进行判断。

三维方案设计也包括对牙齿移动速度的控制。牙齿移动方式会随着位移量的增加发生变化,医师可根据经验和患者自身情况调整牙齿移动的步距。对特定牙齿进行分步移动设计时,除步距设置可根据患者需要调整外,还应分析所要实现的牙齿三维移动方式,优先或推迟实施较难实现的某一维度的移动,这样有利于降低牙齿移动难度,提高牙齿移动的可预测性。

对于附件的使用和选择,常在上述问题均已明确的情况下,根据特定牙齿移动方向进行修改,是三维设计和修改的重要步骤。正确使用附件有助于实现牙齿按照预期目标移动。

三、常用治疗策略

(一)推磨牙向远中

无托槽隐形矫治技术由于其材料特性,以及对于后牙整体包裹产生的控制力,可以有效实现磨牙远中移动,针对拔牙临界病例以及需要轻微改善咬合关系并解除前牙拥挤的成人病例更有优势,但在临床应用中也有其适应证及注意事项。

1. 推磨牙远中移动的适应证

患者是平均或水平生长型,前下面高正常或偏低,下颌平面角正常或偏小;安氏Ⅰ类或者Ⅱ类骨性错𬌗,磨牙远中关系可伴有上下颌牙列轻中度拥挤或乳磨牙早失;面部凸度稍凸或直面型;被远移磨牙牙体牙周情况良好,牙冠高度足够,磨牙后方无明显阻力;磨牙牙冠向近中倾斜,且磨牙区间隙分析可容纳推入的磨牙;第二磨牙未萌出或第三磨牙已拔除,牙槽基骨丰满。上前牙较直立或轻度内倾。

2. 推磨牙远中移动的禁忌证

经磨牙区间隙分析其可用间隙明显不足;上颌牙列重度拥挤,下颌牙列中度或重度拥挤;磨牙牙轴明显向远中倾斜,且面部突度较大。

3. 推磨牙向远中在无托槽隐形矫治技术中的设计

应用无托槽隐形矫治技术推磨牙向远中

在牙齿移动步骤设计上建议分步移动单颗磨牙,在此过程中,为避免前牙支抗的消耗,建议采用种植钉,颌间牵引等方式加强支抗。在磨牙远中移动到位后,需要考虑排齐及内收前牙的时机及牙移动方式的设计。

(二)邻面去釉

邻面去釉是正畸常用的临床策略之一,主要应用于轻、中度牙列拥挤,Bolton比不调及需要通过这一方法轻微调整中线的病例。原则上无托槽隐形矫治技术应用邻面去釉与传统技术并无不同。但是,在目前无托槽隐形矫治技术的临床现状中,邻面去釉的使用有日益扩大的趋势,这一方面是由于邻面去釉工具和技术的提高,另一方面也存在适应证掌握不当的情况。因此,有必要强调该方法的适应证、禁忌证、操作规范及注意事项,保证其安全正确的使用。

1. 邻面去釉的适应证

非龋病易感个体;牙体组织有足够的宽度和釉质厚度,且其形态适合邻面去釉;前后牙区的轻度牙列拥挤;因牙周病等造成的牙龈间隙(黑三角);上下颌牙齿之间的牙量Bolton比不调;牙弓两侧牙齿形态不协调。

2. 邻面去釉的禁忌证

龋病易感者,釉质发育不全或者有大面积充填体的患牙;过小牙或者牙冠形态异常(如牙冠最宽处在龈方而不是𬌗方);对冷热刺激较敏感者;口腔卫生较差者;重度牙列拥挤(>8 mm)或牙弓前突程度严重的患者单纯依靠邻面去釉治疗。

3. 邻面去釉临床操作规范

计算去釉量并设计间隙分配,把握好去釉时机和部位;临床操作可用高速金刚砂车针,慢速金刚砂片,金刚砂条等方法结合使用,操作时注意保护牙龈乳头和唇舌软组织;保证牙齿外形及触点正常;去釉完成后,对邻面实施抛光并涂布氟化物凝胶或氟化泡沫防龋;复诊时用牙线检查去釉部位的触点,确认牙齿是否实现预期移动量。

(三)牙齿分步移动

1. 总则

无托槽隐形矫治技术由于使用压膜材料制作矫治器,刚性不足,生物力学性能也与传统固定矫治器有所差异。因此,在牙移动步骤上有别于固定矫治技术,往往需要通过单颗牙或组牙的分步移动来达到较好的治疗效果。近年来,经过大量的临床实践,无托槽隐形矫治技术在分步移动策略上已经形成了相对固定的几个模式,这几种分步移动模式主要基于对不同病例在矫治设计上的特点形成,是支抗设计的重要组成部分。

2. 前牙的分步移动

将尖牙和切牙分为两组移动模块分开移动,采取尖牙、切牙交替移动的方式,完成前牙的内收或者压低。该方式可以更好地弥补隐形矫治器效率不足的缺点,降低关闭间隙或打开咬合过程中的难度。

3. 后牙的分步移动

主要应用于推磨牙远移的病例,在远移过程中通过分步设计,从最后一个磨牙开始,单个牙按顺序逐次移动,并保证在治疗的任何阶段,发生移动的牙齿远少于支抗牙,兼顾支抗保护和矫治效率。

5-氨基酮戊酸光动力疗法治疗口腔潜在恶性疾患的专家共识

[本文件主要起草人:刘宏伟、陈谦明、韩莹、王兴、刘子建。参与起草者(按姓名拼音排序):蔡扬、曾昕、陈瑞扬、陈作良、程斌、关晓兵、何园、蒋伟文、刘青、聂敏海、孙正、唐国瑶、陶人川、王万春、王小平、魏秀峰、吴颖芳、闫志敏、张英、张玉幸、周刚。]

本专家共识提出了使用光动力治疗口腔潜在恶性疾患的诊疗中的光动力治疗的照射剂量与照射时间、光源选择、治疗前预准备、口腔临床诊疗推荐方案、疗效评价方案和治疗后不良事件管理的推荐意见。

本专家共识适用于所有开展光动力治疗的口腔黏膜专科和口腔科。

本文件没有规范性引用文件。

一、术语和定义

下列术语和定义适用于本文件。

光动力治疗(photodynamic therapy,PDT):光动力学疗法是一种联合利用光敏剂、光和氧分子,通过光动力学反应选择性地治疗恶性病变(如实体肿瘤和癌前病变)和良性病变(如湿性老年性黄斑变性)、感染等疾病的新型疗法。PDT作为国际前沿交叉学科“生物医学光子学”的一个重要领域,近年来,无论是PDT的基础研究,还是临床应用都取得了长足发展,它已逐渐成为继手术、放疗和化疗之外治疗肿瘤的第四种微创疗法,并成为治疗一些特殊病种的首选疗法。

口腔潜在恶性疾患(oral potentially malignant disorder,OPMD):口腔潜在恶性疾患是发生在口腔黏膜上的一组疾病,具有发展成口腔鳞状细胞癌的潜在可能,包括口腔白斑病、口腔红斑病、扁平苔藓、慢性盘状红斑狼疮、口腔黏膜下纤维性变等。

5-氨基酮戊酸(5-Aminolevulinic acid,ALA):5-氨基酮戊酸(5-ALA)是一种普遍存在于生命体内的活性物质,是卟啉化合物的前体。作为第二代光敏剂,5-ALA表现出优越的PDT诊疗能力。

二、光动力治疗的作用机制

PDT是通过使肿瘤靶细胞或病损靶组织短时间内聚集高浓度内源性或外源性光敏性物质,再以特定波长光源(可见光、近红外光或紫外光)辐照,一方面激发光生物化学变化,令细胞产生大量氧化产物,利用其细胞毒性作用杀灭肿瘤细胞,其靶向性强,对正常组织损伤较小;另一方面,其物理过程可产生荧光,通过荧光光谱分析可以进行恶性潜在疾患的定位及诊断。通过多项体内外研究,已证实光动力治疗可抑制癌细胞增殖,并诱导其凋亡。包括 NF-KB/JNK、ROS 及 MMP 等在内的多条通路均参与其调控作用。

以 5-氨基酮戊酸光动力疗法 (ALA-PDT)为例,其生物作用大致可分三类机制,即破坏血管、杀伤肿瘤组织和细胞,以及诱发机体免疫应答:① 当光敏剂还主要潴留在血管内时照光,光化学反应所产生的 $^1O_2$ 能够破坏血管,引起病灶血供不足,间接引起细胞死亡;② 当光敏剂到达细胞时,ALA-PDT 以细胞为治疗靶标,$^1O_2$ 可能导致细胞的凋亡、坏死和自体吞噬,细胞的死亡路径主要取决于治疗过程中所产生的 $^1O_2$ 浓度和分布;③ ALA-PDT 过程中局部诱发的非特异性应急炎性反应以及后期的一系列免疫反应对于抑制和破坏肿瘤还具有持续性的系统效应。

三、光动力治疗的照射剂量与照射时间

PDT 作为一种物理-化学疗法,通过对光动力辐照有重要影响的参数将光敏剂、光源及氧气进行有效链接及应用。PDT 剂量监测的参量主要有光剂量(含光通量密度和照光时间)和光分布、光敏剂的给药剂量和靶组织中的浓度、组织中的氧含量,以及组织体的光学特性参数等。根据 2015 年制订的《氨基酮戊酸光动力疗法临床应用专家共识》推荐使用照光时间、能量及功率密度三要素进行参数计算[照光时间(s)=能量密度(J/cm²)/功率密度 (W/cm²)]。而 2016 年美国皮肤外科学会(ASDS)则提出了新的计算公式,即光子积分通量=4×(功率密度 ×照光时间)/(π×光斑直径 ²)。基于既往 ALA-PDT 在口腔潜在

恶性疾患中的应用情况,治疗功率密度为 100~150 mW/cm²,辐照时间为 60~1 000 s,还可根据病损的面积、深度及病理分型,调整照射的剂量与时间。

光斑面积取决于光源距病损表面距离,其数理关系成为影响 ALA-PDT 相关照射参数的重要因素。伍德灯(Wood 灯)由高压汞灯作为发射光源,通过由含 9%镍氧化物的钡硅酸滤片,发出 320~400 nm 波长的光波。通过 Wood 灯照射可以诱导组织内荧光,借由荧光强度反映组织确定吸收 ALA 后的范围,进而确定 PDT 光斑面积,达到精确定位的目的,且其输出功率较低,不会影响治疗效果。

四、光源选择

光动力治疗需选取具有足够辐照深度光源,在组织吸收光敏剂范围内进行照射,以期破坏靶区病损基础上对周围健康组织损坏最小,目前常用光源为半导体激光二极管、滤光灯及发光二极管(LED)。其中最常用于口腔黏膜病损的为 LED,其具有光谱窄、成本低的优势,光谱参数同样支持这一结论。光源波长自 420~660 nm,630±5 nm 则广泛应用于口腔潜在恶性疾患的治疗中。此外,为避免光照温度对组织及细胞产生热效应,亦可将功率密度控制在 300 mW/cm² 以内。

五、口腔临床推荐方案

(一)5-氨基酮戊酸光动力疗法

目前,光动力治疗技术已较多地应用于口腔黏膜病的诊疗中,5-氨基酮戊酸光动力疗法(ALA-PDT)是常用方法。但由于无大样本量的随机临床对照试验,且治疗流程及相关参数驳杂不一,限制了该技术在治疗中的推广应用。

光敏剂配制浓度、孵育方法、孵育时间、光斑范围、光源距病损表面距离、光源剂量强度及光照时间均是影响治疗效果的重要因素,制订严格的临床应用流程有利于规范光

动力治疗技术的应用,同质化标准可以保证未来高质量临床研究的价值。

具体方案推荐如下:治疗操作步骤分为光敏剂的给予、止痛和光照射。

(二)光敏剂的给予方法有:局部孵育法、局部注射法

1. 光敏剂局部孵育法

(1)确定照射范围 以口腔黏膜荧光检查仪(VELscope)、甲苯胺蓝染色及 Wood 灯多种口腔黏膜检查技术定位 OPMD 病损范围,拍照定点指导光敏剂放置。

(2)调配 ALA 溶液 以保湿凝胶或灭菌注射用水调配 ALA 溶液,常用浓度为 20%,但可根据患者耐受程度及局部组织反应调整为 10%。

(3)选择光源 选用长波长(630±5 nm)红光 LED 治疗仪进行辐照。

(4)给药方案 根据病损面积确定照射光斑数量,用无菌棉签制作棉片,每个光斑 1 片,每片大小约 1 cm²,蘸取配置好的 ALA 凝胶溶液覆盖于病损表面(以完全覆盖病损及周缘 0.3~0.5 cm 为宜),将裁剪好的江米纸(折叠 3~4 层)和保鲜膜先后覆盖蘸有药物的棉片表面,再以无菌纱布加压固定 2 h。

2. 光敏剂局部注射法

将以灭菌注射用水配制的 ALA 溶液注射于病损基底部至黏膜发白。

(三)止痛

1. 局部注射麻醉

须采用局部浸润麻醉药物注射,传导阻滞麻醉效果差或无效。

2. 孵育光敏剂后再行局部麻醉

局部浸润麻醉药物注射宜在使用光敏剂孵育 2 h 之后给予。再行光照射。

3. 注射光敏剂前须行局部麻醉

由于注射光敏剂的过程中会引起患者照光局部较剧烈的疼痛,须提前注射局部麻醉药物,并在麻醉药起效后再注射光敏剂。

(四)光照射

照光参数:光源波长为 630±5 nm,150~300 mW/cm²,辐照时间为 180~360 s,避光环境下照射。推荐治疗间隔为 7~14 d,3~4 次为 1 疗程,结束后根据无创检查确定是否继续治疗。有文献还介绍过含漱液法和静脉给药法,笔者认为患者保持含漱液在口腔停留时间有限,不能跟局部湿敷 2 h 的效能媲美,含漱液渗透入组织的效能又不能跟局部注射媲美,可行性和有效性都有待考证。另外,出于对安全性的考虑,不推荐门诊使用静脉给药法。

六、疗效评价方案

临床疗效评价对评估 ALA-PDT 的研究价值有重要意义,目前国内 PDT 的疗效评价标准主要遵循 1984 年北京血卟啉会议标准,并不完全适用于 ALA-PDT,且口腔黏膜疾病与实体肿瘤评价存在差异,结合目前现状,推荐如下评价标准。

(一)组织病理学评价疗效

对治疗光斑中心点和长径两端共三个点位的活检或脱落细胞评价,结果均阴性者为完全缓解(CR),其中 1 点为阳性者即定义为病变部分缓解(PD)。

(二)无创检测方法评价疗效

以甲苯胺蓝染色辅助主观病损评价对比治疗前后病损范围变化情况(除表面积外,OPMD 的厚度也要进行对比评价);荧光评价:采用 VELscope 及 Wood 灯评定 ALA-PDT 前后病损荧光强度的变化。

(三)临床检查评价疗效

完全缓解(CR):所有目标病灶消失;部分缓解(PR):与基线状态比较,病灶大小至少减少 30%,或从严重类型转化为较轻类型;病变稳定(SD):病灶大小、类型无变化;病变进展(PD):目标病灶最长径与治疗开始之后所记录到的最小的目标病灶最长径比较,至少增加 20%,或者出现一个或多个新病灶。

七、治疗前预准备

(一)适应证的选择

根据笔者经验，下列疾病可列入适应证：口腔白斑病、口腔红斑病、伴有顽固性糜烂的扁平苔藓和慢性盘状红斑狼疮、口腔黏膜下纤维性变、疣状增生或乳头状瘤等。随着临床实践的不断丰富，相信适应证将不断扩大。

(二)局部处理

局部 ALA–PDT 治疗 OPMD 的疗效受到病损厚度及其表面角化程度的影响，Yu 等研究发现，口腔黏膜增生性疾病中病损直径≤1.5 cm；组织病理提示上皮异常增生；黏膜角化层≤40 μm 者接受 PDT 治疗后较其他类型的 OPMD 可在更短的疗程达到临床治愈。表面预处理黏膜皮肤病损可以增强 ALA–PDT 的光动态效应。

目前，PDT 前皮肤黏膜病损最常见的预处理是使用 CO_2 激光去除病损表面较厚的角质层。一项随机临床研究评估了 CO_2 激光联合 ALA–PDT 的疗效，治疗后88%的2~3级角化患者获得完全缓解。但是激光照射后的组织内会产生热凝集区，可能会对光敏剂在组织内的扩散分布产生影响。

微针治疗作为一种物理治疗方法也可用于表面角化较厚的OPMD预处理中，通过穿刺建立的光敏剂通道加速药物渗透至病损基底部，在此基础上我国学者亦结合传统医学中的梅花针叩刺法进行口腔疣状白斑的预处理，取得了良好的效果，且此方法并不增加患者疼痛及其他不良反应，成本低廉。

八、ALA–PDT 治疗 OPMD 后常见的 不良反应及管理

(一)局部疼痛

发生频率最高。治疗前可预防性局部注射盐酸利多卡因或阿替卡因镇痛，术后出现该症状者则可给予利多卡因喷雾剂缓解疼痛。治疗前交代患者可能出现的症状，并通过VAS疼痛量表实时记录疼痛程度，必要时可服用止痛药；一些口腔黏膜潜在恶性疾患的患者在光动力治疗前有病损局部疼痛，治疗后原疼痛消失，这不仅提示无不良反应，而且表明病损的恶性度降低或消失。

(二)口腔溃疡

发生频率仅次于疼痛。加强患者口腔卫生的管理，局部给予口腔溃疡散等药物涂擦，多于1周内痊愈。

(三)局部肿胀

普遍可见，但程度较轻，往往3~5 d后自行消退，采用局部冰敷。

(四)光敏感

因为口腔光动力治疗中采用局部给予光敏剂，几乎未见光敏感反应。可嘱患者在治疗后48 h内避光，减少因日光激发残余光敏剂导致的光动力反应加剧。

总之，PDT 近几年发展迅速，在口腔黏膜病治疗方面有无可替代的优点。但目前 PDT 在口腔领域的应用时间尚短，还处于初步阶段，很多方面的问题还需进一步探索。临床上仍需扩大样本量观察 PDT 治疗口腔黏膜疾病的有效性和安全性，进行长期随访观察，根据循证医学形成规范的诊疗流程。

口腔扁平苔藓诊疗指南 (修订)

[本文件主要起草人（同等贡献）：陈谦明、周红梅。参与起草人（按姓名拼音排序）：蔡扬、陈瑞扬、陈英新、程斌、但红霞、段开文、段宁、范媛、关晓兵、何虹、华红、江潞、蒋伟文、林梅、刘宏伟、刘青、卢锐、聂敏海、戚向敏、沈雪敏、石晶、孙正、唐国瑶、陶人川、王辉、王万春、王文梅、王小平、王智、魏秀峰、吴芳龙、吴颖芳、夏娟、曾昕、张玉幸、周曾同、周

刚、周威、周永梅、周瑜。]

本文件给出了 OLP 的诊断、治疗以及疾病管理的指南。

本文件适合全国各级口腔临床医师使用。

本文件推荐意见适用于通过临床诊断或组织病理学检查确诊为 OLP 的患者。

本文件没有规范性引用文件。

本文件没有需要界定的术语和定义。

一、病因及病史采集

有关 OLP 的病因和发病机制目前尚不明确。系列基础和临床研究结果显示，OLP 可能与多种致病因素有关，如免疫因素、精神因素、系统性疾病、药物因素、遗传因素、感染因素及口腔局部刺激因素等。其中，由细胞介导的局部免疫应答紊乱在 OLP 的发生发展中发挥重要作用。

对应以上致病因素，临床医师在病史采集时需注意询问患者有无不良生活事件、过度劳累、系统疾病史、长期用药史及其种类、精神疾病史以及 OLP 家族史等。

二、临床表现

口腔损害好发于颊、舌、牙龈等部位，多发或双侧对称分布，呈稍高于黏膜表面的白色或灰白色线纹或网纹（网状型），也可表现为丘疹型、斑块型、萎缩型、糜烂型和疱型等病损（但后五型病损不是独立存在的，在其他部位需同时存在网状型病损）；可同时或分别在皮肤、指（趾）甲等部位出现损害，皮肤损害为紫红色多角形扁平丘疹，指（趾）甲损害为甲板萎缩变薄、无光泽，严重的有沟裂形成。

三、病理表现

OLP 的病理表现如下：上皮过角化，棘层增生或萎缩；上皮钉突不规则增生，形成锯齿状钉突；鳞状上皮深层可见淋巴细胞浸润；基底细胞液化变性；固有层浅层可见以淋巴细胞为主的带状或灶性浸润，且界限清晰；无上皮异常增生；无上皮疣状增生改变。

四、诊断

（一）临床性诊断和确定性诊断

临床性诊断：一般根据详尽病史及口腔黏膜上多发或对称分布的典型白色损害即可作出临床性诊断，典型的皮肤或指（趾）甲损害可作为诊断依据之一。

确定性诊断：需结合组织病理学检查、必要时采用直接免疫荧光等免疫病理学检查以确定诊断，这也有助于鉴别其他白色病变并排除上皮异常增生或恶性病变（OLP 诊断流程图解见附录，附录略）。

（二）组织病理学检查的时机

除了确定诊断的目的，对于以下几类病损也宜考虑进行组织病理学检查：临床表现不典型者，同时存在经久不愈的糜烂病损或发生在口腔危险区域者（口底-舌腹的 U 形区、口角内侧三角形区域、软腭复合体）；久治不愈或病情突发加重者；怀疑有恶变倾向者以及科学研究观察前。

五、鉴别诊断

在诊断 OLP 时需注意与口腔白斑病（oral leukoplakia）、盘状红斑狼疮（discoid lupus erythematosus）、口腔白角化症（oral hyperkeratosis）、口腔黏膜下纤维性变（oral submucous fibrosis）、口腔苔藓样接触性超敏反应（oral lichenoid contact hypersensitivity reactions）、口腔苔藓样药物反应（oral lichenoid drug reaction）、扁平苔藓样类天疱疮（lichen planus pemphigoides）、寻常型天疱疮（pemphigus vulgaris）、副肿瘤天疱疮（paraneoplastic pemphigus）、慢性移植物抗宿主病（chronic graft-versus-host disease）、慢性溃疡性口炎（chronic ulcerative stomatitis）等疾病进行鉴别诊断。

六、治疗前检查

宜根据不同的治疗目的和种类选择相应的检查项目。建议在治疗前检查血常规、肝肾功能、空腹葡萄糖，并检测口腔病损局部有无念珠菌感染。酌情进行心理测评、免疫功能、尿常规、糖化血红蛋白、甲状腺自身抗体、丙型肝炎病毒抗体（抗-HCV）、乙肝五项指标（HBsAg、抗-HBs、HBeAg、抗-HBe、抗-HBc）、腹部彩超、胸部 CT 等检查。对于检查结果异常者，应建议至其他科室排查相关疾病。

七、疾病管理

（一）治疗原则

建议在 OLP 治疗过程中把握以下治疗原则：宜根据 OLP 不同的症状、分型和病情轻重程度等给予个体化治疗方案；损害局限且无症状者可不用药，仅观察随访；损害局限但有症状者以局部用药为主；损害较严重者推荐采用局部和全身联合用药；积极消除局部刺激因素，做好口腔卫生宣教；鼓励患者积极治疗系统性疾病；若怀疑 OLP 的发生与患者长期服用某种药物有关，可建议患者咨询专科医师酌情换用其他药物；加强心理疏导，缓解紧张焦虑情绪，改善睡眠质量，必要时可建议患者进行心理咨询及治疗；定期随访，特别对萎缩型和糜烂型 OLP 宜密切观察，防止癌变。

（二）去除局部刺激因素

积极处置患者的锐利牙尖、残冠/根、阻生牙、废用牙、银汞合金充填体、不良修复体及金属冠等；必要时对患者进行牙周基础治疗；患者需限制辛辣或过烫食物的摄入、避免使用有刺激性的牙膏、戒烟、限酒、不咀嚼槟榔。

（三）治疗药物

1. 糖皮质激素

全身用药：醋酸泼尼松（2C）、倍他米松（2B）。局部用药（1B）：0.1%曲安奈德口腔软膏（1C）、醋酸地塞米松粘贴片（2D）、0.025%氟轻松软膏（口腔制剂）（2C）、0.05%氯倍他索凝胶（口腔制剂）（2C）。

局部封闭药：醋酸曲安奈德注射液（1C）、复方倍他米松注射液（2B）、醋酸泼尼松龙注射液（2C）。注：证据质量及推荐强度说明见附录（略）。

2. 其他免疫抑制药

全身用药：沙利度胺（2C）、昆明山海棠（2C）、雷公藤多苷（2C）。局部用药：0.1%他克莫司软膏（口腔制剂）（2D）、0.03%他克莫司软膏（口腔制剂）（2D）。

3. 免疫增强药

全身用药：胸腺肽（2C）。

4. 维 A 酸类药

局部用药：复方维甲酸软膏（口腔制剂）（2C）。

5. 其他

全身用药：硫酸羟氯喹（2C）、磷酸氯喹（2C）、白芍总苷（2B）。局部用药：维生素 E（2A）、维生素 AD 滴剂（2C）、抗真菌类药物（1A）、消炎止痛防腐类药物（2C）。

6. 注意事项

需严格把握用药适应证和禁忌证，严密监测药物所致的不良反应和毒副作用。

（四）物理疗法

超声雾化疗法（2C）、弱激光疗法（2B）、光动力疗法（2B）。

（五）治疗方案

综合考虑 OLP 的病损类型、病情轻重程度、患者全身情况等因素，制订以下治疗方案。推荐药物以上述治疗药物为主。

1. 非糜烂型口腔扁平苔藓

对于无症状非糜烂型 OLP；若病损局限，可不用药，定期随访观察。对于有症状非糜烂型 OLP，以减轻不适症状、控制病情发展为治疗目的（非糜烂型 OLP 治疗方案图解见附录，附录略）。

口腔损害伴充血、疼痛症状较明显者：可将糖皮质激素局部制剂作为一线用药，必要时全身使用免疫抑制类药物。口腔损害角化程度较高、粗糙紧绷症状较明显者:必要时可选择局部或全身使用维 A 酸类药物;宜在病情缓解后逐渐减少用药次数至停药以免停药后反跳;唇部病损禁用。可酌情局部使用维生素 E 或 AD 滴剂。伴念珠菌感染征象者:选用抗真菌局部制剂。中医药治疗:可根据临床情况考虑配合中医药治疗。

2.糜烂型口腔扁平苔藓

以控制疼痛症状、促进糜烂愈合、降低癌变潜在风险为目的(糜烂型 OLP 治疗方案图解见附录,附录略)。

(1)轻中度糜烂 轻中度糜烂的界定:单灶糜烂或者多灶小面积糜烂(糜烂总面积≤1 cm²)。糖皮质激素局部制剂是一线用药;宜选用糖皮质激素局部制剂,也可采用糖皮质激素注射液行病损局灶封闭;完全缓解者观察随访;部分缓解者继续使用糖皮质激素局部制剂维持疗效;对无效者可参考重度糜烂的治疗方案。

(2)重度糜烂 重度糜烂的界定:主要包括急性发作的大面积单灶或多灶糜烂(糜烂总面积>1 cm²)或同时伴发广泛皮肤损害等情况。若无糖皮质激素禁忌证者:可考虑全身使用糖皮质激素(小剂量、短疗程),同时配合糖皮质激素局部制剂。完全缓解者观察随访;部分缓解者用糖皮质激素局部制剂维持疗效。无效者或有糖皮质激素禁忌证者:可酌情全身或局部使用其他免疫抑制药。需密切观察上述糖皮质激素及免疫抑制类药物的不良反应及毒副作用。完全缓解者观察随访;部分

缓解者用糖皮质激素局部制剂维持疗效;无缓解者可参考迁延不愈者的治疗方案。

(3)对上述药物抵抗、迁延不愈的糜烂 免疫功能低下者 (建议结合患者全身情况及实验室免疫检测结果综合判定),可选用免疫增强药。若仍无效者可酌情试用物理疗法。

(4)辅助治疗 上述三类糜烂型 OLP 治疗方案的辅助治疗:酌情配合超声雾化疗法;酌情补充维生素及微量元素制剂;酌情选用消毒防腐类局部制剂;伴念珠菌感染征象者选用抗真菌局部制剂;可根据临床情况考虑配合中医药治疗。

(5)顽固或继续发展的病损 可采用自体荧光等无创诊断技术严密监测病情,必要时进行活检,定期随访,防止癌变。

八、预防

建议积极采取以下措施预防 OLP 的复发或加重:定期进行口腔检查,消除局部刺激因素,保持口腔卫生;建立健康的生活方式,勿过度劳累,积极预防和治疗系统性疾病;注意调整饮食结构及营养搭配,控制烟、酒及辛辣热烫食物;保持乐观开朗的精神状态,缓解紧张焦虑情绪。

对于糜烂型 OLP 患者,一般需每隔 2 周~1 月复诊观察;对于非糜烂型 OLP 患者,一般每隔 1~3 月复诊观察;对于病情稳定的 OLP 患者,一般每隔 3~6 月复查 1 次;如果持续稳定,1 年复查 1 次;如果复发加重,则需及时复诊。

医学教育

首届全国教材建设奖

2021 年 9 月 26 日，国家教材委员会发布国教材〔2021〕6 号文件，即关于首届全国教材建设奖奖励的决定。决定授予义务教育三科统编教材等 10 种教材"全国优秀教材特等奖"，授予《马克思主义哲学》(第二版)等 200 种教材"全国优秀教材一等奖"，授予《职业道德与法律》(第五版)等 789 种教材"全国优秀教材二等奖"，授予国家教材委员会语文学科专家委员会等 99 个集体"全国教材建设先进集体"称号，授予丁增稳等 200 名同志"全国教材建设先进个人"称号。全国教材建设奖是教材领域的最高奖，是检阅、展示教材建设服务党和国家人才培养成果，增强教材工作者荣誉感、责任感，推动构建中国特色、世界水平教材体系的一项重大制度。

在首届全国教材建设奖中，首都医科大学副校长、中国科学院院士王松灵荣获"全国教材建设先进个人"称号；上海交通大学张志愿院士主编《口腔颌面外科学》(第八版)荣获"全国优秀教材一等奖"；四川大学周学东教授主编《牙体牙髓病学》(第五版)荣获"全国优秀教材二等奖"。获奖教材由人民卫生出版社出版，教材详情见表 1。

表 1　首届全国教材建设奖获奖教材(口腔医学)

序号	获奖教材	标准书号	主要编者		编者单位	奖项
1	口腔颌面外科学(第八版)	978-7-117-29388-4	主　编	张志愿	上海交通大学	全国优秀教材
			副主编	石　冰	四川大学	一等奖
				张陈平		
2	牙体牙髓病学(第五版)	978-7-117-29370-9	主　编	周学东	四川大学	全国优秀教材
			副主编	陈　智	武汉大学	二等奖
				岳　林	北京大学	

中华口腔医学会 I 类学分继续医学教育项目

2021 年 3 月 10 日，全国继续医学教育委员会办公室根据《继续医学教育学分授予与管理办法》(全继委发〔2006〕11 号)的有关规定，发布全继委发〔2021〕2 号文件，公布 2021 年中华医学会等 6 个学会、协会第一批 I 类学分继续医学教育项目，共计 215 项，其中中华口腔医学会继续医学教育项目 53 项；2021 年 7 月 19 日，发布全继委办发〔2021〕7 号文件，公布 2021 年中华医学会等 6 个学会、协会第二批 I 类学分继续医学教育项目，共计 128 项，其中中华口腔医学会继续医学教育项目 23 项。口腔医学项目见表 2。

表 2　2021 年中华口腔医学会 I 类学分继续医学教育项目 *

项目编号	项目名称	主办单位	项目负责人	批次
口继教字 2021-001	口腔正畸学专题讲座	中华口腔医学会	许天民	第一批
口继教字 2021-002	口腔修复学专题讲座	中华口腔医学会	谭建国	第一批
口继教字 2021-003	口腔种植学专题讲座	中华口腔医学会	王　兴	第一批
口继教字 2021-004	牙周病学专题讲座	中华口腔医学会	欧阳翔英	第一批
口继教字 2021-005	儿童口腔医学专题讲座	中华口腔医学会	秦　满	第一批
口继教字 2021-006	牙体牙髓病学专题讲座	中华口腔医学会	岳　林	第一批
口继教字 2021-007	口腔临床实用新技术新进展培训班	中华口腔医学会继续教育部	侯本祥	第一批
口继教字 2021-008	2021 年全国中青年正畸医师发展论坛	中华口腔医学会口腔正畸专业委员会	金作林	第一批
口继教字 2021-009	2021 年全国唇隐裂治疗专题研讨会	中华口腔医学会唇腭裂专业委员会	尹宁北	第一批
口继教字 2021-010	全国口腔颌面创伤及正颌优秀研究生论文专题研讨会	中华口腔医学会口腔颌面创伤及正颌专业委员会	张　益	第一批
口继教字 2021-011	2021 年中华口腔医学会口腔医学信息化管理分会第四次学术年会	中华口腔医学会口腔医学信息化管理分会	曹战强	第一批
口继教字 2021-012	2021 年中华口腔医学会口腔激光专业委员会第六次口腔激光医学学术会议	中华口腔医学会口腔激光医学专业委员会	宋应亮	第一批
口继教字 2021-013	2021 年中华口腔医学会口腔生物医学专业委员会口腔肿瘤生物学论坛	中华口腔医学会口腔生物医学专业委员会	李铁军	第一批
口继教字 2021-014	2021 年中华口腔医学会口腔医疗服务分会第十五次全国口腔医院管理学术会议	中华口腔医学会口腔医疗服务分会	凌均棨	第一批
口继教字 2021-015	第七届亚洲颞下颌关节大会暨第十八次全国颞下颌关节病学及𬌗学学术研讨会	中华口腔医学会颞下颌关节病学及𬌗学专业委员会	傅开元	第一批
口继教字 2021-016	2021 年中华口腔医学会全科口腔医学专业委员会第二次全科口腔高峰论坛	中华口腔医学会全科口腔医学专业委员会	潘　洁	第一批
口继教字 2021-017	2021 年中华口腔医学会牙及牙槽外科专业委员会第三次全国牙槽外科学术年会	中华口腔医学会牙及牙槽外科专业委员会	胡开进	第一批

续表

项目编号	项目名称	主办单位	项目负责人	批次
口继教字2021-018	2021 年中华口腔医学会口腔预防医学专业委员会第二十一次全国学术年会	中华口腔医学会预防口腔医学专业委员会	林焕彩	第一批
口继教字2021-019	2021 年中华口腔医学会口腔病理学专业委员会第十五次全国口腔病理学术会议	中华口腔医学会口腔病理学专业委员会	孙宏晨	第一批
口继教字2021-020	2021 年中华口腔医学会民营口腔医疗分会第十四次民营口腔年会	中华口腔医学会民营口腔医疗分会	贺　周	第一批
口继教字2021-021	西部行——口腔正畸专业委员会公益大讲堂	中华口腔医学会口腔正畸专业委员会	房　兵	第一批
口继教字2021-022	西部行——口腔修复综合技术培训班	中华口腔医学会口腔修复学专业委员会	陈吉华	第一批
口继教字2021-023	西部行——口腔全科诊疗理念与操作培训班	中华口腔医学会全科口腔医学专业委员会	王　霄	第一批
口继教字2021-024	西部行——口腔专科护理技能培训班	中华口腔医学会口腔护理专业委员会	徐佑兰	第一批
口继教字2021-025	西部行——口腔激光临床应用安全与规范化培训班	中华口腔医学会口腔激光医学专业委员会	宋应亮	第一批
口继教字2021-026	西部行——舒适化口腔治疗技术培训班	中华口腔医学会镇静镇痛专业委员会	万　阔	第一批
口继教字2021-027	西部行——儿童口腔健康管理巡讲活动	中华口腔医学会儿童口腔医学专业委员会	邹　静	第一批
口继教字2021-028	西部行——口腔颌面创伤及继发畸形的治疗培训班	中华口腔医学会口腔颌面创伤及正颌专业委员会	张　益	第一批
口继教字2021-029	中部崛起——口腔正畸新技术规范化培训班	中华口腔医学会口腔正畸专业委员会	白玉兴	第一批
口继教字2021-030	星路髓行——牙体牙髓临床技术规范化公益巡讲	中华口腔医学会牙体牙髓病学专业委员会	余　擎	第一批
口继教字2021-031	口腔全科诊疗理念与操作全国巡回公益培训班	中华口腔医学会全科口腔医学专业委员会	王　霄	第一批
口继教字2021-032	基层口腔正畸继教公益培训班	中华口腔医学会口腔正畸专业委员会	金作林	第一批
口继教字2021-033	口腔舒适化治疗公益培训班	中华口腔医学会镇静镇痛专业委员会	万　阔	第一批
口继教字2021-034	中华口腔医学会民营口腔医疗分会西部继续教育培训班	中华口腔医学会民营口腔医疗分会	甘宝霞	第一批

续表

项目编号	项目名称	主办单位	项目负责人	批次
口继教字 2021-035	口腔正畸疑难病例多学科联合诊疗培训班	中华口腔医学会口腔正畸专业委员会	张晓蓉	第一批
口继教字 2021-036	儿童乳牙外伤的序列治疗培训班	中华口腔医学会儿童口腔医学专业委员会	郭青玉	第一批
口继教字 2021-037	微创理念下的儿童口腔治疗技术培训班	中华口腔医学会儿童口腔医学专业委员会	邹　静	第一批
口继教字 2021-038	遗传性口腔疾病的遗传咨询继续教育培训班	中华口腔医学会口腔遗传病与罕见病专业委员会	段小红	第一批
口继教字 2021-039	牙体牙髓病学诊疗规范及基本技能培训班	中华口腔医学会牙体牙髓病学专业委员会	刘学军	第一批
口继教字 2021-040	口腔规范化显微根管治疗技术培训班	中华口腔医学会牙体牙髓病学专业委员会	杜　毅	第一批
口继教字 2021-041	规范化口腔护理四手操作技术培训班	中华口腔医学会口腔护理专业委员会	徐佑兰	第一批
口继教字 2021-042	儿童口腔舒适化及微创治疗新进展培训班	中华口腔医学会儿童口腔医学专业委员会	宋光泰	第一批
口继教字 2021-043	多学科诊疗技术在儿童口腔疾病防治中的应用进展培训班	中华口腔医学会儿童口腔医学专业委员会	吴礼安	第一批
口继教字 2021-044	舒适化儿童口腔诊疗新技术培训班	中华口腔医学会镇静镇痛专业委员会	王小竞	第一批
口继教字 2021-045	口腔麻醉与镇静镇痛新技术新理念培训班	中华口腔医学会口腔麻醉学专业委员会	张　惠	第一批
口继教字 2021-046	颞下颌关节外科新技术新进展培训班	中华口腔医学会口腔颌面创伤及正颌专业委员会	杨　驰	第一批
口继教字 2021-047	数字化技术辅助正颌外科新进展培训班	中华口腔医学会口腔颌面创伤及正颌专业委员会	孙　健	第一批
口继教字 2021-048	根管治疗后患牙椅旁 CAD/CAM 嵌体修复技术新进展培训班	中华口腔医学会牙体牙髓病学专业委员会	赵望泓	第一批
口继教字 2021-049	髁突骨折与颞颌关节疾病外科治疗新技术学习班	中华口腔医学会口腔颌面创伤及正颌专业委员会	田　磊	第一批
口继教字 2021-050	光耀西南——口腔激光临床应用培训班	中华口腔医学会口腔激光医学专业委员会	赵继志	第一批
口继教字 2021-051	牙殆发育系统临床管理培训班	中华口腔医学会儿童口腔医学专业委员会	邵林琴	第一批

续表

项目编号	项目名称	主办单位	项目负责人	批次
口继教字2021-052	颌面部微创整形及面部年轻化培训班	中华口腔医学会口腔颌面创伤及正颌专业委员会	王旭东	第一批
口继教字2021-053	亚洲人唇裂鼻畸形的整形技术培训班	中华口腔医学会唇腭裂专业委员会	李　健	第一批
口继教字2021-054	一步一步做好口腔种植修复护理配合培训班	中华口腔医学会继续教育部	李秀娥	第二批
口继教字2021-055	一步一步做好口腔医院感染控制与护理管理培训班	中华口腔医学会继续教育部	李秀娥	第二批
口继教字2021-056	儿童颜面管理培训班	中华口腔医学会儿童口腔医学专业委员会	丁桂聪	第二批
口继教字2021-057	儿童口腔规范化诊疗培训班	中华口腔医学会儿童口腔医学专业委员会	缪　羽	第二批
口继教字2021-058	妇幼口腔健康管理、疾病预防与治疗培训班	中华口腔医学会儿童口腔医学专业委员会	郭维华	第二批
口继教字2021-059	西部行——"光"耀汉中–口腔激光规范化培训班	中华口腔医学会口腔激光医学专业委员会	李　倩	第二批
口继教字2021-060	口腔激光规范化临床应用培训班	中华口腔医学会口腔激光医学专业委员会	赵继志	第二批
口继教字2021-061	老年口腔医学新进展培训班	中华口腔医学会老年口腔医学专业委员会	李肇元	第二批
口继教字2021-062	中华口腔医学会口腔医学计算机专业委员会公益大讲堂	中华口腔医学会口腔医学计算机专业委员会	白玉兴	第二批
口继教字2021-063	口腔虚拟仿真教学继续教育培训班	中华口腔医学会口腔医学教育专业委员会	李铁军	第二批
口继教字2021-064	西部行——颞下颌关节病及𬌗学新进展培训班	中华口腔医学会颞下颌关节病学及𬌗学专业委员会	傅开元	第二批
口继教字2021-065	牙髓根尖周病诊治的现代理念与技术培训班	中华口腔医学会牙体牙髓病学专业委员会	黄定明	第二批
口继教字2021-066	规范化显微根管治疗理论与实践培训班	中华口腔医学会牙体牙髓病学专业委员会	于金华	第二批
口继教字2021-067	牙体牙髓保存治疗的临床实践与技术培训班	中华口腔医学会牙体牙髓病学专业委员会	何文喜	第二批
口继教字2021-068	中部崛起——现代错𬌗畸形诊断及矫治技术培训班	中华口腔医学会口腔正畸专业委员会	贺　红	第二批

续表

项目编号	项目名称	主办单位	项目负责人	批次
口继教字 2021-069	数字化精准正畸治疗的设计与应用培训班	中华口腔医学会口腔正畸专业委员会	袁 晓	第二批
口继教字 2021-070	无托槽隐形矫治技术在牙周炎患者多学科治疗中的应用进展培训班	中华口腔医学会口腔正畸专业委员会	李 煌	第二批
口继教字 2021-072	西部行——重度牙周炎规范化治疗培训班	中华口腔医学会牙周病学专业委员会	闫福华	第二批
口继教字 2021-073	规范化牙周治疗培训班	中华口腔医学会牙周病学专业委员会	闫福华	第二批
口继教字 2021-074	西部行——牙槽外科新技术培训班	中华口腔医学会牙及牙槽外科专业委员会	胡开进	第二批
口继教字 2021-075	拔牙并发症的预防及处理培训班	中华口腔医学会牙及牙槽外科专业委员会	周宏志	第二批
口继教字 2021-076	舒适化治疗技术培训班	中华口腔医学会镇静镇痛专业委员会	李小凤	第二批
口继教字 2021-077	全瓷修复体的设计及制作培训班	中华口腔医学会口腔修复学专业委员会	陈吉华 牛丽娜	第二批

注:* 摘自中华医学会、全国继续医学教育委员会办公室发布的全继委办发〔2021〕2 号文件、全继委办发〔2021〕7 号文件。

教育部关于公布 2020 年度普通高等学校本科专业备案和审批结果的通知

教高函〔2021〕1 号

各省、自治区、直辖市教育厅(教委),新疆生产建设兵团教育局,有关部门(单位)教育司(局),部属各高等学校、部省合建各高等学校:

根据《普通高等学校本科专业设置管理规定》(教高〔2012〕9 号),我部组织开展了 2020 年度普通高等学校本科专业设置和调整工作。经申报、公示、审核等程序,对各地各高校向我部申请备案的专业予以备案;在以上工作基础上,根据高等学校专业设置与教学指导委员会评议结果,确定了同意设置的国家控制布点专业和尚未列入专业目录的新专业名单。现将 2020 年度普通高等学校本科专业备案和审批结果予以公布,并对普通高等学校本科专业目录进行更新。请你们加强对新设专业的建设和管理,不断提高人才培养质量。

附件:

1. 2020 年度普通高等学校本科专业备案和审批结果

2. 列入普通高等学校本科专业目录的新专业名单(2021 年)

中华人民共和国教育部

2021 年 2 月 10 日

附件略。

口腔医学相关名单见表 3。

表 3　2020 年度普通高等学校本科专业备案和审批结果（口腔医学）*

原序号	学校名称	专业代码	专业名称	修业年限	学位授予门类	备注
370	张家口学院	101006	口腔医学技术	四年	理学	备案
616	吉林医药学院	101006	口腔医学技术	四年	理学	备案
110	山东协和学院	100301K	口腔医学	五年	医学	审批
143	湖南医药学院	100301K	口腔医学	五年	医学	审批
166	西北大学	100301K	口腔医学	五年	医学	审批

注：* 摘自教育部教高函〔2021〕1 号文件之附件。

教育部关于公布 2021 年高校增设国家控制的高职（专科）专业审批结果的通知

教职成函〔2021〕1 号

各省、自治区、直辖市教育厅（教委），新疆生产建设兵团教育局：

根据《普通高等学校高等职业教育（专科）专业设置管理办法》（教职成〔2015〕10 号），我部组织对 2021 年申请增设国家控制的高职（专科）专业点进行了评议。

我部共受理 2021 年拟增设国家控制的高职（专科）专业点申请 489 个。经专家评议和实地评估，并经公安部、国家卫生健康委员会、国家中医药管理局等行业主管部门审核，审批通过 2021 年增设国家控制的高职（专科）专业点 287 个，自 2021 年起可以招生，未通过审批的拟新设专业点 202 个。

请各省级教育行政部门严格按照本通知公布的审批结果合理安排相关专业的备案和招生等工作。

附件：2021 年高校增设国家控制的高职（专科）专业审批结果

中华人民共和国教育部
2021 年 2 月 2 日

附件略。

口腔医学相关名单见表 4。

表 4　2021 年国家控制的高职专业审批同意设置的专业点（口腔医学）*

原序号	省份	学校名称	专业代码	专业名称	修业年限
2	江苏省	江苏医药职业学院	620102K	口腔医学	三年
8	江西省	宜春职业技术学院	620102K	口腔医学	三年
10	山东省	青岛黄海学院	620102K	口腔医学	三年
11	河南省	河南科技职业大学	620102K	口腔医学	三年
20	四川省	资阳口腔职业学院	620102K	口腔医学	三年
24	新疆生产建设兵团	石河子大学	620102K	口腔医学	三年

注：* 摘自教育部教职成函〔2021〕1 号之附件。

中国高等学校口腔医学专业招生和培养简况

资料由我国高等学校口腔医学院系提供（尚有部分院系未提供），中国香港、澳门特别行政区和台湾地区口腔医学专业招生培养简况未统计在内。统计时限从 2021 年 1 月—2021 年 12 月。详情见表 5-9。

表 5　2021 年度中国口腔医学本科生招生培养简况

单位	在校生人数			招生人数			毕业人数		
	8 年制	7 年制 (5+3)*	5 年制	8 年制	7 年制 (5+3)*	5 年制	8 年制	7 年制	5 年制
四川大学华西口腔医学院	239	39	927	30	39	142	31	–	194
北京大学口腔医学院	297	–	218	43	–	40	44	–	31
上海交通大学口腔医学院	158	75	121	30	46	–	–	18	19
空军军医大学口腔医学院	141	–	179	20	–	40	11	–	23
武汉大学口腔医学院	187	129	190	30	33	29	8	–	33
首都医科大学口腔医学院	–	233	116	20	30	–	–	28	22
复旦大学上海口腔医学院	–	–	55	–	–	30	–	–	–
南开大学口腔医学院	–	–	146	–	–	30	–	–	21
天津医科大学口腔医学院	–	245	3	–	50	–	–	–	–
河北医科大学口腔医学院	–	–	363	–	–	60	–	–	87
华北理工大学口腔医学院	–	–	413	–	–	90	–	–	70
河北北方学院	–	–	338	–	–	80	–	–	70
山西医科大学口腔医学院	–	–	517	–	–	122	–	–	94
内蒙古科技大学包头医学院	–	–	216	–	–	40	–	–	40
赤峰学院	–	–	320	–	–	60	–	–	77
中国医科大学口腔医学院	–	–	341	–	–	71	–	–	57
大连医科大学口腔医学院	–	–	320	–	–	64	–	–	64
大连大学医学院	–	–	359	–	–	60	–	–	63
吉林大学口腔医学院	–	198	225	–	40	42	–	40	44
北华大学口腔医学院	–	–	783	–	–	210	–	–	207
佳木斯大学口腔医学院	–	–	299	–	–	62	–	–	60
哈尔滨医科大学口腔医学院	–	–	243	–	–	49	–	–	50
牡丹江医学院	–	–	337	–	–	60	–	–	61
同济大学口腔医学院	–	–	206	–	–	58	–	–	37
南京大学医学院口腔医学院	–	–	100	–	–	21	–	22	–
南京医科大学口腔医学院	–	200	405	–	50	93	–	32	63
浙江大学口腔医学院	–	241	64	–	46	39	–	50	–

续表

单位	在校生人数			招生人数			毕业人数		
	8 年制	7 年制(5+3)*	5 年制	8 年制	7 年制(5+3)*	5 年制	8 年制	7 年制	5 年制
浙江中医药大学口腔医学院	–	–	493	–	–	93	–	–	121
温州医科大学口腔医学院	–	–	290	–	–	55	–	–	66
湖州师范学院医学院	–	–	250	–	–	70	–	–	37
安徽医科大学口腔医学院	–	–	372	–	–	91	–	–	60
皖南医学院	–	–	747	–	–	129	–	–	123
福建医科大学	–	–	126	–	–	–	–	–	101
厦门医学院	–	–	334	–	–	64	–	–	54
南昌大学口腔医学院	–	–	250	–	–	50	–	–	50
井冈山大学口腔医学院	–	–	296	–	–	53	–	–	57
山东大学口腔医学院	–	180	269	–	50	52	–	29	51
青岛大学口腔医学院	–	–	210	–	–	40	–	–	50
潍坊医学院口腔医学院	–	–	552	–	–	90	–	–	96
滨州医学院口腔医学院	–	–	646	–	–	91	–	–	150
郑州大学口腔医学院	–	–	445	–	–	75	–	–	89
华中科技大学口腔医学院	–	–	154	–	–	29	–	–	36
湖北科技学院	–	–	518	–	–	78	–	–	132
中南大学湘雅口腔医学院	–	250	134	–	50	30	–	51	24
湖南中医药大学第一临床医学院	–	–	548	–	–	100	–	–	120
中山大学光华口腔医学院	–	188	260	–	–	92	–	44	64
暨南大学口腔医学院	–	–	457	–	–	132	–	–	61
深圳大学口腔医学院	–	–	125	–	–	30	–	–	26
汕头大学口腔医学院	–	–	172	–	–	32	–	–	28
佛山科学技术学院口腔医学院	–	–	551	–	–	106	–	–	97
广西医科大学口腔医学院	–	–	346	–	–	86	–	–	45
桂林医学院口腔医学院	–	–	383	–	–	80	–	–	58
右江民族医学院	–	–	264	–	–	50	–	–	55
海南医学院	–	–	437	–	–	94	–	–	84
重庆医科大学口腔医学院	–	–	403	–	–	80	–	–	77
江汉大学医学院	–	–	379	–	–	81	–	–	–
西南医科大学口腔医学院	–	–	449	–	–	88	–	–	80
川北医学院	–	–	815	–	–	150	–	–	105

续表

单位	在校生人数			招生人数			毕业人数		
	8 年制	7 年制 (5+3)*	5 年制	8 年制	7 年制 (5+3)*	5 年制	8 年制	7 年制	5 年制
贵州医科大学口腔医学院	–	–	910	–	–	140	–	–	248
遵义医科大学口腔医学院	–	–	930	–	–	237	–	–	114
昆明医科大学口腔医学院	–	–	572	–	–	111	–	–	72
西安交通大学口腔医学院	–	–	260	–	–	64	–	–	68
西安医学院口腔医学院	–	–	521	–	–	105	–	–	99
兰州大学口腔医学院	–	–	434	–	–	84	–	–	82
西北民族大学口腔医学院	–	–	413	–	–	72	–	–	78
宁夏医科大学口腔医学院	–	–	335	–	–	57	–	–	73
石河子大学医学院	–	–	321	–	–	63	–	–	74
新疆医科大学口腔医学院	–	–	481	–	–	118	–	–	83

注：* 表示因政策指导，从 2015 年开始全国不再招生 7 年制口腔医学生，故 7 年制下备注"(5+3)"，特指过渡阶段的招生状态。

表6　2021 年度中国口腔医学硕士研究生招生培养简况

硕士学位授予单位	学科专业	指导教师人数	在读硕士生人数	招生人数	毕业人数
四川大学					
	口腔基础医学	16	82	30	12
	口腔临床医学	63	587	190	168
北京大学					
	口腔基础医学	2	3	1	–
	口腔临床医学	77	196	67	41
上海交通大学					
	口腔基础医学	4	12	4	6
	口腔临床医学	67	192	54	58
空军军医大学					
	口腔基础医学	12	7	2	3
	口腔临床医学	69	31	13	8
	口腔医学	68	93	38	17
武汉大学					
	口腔基础医学	6	11	4	1
	口腔临床医学	44	70	30	13
	口腔医学	72	285	95	67

续表

硕士学位 授予单位	学科专业	指导教师 人数	在读硕士生 人数	招生人数	毕业人数
首都医科大学					
	口腔基础医学	7	21	6	6
	口腔临床医学	52	91	31	31
解放军医学院					
	口腔临床医学	14	39	15	12
北京协和医院					
	口腔临床医学	6	5	3	1
南开大学					
	口腔临床医学	19	3	1	1
	口腔医学	24	68	20	25
天津医科大学					
	口腔基础医学	1	4	1	1
	口腔临床医学	29	202	69	58
	口腔医学	10	30	7	14
河北医科大学					
	口腔基础医学	2	3	1	1
	口腔临床医学	51	30	13	8
	口腔医学	80	176	64	39
华北理工大学					
	口腔临床医学	22	52	33	20
山西医科大学					
	口腔临床医学	6	5	6	–
	口腔基础医学	14	37	21	14
	口腔医学	34	116	51	48
内蒙古科技大学包 头医学院					
	口腔临床医学	7	2	–	2
中国医科大学					
	口腔基础医学	7	20	6	–
	口腔临床医学	69	287	84	52
大连医科大学					
	口腔基础医学	4	26	25	10
	口腔临床医学	6	47	17	13
大连大学					
	口腔临床医学	19	44	10	12

续表

硕士学位授予单位	学科专业	指导教师人数	在读硕士生人数	招生人数	毕业人数
吉林大学					
	口腔基础医学	2	2	–	1
	口腔临床医学	28	58	20	16
	口腔医学	54	166	67	45
佳木斯大学					
	口腔医学	28	87	29	20
哈尔滨医科大学					
	口腔基础医学	11	10	12	1
	口腔临床医学	25	115	48	38
哈尔滨医科大学附四院					
	口腔临床医学	3	8	5	10
复旦大学					
	口腔临床医学	10	2	–	4
	口腔医学	10	15	7	2
同济大学					
	口腔基础医学	1	10	2	4
	口腔临床医学	15	74	22	23
	口腔医学	10	18	1	6
南京大学					
	口腔临床医学	49	159	44	27
南京医科大学					
	口腔基础医学	2	5	2	1
	口腔临床医学	18	55	16	17
	口腔医学	30	242	78	67
浙江大学					
	口腔基础医学	5	2	1	–
	口腔临床医学	24	16	8	–
	口腔医学	31	180	67	58
浙江中医药大学					
	口腔医学	20	77	32	21
温州医科大学					
	口腔医学	26	151	65	20

续表

硕士学位 授予单位	学科专业	指导教师 人数	在读硕士生 人数	招生人数	毕业人数
安徽医科大学					
	口腔基础医学	5	14	6	3
	口腔临床医学	17	65	26	19
	口腔医学	18	72	31	12
皖南医学院					
	口腔基础医学	3	–	–	–
	口腔临床医学	11	43	12	10
福建医科大学					
	口腔基础医学	2	3	1	1
	口腔临床医学	30	67	20	22
	口腔医学	49	118	45	30
南昌大学					
	口腔基础医学	19	29	13	6
	口腔临床医学	42	216	83	45
山东大学					
	口腔基础医学	5	13	5	2
	口腔临床医学	17	33	9	14
	口腔医学	26	84	39	15
青岛大学					
	口腔临床医学	40	179	44	49
潍坊医学院					
	口腔基础医学	4	5	3	1
	口腔临床医学	12	30	10	11
	口腔医学	27	52	21	13
滨州医学院					
	口腔临床医学	60	108	53	17
郑州大学					
	口腔基础医学	1	–	–	–
	口腔临床医学	54	7	4	7
	口腔医学	55	139	47	30
华中科技大学					
	口腔医学	18	40	15	9

续表

硕士学位授予单位	学科专业	指导教师人数	在读硕士生人数	招生人数	毕业人数
中南大学					
	口腔临床医学	45	24	13	16
	口腔医学	44	172	75	36
湖南中医药大学					
	口腔临床医学	21	39	26	8
中山大学					
	口腔基础医学	13	19	9	3
	口腔临床医学	157	283	99	73
暨南大学					
	口腔临床医学	43	150	63	31
南方医科大学					
	口腔临床医学	41	79	32	14
深圳大学					
	口腔临床医学	1	3	2	–
广西医科大学					
	口腔基础医学	2	9	2	–
	口腔临床医学	16	87	33	30
	口腔医学	17	67	25	19
桂林医学院					
	口腔临床医学	10	16	16	–
右江民族医学院					
	口腔临床医学	12	59	24	9
海南医学院					
	口腔临床医学	12	36	20	–
重庆医科大学					
	口腔基础医学	71	7	3	–
	口腔临床医学	74	74	22	12
	口腔医学	65	233	74	34
江汉大学					
	口腔基础医学	1	1	–	–
电子科技大学					
	口腔医学	8	10	5	–

续表

硕士学位 授予单位	学科专业	指导教师 人数	在读硕士生 人数	招生人数	毕业人数
西南医科大学					
	口腔基础医学	3	–	–	–
	口腔临床医学	21	147	60	36
川北医学院					
	临床口腔医学 *	5	5	2	2
	口腔医学	21	59	20	–
贵州医科大学					
	口腔基础医学	1	–	–	1
	口腔临床医学	12	21	9	3
	口腔医学	18	59	25	17
遵义医科大学					
	口腔基础医学	18	45	18	6
	口腔临床医学	42	150	54	43
昆明医科大学					
	口腔基础医学	3	5	2	–
	口腔临床医学	30	41	12	16
	口腔医学	32	109	40	29
西安交通大学					
	口腔基础医学	4	6	–	–
	口腔临床医学	3	4	2	3
	口腔医学	19	101	40	17
	口腔生物医学 *	7	5	1	–
兰州大学					
	口腔基础医学	2	12	6	2
	口腔临床医学	27	75	18	27
	口腔医学	35	168	63	2
宁夏医科大学					
	口腔基础医学	4	1	1	
	口腔临床医学	23	86	31	13
石河子大学医学院					
	口腔临床医学	12	36	13	11
新疆医科大学					
	口腔基础医学	5	9	4	1
	口腔临床医学	12	146	53	43

注: * 均为口腔医学专业教师挂靠有关学科的招生。

表 7　2021 年度中国口腔医学博士研究生招生培养简况

博士学位 授予单位	学科专业	指导教师 人数	在读博士生 人数	招生人数	毕业人数
四川大学					
	口腔基础医学	6	47	16	12
	口腔临床医学	60	261	77	73
北京大学					
	口腔基础医学	4	8	3	2
	口腔临床医学	71	202	58	58
上海交通大学					
	口腔基础医学	6	15	4	1
	口腔临床医学	64	149	54	20
空军军医大学					
	口腔基础医学	8	8	4	1
	口腔临床医学	23	27	8	3
	口腔医学	29	23	8	19
武汉大学					
	口腔基础医学	4	7	3	1
	口腔临床医学	23	67	20	23
	口腔医学	24	34	16	1
首都医科大学					
	口腔基础医学	6	19	10	6
	口腔临床医学	24	51	21	17
解放军医学院					
	口腔临床医学	8	11	5	4
天津医科大学					
	口腔基础医学	1	2	1	–
	口腔临床医学	8	20	6	4
	口腔医学	2	1	1	–
河北医科大学					
	病理学与病理生理学 *	1	1	–	1
山西医科大学					
	临床医学 *	10	4	2	–
中国医科大学					
	口腔基础医学	2	10	4	3
	口腔临床医学	16	36	10	10

续表

博士学位 授予单位	学科专业	指导教师 人数	在读博士生 人数	招生人数	毕业人数
吉林大学					
	口腔临床医学	7	24	6	10
	口腔医学	14	43	17	1
哈尔滨医科大学					
	口腔基础医学	3	3	–	–
	口腔临床医学	5	17	5	–
复旦大学					
	临床医学 *	3	3	1	2
	生物与医药 *	3	8	3	–
同济大学					
	口腔基础医学	2	11	2	1
	口腔临床医学	7	43	9	7
	口腔医学	3	2	1	1
南京大学					
	口腔临床医学	10	37	10	6
南京医科大学					
	口腔基础医学	2	2	1	–
	口腔临床医学	4	8	2	4
	口腔医学	13	68	19	10
浙江大学					
	口腔基础医学	3	9	4	–
	口腔临床医学	11	20	8	3
	口腔医学	10	26	12	2
温州医科大学					
	外科学 *	5	9	6	1
	基础医学 *	1	1	1	–
安徽医科大学					
	临床口腔医学	1	1	1	–
	外科学 *	3	4	1	–
	流行病与卫生统计学 *	1	1	–	–

续表

博士学位 授予单位	学科专业	指导教师 人数	在读博士生 人数	招生人数	毕业人数
福建医科大学					
	口腔基础医学	2	5	1	–
	口腔临床医学	7	18	4	3
	口腔医学	10	24	7	5
山东大学					
	口腔基础医学	4	6	2	1
	口腔临床医学	6	11	2	6
	口腔医学	6	13	6	–
青岛大学					
	口腔临床医学	15	22	6	–
郑州大学					
	口腔临床医学	4	2	–	3
华中科技大学					
	口腔医学	5	17	6	2
中南大学					
	口腔医学	9	10	10	–
	口腔整形美容学	11	27	6	1
湖南中医药大学					
	中医五官科学*	3	4	3	–
中山大学					
	口腔基础医学	7	10	7	–
	口腔临床医学	38	124	39	22
南方医科大学					
	口腔临床医学	4	1	–	2
广西医科大学					
	口腔基础医学	2	5	1	–
	口腔临床医学	5	13	5	–
	口腔医学	10	54	14	–
	临床医学*	–	–	–	5
重庆医科大学					
	口腔基础医学	6	1	1	–
	口腔临床医学	7	13	3	–
	口腔医学	12	38	22	–

续表

博士学位 授予单位	学科专业	指导教师 人数	在读博士生 人数	招生人数	毕业人数
遵义医科大学					
	生物医学 *	1	1	1	–
昆明医科大学					
	耳鼻咽喉科学 *	8	19	8	4
西安交通大学					
	口腔生物医学	12	15	4	–
	口腔医学	6	17	6	–
新疆医科大学					
	外科学 *	3	23	3	2

注：* 均为口腔医学专业教师挂靠有关博士学科的招生。

表8　2021 年度中国口腔医学博士研究生毕业生一览表

博士学位 授予单位	姓名	性别	出生 年月	获学位 年月	所授学位 专业	指导 教师	毕业论文题目
四川大学							
	吴凡子	男	1991.06	2021.09	口腔基础 医学	叶　玲	Wnt7b 对破骨细胞分化的作用及机制探究
	李京桂	女	1992.04	2021.06	口腔基础 医学	石　冰	口轮匝肌损伤后修复再生机制及干预治疗的实验研究
	李启容	女	1991.02	2021.06	口腔基础 医学	陈　宇	抗血管生成及光敏活性金纳米团簇的合成及对 CAL-27 的作用探究
	谢雪萍	女	1991.09	2021.06	口腔基础 医学	林云锋	DNA 四面体及其载药复合物在肿瘤治疗中的作用研究
	李彦静	女	1995.06	2021.06	口腔基础 医学	林云锋	基于石墨烯量子点的多功能纳米粒子在恶性黑色素瘤光动力治疗中的应用
	崔博森	男	1995.06	2021.09	口腔基础 医学	张　平	PKD3 调控口腔鳞癌细胞 PD-L1 表达及其侵袭转移的作用和机制
	包丽荣	女	1992.11	2021.09	口腔基础 医学	李　燕	COVID-19 辅助诊断策略及特异性 IgY 抗体研究
	张伟龙	男	1989.03	2021.06	口腔基础 医学	汤亚玲	肿瘤相关成纤维细胞分泌 CXCL1 激活 DEC2 介导的口腔鳞癌休眠的机制
	周羽洁	女	1992.02	2021.06	牙体牙髓 病学	周学东	白色念珠菌 CHK1 基因在口腔黏膜感染中的作用研究
	杜　倩	女	1991.03	2021.06	牙体牙髓 病学	周学东	黄连素影响根尖周炎牙槽骨吸收的实验研究
	陈　婧	女	1992.10	2021.06	牙体牙髓 病学	周学东	靶向 CD47 的免疫治疗对结肠癌以及口腔-肠道菌群影响的实验研究
	胡戍琛	女	1993.12	2021.12	牙体牙髓 病学	叶　玲	GPX7 影响骨髓间充质干细胞成骨成脂分化的机制研究

续表

博士学位授予单位	姓名	性别	出生年月	获学位年月	所授学位专业	指导教师	毕业论文题目
	余钒源	男	1991.06	2021.06	牙体牙髓病学	叶 玲	Ca^{2+}/NFATc1 信号对 MSC 命运决定的作用
	唐智群	女	1991.12	2021.06	牙体牙髓病学	吴红崑	齿垢密螺旋体对 AD 相关 Tau 蛋白磷酸化的作用及机制研究
	贾玲玲	女	1989.05	2021.06	牙体牙髓病学	李继遥	转录因子 AmeloD 在成釉细胞分化中的作用及其机制研究
	向臻婷	女	1992.01	2021.06	牙体牙髓病学	李继遥	白色念珠菌与变异链球菌共聚影响生物膜致龋毒力的研究
	许来俊	男	1990.12	2021.06	牙体牙髓病学	李继遥	可注射 GG/nHA/CHX 水凝胶的制备及修复感染性骨缺损的研究
	陶思颖	女	1993.12	2021.06	牙体牙髓病学	李继遥	具有胶原稳定作用的牙本质仿生再矿化材料的构建及机制研究
	李向芬	女	1991.09	2021.06	牙体牙髓病学	黄定明	BMP9 调控牙髓细胞成牙本质向分化促进牙髓损伤修复
	徐佳蕾	女	1992.02	2021.06	牙体牙髓病学	黄定明	SDF-1α-CXCR4/CXCR7 在牙周膜干细胞迁移中的作用研究
	衣晓伟	女	1990.01	2021.06	牙体牙髓病学	黄定明	NLRP10 调控 AGEs 诱导 HPDLCs 炎症反应的作用及机制的研究
	陆洋宇	女	1992.10	2021.09	牙体牙髓病学	胡 涛	核糖核酸酶Ⅲ编码基因调控变异链球菌-白色念珠菌双菌种生物膜的研究
	韩思理	女	1991.07	2021.06	牙体牙髓病学	张凌琳	釉原蛋白衍生多肽 TVH-19 对牙髓-牙本质复合体的生物学效应研究
	罗俊元	男	1994.04	2021.09	牙体牙髓病学	张凌琳	基于唾液获得性膜蛋白质组学分析的抗菌肽构建及其防龋作用研究
	江娅玲	女	1992.09	2021.12	牙体牙髓病学	程 磊	唾液生物膜模型在口腔菌群微生态调节中的应用研究
	吴虹乐	女	1992.08	2021.09	牙体牙髓病学	程 磊	具核梭杆菌影响阿尔茨海默病的初步研究
	李博磊	男	1991.08	2021.06	牙体牙髓病学	程 磊	口腔-肠道菌群对膝骨关节炎影响的机制研究
	胡 垚	女	1993.11	2021.09	牙体牙髓病学	程 磊	白色念珠菌与金黄色葡萄球菌协同感染及耐药的机制研究
	潘央央	女	1986.12	2021.06	儿童口腔医学	邹 静	Adc 系统调节变异链球菌锌稳态的机制研究
	梁静鸥	女	1992.09	2021.06	儿童口腔医学	邹 静	新型 pH 敏感智能抗菌牙科材料防龋作用的实验研究
	李河钢	男	1989.02	2021.06	儿童口腔医学	郭维华	H 型血管在小鼠下颌骨髁突骨形成中的作用研究
	兰婷婷	女	1991.12	2021.06	儿童口腔医学	郭维华	PPARγ 激活 M2 巨噬细胞极化介导免疫逃逸促进异种生物牙根再生
	肖佳妮	女	1992.03	2021.06	儿童口腔医学	郑黎薇	牙引导管上皮与牙囊间充质交互作用对牙萌出的影响

续表

博士学位授予单位	姓名	性别	出生年月	获学位年月	所授学位专业	指导教师	毕业论文题目
	龚 旺	男	1991.03	2021.06	口腔黏膜病学	陈谦明	BATF2 在头颈鳞状细胞癌中对 IFN-I 反应的调控机制研究
	史雪珂	女	1991.09	2021.06	口腔黏膜病学	周红梅	B 细胞对头颈部鳞状细胞癌生物学特性的影响及机制研究
	魏子豪	男	1991.12	2021.06	口腔黏膜病学	曾 昕	circRFWD3 对头颈部鳞状细胞癌侵袭转移的调控作用及其机制研究
	黄 皎	女	1990.03	2021.06	口腔颌面外科学	田卫东	脂肪组织来源的外泌体样囊泡用于双膦酸盐颌骨坏死的研究
	徐 瑞	男	1991.08	2021.06	口腔颌面外科学	石 冰	MicroRNA-20a 经自噬调控 ATDC5 细胞软骨向分化的机制研究
	刘伟龙	男	1990.02	2021.06	口腔颌面外科学	石 冰	小鼠腭间充质 β-catenin 调节 α-actinin-4/F-actin 细胞骨架重组影响腭发育的机制研究
	陈娅飞	女	1990.08	2021.06	口腔颌面外科学	李龙江	Lnc-HITTERS 促进口腔鳞癌细胞进展的机制研究
	吴沉洲	男	1992.04	2021.06	口腔颌面外科学	李龙江	LncRNA HITTERS 在口腔鳞癌细胞内质网应激相关凋亡中的作用及机制
	郭晓东	男	1991.08	2021.06	口腔颌面外科学	包崇云	磷酸钙陶瓷诱导骨生成中破骨细胞的作用及关键生物学反应时序
	孙 玥	女	1990.08	2021.06	口腔颌面外科学	林云锋	四面体框架核酸载抗生素对抗耐药菌的实验研究
	张 琦	女	1992.06	2021.06	口腔颌面外科学	林云锋	四面体框架核酸抗氧化应激的体内外研究及机制分析
	罗雪婷	女	1991.12	2021.06	口腔颌面外科学	祝颂松	IGF1 在下颌髁突软骨干细胞维持关节软骨稳态中的作用及机制研究
	王莎莎	女	1991.01	2021.06	口腔颌面外科学	梁新华	lncRNA SELL/L-selectin 对 HPV+ 口腔鳞癌生物学行为的影响及机制的研究
	吴家顺	男	1991.04	2021.12	口腔颌面外科学	梁新华	M1 型巨噬细胞诱导领导细胞 PD-L1 表达促进 HPV+头颈鳞癌集体侵袭机制
	曹鸣芯	女	1993.02	2021.06	口腔颌面外科学	梁新华	miR-550a-3-5p 介导肿瘤相关巨噬细胞极化调控 HPV+口腔鳞癌 EMT 的机制
	张建康	男	1991.02	2021.06	口腔颌面外科学	潘 剑	富钙结冷胶水凝胶荷载 IL-4 调控巨噬细胞极化修复颌骨缺损的研究
	张 萧	女	1991.09	2021.06	口腔颌面外科学	刘 磊	脂肪基质细胞异质性及其 CD168+ 亚群的研究
	纪焕中	男	1991.09	2021.06	口腔颌面外科学	罗 恩	锌合金植入体免疫调控骨修复及其促进老年骨质疏松骨折愈合的实验研究
	刘航航	男	1994.09	2021.06	口腔颌面外科学	罗 恩	脂联素受体激活对年轻及老龄鼠骨代谢的差异性作用及其机制研究

续表

博士学位授予单位	姓名	性别	出生年月	获学位年月	所授学位专业	指导教师	毕业论文题目
	鞠 锐	男	1991.02	2021.06	口腔颌面外科学	龙 洁	hsa_circRNA_001982/miR –181a –5p/S1PR1 轴通过 PI3K/AKT 信号通路调控涎腺腺样囊性癌转移的作用及机制
	韩 露	女	1989.08	2021.06	口腔颌面外科学	龙 洁	Fam20B 催化的糖胺聚糖对小鼠多生牙发育调控的分子机制
	罗文琼	女	1992.11	2021.06	口腔修复学	宫 苹	FoxO1 介导自噬信号在种植体骨结合中的机制研究
	田陶然	男	1992.02	2021.06	口腔修复学	宫 苹	构筑基于动态 DNA 四面体框架结构药物传递体系的研究
	戴年豊	男	1977.12	2021.06	口腔修复学	王 敏	根尖周炎中 RGS10 对 NFκB 促炎通路影响的研究
	任 杰	男	1991.04	2021.06	口腔修复学	王 敏	转录因子 EB 对牙周炎调控作用的研究
	张雅蓉	女	1990.09	2021.06	口腔修复学	于海洋	线粒体 Complex I 调控破骨细胞分化及骨稳态的机制研究
	赵雨薇	女	1994.02	2021.06	口腔修复学	于海洋	PDK1 调控成骨细胞糖酵解对炎症状态下骨愈合的影响及机制研究
	余 萍	女	1992.10	2021.06	口腔修复学	于海洋	上前牙钛锆窄种植体联合氧化锆角度基台修复的连接稳定性研究
	林 华	男	1988.05	2021.06	口腔修复学	莫安春	仿贻贝水凝胶复合磷酸钙一体两面膜的制备及引导骨再生的研究
	祁星颖	女	1992.06	2021.06	口腔修复学	袁 泉	大麻二酚对口腔溃疡的治疗作用及机制探究
	武云舒	女	1993.06	2021.06	口腔修复学	袁 泉	METTL3 介导的 mRNA m6A 修饰调控骨髓间充质干细胞命运的研究
	陈娅倩	女	1991.06	2021.06	口腔修复学	袁 泉	超延伸复合体支架蛋白 AFF4 调控细胞成脂分化的研究
	高筱萌	女	1992.08	2021.06	口腔修复学	万乾炳	类沸石咪唑酯骨架–8 激活经典 MAPK 信号通路修复上颌骨缺损研究
	薛轶元	女	1992.07	2021.06	口腔修复学	万乾炳	金属–有机骨架材料改性引导骨再生膜的构建及其生物活性研究
	张 鑫	男	1990.10	2021.06	口腔修复学	万乾炳	负载 DMOG 的 ZIF–8 载药体系用于促进生物材料成骨成血管活性的研究
	张 鹏	男	1992.05	2021.06	口腔修复学	梁 星	NLRC4 磷酸化介导巨噬细胞衰老加速糖尿病牙龈上皮炎性衰老的研究
	胡 琛	女	1992.03	2021.06	口腔修复学	满 毅	材料结构对于软组织缺损修复的影响和对免疫微环境的调控
	王禹弘	女	1992.03	2021.06	口腔修复学	赵志河	慢性牙周炎对牙周膜内血管及干细胞的影响效应及机制研究

续表

博士学位授予单位	姓名	性别	出生年月	获学位年月	所授学位专业	指导教师	毕业论文题目
	李　博	男	1992.09	2021.06	口腔正畸学	赵志河	颅缝间充质干细胞在颅骨稳态和缺损修复中的作用及机制研究
	王鸿哲	男	1991.09	2021.06	口腔正畸学	白　丁	rBMSCs 联合软骨细胞分层修复髁突纤维软骨的组织工程研究
	何依若	女	1992.12	2021.06	口腔正畸学	白　丁	双醛海藻酸钠胶原基异构双层屏障膜的研制及其骨修复效果评价
	吕佳虹	女	1992.08	2021.06	口腔正畸学	赖文莉	ACC 通过 PAG 调控大鼠牙移动疼痛的机制研究
	赵　芮	女	1994.01	2021.06	口腔正畸学	赖文莉	三叉神经节 PI3K-Akt 信号通路对大鼠牙移动疼痛的调控作用及机制研究
	高美雅	女	1990.07	2021.06	口腔正畸学	赖文莉	神经生长因子 NGF 调控大鼠实验性牙移动疼痛的机理研究
	柳　汀	女	1992.06	2021.06	口腔正畸学	陈　嵩	人牙周膜干细胞来源外泌体促进骨再生作用及其机制研究
	黄　鹂	女	1992.06	2021.06	口腔正畸学	邹淑娟	氯化锂调控细胞自噬促进骨质疏松牙槽骨重塑的机制研究
北京大学	李秋菊	女	1991.07	2021.07	牙体牙髓病学	董艳梅	生物活性牙本质粘接剂的制备与性能研究
	黄桂彬	女	1992.03	2021.07	牙体牙髓病学	董艳梅	明胶/生物活性玻璃复合支架诱导骨髓间充质干细胞成牙向分化的研究
	臧海玲	女	1992.02	2021.07	牙体牙髓病学	梁宇红	牙髓根尖周病单牙根管治疗和种植修复的成本效果研究
	危伊萍	女	1993.01	2021.07	牙周病学	胡文杰	罹患重度牙周炎上颌磨牙拔牙牙槽嵴保存临床应用研究
	石姝雯	女	1992.03	2021.07	牙周病学	孟焕新	牙周非手术治疗疗效的影响因素分析及预测模型构建
	李文静	女	1990.10	2021.07	牙周病学	孟焕新	牙周炎遗传易感性研究及多基因风险预测模型的构建
	卢洪叶	女	1993.08	2021.07	牙周病学	孟焕新	牙周和种植体周微生物及其动态变化
	李　倩	女	1991.05	2021.07	牙周病学	欧阳翔英	LOX-1 在 Pg 诱导内皮细胞活化损伤、单核细胞黏附和泡沫细胞形成中的作用及机制研究
	林春平	男	1992.05	2021.10	牙周病学	唐志辉	根部外形设计对单根牙个性化种植体牙槽骨应力分布的影响
	袁晓静	女	1990.02	2021.07	儿童口腔医学	葛立宏	可注射辛伐他汀缓释晶胶微球负载脱落乳牙牙髓干细胞促牙髓再生的研究

续表

博士学位授予单位	姓名	性别	出生年月	获学位年月	所授学位专业	指导教师	毕业论文题目
	杨溢	女	1993.01	2021.07	儿童口腔医学	秦满	Rieger 综合征患者 PITX2 基因突变检测及其在釉质发育缺陷中的致病分子机制研究
	窦桂丽	女	1989.09	2021.10	儿童口腔医学	夏斌	乳牙牙髓切断术、根管治疗术临床回顾及根管增龄性变化的研究
	李博亚	女	1990.05	2021.10	口腔黏膜病学	华红	唇腺间充质干细胞及其来源外泌体对 NOD 小鼠干预效果及对 Th17/Treg 细胞作用的研究
	许梦茹	女	1992.07	2021.07	口腔预防医学	徐韬	我国成年人口腔健康服务利用及其公平性分析
	周志芳	女	1991.11	2021.07	口腔预防医学	郑树国	口腔综合干预对原发性舍格伦综合征龋高危患者口腔微生物的影响
	刘丹丹	女	1990.11	2021.10	口腔预防医学	郑树国	颅骨锁骨发育不全发病新机制的初步研究
	李庆祥	男	1992.11	2021.07	口腔颌面外科学	郭传瑸	口服短双歧杆菌抑制肿瘤生长的机制研究
	马燕奇	女	1990.09	2021.07	口腔颌面外科学	张建国	^{125}I 粒子治疗腮腺癌在多形性腺瘤中的临床研究
	徐乐	男	1990.12	2021.10	口腔颌面外科学	郭传瑸	甲基化转移酶样蛋白 3 在口腔鳞状细胞癌增殖及颈淋巴转移的作用及机制研究
	李仕骏	男	1990.11	2021.07	口腔颌面外科学	蔡志刚	创伤性面神经损伤外科治疗的临床和实验研究
	李雅巍	女	1984.11	2021.07	口腔颌面外科学	蔡志刚	A 型肉毒毒素治疗增生性瘢痕的实验研究
	刘乙澍	男	1992.07	2021.07	口腔颌面外科学	傅开元	青少年颞下颌关节骨关节病的转归及对髁突发育的影响
	闫子玉	男	1992.07	2021.07	口腔颌面外科学	郭传瑸	下颌第三磨牙拔除术后下牙槽神经损伤预防和骨缺损治疗的研究
	王丹丹	女	1990.11	2021.07	口腔颌面外科学	郭传瑸	颞下颌关节弥漫型腱鞘巨细胞瘤的临床病理及发病机制研究
	黄超	男	1991.03	2021.07	口腔颌面外科学	郭传瑸	健康成人与可复性关节盘前移位患者髁突运动包络面的重建与分析
	郝柯屹	男	1991.10	2021.10	口腔颌面外科学	林野	上颌全牙弓种植固定修复体对上唇位置形态变化影响的三维图像融合技术评价研究
	吕鸣樾	男	1992.09	2021.07	口腔颌面外科学	林野	MicroRNA 在人骨髓间充质干细胞成骨分化(粗化钛表面)和舌鳞状细胞癌发展中的机制研究
	刘焱萍	女	1992.09	2021.07	口腔颌面外科学	林野	miR-181d-5p 调控粗化钛表面骨髓间充质干细胞成骨分化的机制研究及三维打印在种植印模技术的应用研究

续表

博士学位授予单位	姓名	性别	出生年月	获学位年月	所授学位专业	指导教师	毕业论文题目
	刘 硕	男	1992.08	2021.07	口腔颌面外科学	彭 歆	应用游离组织瓣修复儿少期患者头颈部缺损的临床研究
	孙 乾	男	1990.11	2021.07	口腔颌面外科学	彭 歆	面中份肿瘤远期治疗效果的临床研究
	滕彬宏	男	1990.05	2021.07	口腔颌面外科学	魏世成	功能化透明质酸水凝胶调控人间充质干细胞增殖、凝聚和软骨向分化的研究
	张可夫	男	1989.07	2021.10	口腔颌面外科学	俞光岩	IgG4 相关唾液腺炎的自然发展情况研究
	黄 燕	女	1990.01	2021.07	口腔颌面外科学	俞光岩	MicroRNA-22-3p 调控糖尿病下颌下腺紧密连接蛋白 claudin 的作用和机制研究
	夏 龙	男	1988.09	2021.07	口腔颌面外科学	张 益	创伤性颞下颌关节强直分型与治疗的临床研究
	王颖慧	女	1992.01	2021.07	口腔颌面医学影像学	李 刚	面向颞下颌关节紊乱病患者的三维多模态医学图像融合研究
	张冯依	女	1993.04	2021.07	口腔修复学	邓旭亮	远程调控骨缺损区磁电微环境促进骨组织再生及其机制研究
	马骊骎	女	1992.06	2021.07	口腔修复学	邓旭亮	HtrA3 选择性降解细胞外基质促进骨缺损修复中间充质干细胞的迁移
	李琳琳	女	1991.05	2021.07	口腔修复学	孙玉春	下颌运动和牙齿生理动度对全冠面磨耗面数字化设计精度的影响研究
	肖作慧	女	1991.09	2021.07	口腔修复学	邓旭亮	非晶体陶瓷材料用于口腔修复材料的研究
	郭亚茹	女	1990.01	2021.07	口腔修复学	邓旭亮	HtrA3 介导血管内皮细胞和细胞外基质相互作用促进尖端细胞的形成
	陈 英	女	1991.01	2021.07	口腔修复学	姜 婷	锶离子通过免疫调节促进成骨及成血管的作用及机制研究
	高涵琪	女	1991.02	2021.07	口腔修复学	谭建国	全牙列咬合重建数字化颌位关系转移精度研究
	崔新悦	女	1992.03	2021.07	口腔修复学	王新知	胶态成型工艺制作的全锆修复体美学与抛光性能及临床效果评价
	莫思怡	女	1992.08	2021.07	口腔修复学	谢秋菲	延髓头端腹内侧调控咬合干扰致大鼠口颌面痛敏不同转归的作用机制
	李 榕	女	1993.09	2021.07	口腔修复学	孙玉春	立体光固化成形全解剖式氧化锆修复体的精度调控研究
	李博文	女	1991.04	2021.07	口腔修复学	周永胜	功能化脱细胞小肠黏膜下层细胞外基质材料在骨再生中的应用研究

续表

博士学位授予单位	姓名	性别	出生年月	获学位年月	所授学位专业	指导教师	毕业论文题目
	国丹妮	女	1992.04	2021.07	口腔修复学	周永胜	单颗后牙全数字化种植修复流程的可行性研究及效率和效果评价
	刘学姣	女	1992.02	2021.07	口腔修复学	周永胜	双特异性磷酸酶 DUSP5 调控间充质干细胞成骨分化的机制研究
	潘一琛	女	1993.07	2021.07	口腔正畸学	许天民	CBCT 影像中的咬肌形态分析及其正畸临床应用
	黄晓伊	女	1992.08	2021.07	口腔正畸学	谷 岩	基于 CBCT 及数字化技术腭部优化三维模型的构建及腭部与上气道形态及骨面型相关性研究
	吕文馨	女	1992.04	2021.07	口腔正畸学	谷 岩	不同矢状骨面型颏部偏斜患者颞下颌关节及下颌骨形态特点的 CBCT 研究
	吴晓伟	男	1991.09	2021.07	口腔正畸学	谷 岩	负载 pten/Akt2 靶向 RNA 纳米花的聚乳酸微粒调控巨噬细胞极化修复牙周炎骨缺损的研究
	文 曦	女	1992.12	2021.07	口腔正畸学	谷 岩	龈沟液转转铁蛋白诊断生长发育高峰的准确性及转铁蛋白受体在髁突软骨出生后发育中作用的初步研究
	郭润智	男	1991.07	2021.07	口腔正畸学	李巍然	正畸治疗中牙周微生物菌群变化及炎症状态下牙周组织反应的探究
	杨仲鹏	女	1992.03	2021.07	口腔正畸学	许天民	骨 Ⅲ 类手术优先咬合特征及术后稳定性初探 l
	王 禹	男	1991.11	2021.07	口腔正畸学	周彦恒	仿生纳米材料复合重组 Periostin 蛋白促进肌腱再生修复的研究
	马 明	男	1991.10	2021.07	口腔基础医学	李铁军	基于多区域显微切割测序的基因组与转录组分析对颌骨骨化纤维瘤与纤维结构不良的比较研究
	李笑甜	女	1990.01	2021.07	口腔基础医学	李铁军	形态学关联的全基因组拷贝数分析在口腔黏膜白斑和口腔鳞癌中的研究初探
	刘雪娇	女	1991.02	暂未获	牙周病学	栾庆先	北京石景山社区中老年人群牙周炎与肾小球滤过率的相关性分析
	郭牧笛	男	1990.11	暂未获	口腔颌面外科学	甘业华	Fractalkine 调控三叉神经节钠离子通道 1.7 的研究
上海交通大学							
	弥文香	女	1989.03	2021.06	口腔临床医学	赖红昌	PRMT5 抑制剂通过调控树突状细胞免疫代谢抑制小鼠牙周炎的实验研究
	孙 宝	女	1987.06	2021.06	口腔基础医学	李 江	腺样囊性癌及其 PDX 模型的遗传学特征研究

续表

博士学位授予单位	姓名	性别	出生年月	获学位年月	所授学位专业	指导教师	毕业论文题目
	祝奉硕	男	1990.10	2021.06	口腔临床医学	何悦	Wnt4 在口腔鳞癌发生发展中的作用研究
	苑克勇	男	1989.02	2021.06	口腔临床医学	黄正蔚	LuxS/AI-2 密度感应系统在变异链球菌代谢网络中的作用及机制探索
	杜佳慧	女	1992.03	2021.06	口腔临床医学	蒋欣泉	Arid1a 调控颌面组织发育与稳态的机制研究
	李凡	男	1991.10	2021.06	口腔基础医学	陈万涛	pH 响应细胞核靶向纳米载药系统构建及其抗癌作用研究
	吴晓琳	女	1991.07	2021.06	口腔临床医学	蒋欣泉	基于光固化丝蛋白水凝胶边缘封闭的一体化双相支架在骨软骨修复中的研究
	殷实	女	1993.05	2021.06	口腔临床医学	蒋欣泉	种植体优化设计在边缘牙槽骨保留中的研究与应用
	王翔宇	男	1992.03	2021.06	口腔临床医学	沈国芳	聚多巴胺纳米粒在颞下颌关节骨关节炎治疗中的实验研究
	瞿方	男	1992.09	2021.06	口腔临床医学	胥春	Ephrin-B2/EphB4 信号在牙槽骨改建和血管生成中的作用及机制研究
	杜仲	男	1992.09	2021.06	口腔临床医学	张志愿	头颈部静脉畸形 TIE2 基因突变特征及其致病机制的研究
	张翔凯	男	1991.11	2021.06	口腔临床医学	张志愿	金属有机框架诱导头颈鳞癌铁死亡及机制研究
	傅稼耀	男	1992.05	2021.06	口腔临床医学	郑凌艳	LncRNA PVT1 在舍格伦综合征中的作用机制研究
	虞菲	女	1993.05	2021.06	口腔医学	房兵	纳米棒羟基磷灰石介导 T 细胞调控下颌骨缺损修复
	徐桥石	男	1992.07	2021.06	口腔医学	张陈平	白细胞介素-8 与 pten 交互作用促进头颈鳞癌恶性进展的机制研究
	刘安琪	女	1993.03	2021.06	口腔医学	沈国芳	支架递送冻干外泌体的骨缺损修复及机制研究
	钱姝娇	女	1989.10	2021.06	口腔医学	赖红昌	经牙槽嵴顶上颌窦提升术窦内成骨的影响因素研究
	娄群	女	1987.03	2021.06	口腔临床医学	王旭东	成年腭裂特征性语音的主客观评价与分析
	刘莹	女	1988.09	2021.06	口腔临床医学	钟来平	回顾性分析累及颅底和颞下颌关节的弥漫性腱鞘巨细胞瘤的临床诊治
	曹宁宁	男	1991.05	2021.09	口腔临床医学	俞创奇	IgG4 唾液腺炎的诊治和纤维化机制的初步研究

续表

博士学位授予单位	姓名	性别	出生年月	获学位年月	所授学位专业	指导教师	毕业论文题目
	陶文杰	男	1988.10	2021.09	口腔临床医学	张志愿	NAT10 在头颈鳞癌中的表达和意义及对其生物学行为的影响
	李金恒	男	1987.04	2021.12	口腔临床医学	朱亚琴	天然药物白藜芦醇的防龋作用初探
	彭伟伟	女	1984.10	2021.12	口腔临床医学	朱亚琴	硅酸钙生物活性陶瓷在牙髓再生中作用的实验研究
	吕成奇	男	1988.08	2021.06	口腔临床医学	邹德荣	氨基化改性自撑式石墨烯水凝胶负载 EPC 外泌体对骨缺损修复作用的研究
	李双	女	1991.11	2021.06	口腔医学	陆尔奕	基于促进血管化骨再生和抑制炎性骨丢失的生物材料构筑研究
空军军医大学	张建英	男	1978.09	2021.06	口腔临床医学	胡开进	抑制 CTSK 调控炎性肉芽转化进而治疗牙槽骨炎性病损的可行性研究
	任一雄	男	1985.11	2021.06	口腔临床医学	孙沫逸	涎腺腺样囊性癌中通过 EGFR 激活 PI3K/AKT 和 MEK/Erk 信号通路促进嗜神经侵袭的研究
	马新扬	女	1984.07	2021.06	口腔临床医学	辛海涛	冲击力作用下种植体周围骨组织损伤特征与咬合力对其影响的模拟分析
	邓邦莲	女	1971.12	2021.06	口腔临床医学	宋应亮	Exendin-4 促脂肪间充质干细胞成骨分化和骨缺损修复的作用及机制研究
	苗莉	女	1979.07	2021.06	口腔临床医学	陈永进	姜黄素可可脂的研制及其对心理应激致大鼠神经-咀嚼肌损伤的拮抗作用研究
	张武阳	男	1991.05	2021.06	口腔临床医学	胡开进	组织蛋白酶 K 调控颌骨骨髓间充质干细胞及牙槽骨再生的作用及机制研究
	陈婉丽	女	1991.02	2021.06	口腔临床医学	吴炜	构建免疫调节性弹性多孔血管移植体以促进颈动脉再生的实验研究
	李婧	女	1992.05	2021.06	口腔临床医学	牛丽娜	仿生自矿化 GBR 胶原膜的构建及其引导骨再生的机制研究
	伍美玲	女	1991.03	2021.06	口腔临床医学	轩昆	乳牙牙髓干细胞聚合体外泌体诱导血管形成促进牙髓再生的作用机制研究
	郑晨曦	女	1992.02	2021.06	口腔基础医学	金岩	间充质干细胞来源凋亡细胞外囊泡调控巨噬细胞功能治疗 II 型糖尿病的机制研究
	贾骏麒	男	1990.08	2021.06	口腔颌面外科学	马秦	TGF-β1 介导的氧化应激在放射性颌骨坏死中对 BMSCs 的影响及其分子机制的研究

续表

博士学位授予单位	姓名	性别	出生年月	获学位年月	所授学位专业	指导教师	毕业论文题目
	李哲	男	1992.08	2021.06	口腔修复学	张玉梅	介孔硅/钛纳米管复合梯度纳米形貌的制备及生物学评价
	费栋栋	男	1990.11	2021.06	牙周病学	王勤涛	KAT6A 在增龄相关 BMSCs 干细胞特性降低中的作用和机制研究
	殷园	女	1992.09	2021.06	牙周病学	陈发明	金纳米颗粒通过自噬-溶酶体机制影响炎性环境中牙周膜干细胞成骨分化潜能的研究
	王阳	男	1988.08	2021.06	牙周病学	王勤涛	BSA-Ca^{2+}-siWWP1 纳米复合物的构建及在牙周组织再生中的应用研究
	周欢	女	1990.11	2021.06	牙周病学	陈发明	牙周炎患牙来源牙髓干细胞胞外囊泡促进内皮细胞血管生成的机制研究
	李翠侠	女	1984.10	2021.06	口腔正畸学	金作林	中枢胶质细胞参与正畸牙齿移动所致痛觉过敏及焦虑样行为的机制研究
	苗沛	男	1983.12	2021.06	口腔正畸学	金作林	基于 CBCT 数据的中国汉族正常
	宋保龙	男	1988.11	2021.06	口腔正畸学	李永明	无托槽隐形矫治器序列远移上颌牙列的三维受力分析及其影响因素研究
	翟启明	男	1992.11	2021.06	口腔正畸学	金岩	纳米"线粒体钙校准器"恢复间充质干细胞中线粒体功能治疗炎症性骨疾病
	许晓茹	女	1988.02	2021.12	口腔临床医学	宋应亮	内皮细胞复合脂肪干细胞膜片对Ⅱ型糖尿病大鼠颅骨极限骨缺损修复的研究
武汉大学	江晨曦	女	1992.12	2021.06	口腔临床医学	曹正国	血管生成素样蛋白 2 在牙周炎和成牙骨质细胞分化中的机制调控
	姚斯琦	女	1992.01	2021.06	口腔临床医学	曹正国	内脂素对牙周细胞炎症反应的调控作用及机制研究
	余帅童	女	1994.06	2021.06	口腔临床医学	陈智	BMP2 依赖的靶基因调控网络分析揭示 Klf4 调控成骨细胞分化
	林孚秀	女	1991.10	2021.06	口腔临床医学	陈智	SALL1 在成牙本质细胞分化和颌骨间充质干细胞衰老的作用研究
	占云燕	女	1991.12	2021.06	口腔临床医学	陈智	组蛋白去乙酰化酶 HDAC6 通过调控自噬小体和溶酶体融合参与成牙本质细胞分化
	李瑾	女	1995.03	2021.06	口腔医学	杜民权	HIV 感染者早期口腔唾液微生物组的变化研究

续表

博士学位授予单位	姓名	性别	出生年月	获学位年月	所授学位专业	指导教师	毕业论文题目
	孙敏敏	女	1988.01	2021.06	口腔临床医学	杜民权	人参皂苷 Rb3 在牙周炎治疗中抗炎和抗破骨作用研究
	郭海盈	女	1989.05	2021.06	口腔临床医学	杜民权	牙周微生物菌群的改变与阿尔茨海默症的相关性研究
	孙 青	女	1990.08	2021.06	牙体牙髓病学	范 兵	Ag-Zn-Ca-Si 纳米介孔颗粒在根管感染控制中的应用研究
	颜惠宜	女	1991.05	2021.06	口腔临床医学	黄 翠	介孔二氧化硅载药系统的构建及其在牙科粘接中的应用研究
	刘 文	男	1990.06	2021.06	口腔颌面外科学	龙 星	褪黑素在颞下颌关节骨关节炎疼痛中的作用机制
	江恒华	男	1991.10	2021.06	口腔颌面外科学	龙 星	MIA 诱导大鼠颞下颌关节骨关节炎慢性疼痛的机制研究
	罗婷婷	女	1990.09	2021.06	口腔颌面外科学	尚政军	骨肉瘤源性小细胞外囊泡对微环境中破骨细胞分化及功能的分子调控
	汤修宇	男	1988.05	2021.06	口腔临床医学	施 斌	DNA 损伤反应在实验性牙周炎中的作用机制研究
	孙 婧	女	1992.07	2021.06	口腔临床医学	施 斌	三种离子改性纳米羟基磷灰石的成骨及抗菌性能的对比研究
	黄妘双	女	1992.08	2021.06	牙体牙髓病学	宋亚玲	生物钟控基因 PER2 和遗传致病基因 FAM83H 在釉质发育过程中的作用
	杨雷雷	男	1993.07	2021.06	口腔颌面外科学	孙志军	pDC 与 CD317 调控头颈鳞状细胞癌免疫逃逸的研究
	熊宏刚	男	1991.04	2021.06	口腔颌面外科学	孙志军	长链非编码 RNA MYOSLID 在头颈鳞癌中表达及促进癌症转移的机制研究
	杨贝宁	女	1992.11	2021.06	口腔临床医学	王家伟	转录因子 YAP1 和 DDIT3 在骨稳态中的作用及机制研究
	董晓菲	女	1991.04	2021.06	口腔临床医学	王家伟	USP7 对软骨细胞增殖、分化和凋亡的影响及机制研究
	范 乐	男	1992.08	2021.06	口腔临床医学	王贻宁	白血病抑制因子在釉质发育中的作用及相关机制
	伍 云	女	1992.11	2021.06	口腔临床医学	王贻宁	信号转导与转录激活因子 1-miR-221/222-3p-p21 激活激酶 1 反馈环路参与牙周炎的机制研究
	李一村	男	1991.05	2021.06	口腔基础医学	张好建	ALKBH5 调控 AXL 表达并促进急性髓系白血病发生发展的作用及机制研究

续表

博士学位 授予单位	姓名	性别	出生 年月	获学位 年月	所授学位 专业	指导 教师	毕业论文题目
	魏子明	男	1987.04	2021.06	口腔医学	贺　红	miR-4262 靶向 SOCS4 调节人牙周膜干细胞的分化与骨生成的作用研究 & 正畸病例报告
	杨瑞欢	男	1991.07	2021.12	牙体牙髓病学	边　专	MYCN 在唇腭裂发生中的作用机制研究
	崔　雨	女	1992.01	2021.12	牙体牙髓病学	陈　智	人牙髓干细胞异质性的单细胞测序研究
	车晓轩	女	1991.07	2021.12	牙体牙髓病学	贾　荣	RAN 和 YBX1 在口腔鳞状细胞癌中的表达及作用研究
	王娇龙	女	1990.11	2021.12	口腔临床医学	张玉峰	CD301b+巨噬细胞促进双相磷酸钙(BCP)成骨与成血管作用及机制研究
	布诗拉	女	1984.10	2021.12	口腔医学	贺　红	横向不调的年轻成人在上颌扩弓后颅面部改变的研究
首都医科 大学	高　峰	女	1988.08	2021.07	口腔基础医学	张辛燕	RhoC 在口腔鳞状细胞癌细胞中的作用及相关信号通路研究
	张　琛	女	1991.05	2021.07	口腔基础医学	范志朋	KDM6B 及 KDM3B 对间充质干细胞功能的调控作用和机制研究
	杨吴清	男	1990.10	2021.07	口腔基础医学	范志朋	miR-615-3p-FBLN1 信号通路及 DLX5/HOXC8 对间充质干细成牙/成骨及成软骨分化及再生功能的调控作用及机制研究
	张杨杨	女	1990.03	2021.07	口腔颌面外科学	韩正学	应用高通量转录组测序和生物信息学鉴定口腔鳞状细胞癌相关标志物
	郭文文	女	1991.11	2021.07	口腔颌面外科学	王松灵	小型猪乳磨牙(DM3)上皮和间充质信号变化动态模式分析及化疗联合无机硝酸盐对 SW579 肿瘤的影响
	路云萍	女	1989.02	2021.07	口腔临床医学	汤晓飞	口腔白斑癌变过程中 Prx1/PHB2 轴介导线粒体自噬调控细胞衰老的分子机制研究
	刘奕彤	女	1991.07	2021.07	口腔内科学	刘　怡	新型异喹啉类生物碱调控巨噬细胞及中性粒细胞功能抑制炎症及机制研究
	李笑妍	女	1992.01	2021.07	口腔内科学	刘　怡	缺氧诱导的骨髓间充质干细胞来源的凋亡小体对破骨细胞功能的影响及机制研究
	曲　艺	男	1991.11	2021.07	口腔颌面外科学	韩正学	乙醛脱氢酶 3A1 作为口腔鳞状细胞癌的预后标志物通过 IL-6/STAT3 信号通路抑制肿瘤细胞上皮-间充质转变

续表

博士学位授予单位	姓名	性别	出生年月	获学位年月	所授学位专业	指导教师	毕业论文题目
	应怡倩	女	1992.12	2021.07	口腔颌面外科学	李钧	仿生型纳米纤维明胶支架复合 BMP-2 应用于上颌窦提升植骨术的实验研究
	王蒋怡	女	1991.11	2021.07	口腔颌面外科学	王松灵	维甲酸及 PI3K/AKT 通路调控牙本质形成及牙冠发育的研究
	李韶容	女	1992.07	2021.07	口腔颌面外科学	王松灵	硝酸盐调控固有免疫作用及机制研究
	李少青	女	1987.12	2021.07	口腔颌面外科学	秦力铮	无机硝酸盐预防小鼠唾液腺放射损伤
	常莜	女	1991.10	2021.07	口腔正畸学	白玉兴	基于高分辨率网络的自动头影分析研究
	严冬	女	1988.10	2021.07	口腔正畸学	厉松	正畸治疗对龈下、隐形牙套内表面菌群及龈沟液成分的影响
	王晶	女	1992.07	2021.07	口腔正畸学	白玉兴	mBMMSCs 多向分化潜能及其在正畸牙移动中压力侧破骨分化作用及机制研究
	王彩云	女	1991.03	2021.07	口腔修复学	陈溯	氢化 TiO$_2$ 纳米管对种植体周围软组织影响的体内体外研究
	赵丽丹	女	1991.03	2021.07	口腔修复学	江青松	低幅高频振动波对口腔黏膜修复的影响及其机制研究
	梁超	男	1992.03	2021.07	口腔颌面外科	李钧	ITGA10 及 BMP-4 对糖尿病患者牙槽骨 BMSCs 生物学功能的影响及机制研究
	朴秀鹭	女	1990.01	2021.07	口腔正畸学	白玉兴	甲基丙烯酰氧乙基磷酸胆碱对自酸蚀粘接剂抗蛋白附着性能影响的研究
解放军医学院	乔波	男	1989.10	2021.07	口腔临床医学	张海钟	基于多模态数据预测口腔鳞状细胞癌颈淋巴结转移的研究
	孟凡皓	男	1991.12	2021.06	口腔临床医学	张海钟	多模态图像引导下机器人辅助放射性粒子植入治疗颅底及面侧深区肿瘤的临床应用研究
	袁一方	女	1992.03	2021.06	口腔临床医学	郭斌	介孔硅富集纳米团簇双模态生物成像探针的构建及体内外成像研究
	王双	女	1986.10	2021.06	口腔临床医学	温宁	基于 TCGA 数据库的舌鳞状细胞癌差异表达基因的筛选及肿瘤特异性分子的生物学鉴定

续表

博士学位授予单位	姓名	性别	出生年月	获学位年月	所授学位专业	指导教师	毕业论文题目
天津医科大学							
	陈博	男	1992.01	2021.06	口腔医学	李长义	构建氧化锌/二氧化钛纳米涂层调控钛种植体骨免疫及抗菌活性的研究
	张俊江	男	1990.01	2021.06	口腔医学	隋磊	PLGA 非球形微粒的制备及其在口腔局部给药中的应用
	李志远	男	1991.10	2021.06	口腔医学	邓嘉胤	TAT 多肽-二氢卟吩 e6 纳米光敏剂联合光动力与替硝唑治疗牙周炎的研究
	宋金花	女	1991.08	2021.06	口腔医学	蒋少云	纳米凝胶装载无定形磷酸钙再矿化牙体硬组织的研究
河北医科大学							
	李文静	女	1978.03	2021.12	病理学与病理生理学	王洁	全脱位恒前牙牙髓牙周再生的实验研究
中国医科大学							
	孙妍	女	1982.06	2021.06	口腔基础医学	钟鸣	MicroRNA-9-3p 通过靶向 RBPJ 调控成釉细胞瘤增殖、迁移和侵袭的机制研究
	张薇	女	1989.03	2021.06	口腔临床医学	张扬	表面改性处理的不同铜含量的钛铜合金抗菌性能及成骨性能的研究
	郑博文	女	1991.08	2021.06	口腔临床医学	刘奕	EDA/EDAR 基因变异引起先天缺牙的遗传学研究
	蔡坤展	男	1991.03	2021.06	口腔临床医学	吴琳	低强度脉冲超声波激发钛酸钡压电信号提高表面成骨细胞生物学反应的研究
	刘苾文	女	1991.12	2021.06	口腔基础医学	钟鸣	环状 RNA hsa_circ_0000517 通过 hsa miR-1296 介导 CTNND1 调控成釉细胞瘤侵袭迁移机制的研究
	李杏	女	1990.05	2021.06	口腔基础医学	孙宏晨	L-NIL 通过调控 CXCL5/CXCR2 信号抑制 MDSCs 浸润抗口腔鳞癌肺转移的研究
	王傲晨	男	1992.05	2021.06	口腔临床医学	陈旭	SCAP 外泌体通过 hsa-piR-15254 抑制 Th17 分化治疗舍格伦综合征的实验研究

续表

博士学位授予单位	姓名	性别	出生年月	获学位年月	所授学位专业	指导教师	毕业论文题目
吉林大学							
	任春霞	女	1988.01	2021.06	口腔临床医学	孙宏晨	二甲双胍碳点通过激活 ERK/AMPK 通路促进牙周骨再生的研究
	孙 悦	女	1988.06	2021.06	口腔临床医学	周延民	智能 ROS 可控铈基纳米复合材料的构建和性能研究
	顾芯铭	女	1992.12	2021.06	口腔临床医学	周延民	3D 打印多孔无定形聚芳醚酮复合支架的制备及成骨作用研究
	刘 鹏	男	1992.09	2021.06	口腔临床医学	周延民	含稀土碳酸化羟基磷灰石材料的制备及其应用于骨修复的实验研究
	张佳慧	女	1993.06	2021.06	口腔临床医学	朱 松	多巴胺改性牙本质粘接剂体系提高粘接质量的研究
	赵 莹	女	1991.10	2021.06	口腔临床医学	朱 松	生漆酚及其衍生物在牙本质粘接体系中的应用研究
	王 佳	女	1992.04	2021.06	口腔医学	周延民	富血小板纤维蛋白对施耐德膜间充质干细胞成骨分化影响的机制研究
	王思涵	女	1989.12	2021.09	口腔临床医学	胡 敏	氟化修饰聚酰胺–胺载体介导miR–23b 递送治疗牙周炎的研究
	王 璐	女	1991.01	2021.09	口腔临床医学	孙宏晨	载他克莫司中空聚多巴胺纳米粒子改性的钛支架通过 FAK/ERK 信号通路促进颌骨缺损修复的研究
	车鸿泽	男	1990.07	2021.12	口腔临床医学	张志民	LINC01929 通过 miR–137–3p/FOXC1 轴促进口腔鳞状细胞癌发展的机制研究
	赵 斌	女	1983.03	2021.12	口腔临床医学	周延民	自产氧海藻酸钠复合水凝胶促进骨再生及治疗牙周炎的研究
哈尔滨医科大学							
	刘 静	女	1983.11	2021.06	口腔临床医学	毛立民	小鼠 Fam20C 条件性基因敲除导致釉质生成不良的实验研究
	丁 超	男	1980.02	2021.06	口腔颌面外科学	毛立民	双氢青蒿素增强光动力抗牙龈卟啉单胞菌作用的研究
	路海艳	女	1982.08	2021.06	口腔临床医学	毕良佳	氨基酸卟啉光敏剂 4i 介导的抗微生物光动力疗法对牙龈卟啉单胞菌杀伤效果的研究
	苏 鑫	男	1982.05	2021.06	口腔临床医学	毕良佳	甲苯胺蓝介导的光动力疗法对大鼠实验性牙周炎的作用及机制研究

续表

博士学位授予单位	姓名	性别	出生年月	获学位年月	所授学位专业	指导教师	毕业论文题目
复旦大学							
	陈美华	女	1982.08	2021.11	临床医学（口腔）	刘月华	DMOG 通过调控巨噬细胞极化缓解牙周炎牙槽骨吸收的作用机制研究
	张梦涵	女	1994.02	暂未获	临床医学（口腔）	刘月华	牙髓干细胞修复颏舌肌低氧损伤的生物学机制研究
同济大学							
	周爽	女	1990.04	2021.06	口腔基础医学	孙瑶	纤毛转运蛋白 IFT140 对小鼠拔牙窝愈合的影响研究
	邓师健	男	1991.12	2021.06	口腔临床医学	张旗	成牙本质细胞中持续激活 β-catenin 对牙本质形成的作用及机制研究
	张金凯	男	1993.03	2021.06	口腔临床医学	李永明	3D 打印 Ti6Al4V 合金表面多级形貌调控成骨作用的研究
	赵彦惠	男	1987.02	2021.06	口腔医学	李永明	牵张力敏感的节律基因白蛋白 D 结合蛋白(Dbp)调控大鼠颅骨成骨前体细胞骨向分化机制研究
	冯源	男	1988.12	2021.12	口腔医学	王佐林	雌激素不足对颌骨成骨影响的实验研究
	梁蓓蕾	女	1991.10	2021.12	口腔临床医学	王佐林	口腔局部免疫微环境变化对牙槽骨改建过程中巨噬细胞极化影响的实验研究
	翁雨藤	男	1993.06	2021.12	口腔临床医学	王佐林	基于测序技术筛选上颌窦底提升术成骨功能性细胞的实验研究
	吴迪	女	1991.07	2021.12	口腔临床医学	王佐林	Trem1 在炎症环境下对巨噬细胞极化影响的研究
	冯妍慧芝	女	1986.09	2021.12	口腔临床医学	王佐林	壳聚糖及明胶材料应用于种植体周围软硬组织再生的研究
	裴庆国	男	1980.10	2021.12	口腔临床医学	王佐林	Trem-2 在牙周炎进程中的表达及其对破骨细胞分化的影响
南京大学							
	宋传慧	男	1994.10	2021.06	口腔医学	韩伟	主动靶向 LDLR 多模态纳米粒子的制备及其治疗口腔鳞癌的实验研究
	付永	男	1990.05	2021.12	口腔医学	胡勤刚	口腔鳞癌肿瘤-神经相互作用对预后的影响及肿瘤沿神经迁移机制初探
	夏成万	男	1995.09	2021.06	口腔医学	胡勤刚	近红外荧光成像和增强 Micro-CT 成像评估口腔鳞癌切缘与淋巴结状态的应用研究

续表

博士学位授予单位	姓名	性别	出生年月	获学位年月	所授学位专业	指导教师	毕业论文题目
	李丽丽	女	1988.10	2021.06	口腔医学	闫福华	肠道菌群介导牙周炎对前驱糖尿病的影响及其机制研究
	王晴晴	女	1991.05	2021.06	口腔医学	孙卫斌	仿生双亲寡肽分子诱导胶原纤维矿化的机制及应用研究
	禹怡君	女	1992.05	暂未获	口腔医学	苗雷英	氧化铈纳米酶调控牙周炎症环境促进骨组织再生及其机制研究
南京医科大学							
	贺凡真	女	1991.12	2021.06	口腔医学	徐 艳	miR7-2-3p 通过调节 CTLA4 促进牙周炎发生发展作用的机制初探
	娄 姝	女	1993.01	2021.06	口腔正畸学	王 林	非综合征型单纯腭裂的遗传易感性及其机制研究
	李泽汉	男	1993.06	2021.06	口腔内科学	于金华	LncRNA-H19 通过 miR-141/SPAG9 轴调控人根尖牙乳头干细胞成骨/牙向分化的机制研究
	李文磊	男	1994.06	2021.06	口腔正畸学	王 林	正畸牙移动中骨细胞通过自噬调控破骨细胞形成的机制研究
	张亨国	男	1988.10	2021.06	口腔医学	江宏兵	LncRNANEAT1 调控骨骼衰老过程中间充质干细胞谱系命运的机制研究
	达静姝	女	1989.12	2021.06	口腔医学	徐 艳	具核梭杆菌调控舌鳞癌细胞系耐药、迁移的作用研究
	吴沂蓁	女	1990.08	2021.06	口腔医学	汤春波	miR-488-3p/MMP-1 轴在人BMSCs成骨分化中的功能研究
	闫 明	男	1984.12	2021.06	口腔医学	于金华	miR-141-3p 靶向调控 YAP 影响根尖牙乳头干细胞增殖及衰老的机制研究
	孙伯阳	男	1985.11	2021.12	口腔医学	徐 艳	克罗恩病患者的口腔微生物组学分析及关键牙周致病菌对其疾病发展的作用研究
	张庆庆	女	1987.06	2021.12	口腔医学	汤春波	酸蚀对氧化锆陶瓷表面性能和粘接强度影响的研究
	刘 俊	男	1990.11	2021.12	口腔修复学	章非敏	具有可演变拓扑结构的聚己内酯/明胶支架及其修复骨缺损的研究
	吴 嵩	男	1992.10	2021.12	口腔医学	王 林	视觉反馈下功能运动训练对下颌骨和手指运动的准确度和精确度的影响
	胡姝颖	女	1991.12	2021.12	口腔医学	章非敏	"壳-芯"结构载 γ-Fe2O3 的同轴电纺支架的制备及其促成骨性能的研究

续表

博士学位授予单位	姓名	性别	出生年月	获学位年月	所授学位专业	指导教师	毕业论文题目
浙江大学							
	王中秀	男	1993.09	2021.06	口腔医学	陈莉丽	自噬及其相关蛋白在 IL-17 干预大鼠实验性牙周炎模型中的作用和相关机制研究
	余晓雯	女	1991.10	2021.06	口腔医学	王慧明	基于高精度选择性激光熔融技术的个性化根形种植体的制造及生物学性能评价
	於科	男	1993.10	2021.06	口腔临床医学	杨国利	CircRNA422 通过 SP7/LRP5 信号轴调控 BMSCs 成骨分化在种植体骨结合中的作用
	游东奇	男	1992.08	2021.06	口腔临床医学	王慧明	具有形状记忆动态界面的 4d 智能骨膜的构建及应用探索
	周子淮	男	1994.01	2021.06	口腔临床医学	傅柏平	聚电解质钙复合体作为前前驱体诱导仿生矿化体系构建及其应用初探
温州医科大学							
	Abdul-lkhaleg Alba-shari	男	1991.03	2021.06	临床医学	叶青松	生物活性水凝胶联合牙髓干细胞在脊髓损伤神经炎症中的应用
福建医科大学							
	陈泽希	男	1992.06	2021.06	口腔临床医学	陈江	舌鳞状细胞癌中环状 RNA 表达谱的鉴定及 hsa_circ_0125480 在舌鳞状细胞癌中功能和机制的初步研究
	黄立	男	1976.12	2021.06	口腔临床医学	卢友光	WNT 信号通路异常活化在口腔鳞癌发生发展中的作用及分子机制研究
	常琳	女	1990.01	2021.06	口腔临床医学	卢友光	牡蛎壳基 $Ag/ZnO/CaCO_3$ 纳米复合材料的合成、防龋性能及应用研究
	张咪	女	1991.01	2021.06	口腔医学	陈江	LncRNA KRT16P6-204 在舌鳞状细胞癌发生发展中的作用及其机制研究
	李德雄	男	1990.09	2021.06	口腔医学	陈江	季铵盐修饰的纳米银核中空介孔硅缓释颗粒及其复合支架的合成与生物学性能研究
	林云志	女	1992.06	2021.12	口腔医学	程辉	两种数字化成型的金属修复体戴用及摘除后对生物学效应影响的研究
	黄晓宇	女	1989.09	2021.06	口腔医学	卢友光	新型银纳米复合材料的合成及其在窝沟封闭剂中的应用研究

续表

博士学位授予单位	姓名	性别	出生年月	获学位年月	所授学位专业	指导教师	毕业论文题目
	蓝春华	女	1991.05	暂未获	口腔医学	黄晓晶	姜黄素–GeiMA 水凝胶复合物调控 NLRP 淡性小体促牙髓损伤修复的研究
山东大学							
	商玲玲	女	1992.12	2021.06	口腔临床医学	葛少华	脯氨酸羟化酶抑制剂 DMOG 在牙周组织再生中生物学效应的研究
	李 静	女	1988.10	2021.06	口腔临床医学	张 君	ETV2 过表达调控人牙髓干细胞成骨及成血管分化的研究
	赵 一	女	1987.06	2021.06	口腔临床医学	刘东旭	泛素化连接酶 TRIM16 在人牙周膜来源干细胞成骨分化中的作用及机制研究
	贾婷婷	女	1991.07	2021.06	口腔临床医学	徐 欣	Cinaciguat 通过上调 PKG2 改善 II 型糖尿病大鼠种植体骨结合的作用效果及机制研究
	贾凌璐	女	1991.12	2021.06	口腔临床医学	徐 欣	PSAT1 对牙周膜干细胞成骨分化的促进作用及机制研究
	李东方	男	1991.11	2021.09	口腔基础医学	李敏启	PARP1 依赖的 Parthanatos 在奥沙利铂诱导口腔鳞癌细胞死亡过程中的调控机制研究
	杨宗澄	男	1991.11	2021.12	口腔临床医学	徐 欣	组蛋白甲基转移酶 SMYD3 和 SNARE 蛋白 YKT6 在口腔鳞状细胞癌中的作用机制研究
郑州大学							
	邱 峰	男	1988.12	2021.12	颌面外科学	邱蔚六	Oct4 和 Sox2 通过影响 RHEBL1 的表达对口腔鳞状细胞癌发生和增殖作用的实验研究
	冯 露	女	1983.08	2021.07	颌面外科学	邱蔚六	长链非编码 RNA LINC02487 在口腔鳞癌中的差异表达及其功能机制的研究
	张 克	男	1982.07	2021.06	临床口腔医学	曹选平	TUG1–miR133b–CXCR4 信号通路调控人舌鳞癌顺铂耐药机制研究
华中科技大学							
	姚怡辰	女	1992.06	2021.06	口腔医学	曹颖光	药物增强型等离子体射流用于感染根管治疗的体内外实验研究
	龙彦霖	男	1993.01	2021.06	口腔医学	陈莉莉	丝素蛋白膜通过改变分子构象调控材料界面稳定性影响细胞成骨行为
中南大学							
	罗骏思	男	1990.06	2021.06	口腔整形美容学	谢晓莉	生物活性 MAO 涂层 Ti–10Ta–2Nb–2Zr 合金多孔种植体材料的制备和性能研究

续表

博士学位授予单位	姓名	性别	出生年月	获学位年月	所授学位专业	指导教师	毕业论文题目
中山大学							
	曾利娟	女	1991.07	2021.06	口腔医学	廖贵清	口腔鳞癌源性外泌体诱导免疫抑制促进转移的作用机制
	黄静燕	女	1990.06	2021.06	口腔医学	程 斌	不同微纳尺寸形貌钛种植体在氧化应激状态下的成骨机制研究
	穆文欣	女	1991.10	2021.06	口腔医学	程 斌	牙龈卟啉单胞菌激活 MAPK/ERK 通路促进结直肠癌进展的研究
	沈宗杉	男	1992.04	2021.06	口腔医学	林正梅	靶向 NLRP3 炎症小体减轻实验性增龄性牙槽骨破坏的机制
	杨蕊琦	女	1994.03	2021.06	口腔医学	韦 曦	具核梭杆菌与口腔链球菌共聚集对环境适应性及协同致病性的调控作用研究
	李静远	男	1994.05	2021.06	口腔医学	廖贵清	程序性坏死在头颈鳞癌进展中的作用及其机制研究
	张 鸣	女	1993.09	2021.06	口腔医学	王 成	靶向 BRD4 促进 MHC-I 表达增强头颈鳞状细胞癌抗肿瘤免疫的分子机制
	冯 怡	女	1992.10	2021.06	口腔医学	谭家莉	载 miR-92a-3p 的改构外泌体对雌激素缺乏小鼠骨质疏松的治疗作用及机制研究
	陈首丞	男	1992.03	2021.06	口腔医学	陈卓凡	等离子体聚合涂层调控牙龈上皮细胞黏附的作用机制研究
	吴瑞雪	女	1993.09	2021.06	口腔医学	林焕彩	膜囊泡在变异链球菌和白色念珠菌相互作用中的功能研究
	卢涣滋	男	1991.07	2021.06	口腔医学	王 智	单细胞转录组测序分析揭示口腔癌及癌前病损免疫微环境的特征
	王妍婷	女	1990.12	2021.06	口腔医学	夏 娟	转录因子 SPDEF 在头颈鳞状细胞癌进展中的作用及机制研究
	王 方	男	1987.11	2021.06	口腔医学	侯劲松	FTO 调控自噬相关基因 eIF4G1 m6A RNA 甲基化影响口腔鳞癌恶性进展的分子机制
	王 朝	男	1987.04	2021.06	口腔医学	余东升	Ti-24Nb-4Zr-8Sn 多孔仿生支架构建及成骨效果的实验研究
	李茂泉	男	1990.11	2021.06	口腔医学	赵 克	骨关节炎关节软骨内血管形成在 SETD7 调控软骨细胞凋亡和分化中的作用
	刘原伯	男	1990.05	2021.06	口腔医学	曹 阳	IL-20 对破骨细胞分化的影响机制及在正畸牙移动中作用的研究

续表

博士学位授予单位	姓名	性别	出生年月	获学位年月	所授学位专业	指导教师	毕业论文题目
	许若谷	男	1992.03	2021.06	口腔医学	邓飞龙	激光选区熔化钛表面钙磷/纳米管形貌优化诱导细胞黏附影响骨结合的研究
	杨 扬	男	1992.08	2021.06	口腔医学	邓飞龙	钛表面形貌调控免疫细胞黏附与功能及其机制研究
	Aldho-hrah Taghrid	女	1985.12	2020.06	口腔医学	王 焱	选择性激光熔融制造钴铬合金材料的生物相容性实验研究及系统评价
	易 晨	女	1991.09	2021.08	口腔医学	余东升	EphB4 通过 HMGB1/NF-κB 信号通路调控口腔鳞状细胞癌增殖和转移的实验研究
	黄沛娜	女	1991.11	暂未获	口腔医学	陈泽涛	不同巨噬细胞免疫微环境影响人牙龈成纤维细胞与光滑钛片结合的研究
	王迪侃	男	1992.07	暂未获	口腔医学	王 智	组织驻留记忆 T 细胞影响口腔鳞癌发展及预后的潜能探究
南方医科大学	刘 丰	男	1978.04	2021.06	临床医学	赵建江	Notch 信号通路抑制剂 DAPT 调控 LncRNA-KAT14 抑制舌 1 鳞状细胞癌细胞癌侵袭迁移机制的研究
	全春天	男	1984.11	2021.12	临床医学	赵建江	羧化纳米金刚石对口腔致病菌变异链球菌的抑制作用
广西医科大学	张 涛	男	1990.08	2021.06	临床口腔医学	周 诺	循环外泌体 miR-301a 通过 TGF-β 信号通路调控犬下颌骨牵张成骨的实验研究
	马 飞	男	1980.09	2021.06	临床口腔医学	曾晓娟	白裤瑶族儿童龋病相关环境因素、基因多态性及其交互作用研究
	廖凤春	女	1985.10	2021.06	临床口腔医学	周 诺	循环外泌体介导的 THBS1 蛋白通过 PI3K/Akt/ERK 信号通路调控犬下颌牵张成骨的血管生成
	刘贞敏	女	1987.10	2021.06	临床口腔医学	陶人川	异基因造血干细胞移植后口腔 cGVHD 患者外周血 miR-92a 的表达及其对 T 细胞调控作用
	倪加安	男	1986.10	2021.06	临床口腔医学	周 诺	成人骨性Ⅲ类错颌畸形正颌手术前后颅颌面骨和髁突变化的三维分析及生活质量评估

续表

博士学位授予单位	姓名	性别	出生年月	获学位年月	所授学位专业	指导教师	毕业论文题目
昆明医科大学							
	李磊	男	1985.08	2021.06	耳鼻咽喉科学	何永文	长链非编码 RNA LURAP1L-AS1 在 PDGF-BB 诱导成纤维细胞活化中的作用研究
	丁昱	男	1990.06	2021.06	耳鼻咽喉科学	李松	MiRNA-146a-5p 在大鼠颞下颌关节骨关节炎中治疗作用及相关机制的研究
	林垦	男	1982.04	2021.06	耳鼻咽喉科学	何永文	趋化因子 CCL25 介导活化成纤维细胞诱导舌鳞癌细胞免疫逃逸及相关机制研究
	任晓斌	男	1981.03	2021.12	耳鼻咽喉科学	何永文	PDGF-BB 和乳酸介导舌鳞癌细胞与癌相关成纤维细胞糖代谢共生及机制研究
新疆医科大学							
	贾梦莹	女	1992.03	2021.06	外科学	龚忠诚	NLRP3/Caspase-1 焦亡经典途径在异常咬合导致颞下颌关节软骨退变中的作用
	郭治辰	男	1988.10	2021.06	外科学	龚忠诚	肿瘤微环境中牙龈卟啉单胞菌通过活化 CXCL2/CXCR2 轴促进口腔鳞癌进展的机制研究

表9　2021 年度中国口腔医学 8 年制毕业生一览表

博士学位授予单位	姓名	性别	出生年月	获学位年月	所授学位专业	指导教师	毕业论文题目
四川大学							
	国嘉	男	1995.05	2021.09	牙体牙髓病学	周学东	静电纺丝材料在抗口腔微生物黏附中的研究应用
	宋健慧	女	1994.06	2021.06	牙体牙髓病学	周学东	口腔甜味受体 T1R2 可变剪接调控味觉感知的实验研究
	李璇	女	1995.02	2021.06	牙体牙髓病学	叶玲	BPDAH-GPEGD 水凝胶的构建及其修复颌骨缺损的研究
	苏心怡	女	1995.03	2021.06	牙体牙髓病学	吴红崑	齿垢密螺旋体对 AD 相关 Aβ 表达及神经元凋亡的影响及机制研究
	杨柏楠	男	1994.12	2021.09	牙体牙髓病学	李继遥	数字化导板引导牙𬌗面直接修复技术的研究

续表

博士学位授予单位	姓名	性别	出生年月	获学位年月	所授学位专业	指导教师	毕业论文题目
	宋　瑶	女	1994.11	2021.06	牙体牙髓病学	黄定明	信号肽 7A 调控根尖周组织炎症反应及其机制的初探
	田　甜	女	1995.11	2021.09	牙体牙髓病学	张凌琳	釉原蛋白功能多肽–壳聚糖纳米粒促牙本质再矿化的作用研究
	黄萧瑜	女	1995.08	2021.06	牙体牙髓病学	程　磊	微弧氧化钛联合季铵盐复合体防治种植体周围炎的研究
	李文秀	女	1995.01	2021.06	牙周病学	吴亚菲	微炎症条件下 DFSC 与 PDLSC 膜片的 microRNA 差异表达谱的研究
	李哲儒	男	1993.03	2021.06	口腔黏膜病学	陈谦明	口腔白斑病药物治疗的系统评价
	辛　川	男	1993.06	2021.06	口腔黏膜病学	曾　昕	circTPST2 对头颈部鳞状细胞癌化疗敏感性的影响及其机制研究
	董　佳	女	1995.08	2021.06	口腔颌面外科学	田卫东	脂肪组织外泌体应用于软组织再生中剂量与种属的研究
	曹钰彬	男	1995.01	2021.06	口腔颌面外科学	李龙江	光固化水凝胶支架搭载牙源性间充质干细胞治疗颌骨缺损的机制和应用研究
	刘　瞳	男	1993.01	2021.12	口腔颌面外科学	王晓毅	透明质酸/精氨酸基聚酯酰胺杂化水凝胶的构建及其在皮肤创伤中的应用
	黄中平	男	1995.08	2021.06	口腔颌面外科学	郑　谦	影响 Furlow 腭成形术修复腭裂效果的相关因素分析及改良式式评价
	骆骁杰	男	1993.12	2021.06	口腔颌面外科学	梁新华	HPV+和 HPV–头颈鳞癌免疫表型和 miRNAs 预后分析及 Nomogram 预后模型的建立
	刘作强	男	1994.02	2021.09	口腔颌面外科学	刘　磊	颌骨囊肿诊治的系列研究
	王一平	女	1995.03	2021.06	口腔颌面外科学	祝颂松	骨关节炎状态下髁突软骨干细胞在软骨修复中的机制初探
	张惠媛	女	1995.04	2021.06	口腔种植学	于海洋	他汀类药物对中老年 II 型糖尿病患者牙周组织的影响
	王佳佳	女	1994.01	2021.06	口腔种植学	王　敏	RIP3 介导的程序性细胞坏死在牙周炎中的作用及机制研究
	杨大维	男	1995.01	2021.06	口腔种植学	梁　星	OSFE 的窦内种植体周骨改建及其影响因素的研究
	甘飞鸿	男	1994.01	2021.06	口腔种植学	宫　苹	血浆外泌体调控放疗后伤口愈合的研究

续表

博士学位授予单位	姓名	性别	出生年月	获学位年月	所授学位专业	指导教师	毕业论文题目
	高雨洁	女	1995.05	2021.09	口腔种植学	莫安春	Ti3C2Tx MXene 纳米片层粒径依赖性抗菌治疗效果及其机制研究
	肖清月	女	1994.05	2021.09	口腔种植学	袁泉	AFF4 调控人牙囊干细胞成骨分化的研究
	杨仁丽	女	1993.08	2021.06	口腔种植学	满毅	三种不同表面形貌电纺膜对骨再生的调节研究
	熊鑫	男	1995.09	2021.06	口腔正畸学	王军	颞下颌关节紊乱病患者的颅颌面结构及生物力学研究
	肖静宜	女	1995.12	2021.06	口腔正畸学	郭维华	FDM 调控 HA/PEEK 结晶度对其力学性能影响及在口腔骨组织中应用初探
	尹圆圆	女	1994.12	2021.06	口腔正畸学	陈嵩	颞下颌关节紊乱病患者脑结构与功能异常的磁共振成像研究
北京大学	张雯	女	1995.06	2021.07	口腔颌面外科学	张益	鼻底肌肉复位缝合术对骨性Ⅲ类牙颌面畸形患者鼻唇部形态和运动功能影响的初步研究
	代云飞	女	1995.05	2021.07	儿童口腔医学	赵玉鸣	年轻恒牙牙髓再生治疗术后 3 年的临床预后评估
	陶畅	女	1994.12	2021.07	口腔修复学	谢秋菲	口内扫描应用于牙列缺损、牙列缺失印模及种植导板的精度评价
	黄莹	女	1994.02	2021.07	口腔颌面外科学	蔡志刚	上颌骨缺损及股前外侧皮瓣修复上颌骨缺损术后面部软组织对称性分析
	张刘陶	女	1995.12	2021.07	口腔修复学	周永胜	EDAR 基因突变导致的非综合征型先天缺牙的易感牙位和功能研究
	张楚人	男	1995.09	2021.07	牙周病学	侯建霞	维生素 D3 和 CYP27A1 在牙周结缔组织细胞免疫防御中作用的初步研究
	韩子瑶	女	1995.11	2021.07	牙周病学	胡文杰	磨牙缺失区域角化组织宽度特点分析及临床干预的初步探索
	叶雨阳	女	1995.07	2021.07	牙体牙髓病学	王晓燕	外泌体介导 Wnt/β-catenin 信号通路对根尖牙乳头干细胞成牙本质向分化作用的研究
	王怡平	女	1995.01	2021.07	口腔颌面外科学	俞光岩	Stevens-Johnson 综合征患者下颌下腺受累的临床病理研究
	慕创创	男	1994.09	2021.07	口腔颌面医学影像学	李刚	深度学习在曲面体层片评估年龄中的应用研究

续表

博士学位授予单位	姓名	性别	出生年月	获学位年月	所授学位专业	指导教师	毕业论文题目
	陈浩天	男	1995.07	2021.07	口腔正畸学	谷 岩	下颌骨横截面形态、皮质骨厚度及下颌牙齿根尖位置与三维骨面型相关性的初步研究
	富晓娇	女	1994.05	2021.07	口腔颌面外科学	林 野	下颌后牙区连续多颗种植体颊侧角化黏膜增量的临床研究
	毛铭馨	女	1995.06	2021.07	牙周病学	孟焕新	骨性错𬌗畸形患者前牙牙周软硬组织状况及增量的研究
	房硕博	男	1995.07	2021.07	口腔修复学	谢秋菲	应用虚拟𬌗架确定𬌗垫治疗性颌位与设计𬌗垫咬合接触的技术路线及初步评价
	董 霖	男	1995.04	2021.07	口腔颌面外科学	俞光岩	^{125}I 粒子治疗腮腺复发性腺样囊性癌
	杜长江	男	1996.11	2021.07	口腔颌面外科学	俞光岩	腭隐裂硬腭骨畸形特点及其与腭咽闭合功能关系的初步研究
	丁梦坤	女	1994.12	2021.07	口腔颌面外科学	蔡志刚	基于人工智能的面神经功能评价系统的研究
	卢 汉	男	1995.08	2021.07	口腔颌面外科学	郭传瑸	BMPR-IA 与 CD163 对下颌牙龈癌患者预后影响的研究
	胡耒豪	男	1995.12	2021.07	口腔颌面外科学	彭 歆	基于多模态影像融合的数字化外科技术在面中份肿瘤治疗中的应用
	王安琪	女	1996.03	2021.07	牙周病学	胡文杰	后牙失对过长及影响因素的初步研究
	连晓敏	女	1995.05	2021.07	口腔修复学	周永胜	醛酮还原酶家族 1 的 C1 亚型调控人脂肪干细胞成骨分化的作用及机制
	曹 悦	女	1995.01	2021.07	口腔修复学	孙玉春	口内三维扫描技术应用于无牙颌数字化印模获取的精度评价
	黄丽萍	女	1994.12	2021.07	口腔正畸学	高雪梅	含纳口颌形态的 OSAHS 亚型研究
	黄华明	女	1994.10	2021.07	口腔正畸学	周彦恒	外泌体在骨改建和免疫调节中的作用和机制的初步研究
	黄 港	男	1994.09	2021.07	牙体牙髓病学	董艳梅	生物活性玻璃根管封闭剂的制备及性能的研究
	温 静	女	1995.07	2021.07	牙周病学	欧阳翔英	农村人群牙周疾病自然进展四年失牙状况及相关因素分析
	张云帆	男	1995.08	2021.07	口腔正畸学	韩 冰	新型阿司匹林缓释水凝胶支架的构建与成骨作用的研究

续表

博士学位授予单位	姓名	性别	出生年月	获学位年月	所授学位专业	指导教师	毕业论文题目
	王玥	女	1994.10	2021.07	口腔正畸学	李巍然	机械压力调控破骨细胞分泌 miR-146a-5p 促进血管形成并影响正畸骨改建的作用和机制研究
	方鑫	女	1995.09	2021.07	口腔黏膜病学	华红	口腔扁平苔藓临床病理相关性分析及直接免疫荧光诊断价值初探
	李智	女	1995.06	2021.07	牙体牙髓病学	王晓燕	根管治疗牙的修复：髓腔固位修复体材料与预备体因素的影响
	张胜男	女	1995.01	2021.07	牙周病学	欧阳翔英	Gas6/Axl 在牙周膜细胞炎症因子表达及成骨中的作用
	史佳敏	女	1995.02	2021.07	口腔修复学	谭建国	不同表面处理对树脂基陶瓷粘接强度的影响
	王心雯	女	1995.03	2021.07	口腔正畸学	江久汇	成人智齿拔除后面部软硬组织的三维变化研究
	揭璧朦	女	1995.05	2021.07	口腔颌面外科学	张益	面中部骨缺损目标参照数据自动化获取和配准算法的临床研究
	姜淞	女	1995.06	2021.07	牙体牙髓病学	王晓燕	患龋者口腔候选门级辐射类群的初步研究
	邹沛辉	男	1996.05	2021.10	牙周病学	栾庆先	弱直流电单独或协同药物对牙龈卟啉单胞菌、中间普氏菌和菌斑生物膜的体外作用
	曾文敏	女	1995.05	2021.10	牙周病学	栾庆先	B 细胞缺陷对小鼠实验性牙周炎的影响
	李若竹	女	1994.08	2021.10	儿童口腔医学	夏斌	儿童龋病人工智能识别的初步研发和识别能力验证
	徐田松	女	1995.01	2021.10	口腔颌面外科学	林野	全牙弓即刻种植固定修复患者的口腔健康相关生活质量评价研究
	吕伟佳	女	1995.05	2021.10	牙体牙髓病学	王晓燕	生物陶瓷根管封闭剂 Bioseal 的理化性质和生物活性研究
	任启迪	男	1994.10	2021.10	口腔预防医学	郑树国	应用叠氮溴化丙锭与培养组学方法探索唾液中活菌构成的研究
	薛盛豪	男	1994.11	暂未获	口腔修复学	姜婷	CGRP 在种植体建立骨感知进程中对周围神经再生和大脑皮层反应的影响
	周易	女	1996.03	暂未获	儿童口腔医学	赵玉鸣	螯合剂 EDTA-壳聚糖应用于牙本质粘接的研究
	田璧君	女	1995.08	暂未获	儿童口腔医学	秦满	人脂肪间充质干细胞外泌体治疗骨质疏松的疗效与机制研究
空军军医大学							
	邸天凯	男	1994.12	2021.06	口腔医学	王小竞	模拟高原低压低氧环境对全脱位牙再植预后影响的实验研究
	张哲儒	男	1994.12	2021.06	口腔医学	马秦	基于软组织三维特征的颌面畸形分析系统的开发与研究

续表

博士学位授予单位	姓名	性别	出生年月	获学位年月	所授学位专业	指导教师	毕业论文题目
	李志文	男	1996.01	2021.06	口腔医学	赵铱民	自主式口腔种植机器人力伺服系统的建立与应用
	李珂奕	男	1994.12	2021.06	口腔医学	张少锋	离子交换强韧化效应对 CAD/CAM 二硅酸锂玻璃陶瓷力学性能及动态磨损行为的影响
	廖紫璇	女	1995.11	2021.06	口腔医学	陈吉华	不同引发体系双固化树脂水门汀对玻璃陶瓷修复体颜色稳定性影响的研究
	张杨	男	1996.10	2021.06	口腔医学	王勤涛	炎性环境下牙周膜干细胞内质网应激对巨噬细胞极化影响及机制研究
	谭一舟	女	1996.04	2021.06	口腔医学	陈发明	褪黑素通过细胞自噬逆转长时程体外培养所致的牙周膜干细胞衰老的机制研究
	张旭	男	1995.12	2021.06	口腔医学	金作林	成人不同矢状骨面型前牙冠根比差异及与牙槽骨形态关系的 CBCT 研究
	施少杰	男	1995.09	2021.06	口腔医学	宋应亮	局部使用 exendin-4 载药微球对 Ⅱ 型糖尿病大鼠种植体骨结合作用的研究
	蔡榕	女	1995.02	2021.06	口腔医学	李德华	探诊影响牙种植体周围黏膜炎软组织封闭的实验研究
武汉大学	靳润泽	女	1994.12	2021.06	口腔医学	陈智	自体浓缩生长因子负载牙髓干细胞促进牙髓再生的研究
	谢启慧	女	1995.07	2021.06	口腔医学	陈刚	小细胞外囊泡 PD-L1 抑制抗原提呈细胞及影响口腔鳞癌免疫治疗应答的作用研究
	李梦寻	男	1995.09	2021.06	口腔医学	施斌	口内照片中前牙自动分割与口内-面部信息整合的研究
	郭怡	女	1995.04	2021.06	口腔医学	曹正国	胶原三股螺旋重叠蛋白 1 调控牙周炎症反应的机制研究
	刘泽妮	女	1995.03	2021.06	口腔医学	陈智	表没食子儿茶素没食子酸酯对人根尖牙乳头干细胞作用的研究
	沈恺仑	男	1994.10	2021.06	口腔医学	张玉峰	电穿孔法制备细胞膜展示纳米材料的实验研究
	胡诗昱	女	1995.03	2021.06	口腔医学	龙星	滑膜巨噬细胞消耗在颞下颌关节骨关节炎中的作用机制
	李臻	女	1995.03	2021.12	口腔医学	李臻	我国 3~5 岁儿童龋病流行状况及影响因素分析

(本文编辑 吴婷)

科学研究

国家科学技术奖

2021 年 10 月 19 日，国务院发布国发〔2021〕22 号文件，即关于 2020 年度国家科学技术奖励的决定。

根据《国家科学技术奖励条例》的规定，经国家科学技术奖励评审委员会评审、国家科学技术奖励委员会审定和科技部审核，国务院批准并报请国家主席习近平签署，授予顾诵芬院士、王人中院士国家最高科学技术奖；国务院批准，授予 2 项成果国家自然科学奖一等奖、44 项成果国家自然科学奖二等奖、3 项成果国家技术发明奖一等奖、58 项成果国家技术发明奖二等奖、2 项成果国家科学技术进步奖特等奖、18 项成果国家科学技术进步奖一等奖、137 项成果国家科学技术进步奖二等奖，授予 8 名外国专家和国际热带农业中心中华人民共和国国际科学技术合作奖。

2021 年 11 月 3 日，2020 年度国家科学技术奖励大会在北京人民大会堂隆重举行。习近平、李克强、王沪宁、韩正等党和国家领导人出席大会并为获奖代表颁奖。由中华口腔医学会口腔颌面外科专业委员会候任主任委员、上海交通大学医学院附属第九人民医院杨驰教授领衔团队完成的项目"颞下颌关节外科技术创新与推广应用"荣获国家科学技术进步奖二等奖。

中华医学科技奖

2001 年，经原卫生部备案，科技部和国家科学技术奖励工作办公室批准，中华医学会设立中华医学科技奖（编号 0007），成为首批注册登记的 26 个社会力量所设奖项之一。

中华医学科技奖是面向全国医药卫生行业的科技奖项，包括医学科学技术奖、医学科学技术普及奖、卫生管理奖、国际科学技术合作奖、卫生政策奖和青年科技奖，每年评审和授奖一次，旨在奖励在医药卫生领域科学技术进步活动中做出突出贡献的组织和个人。其中医学科学技术奖、医学科学技术普及奖、卫生管理奖和青年科技奖以项目为载体，通过对优秀的医学科研成果进行评审，授予获奖项目及其完成单位和完成人；国际科学技术合作奖授予对中国医学科学技术发展做出重要贡献的外国人；卫生政策奖由时任原卫生部部长、中华医学会会长陈竺院士提议并捐资，于 2012 年设立，授予在卫生政策研究、制订、执行或实施等领域做出突出贡献者。

中华医学会始终秉持"公平、公正、公开"的原则办奖、评奖、授奖，形成"两审、三公示（布）、一确认"的评审奖励程序，全程接受行业社会监督。每年有包括院士、专科分会主任委员等在内的专家教授 300 余位参与评审。

2021 年 3 月 10 日，中华医学会发布医会科评发〔2021〕44 号文件，即关于 2020 年中华医学科技奖奖励的决定。

中华医学会根据《中华医学科技奖管理办法》（医会科评发〔2018〕20 号）规定，经中华医学科技奖评审委员会评审并报请中华医学会第 25 届理事会第 28 次常务理事会会议对 2020 年中华医学科技奖 93 项拟授奖项目

（人）进行审议确认，授予 80 个项目为中华医学科技奖医学科学技术奖，其中 6 个项目为一等奖，26 个项目为二等奖，48 个项目为三等奖；授予 2 个项目为 2020 年中华医学科技奖卫生管理奖；授予 2 个项目为 2020 年中华医学科技奖医学科学技术普及奖；授予 7 个项目为 2020 年中华医学科技奖青年科技奖；授予北京大学韩启德院士和中国药学会桑国卫院士 2020 年中华医学科技奖卫生政策奖。

口腔医学领域有 2 个项目荣获医学科学技术奖三等奖，项目负责人分别为邹静、许天民。项目明细如下：

202003097，儿童龋病的病因及防治新技术研究，四川大学，邹静、李小兵、郑黎薇、李雨庆、黄睿洁、张琼、尹伟、王艳。

202003209，生理性支抗控制理论的提出及矫治系统的研发与推广应用，北京大学口腔医院、浙江新亚医疗科技股份有限公司，许天民、韩冰、林久祥、姜若萍、陈贵、陈斯、苏红、陈贤明。

华夏医学科技奖

华夏医疗保健国际交流促进科技奖（以下称华夏医学科技奖）是经科技部和国家科学技术奖励工作办公室批准，由中国医疗保健国际交流促进会（以下简称中国医促会）设立和主办的全国性医学奖项。

根据《华夏医学科技奖奖励条例》规定，华夏医学科技奖办公室对 2021 年度华夏医学科技奖申报单位推荐共 183 个项目进行形式审查，并组织专家对形式审查合格项目进行初审，初审结果在中国医促会微信公众号

上公示 30 天，组织进行终审后，终审结果在中国医促会官网及微信公众号上公示 14 天。终审结果报华夏医学科技奖理事会审议通过及中国医促会常务理事会审议通过。

中国医促进会对 2021 年度华夏医学科技奖获奖项目进行奖励，授予 6 个项目华夏医学科学技术奖一等奖、15 个项目二等奖、32 个项目三等奖，授予 3 个项目华夏医学卫生管理奖，授予 2 位外国专家华夏医学国际合作促进奖。口腔医学相关获奖项目见表 1。

表 1 华夏医学科技奖获奖人选名单（口腔医学）

时间	项目	第一获奖单位	成员				获奖
2021 年	自主创新国产无托槽隐形矫治系统核心技术的研发和临床应用	首都医科大学	白玉兴 李华敏	张 宁 王喆垚	张 磊 王邦康	林 峰 王红梅	三等奖
2020 年	牙周炎与动脉粥样硬化的相关机制及天然药物干预治疗的研究	北京大学	栾庆先 曾佳骏	蔡 宇 王啸轩	轩 艳 张 勇	于 寰	三等奖
2020 年	牙种植修复关键界面生物力学损伤机理及临床防治研究	四川大学	于海洋 蔡振兵	朱旻昊 甘雪琦	杨帮成 张保荣	高姗姗 朱卓立	三等级
2019 年	脂肪源性间充质干细胞定向分化机制研究	四川大学	林云锋 李 果	蔡潇潇	张 陶	彭 强	三等奖
2018 年	放射性颌骨坏死的诊治研究	上海交通大学	何 悦 黄洪章 张陈平	侯劲松 刘忠龙 张志愿	李晓光 姜钧健	刘 冰 马春跃	二等奖

续表

时间	项目	第一获奖单位	成员				获奖
2018 年	提高口腔颌面部骨缺损修复与再生能力的新材料与基础研究	四川大学	万乾炳 陈俊宇	王　剑	陈文川	裴锡波	三等奖
2017 年	中国唇腭裂序列治疗模式的建立与推广	四川大学	石　冰 尹　恒	李精韬 龚彩霞	李承浩 郑　谦	贾仲林 李　杨	三等奖
2017 年	牙周病的致病机制及其再生治疗技术的应用	上海交通大学	束　蓉 林智恺	宋忠臣 刘大力	谢玉峰 葛琳华	程　岚 宋爱梅	三等奖
2016 年	下颌下腺移植治疗重症干眼关键技术体系的创建及应用	北京大学	俞光岩 丛　馨 苏家增	吴立玲 邹留河 刘筱菁	蔡志刚 张　雷	吕　岚 朱正宏 等	一等奖
2016 年	口腔微生物、炎症因子与牙体牙周疾病致病机制的研究	上海交通大学	梁景平 夏文薇 张明珠	黄正蔚 王　娟 马　瑞	姜　葳 李超伦	刘　斌 汪　嘉	二等奖
2016 年	颌骨重度萎缩与缺损患者种植修复关键技术体系的创建和应用	上海交通大学	吴轶群 陈晓军	邹多宏 张志勇	黄　伟 张陈平	王　凤 周　咏	三等奖
2015 年	基于数字外科技术建立眼眶骨折诊断与治疗系统的研究	北京大学	张　益 邹立东	张智勇	贺　洋	安金刚	三等奖
2014 年	牙周炎与全身疾病相关关系及相应治疗策略的研究	北京大学	孟焕新 杨丕山 李成章	章锦才 吴亚菲 欧阳翔英	束　蓉 潘亚萍	闫福华 王勤涛	二等奖
2013 年	牙颌面畸形的正颌正畸联合治疗-临床与基础研究	上海交通大学	沈国芳 朱　敏 张文斌	房　兵 张诗雷	王旭东 蔡　鸣	唐友盛 于洪波	二等奖
2012 年	口腔鳞癌发生发展及转移的分子机制与防治研究	四川大学	李龙江 张　壮 韩　波	梁新华 王　智 黄灿华	江　潞 曾　昕	陈谦明 李　一	二等奖
2011 年	疑难牙髓根尖周疾病诊治高新技术的基础和临床研究	四川大学	周学东 王人可 张　岚	施文元 叶　玲	薛　晶 黄定明	邹　玲 李继遥	二等奖
2011 年	牙齿发育异常的病因机制研究	北京大学	冯海兰 张晓霞	王　莹 韩　冬	赵红珊 吴　华	宋书娟 曲　红	三等奖

树兰医学奖

2021 年 11 月 20 日，第八届"树兰医学奖"颁奖盛典在杭州举行。詹启敏院士、廖万清院士和王琦院士荣获"树兰医学奖"。柴人杰、潘胡丹、白凡等 12 位青年医学科学家摘取"树兰医学青年奖"桂冠。全国人大常委会副委员长陈竺院士、树兰基金理事长郑树森院士和李兰娟院士等莅临指导大会并为获奖者颁奖。

树兰医学奖由浙江大学教育基金会树森·兰娟院士人才基金设立，并经国家科学技术奖励工作办公室批准，旨在发展我国医学教育、扶植新秀、奖掖群贤，进一步推动我国医药卫生事业的发展，促使我国医学科学技术早日跻身世界一流行列。树兰医学奖的评选对象是在医药卫生领域中取得原始性突破创新成果并经实践检验证实科学有效的中国国籍（含港、澳、台地区）杰出科技人才。树兰医学奖每年评审一次，包括树兰医学奖、树兰医学青年奖、树兰医学提名人奖、树兰医学青年奖提名人奖等奖励内容。口腔医学相关获奖见表 2。

表 2　树兰医学青年奖获奖者名单（口腔医学）[*]

时间	姓名	年龄	专业	单位
第八届	卫　彦	42 岁	口腔医学（口腔修复学）	北京大学
第七届	钟来平	43 岁	口腔医学（口腔颌面外科学）	上海交通大学
第六届	袁　泉	39 岁	口腔医学（口腔种植学）	四川大学
第五届	牛丽娜	35 岁	口腔医学（口腔修复学）	中国人民解放军空军军医大学
第三届	邓旭亮	44 岁	口腔医学（口腔修复学）	北京大学
第二届	蒋欣泉	44 岁	口腔医学（口腔修复学）	上海交通大学

注：[*] 摘自历年树兰医学青年奖获奖者名单。

中国 2020 年度重要医学进展

2021 年 4 月 17 日，以"擘画新时代国家医学创新体系及核心基地建设蓝图"为主题的首届中国医学发展大会在北京召开。会议邀请中国医学科学院学术咨询委员会学部委员，中国医学科学院院外研发机构负责人，医学教育、健康产业、卫生管理等领域专家学者，相关高校、医院、医学研究机构、健康产业机构等单位负责人以及特邀科教工作者等，聚焦临床医学、口腔医学、基础医学与生物学、药学、卫生健康与环境学、生物医学工程与信息学等领域发展与创新，同时围绕医学教育、健康产业、健康保险与卫生经济、卫生管理与政策、医学伦理、医学信息化以及公共卫生体系建设等内容进行研讨，明辨机遇挑战，凝聚发展共识,提出战略与政策建议。

本次大会发布了中国 21 世纪重要医学成就/中国 2020 年度重要医学进展,遴选出临床医学、口腔医学、基础医学与生物学、药学、卫生健康与环境、生物医学工程与信息和新冠疫情防治 7 个领域共 40 项研究成果。中国2020 年度重要医学进展遴选标准是 2019 年12 月 25 日至 2020 年 12 月 31 日期间具有较高学术影响力和社会影响力,具有促进学科发展、促进临床诊疗、促进产业发展的潜力的进展。通过数据采集、初步筛选、多元化计量指标测算、专家研判及多主体评价指标测算、综合指数计算、学部委员研判及结果测算、终

审委员会评审等程序。

口腔医学领域共 2 项入选。包括“发现用于牙髓-牙本质复合体再生的新型牙髓再生多能干细胞”和“揭示组织内应力调控大型哺乳动物乳恒牙替换新机制”。其中“发现用于牙髓-牙本质复合体再生的新型牙髓再生多能干细胞”项目主要完成单位为四川大学、电子科技大学等,主要完成人为田卫东、陈红;“揭示组织内应力调控大型哺乳动物乳恒牙替换新机制”项目主要完成单位为首都医科大学、中南大学湘雅医院,主要完成人为王松灵、吴晓珊。

中国高被引学者榜单

2021 年 4 月 22 日,全球性信息分析公司爱思唯尔(Elsevier)正式发布了 2020 年中国高被引学者 (Highly Cited Chinese Researchers)榜单。2020 爱思唯尔“中国高被引学者” 榜单以全球权威的引文与索引数据库——Scopus 作为中国学者科研成果数据来源,采用软科(上海软科教育信息咨询有限公司)设计的遴选方法,最终得到 4 023 名各学科最具全球影响力的中国学者。

2020 年中国高被引学者来自 373 所高校、企业和科研机构,中国科学院拥有 441 位高被引学者。高校中,共 296 所大学有学者入选。其中有 5 所大学的高被引学者超过了100 位。清华大学共有 197 位,位居第一;北京大学共有 166 位,位居第二;第三名为浙江大学 160 位;第四、第五位分别为上海交通大学 112 位,复旦大学 101 位。本次入选 2020年中国口腔医学领域高被引学者榜单学者如下(按姓名笔画排序):

王松灵　首都医科大学

王贻宁　武汉大学

田卫东　四川大学

边　专　武汉大学

孙　姣　上海交通大学

李铁军　北京大学

杨　驰　上海交通大学

张玉峰　武汉大学

张志愿　上海交通大学

陈万涛　上海交通大学

陈发明　中国人民解放军空军军医大学

陈吉华　中国人民解放军空军军医大学

邵龙泉　南方医科大学

林云锋　四川大学

周学东　四川大学

赵怡芳　武汉大学

赵领洲　中国人民解放军空军军医大学

钟来平　上海交通大学

凌均棨　中山大学

彭　彬　武汉大学

程　磊　四川大学

樊明文　武汉大学

中国高等院校口腔医学院和口腔医院
获科技成果奖简况

本栏目收录范围主要为 2021 年度中华人民共和国各部委、省(自治区)、直辖市和中国人民解放军军级以上单位授予的口腔医学科技成果奖。详情见表 3。

表 3 中国高等院校口腔医学院(系)和口腔医院科技成果获奖一览表

获奖项目名称	主要完成单位	获奖人员			奖励名称与等级	授奖部门
颞下颌关节外科技术创新与推广应用	上海交通大学医学院附属第九人民医院	杨　驰 张善勇 郑吉驷 谢千阳	胡勤刚 何冬梅 马志贵	陈敏洁 白　果 沈　佩	国家科学技术进步奖二等奖	中华人民共和国国务院
牙周炎对口腔和全身健康的危害及其关键防治技术的研究和推广	南京大学医学院附属口腔医院	闫福华 李艳芬 张杨珩 崔　迪	林敏魁 雷　浪 柯晓菁 等	李厚轩 骆　凯 张　倩	高等学校科学研究优秀成果奖(科学技术进步二等奖)	中华人民共和国教育部
基于生物的原生理念构建牙体牙髓疾病精准防治新体系	四川大学	胡　涛 程　立 邵美瑛 薛超然	程　然 张　茹 周学东	高　原 雷　蕾 徐　珏	四川省科学技术进步奖一等奖	四川省人民政府
新型双面对称核苷的设计合成及其治疗口腔黏膜病的应用基础研究	四川大学	陈谦明 曾　昕	何　杨 吉　宁	赵　行 江　潞	四川省科学技术奖自然科学一等奖	四川省人民政府
复杂口腔修复体的人工智能设计与精准仿生制造	北京大学口腔医院	孙玉春 梅敬成 原福松 邓珂慧	王　勇 戴　宁 叶红强 等	周永胜 陈　虎 赵一姣	北京市科学技术奖技术发明一等奖	北京市人民政府
儿童龋病的病因及防治新技术研究	四川大学	邹　静 李雨庆 尹　伟	李小兵 黄睿洁 王　艳	郑黎薇 张　琼 等	中华医学科技奖三等奖	中华医学会
生理性支抗控制理论的提出及矫治系统的研发与推广应用	北京大学口腔医院	许天民 姜若萍 苏　红 宋广瀛	韩　冰 陈　贵 陈贤明 等	林久祥 陈　斯 张晓芸	中华医学科技奖三等奖	中华医学会
中国儿童乳牙萌出时间和顺序的研究	北京大学口腔医院	郑树国 王笑喆 高雪婷	权俊康 张趁英 陈耀武	孙翔宇 施相如	妇幼健康科学技术奖一等奖	妇幼健康研究会
口腔颌面部骨组织再生的技术创新与应用	上海交通大学医学院附属第九人民医院	蒋欣泉 黄庆丰 赵　君 史　俊	张志愿 汪　湧 胡镜宙 等	张文杰 王绍义 陈　曦	上海市科学技术进步奖一等奖	上海市人民政府

续表

获奖项目名称	主要完成单位	获奖人员	奖励名称与等级	授奖部门
Periodontal regeneration versus extraction and dental implant or prosthetic replacement of teeth severely compromised by attachment loss to the apex	上海交通大学医学院附属第九人民医院	Maurizio Tonetti	牙周再生奖(R. Earl Robinson Periodontal Regeneration Award)	美国牙周病学会(American Academy of Periodontology)
儿童复杂牙外伤诊疗关键技术的创新和应用	空军军医大学口腔医院	王小竞　轩　昆　李　蓓　吴礼安　白玉娣　黄瑞哲　董玉琳　李金莲　陈宇江　孙书恺　王军辉	陕西省科学技术进步奖一等奖	陕西省科技厅
基于"增-减材"复合技术的数字化义齿快速设计与制作	空军军医大学口腔医院	吴　江　高　勃　张春宝　赵湘辉　谢　诚　张　燕　于　海　刘一帆	陕西省科技工作者创新创业大赛一等奖	陕西省科学技术协会
3D 打印 PEEK 植入体修复颌面部组织畸形及缺损的治疗方案	空军军医大学口腔医院	孔　亮　李云鹏　蔡卜磊　刘富伟　戴太强　辛　河　王　乐　牛　强　李治冶　高　晔　等	陕西省科技工作者创新创业大赛一等奖	陕西省科学技术协会
应用牙周组织特异性 ECM 体外扩增干细胞技术修复牙周组织缺损	空军军医大学口腔医院	武俊杰　金作林　田蓓敏　杨鸿旭　文　艺　王阿娴　李　蓓　许　杰　陈发明　陈晓东	陕西省科技工作者创新创业大赛一等奖	陕西省科学技术协会
唇腭裂数字化鼻牙槽突塑形(DPNAM)治疗体系的研发与应用	武汉大学	袁文均　贺　红　郑　洁　匡文颖	湖北省技术发明二等奖	湖北省人民政府
自主创新国产无托槽隐形矫治系统核心技术的研发	首都医科大学附属北京口腔医院	白玉兴　张　宁　张　磊　林　峰　李华敏　王喆垚　王邦康　王红梅　谢贤聚　任超超	医院科技创新奖二等奖	中国医院协会
自主创新国产无托槽隐形矫治系统核心技术的研发和临床应用	首都医科大学附属北京口腔医院	白玉兴　张　宁　张　磊　林　峰　李华敏　丁雪佳　王喆垚　王邦康　王红梅　谢贤聚	北京医学科学技术三等奖	北京医学会
口腔综合治疗台水路污染控制方法研究	首都医科大学附属北京口腔医院	苏　静　辛鹏举　黄　凝　李　玥　沈　瑾　张流波　赵　红　徐　静	北京医学科学技术三等奖	北京医学会
神经支架联合仿生力学促进脊髓损伤再生修复关键技术研究与应用	中国人民武装警察部队特色医学中心	陈旭义　段　峰　何　滔　李瑞欣　李正超　梁　冰　张　金　涂　悦	天津市科技技术进步二等奖	天津市科技局
头颈部肿瘤个体化精确放射治疗模式的建立与应用	中国医科大学附属第一医院	乔　俏　李　光　姜　新　姜元军　刘法昱　冯　梅　党　军　秦文健　柏兴华	辽宁省科技进步二等奖	辽宁省科学技术厅

续表

获奖项目名称	主要完成单位	获奖人员			奖励名称与等级	授奖部门
面向材料功能化的表面改性技术基础	陕西师范大学	杨 鹏 陶 菲	张 旭 杨发翠	刘 鹏	陕西高等学校科学技术一等奖	陕西省教育厅
石家庄地区 120 例成釉细胞瘤回顾分析及RECK与局部侵袭性生长关系的研究	河北医科大学口腔医院	张旭东 王 洁	张艳宁	陈瑞雪	河北医学科技一等奖	河北省医学会
polycystin-1、polycystin-2 与 Akt/mTOR 通路相关蛋白在成釉细胞瘤、牙源性角化囊性瘤及口腔鳞状细胞癌中的作用及临床病理分析	河北医科大学口腔医院	李向军 张 晓	侯亚丽 张晓燕	刘 冰	河北医学科技一等奖	河北省医学会
纯钛种植体表面生物矿化的构建	河北医科大学口腔医院	梅 双	董福生		河北医学科技一等奖	河北省医学会
低功率激光治疗复发性阿弗他溃疡的应用研究	河北医科大学口腔医院	刘 莉	霍 晓	韩 宁	河北医学科技一等奖	河北省医学会
无托槽隐形矫治与固定矫治压低前牙对牙周变化影响的对比研究	河北医科大学口腔医院	侯 彦	马文盛		河北医学科技二等奖	河北省医学会
人性化健康教育应用于口腔种植护理的研究	河北医科大学口腔医院	李建英	徐彦彬	黄香河	河北医学科技三等奖	河北省医学会
涎腺恶性肿瘤中特异性肿瘤标志物表达研究	河北北方学院附属第一医院	马 赛 张 慧	刘振丽 刘 博	张 璇 安 峰	河北医学科技二等奖	河北省医学会
桸上掺杂羟基磷灰石陶瓷及荧光增强关键技术与应用	山西医科大学	李 冰 李 然	张彦杰 武 啸	武秀萍 姚 蔚	山西省科学技术进步二等奖	山西省科技厅
CAD/CAM 技术在 MDT模式下儿童口腔舒适化治疗中的临床应用	佳木斯大学附属口腔医院	赵 玥			黑龙江省医疗卫生新技术应用一等奖	黑龙江省卫生健康委员会
儿童口腔健康管理模式的实践与创新	上海市口腔医院	刘月华 王 艳 张 皓 笪东欣	张 颖 陈 栋 李远远	曾晓莉 陈 骊 李 强	上海市预防医学会科学技术二等奖	上海市预防医学会
医护人员的守护天使——复合式医护面罩的开发	哈尔滨医科大学附属第四医院	王 涛	马 巍		黑龙江"互联网+"大学生创新创业大赛	黑龙江省教育厅
牙科移动诊室——龙江护牙"红旅"	哈尔滨医科大学附属第四医院	王梦溪			哈尔滨大学生创业大赛百强	黑龙江省人力资源和社会保障厅
隐裂牙锥形束 CT 复合多维诊断体系的建立及运用	南京大学医学院附属口腔医院	林梓桐	王铁梅	刘 玉	江苏省医学新技术引进一等奖	江苏省卫生健康委员会

续表

获奖项目名称	主要完成单位	获奖人员			奖励名称与等级	授奖部门
数字化导板外科在颌骨精准手术中的应用	南京大学医学院附属口腔医院	蒲玉梅	赵保建	杨旭东	江苏省医学新技术引进二等奖	江苏省卫生健康委员会
微创牙体保存技术在根管治疗的后牙修复中的应用	南京大学医学院附属口腔医院	孟翔峰	丁　虹	潘雅慧	江苏省医学新技术引进二等奖	江苏省卫生健康委员会
牙周炎与骨代谢的免疫病理机制和修复再生研究	南京医科大学口腔医学院	徐　艳 邱　憬 孙　颖	孙　雯 李　璐	于金华 马俊青	江苏省医学科技二等奖	江苏省医学会
口腔炎症微环境中颌面骨破坏及修复再生的机制研究	南京医科大学口腔医学院	徐　艳 邱　憬	江宏兵 马俊青	孙　雯	江苏省高等学校科学技术研究成果二等奖	江苏省教育厅
椅旁光学扫描和可切削材料在大面积牙体缺损数字化修复中的应用及技术改良	南京医科大学口腔医学院	谢海峰	孙志达	陈　晨	医学新技术引进一等奖	江苏省卫生健康委员会
自体荧光结合脱落细胞DNA 定量分析和风险模型的序列监测在口腔黏膜癌变风险评估中的应用	南京医科大学口腔医学院	范　媛	叶金海	刘　琳	医学新技术引进二等奖	江苏省卫生健康委员会
基于数字光处理技术的齿科 3D 打印机开发与产业化	浙江大学医学院附属口腔医院	金　良 陈　悦 张思财	陈　勇 包海峰	金伟刚 张　靖	浙江省科技进步三等奖	浙江省科技厅
微纳结构介导的光敏组织工程新技术及其生物学行为调控的机制研究	浙江大学医学院附属口腔医院	王慧明 程　迭	俞梦飞 董灵庆	刘　超	浙江省自然科学三等奖	浙江省科技厅
仿生矿化诱导牙体组织自愈性修复的研究	安徽医科大学	李全利 刘　巍	朱振雄	曹　颖	安徽省科学技术自然科学三等奖	安徽省人民政府
Herbst 矫治器治疗骨性Ⅱ类下颌后缩的关键技术与临床应用	南昌大学附属口腔医院	伍　军 等	桑　婷	李志华	江西省科学技术进步三等奖	江西省科学技术厅
Nano –TiO₂@PDA 在可见光下用于牙齿美白的应用研究	南昌大学附属口腔医院	廖　岚 等	王小磊	魏俊超	江西医学科技一等奖	江西医学会
牙科用树脂基高分子材料的功能化设计与制备	山东大学	吴峻岭 高　旭	周传健 胡　格	李　彤	山东医学科技二等奖	山东省医学科技奖奖励委员会

续表

获奖项目名称	主要完成单位	获奖人员			奖励名称与等级	授奖部门
功能矫形治疗在口腔颜面畸形现代综合治疗中的临床转化及基础探索	青岛大学口腔医学院	袁　晓 任大鹏	阎　潇	张　强	山东省高等学校科学技术一等奖	山东省教育厅
凝集素样氧化低密度脂蛋白-1 在种植体周围炎中的作用机制研究	青岛大学口腔医学院	张　倩 柏　娜 袁慕洁	刘　杰 谈　飞	马　雷 徐海涛	山东医学科技三等奖	山东省医学会
牙龈间充质干细胞对伴高脂血症的牙周炎的治疗作用及机制研究	青岛大学口腔医学院	徐全臣			山东医学科技三等奖	山东省医学会
构建含附件的人工皮肤用于创面功能性修复的创新理论和关键技术研究	解放军总医院	付小兵	黄　沙	吴训伟	中国生物材料学会科技进步一等奖	中国生物材料学会
新型根管系统对根管成型和清理能力的对比	郑州大学	刘　进 李　敏	张　迪 高　黎	郭　田 郭　嘉	河南省医学科技一等奖	河南省医学会
颌面骨缺损修复与再生的关键技术创新和推广应用	华中科技大学	毛　靖			湖北省科技进步一等奖	湖北省科技厅
头颈鳞癌免疫逃逸分子机制研究与临床应用	华中科技大学	贾玉林			湖北省科技进步二等奖	湖北省科技厅
口腔癌与癌前病变分子机制研究	中南大学	王　洁 蒋灿华	闵安杰 李　宁	苏　彤 蒯新春	湖南省自然科学三等奖	湖南省人民政府
口腔疣状癌的基础与临床研究	中南大学	唐瞻贵 全宏志 彭　倩	王月红 方小丹	刘欧胜 邓智元	湖南省科技进步三等奖	湖南省人民政府
糖尿病牙槽骨缺损修复关键通路的调节与应用	广西医科大学	李　昊 邓华颉 黄　璀 陆建志	廖红兵 钟星华 麦志松	卢国泽 李晓捷 李　俊	广西科技进步奖三等奖	广西壮族自治区人民政府
调节 Lnk-SCF/KIT 等信号通路促进糖尿病牙槽骨缺损修复的基础与临床研究	广西医科大学附属口腔医院	李　昊 邓华颉 黄　璀 钟晓霞	廖红兵 李晓捷 江献芳	卢国泽 钟星华 黄琳惠	广西医药卫生适宜技术推广一等奖	广西卫生科教管理学会
口腔颌面部手术的围术期气道管理与麻醉策略	广西医科大学附属口腔医院	施小彤 文江帆 赵桂林 庞静兰 黄金水	陈秋妙 沈浩林 黄晓丹 王　艳	王　维 覃　斌 周玉梅 陈思杏	广西医药卫生适宜技术推广一等奖	广西卫生科教管理学会

续表

获奖项目名称	主要完成单位	获奖人员			奖励名称与等级	授奖部门
面向农村基层的应用型医护人才培养探索与实践	右江民族医学院	姚金光 黄秀峰 马卓飞 吕　辉	唐毓金 罗维贵 罗前颖 等	张莉芳 李雪斌 尹海鹰	广西高等教育自治区教学成果一等奖	广西壮族自治区教育厅
分子标志物与口腔黏膜潜在恶性疾患的演变及诊疗	中山大学附属口腔医院	夏　娟 吴　桐 洪　筇 刘海潮	程　斌 汪　华 陈小冰	陶小安 曾　琪 黄宇蕾	广东省科技进步二等奖	广东省人民政府
提高牙体粘接性能的相关研究及临床应用	西南医科大学附属口腔医院	郭　玲 兰玉燕	刘　敏 谢翠柳	范丽苑	四川省医学科技三等奖	四川省医学会
口腔龋病预防的基础与应用研究	遵义医科大学	刘建国 吴家媛	白国辉 田　源	陈　筑	贵州省科学技术进步三等奖	贵州省人民政府
改进新方法修复唇腭裂对面部外形及语音功能的改善	遵义医科大学	宋庆高 王　芳	何　苇 徐慧琳	邹亚莉	贵州省科学技术进步三等奖	贵州省人民政府
"学科引领–德智融合–协同育人"三位一体口腔医学研究生培养模式的探索与实践	遵义医科大学	刘建国 白国辉	吴家媛 管晓燕	张　剑	贵州省研究生教学成果特等奖	贵州省人民政府学位委员会
传播学视域下高校信息素养教育改革创新范式探究—以游戏化传播为例	遵义医科大学	沈　洋 覃晓龙	刘建国 刘　桓	李春鸣	贵州省教育科学研究优秀成果二等奖	贵州省教育厅
骨性错𬌗畸形微创治疗新技术与临床应用	昆明医科大学附属口腔医院	刘　彦 翟洁梅 熊　萍	王　荃 史聪翀	周　静 王　伟	云南科学技术进步三等奖	云南省人民政府
云南白药防治牙周病及相关全身性疾病探索和推广应用	昆明医科大学附属口腔医院	和红兵 雷雅燕 罗华珍	张明珠 赵瑜敏	任晓斌 张宏民	云南科学技术进步三等奖	云南省人民政府
基于口𬌗系统功能重建的正畸技术创新与应用	昆明医科大学附属口腔医院	许艳华 杨　春 刘超峰 寸镜芬	李伟豪 胡江天 沈绍莹	黎　明 马　文 谢吉晔	云南省卫生科技成果二等奖	云南省卫生科技教育管理协会
骨性错𬌗畸形微创治疗新技术的研究与临床应用	昆明医科大学附属口腔医院	刘　彦 王　荃 马灵芝	翟洁梅 周　静	王　伟 胡江天	云南省卫生科技成果三等奖	云南省卫生科技教育管理协会
口腔癌生物标志物和物理治疗方法的研究	兰州大学	王　静			甘肃医学科技奖	甘肃省卫生健康委员会
颞下颌关节与颌骨的修复重建	兰州大学	任利玲			甘肃医学科技奖	甘肃省卫生健康委员会

续表

获奖项目名称	主要完成单位	获奖人员			奖励名称与等级	授奖部门
利用双细胞膜片构建血管化组织工程骨及其修复大段骨缺损研究	宁夏医科大学	张华林 马海绒 万应彪	周悦丽 张 文 牛文辉	余 娜 郭晓倩 马学荣	宁夏科学技术进步二等奖	宁夏回族自治区人民政府
颞下颌关节紊乱病的系列研究与临床诊治及技术推广	新疆医科大学口腔医学院	龚忠诚 贾梦莹 克热木·阿巴司	凌 彬 邵 博	许颖捷 刘 英	新疆维吾尔自治区科技进步三等奖	新疆维吾尔自治区人民政府

中华口腔医学会优秀专业委员会（分会）考评

2021 年 5 月 9 日，中华口腔医学会于第十三次专业委员会（分会）工作会议上公布 2020 年度优秀专业委员会（分会）考评结果。9 个专业委员会（分会）获得综合优秀，3 个专业委员会（分会）获得专项优秀，7 位秘书获得专业委员会（分会）优秀秘书。

2020 年度综合优秀专业委员会（分会）：

儿童口腔医学专业委员会、口腔预防医学专业委员会、口腔种植专业委员会、口腔修复学专业委员会、口腔正畸专业委员会、口腔美学专业委员会、唇腭裂专业委员会、口腔颌面–头颈肿瘤专业委员会、口腔医疗服务分会

2020 年度专项优秀专业委员会（分会）：

"防疫抗疫"突出贡献：牙体牙髓病学专业委员会、民营口腔医疗分会、口腔黏膜病专业委员会

口腔医学事业发展突出贡献：

口腔颌面外科专业委员会

单位会员发展优秀：

口腔修复工艺学专业委员会

2020 年度优秀秘书（按姓氏笔画排序）：

口腔预防医学专业委员会学术秘书（司燕）、口腔种植专业委员会学术秘书（刘倩）、口腔黏膜病专业委员会学术秘书（吴岚）、口腔修复学专业委员会工作秘书（沈丽娟）、儿童口腔医学专业委员会工作秘书（夏斌）、口腔医疗服务分会工作秘书（章小缓）、口腔正畸专业委员会学术秘书（谢贤聚）

国家级获奖项目简介

颞下颌关节外科技术创新与推广应用

该项目荣获国家科学技术进步二等奖。主要完成人：杨驰、胡勤刚、陈敏洁、张善勇、何冬梅、白果、郑吉驷、马志贵、沈佩、谢千阳。主要完成单位：上海交通大学医学院附属第九人民医院，南京市口腔医院。

颞下颌关节是颅颌面唯一可动关节，该关节疾病会影响下颌骨运动、语言、咀嚼、呼吸及表情等重要功能，并继发牙颌面畸形。手术治疗争议颇多，其原因包括关节盘复位成功率低、关节重建手段少和精确性差等。另

外，关节疾病与继发牙颌面畸形属关节、正颌及正畸三个亚学科，分而治之常顾此失彼。杨驰教授项目组历经 30 余年攻关，创建关键技术和相关创新产品体系并推广应用。构建并实践颞下颌关节-颌骨-咬合联合诊治模式，将关节与正颌或颌骨重建手术同期完成，缩减手术次数并实现三者形态和功能协调平衡；研发与应用关节盘复位固定技术及相关器械，经国内 36 家、国际 20 家医院 1.6 万余例病例验证，成功率 95% 以上，关节镜盘复位缝合术被国际知名专家誉为"独一无二享誉全球的 21 世纪里程碑式技术"；创新并应用颞下颌关节-颅底联合重建技术体系，取得关键技术突破，变"不能修复"为"能修复"，解决复杂病例不能同期重建关节的国际难题；开发及建立颞下颌关节外科数字化技术平台，提供精准手术方案设计及数字化导板辅助手术，可有效降低手术风险、提高精确性和稳定性、减少手术用时。该项目研究成果进一步确立了我国颞下颌关节外科的国际引领地位。

省级获奖项目简介

儿童复杂牙外伤诊疗关键技术的创新和应用

该项目荣获陕西省科学技术进步一等奖。主要完成人：王小竞、轩昆、李蓓、吴礼安、白玉娣、黄瑞哲、董玉琳、李金莲、陈宇江、孙书恺。

本成果属于儿童口腔医学领域。历时 10 余年，在 10 项国家、省课题支持下，针对复杂牙外伤"儿童配合难、伤情诊断难、固定修复难、远期预后差"四大问题，建立了系统的镇静镇痛及功能重建理论体系，研发了儿童牙外伤诊疗相关器材与技术，实现了"无痛舒适医疗辅助、精准伤情评估诊断、生理功能修复治疗、损伤组织再生重建"的目标，有效解决了儿童外伤患牙的治疗"痛不痛"、诊断"活不活"、修复"牢不牢"，疗效"久不久"等系列问题，主要创新内容如下：

基于口腔疼痛和焦虑行为的神经调节机制，创建儿童口腔疾病静吸复合经鼻气管插管舒适化技术。国内率先开展日间全麻下儿童口腔综合性治疗，牵头制定行业规范、指南及专家共识。

基于牙髓发育生物学和血流动力学理论，建立激光多普勒外伤牙牙髓活力诊断技术。原创我国儿童不同类型外伤牙活力的动态精准评估方法，提升了外伤患牙的临床诊断准确率。

基于儿童牙列动态生长的生物学规律和调控机制，创建儿童外伤牙生理性固定技术。原创乳牙可吸收根管桩+预成冠的牙体功能修复方法，实现了儿童外伤牙生理愈合和功能重建。

基于牙根发育原理阐明牙髓血管再生的机理，率先应用自体乳牙牙髓干细胞联合血运重建技术在国际上实现全牙髓组织功能性再生，重建外伤患牙感觉及发育等生理功能，获得中国医药生物技术十大进展。

本项目研究成果共发表论文 94 篇，其中 SCI 收录 55 篇，最高影响因子 13.567，单篇最高被引 116 次。共主持及参与国家行业规范及指南 10 项，共获批国家发明专利、实用新型专利共 11 项，主编及参编专著 13 部，受邀参加国内外学术大会特邀报告 35 次，培养硕博士研究生 105 人，口腔临床规范化培训医生 517 人，举办国家级继续教育学习班 48 次，将复杂牙外伤关键技术及新理念推广至全国 30 余所口腔医学院并用于临床,惠及复杂牙外伤患者 5 万余人。

新型双面对称核苷的设计合成及其治疗口腔黏膜病的应用基础研究

该项目荣获四川省科学技术自然科学一等奖。主要完成人:陈谦明、何杨、赵行、曾昕、吉吉、江潞。

口腔黏膜病是口腔的常见病、多发病,也是疑难病,包括复发性口腔溃疡、单纯疱疹、口腔癌前损害及口腔鳞癌等,也包括部分全身疾病的口腔表征。其累及面广,几乎累及每一个人,同时癌变率高,癌变后容易致畸致残,患者身心压力大。核苷类药物是目前临床上治疗病毒相关口腔黏膜疾病的主流药物,但经过近 40 年的使用,其靶点单一、易耐药的问题逐渐显现;核苷类抗增殖药物在相关疾病的治疗中存在毒性高、全身毒副作用大等问题。针对这些问题,本项目组经过 10 余年努力,在国内通过学科交叉展开具有自主知识产权原创性研究,主要科学发现如下:

国内外首次提出并证实双面对称核苷的新概念,原创性地将两种天然互补核苷设计融入同一分子,克服了合成规模扩大、催化效率提升和糖基化位点精准选择等技术难点,成功合成并结构验证 4 个系列(J-AT、J-TA、J-GC 和 J-HC)新型双面对称核苷类似物,为建立口腔黏膜病治疗新方法奠定了理论基础。该类化合物结构全新,世界范围未见报道,获中国发明专利授权;成果在英国皇家化学学会杂志 Org Bio Chem 刊文时,被选为当期"热点论文"。

国内外首次阐明新型双面对称核苷提高口腔黏膜病相关病毒的致死突变效率的功效,双面对称核苷能够通过糖苷键的旋转与不同天然核苷配对,不仅具有拮抗口腔单纯疱疹病毒、人类乳头状瘤病毒等口腔黏膜常见感染病毒的活性, 还具有广谱抗病毒活性(HBV、HCV 和 H3N2),最低半数抗毒量优于经典药物利巴韦林,为抗口腔黏膜相关病毒感染研发提供了新策略。成果发表在经典杂志 Bio Med Chem 上, 美国发明专利已获授权, 被国外学者作为双面对称核苷提升病毒致死突变效率的典型范例予以引用。

国内外首次解析了双面对称核苷自我配对"成花"机制,并利用此机制,改造官能团,形成纳米颗粒,包裹抗增殖核苷类药物,达到增效降毒目的,建立口腔黏膜病抗增殖治疗的新型药物递送系统。成果发表在 Nat Commun 和 ACS Nano 上,中国发明专利已获授权;成果入选 Nat Commun 高阅读量论文, 同时被国家自然科学基金委杂志以摘要形式报道。

项目研究成果共发表高水平论文 50 篇,代表作发表于 Nat Commun,ACS Nano 等国际高影响力期刊,研究团队成为国际上双面核苷领域被引频次高团队;授权国家发明专利3 项(含美国专利 1 项); 查新报告显示 3 个发现点"国内外未见相同文献报道",科学技术成果评价专家组一致认为项目研究成果"达到国际领先水平",国际国内会议特邀报告 15次;项目支撑了国家自然科学基金委创新群体、口腔黏膜病国家临床重点专科等平台的建设; 执行期培养了一批专业技术人才(博士20 人,硕士 35 人),其中被聘为教授/副教授20 人,引育国家海外高层次人才计划 3 人、教育部重要人才计划 1 人、中国科协青年托举 4人;项目负责人当选中华口腔医学会副会长。

基于生物的原生理念构建牙体牙髓疾病精准防治新体系

该项目荣获四川省科学技术进步一等奖。主要完成人：胡涛、程然、高原、程立、张茹、雷蕾、邵美瑛、周学东、徐琏、薛超然。

牙体牙髓疾病是患病率极高的口腔疾病，导致牙齿结构和功能丧失，极大影响了人类身体健康和生活质量。目前，牙体牙髓疾病机制研究不深入，牙体牙髓疾病治疗体系精准化不足，人们对天然牙保留缺乏重视，重点人群防控不足。本项目依托"原生"的天然性内涵，以牙齿形态、结构和生理功能恢复为理念，在 11 项卫生健康委和科技部基金项目支持下，历经 14 年攻关，建立以主动预防为重心、恢复天然牙原生状态为目的、迭代易操作精准治疗技术的牙体牙髓疾病精准治疗新体系并推广应用。

1. 在国内外率先提出牙体牙髓的生物原生理念

新发现牙体牙髓结构特点并提出指导临床的分类，将原有前磨牙双根管二维分类扩展为三维分类，将根尖在牙槽骨的位置关系分类从国际标准 3 类改进为 7 类，更有利于精准治疗和预后评估。首次提出临床试验科学比较规范，优选 6 个参数，建立适用于临床治疗方法、器械同比性研究的科学规范。首创胞外多糖多谱系高灵敏检测技术，解析致病菌非编码 RNA 内源性竞争微调控机制。新发现牙髓再生修复潜在新靶点，控制焦亡可有效抑制根尖周炎症；FGF8 是可改变成骨（牙）向分化命运的潜在新靶点。

2. 基于生物原生理念，提出牙体牙髓疾病治疗技术创新

建立牙体疾病的"健康美学"系列治疗新方案，通过龋风险评估、再矿化疗法和精细化微创治疗等系列治疗方案，降低天然牙损伤。通过三维重建仿真技术，实现根管治疗精确定位定深定角，辅助治疗器械精准选择，减少牙体组织损伤。针对根下段钙化的临床问题，进一步研发根尖 1/3 疏通技术、氢氧化钙与樟脑酚药物联用方案，有效提升根尖段消毒效果。针对根管充填策略，将根管充填理想的根尖止点范围由 2 mm 改进为 0.5~1 mm。针对牙体牙髓疾病治疗并发症，创制根管治疗并发症微处理系统器械，减少原生牙体组织的损伤。最终形成牙体牙髓疾病精准治疗的技术规范体系。

3. 四川乃至全国推广群体口腔健康精准防控，维护天然牙原生状态

率先建立基于四川省多模态原生数据的百万级数据量数据库，深入分析天然牙患病的风险因素，根据龋预测模型确定防控要点，应用口腔健康管理方案进行针对性指导。举办各类口腔健康宣教活动，受邀在央视等科普演讲。针对全国 3~5 岁、12 岁儿童患龋率高的特点，实施重点人群防控，持续开展防控工作。

该项目授权发明专利 4 项，参与撰写国际指南和扩展说明各 1 项，自主研发装置 1 项；发表代表性文章 35 篇，在国内外研讨会、继教班上主讲 52 次，组织宣教 129 场；国际大会受邀报告 13 次，项目成果在口腔领域全部 3 个 A+ 学科和 60 余个口腔专科医院等获得推广应用，惠及患者 2 000 万，取得了显著的社会效益和经济效益。经过专家鉴定，该项目具有国际领先水平，进一步确立我国在牙体牙髓病学的国际一流地位。

口腔颌面部骨组织再生的技术创新与应用

该项目荣获上海市科学技术进步一等奖。主要完成人:蒋欣泉、张志愿、张文杰、黄庆丰、汪湧、王绍义、赵君、胡镜宙、陈曦、史俊。

口腔颌面部骨组织缺损导致颌面部生理功能丧失,严重危及生命,其再生重建是临床难题。上海交通大学蒋欣泉教授领衔完成的"口腔颌面部骨组织再生的技术创新与应用"研究获上海市科技进步一等奖。该研究围绕诱导性再生理念,提出了以下关键技术方案并推广应用。

研发了结构/离子成分改性新材料,明显提高颌骨再生效果;拓展并优选了种子细胞,建立了口腔硬组织再生新策略;发现 BMP-2 募集干细胞的新机制,推动了国产诱导因子的临床转化应用,项目成果在三级医院的推广和实施达到 28 家,实创经济价值近亿元。

相关成果发表包括口腔医学领域权威期刊 *J Dent Res* 封面论文、国际知名期刊 *Adv Mater* 等在内的 SCI 论文 88 篇(合计影响因子 409);获授权发明专利 6 件。项目成果编入《口腔颌面发育与再生医学》和《口腔固定修复学》等全国规划教材。项目组第一完成人蒋欣泉教授当选中国首位国际口腔修复学会主席,作为迄今唯一被邀的中国学者在国际最权威的 *Int J Prosthodont* 发表"口腔组织再生与功能重建"特邀述评。培养国家优秀青年和上海市启明星等省部级及以上青年科技人才 11 人次。

复杂口腔修复体的人工智能设计与精准仿生制造

该项目荣获北京市科学技术发明一等奖。主要完成人:孙玉春、王勇、周永胜、梅敬成、戴宁、陈虎、原福松、叶红强、赵一姣、邓珂慧,等。

该项目在国家自然科学基金、国家科技支撑计划、国家高技术研究发展计划("863"计划)、国家重点研发计划及首都科技领军人才工程等基金项目的等支持下完成。

截至目前,口腔修复体是天然牙齿缺损或缺失后的最主要治疗方式。我国临床需求量达数十亿颗。与传统技术相比,数字化技术能显著提升修复体设计制造的精度和效率,但软硬件和材料进口占比>95%,相关基础研究与产品开发严重缺乏国际竞争力,面临"卡脖子"风险。孙玉春教授带领科研团队,经过 20 余年的研究,实现突破创新如下:

1. 复杂义齿个性化智能设计新范式

发现了牙颌功能几何特征的归一化数学表达新原理,揭示了个体生理解剖标志智能识别深度神经网络模型的构建新法则,阐明了多源异构大数据的知识表征驱动的仿生义齿结构推理新机制。以第一发明人申请国际 PCT 发明专利 3 项、授权中国发明专利 17 项,专利转化开发出中国首套复杂义齿智能三维设计商用软件,填补了国内空白。与国际主流软件对比,仿生设计效率提升 2~6 倍,国内外用户单位 687 家,2021 年应用 34 万例。

2. 个性自由型面牙科制件控形控性增材制造新策略

发现了倾角-支撑在义齿多变凹凸型面控形控性成形中的多适应性,揭示了"光形晶胞"多维堆叠对复杂结构虚实转换行为的影响规律,阐明了综合性能驱动的复杂结构制件虚实转换过程中设计与工艺的双向互哺机制。以第一发明人申请国际 PCT 发明专利 5 项、授权中国发明专利 19 项,专利转化开发出我国首套金属义齿专用 SLM 打印工艺设备。将义齿局部关键部位打印精度提升 2 倍，且打印效率（含排版）提升 5 倍以上。该打印设备 2018 年中国销量第一，韩国市场占有率已大于 40%。

3. 仿生叠层氧化锆陶瓷材料双向渗透稳定制备新工艺

针对牙科氧化锆陶瓷与天然牙齿釉质之间"力学、美学失配"问题，阐明了氧化锆挠曲强度、半透性与晶相拓扑结构的相关性，提出了同种异构氧化锆陶瓷叠层界面的双向渗透稳定新策略，可显著提升层间界面的结合强度和尺寸稳定性。以第一发明人申请国际 PCT 发明专利 2 项，授权中国发明专利 7 项，专利转化开发出半透度、挠曲强度 6 级连续梯度渐变的叠层氧化锆可切削材料，实现了材料"出厂即仿生"，有效破解了仿生陶瓷修复时"专家经验技巧依赖过强"的难题，已应用至全球 120 个国家和地区。

主持省部级以上项目 11 项（含国家自然科学基金重点项目 1 项、面上项目 2 项，科技部重点研发计划项目 1 项、课题 2 项等）。发表论文 198 篇（第一作者或通信作者 SCI 56 篇），主笔起草并发布国家标准 2 项。以第一发明人申请发明专利 104 项（含 PCT 10 项），已授权 44 项均已转化。第一排名获北京市科学技术一等奖（技术发明）、国家卫生健康委第一届医学科技创新大赛金奖、入选中国科协"科创中国"先导技术榜，获 1st Biennial Joint Congress of Chinese Prosthodontic Society, Japan Prosthodontic Society and Korean Academy of Prosthodontics（国际学术会议"最佳学术报告奖"）。2019 年入选首都科技（创新）领军人才工程。作为完全自主产权原创技术，首次编入高等教育国家级规划教材《口腔修复学》，并获北京市高等教育教学成果一等奖。3 套成果转化产品的关键技术指标达国际先进（部分国际领先）水平，全球年用量 2 000 余万颗义齿，近 3 年直接经济效益 5.39 亿元。全部产品均已出口发达国家，部分产品已应用至全球 120 个国家和地区。在部分领域，首次实现了中国自主高端口腔医疗技术装备在全球牙科市场"零"的突破。

3D 打印 PEEK 植入体修复颌面部组织畸形及缺损的治疗方案

该项目荣获陕西省科技工作者创新创业大赛一等奖，主要完成人：孔亮、李云鹏、蔡卜磊、刘富伟、戴太强、辛河、王乐、牛强、李治冶、高晔，等。

在中国，有数以百万计的先天和后天颌面部畸形和缺损病例。对于颌面部缺损，我们常采用皮瓣移植、赝复体修复、人工材料植入等方法治疗。皮瓣移植和赝复体修复存在形态或功能恢复上的问题，而人工材料植入，可满足不同临床需要，实现良好的功能重建。

理想的人工植入材料需要如下性能，如：生物安全性、生物相容性、无热传导性、无免疫反应、无成像干扰、良好的生物力学性能、耐腐蚀性、易灭菌等。目前临床上常用的人工植入材料有金属、生物陶瓷和高分子材料 3 种，不同材料各有利弊。PEEK 作为一种高分子材料，是近年来的研究热点，其生物相容性好，弹性模量接近骨，无排斥、耐腐蚀、无伪影，是替代常规金属植入材料的理想材料且已逐渐应用于医学的各个领域。

在当今社会，精准化、个性化植入体已成为一种趋势，增材制造（3D 打印）技术采用叠加成形原理，可以实现颌面部缺损的精准化和个性化修复，是一种很有前途的功能重建和美容恢复的方法。我们使用此技术打印的 PEEK 植入材料成功恢复了颌面部缺损患者的骨组织形态和功能，取得了良好的治疗效果。临床研究效果表明该方法可实现术前模拟、术中植入、术后评价一体化流程,降低由于医师经验及操作差异带来的风险,可有效缩短手术时间,是一种安全、快速、有效的治疗方法。通过制定相关纳入标准、诊治流程、资料留存等规范,逐步建立对 3D 打印 PEEK 颌面部植入体的临床应用标准与规范。

因此本项目主要的优势:使用新型的 PEEK 材料,有效避免常规金属材料植入体的不利之处;改进了 PEEK 植入体的 3D 打印工艺,成功完成颌骨缺损的个性化 PEEK 植入体修复,实现术区美学和功能的恢复;通过以上工艺研究和临床应用,为开展 3D 打印个性化植入新材料用于颌面缺损修复奠定基础,有望创造出更多的社会效益及综合效益。

本成果来源于陕西省重点产业创新链项目。已顺利完成临床病例 5 例,患者均为男性,其中先天性面部畸形 2 例、外伤后畸形 1 例、良性肿瘤复发 2 例。涉及鼻部、颊部、颧部、下颌及关节区。术后最长随访 1 年,电话随访效果满意。现临床病例效果表明,基于面向 PEEK 材料的 3D 打印技术制备的颌面骨植入物,可实现颌面部缺损区域的精准修复,降低因医师经验及操作带来的差异,有效缩短手术时间,是一种安全、快速、有效的治疗方法。

基于"增-减材"复合技术的数字化义齿快速设计与制作

该项目荣获 2021 年陕西省科技工作者创新创业大赛一等奖,主要完成人:吴江,高勃,张春宝,赵湘辉,谢诚,张燕,于海,刘一帆。

牙列缺损是一种口腔常见病、多发病,在牙列缺损修复方式中,可摘局部义齿特别是钛金属支架可摘义齿因具有强度高、价格低、适应广、创伤小及可修理的特点,在临床应用最为广泛。但是对于钛金属支架可摘局部义齿而言,无论是临床接诊还是加工制作,仍然采用传统的方法(多次手工取模+蜡型铸造+手工排牙+装盒热处理),患者就诊次数多、耗时长;且制作方法存在着污染大、浪费多、质量波动大、制作效率低等不足。近年来,随着 CAD/CAM 技术的不断发展,应用数字化技术制作修复体越来越成为临床研究和应用的主要方向,但当前 CAD/CAM 主要应用于固定牙冠、桥修复。有学者尝试使用 CAD/CAM 技术用于可摘局部义齿钛支架的制作,虽然加工精度高,但因采用减材加工的制作方式,需要预先制备材料胚,切削后的材料无法再利用,浪费较大,且无法制作复杂形状的支架。选区激光熔覆技术(selected laser melting, SLM)这一 3D 打印技术的出现,为钛金属支架的快速制作提供了新的选项。应用 SLM 技术制备可摘义齿钛金属支架具有高效率、高精度和高强度的特点,同时还节省了大量的原材料。但仍需要结合传统的方式排列人工牙和树脂基托,易污染、精度低、浪费大。此外,患者就诊次数过多,就诊时间过长等问题仍未得到明显的改变。

针对上述问题和临床需求,团队整合了数字化口扫、CAD 设计和 3D 打印技术结合,创多牙缺失的数字化印模技术制取方法,并针对可摘局部义齿工艺制作复杂的特点,创造性地提出了基于"增-减材"理念的全数字化设计和制作方法,实现了从临床接诊到义齿制作的全数字化流程,极大地减少了患者就诊次数、提高了临床工作效率和义齿佩戴舒适度;实现了今天取模,明天戴牙的目标。

本项目具有三个特点:通过精准化数字化印模的制取与存储,实现临床就诊的高效和舒适,为远程化、云端化设计和加工提供保障;独特创新的智能数字化设计与制作方式,化繁为简,实现义齿加工的高效率和高精度;极大地提高了人工修复体的精准咬合效能和远期健康效果;国际首创基于云平台的数字化新型设计与加工流动工作站，不受地域限制，实现今日取模、明日戴牙。

本成果来源于陕西省重点研发计划(2020ZDLSF04-06)、国家重点研发计划(2018YFB1106902)和陕西省科技统筹创新工程计划(2015KTCQ01-90)等课题，核心技术获批国家专利 7 项，国际 PCT 专利 3 项，国际专业学术期刊发表 SCI 论著 10 余篇。该技术目前已在国内多家知名口腔医院投入使用并获好评，创造产值约 2 000 万元。第三方评价本成果法律环境稳定，知识产权权属明确，技术创新独具特色。本项目对于革新现有口腔可摘局部义齿制作方法，抢占国际领域数字化技术制作可摘义齿修复体的制高点，促进口腔修复学技术进步，造福广大缺牙患者，有重要意义。

应用牙周组织特异性 ECM 体外扩增干细胞技术修复牙周组织缺损

该项目荣获陕西省科技工作者创新创业大赛一等奖，主要完成人：武俊杰、金作林、田蓓敏、杨鸿旭、文艺、王阿娴、李蓓、许杰、陈发明、陈晓东。

牙周炎严重危害人体健康。在我国牙周炎的患病率已超过 80%，是我国成年人牙齿丧失的首位原因。因此，治疗牙周炎及由其导致的牙周缺损，是提升人民群众健康水平的重大需求。然而，现有的治疗方法均存在各种局限，不能实现理想的牙周组织再生。牙周膜干细胞具备向成牙骨质细胞、成纤维细胞和成骨细胞分化的潜能，被认为是牙周再生的最佳种子细胞，为牙周炎患者带来福音。将人牙周膜干细胞(hPDLSCs)用于临床牙周组织再生也首先要保证能够获得足够数量的细胞。然而随着 hPDLSCs 在体外扩增，其增殖、分化能力会不断下降，干细胞特性逐渐丧失。因此，如何在体外扩增出高质量的 hPDLSCs 并维持其干细胞特性，同时精确调控其定向分化，已成为临床转化中的关键问题。

针对以上瓶颈问题，项目组在国际上首次构建出牙周组织特异性 ECM，包括人牙周膜细胞来源 ECM(hP-ECM)和人颌骨骨髓来源 ECM(hB-ECM)，以及模拟牙周微环境对 hPDLSCs 进行扩增诱导。同时，课题组成员成功开展了自体 hPDLSCs 治疗骨下袋牙周缺损的临床试验研究。在此基础上，项目组正在开展临床转化研究，设计单中心、前瞻性、连续性随机临床对照试验研究，将 hPDLSCs 先在 hP-ECM 和 hB-ECM 上进行体外扩增，之后再按照"分层构建、整体复合"的策略将 ECM/hPDLSCs 复合物分层移植入自体牙周缺损处，通过血清学检测、临床检查和影像学检查，评估该方法的安全性、有效性，以其为今后大规模临床转化应用奠定基础，为最终解决牙周组织再生问题开辟道路。

本项目创新性地解决了将 hPDLSCs 顺利应用于临床治疗的几个关键问题：hPDLSCs 在植入体内前的体外扩增问题；hPDLSCs 在植入体内前的精确调控问题；年龄因素对 PDLSCs 的影响问题；hPDLSCs 在植入体内时的方式和载体问题。

本项目前期研究结果已获国家发明专利 1 项(《一种牙周组织特异性细胞外基质 ECM 的制备方法及其应用》ZL201410230942.9)项目组已发表相关论著 20 篇，SCI 10 篇，最高影响因子 8.537。本项目受到国家自然科学基金、陕西省自然科学基金、中国博士后科学基金的资助。

关于公布中国博士后科学基金
第 69 批面上资助获资助人员名单的通知

中博基字〔2021〕5 号

各博士后设站单位：

根据《中国博士后科学基金资助规定》（中博基字〔2020〕7 号），经专家评审和评审结果公示，确定对刘亚涛等 3 977 人给予中国博士后科学基金第 69 批面上资助。获资助人员名单详见附件，军队系统获资助人员名单由军队系统公布。

附件：中国博士后科学基金第 69 批面上

资助获资助人员名单

中国博士后科学基金会
2021 年 6 月 9 日

附件略。

口腔医学第 69 批、第 70 批及 2021 年度中国博士后科学基金特别资助获资助人员名单见表 4–7。

表 4 中国博士后科学基金第 69 批面上资助获资助人员名单 *

资助编号	姓 名	博管会编号	设站单位	一级学科	资助金额
2021M690105	王梓霖	277048	上海交通大学医学院	口腔医学	12
2021M690106	刘 超	274435	上海交通大学医学院	口腔医学	12
2021M690641	周 雯	274945	福建医科大学附属口腔医院	口腔医学	8
2021M690668	李 娇	278409	复旦大学	口腔医学	8
2021M691484	苏 嫒	245994	南方医科大学顺德医院	口腔医学	8
2021M691639	郭舒瑜	269409	南京医科大学	口腔医学	8
2021M691640	徐荣耀	253854	南京医科大学	口腔医学	8
2021M691930	赵雅君	262820	山东大学	口腔医学	8
2021M691931	康文燕	256703	山东大学	口腔医学	8
2021M692113	孙露露	257876	上海交通大学医学院	口腔医学	8
2021M692249	焦德龙	244308	首都医科大学	口腔医学	8
2021M692271	石思容	264791	四川大学	口腔医学	8
2021M692429	唐 燚	270653	同济大学	口腔医学	8
2021M692474	李 晔	263794	武汉大学	口腔医学	8
2021M692475	张 亮	243580	武汉大学	口腔医学	8
2021M692785	黄丽嫒	262408	浙江大学	口腔医学	8
2021M693618	陈洁仪	266217	中山大学	口腔医学	8

续表

资助编号	姓名	博管会编号	设站单位	一级学科	资助金额
2021M693619	黄子贤	258351	中山大学	口腔医学	8
2021M693620	姚依彤	259685	中山大学	口腔医学	8
2021M693621	康晓宁	257493	中山大学	口腔医学	8
2021M693622	苏心韵	266583	中山大学	口腔医学	8
2021M693623	王祝愉	245583	中山大学	口腔医学	8
2021M693820	张爽	265153	哈尔滨医科大学	口腔医学	8

注：*摘自 2021 年 6 月 9 日中国博士后科学基金第 69 批面上资助名单公布附件，军队系统获资助人员名单略。

表 5　中国博士后科学基金第 70 批面上资助获资助人员名单 *

资助编号	姓名	博管会编号	设站单位	一级学科	资助金额
2021M700006	陈英	289969	北京大学医学部	口腔医学	12
2021M700102	赵钦	290820	武汉大学	口腔医学	12
2021M700278	杜文	259197	北京大学医学部	口腔医学	8
2021M700279	郭亚茹	288001	北京大学医学部	口腔医学	8
2021M700280	李峥	256852	北京大学医学部	口腔医学	8
2021M700281	王禹	287824	北京大学医学部	口腔医学	8
2021M700282	辛天艺	256856	北京大学医学部	口腔医学	8
2021M700622	高丽霞	272465	重庆市中药研究院	口腔医学	8
2021M700627	陈虹	264966	重庆医科大学	口腔医学	8
2021M700628	徐小惠	280802	重庆医科大学	口腔医学	8
2021M701390	王东阳	269459	吉林大学	口腔医学	8
2021M701538	孟震	265450	聊城市人民医院	口腔医学	8
2021M701605	陈一辰	294902	南方医科大学	口腔医学	8
2021M701606	欧玲伶	293393	南方医科大学	口腔医学	8
2021M702166	陈红艳	288121	上海交通大学医学院	口腔医学	8
2021M702222	李一村	292567	深圳北京大学 香港科技大学医学中心	口腔医学	8
2021M702329	李博磊	295883	四川大学	口腔医学	8
2021M702330	刘航航	295865	四川大学	口腔医学	8
2021M702331	田陶然	295860	四川大学	口腔医学	8
2021M702332	王瑷	264888	四川大学	口腔医学	8
2021M702482	张梦琦	280639	同济大学	口腔医学	8
2021M703634	张冯依	294622	中南大学	口腔医学	8
2021M703688	陈楚雯	280119	中山大学	口腔医学	8
2021M703689	崔晨	263932	中山大学	口腔医学	8

续表

资助编号	姓 名	博管会编号	设站单位	一级学科	资助金额
2021M703690	冯 怡	291884	中山大学	口腔医学	8
2021M703691	姜文韬	259689	中山大学	口腔医学	8
2021M703692	李博文	294714	中山大学	口腔医学	8
2021M703693	李一鸣	259676	中山大学	口腔医学	8
2021M703694	彭建敏	259750	中山大学	口腔医学	8
2021M703695	沈宗杉	294156	中山大学	口腔医学	8
2021MD703905	郭佳杰	283428	中国医科大学	口腔医学	8
2021MD703929	李明政	264992	重庆医科大学	口腔医学	8

注:*摘自 2021 年 11 月 15 日中国博士后科学基金第 70 批面上资助名单公布附件,军队系统获资助人员名单略。

表 6 中国博士后科学基金第 2 批、3 批特别资助（站前）获资助人员名单 *

资助编号	姓名	原序号	批次	设站单位	一级学科	资助金额
2021TQ0142	陈一辰	142	3	南方医科大学	口腔医学	18
2021TQ0194	王 兵	194	3	山东大学	口腔医学	18
2021TQ0206	王梓霖	206	3	上海交通大学医学院	口腔医学	18
2021TQ0224	田陶然	224	3	四川大学	口腔医学	18
2021TQ0277	卢洪叶	277	3	浙江大学	口腔医学	18
2021TQ0379	陈首丞	379	3	中山大学	口腔医学	18
2021TQ0380	沈宗杉	380	3	中山大学	口腔医学	18
2020TQ0020	李 峥	20	2	北京大学医学部	口腔医学	18
2020TQ0211	曹叔琴	211	2	四川大学	口腔医学	18
2020TQ0257	龚佳幸	257	2	浙江大学	口腔医学	18

注:*摘自 2021 年 6 月 9 日中博基字〔2021〕7 号文件、2020 年 8 月 10 日中博基字〔2020〕11 号文件中国博士后科学基金第 3、2 批特别资助(站前)获资助人员名单。

表 7 中国博士后科学基金第 14 批特别资助(站中)获资助人员名单 *

资助编号	姓名	原序号	博管会编号	设站单位	一级学科	资助金额（万元）
2021T140027	郑晓娜	27	250120	北京大学医学部	口腔医学	18
2021T140483	陈俊宇	483	199701	四川大学	口腔医学	18
2021T140484	罗小波	484	218202	四川大学	口腔医学	18
2021T140524	张 亮	524	243580	武汉大学	口腔医学	18
2021T140747	高 兴	747	248480	中南大学	口腔医学	18
2021T140762	胡钦朝	762	241533	中山大学	口腔医学	18

注:*摘自 2021 年 6 月 9 日中博基字〔2021〕7 号文件中国博士后科学基金第 14 批特别资助（站中）获资助人员名单,军队系统获资助人员名单略。

关于 2021 年国家自然科学基金集中接收申请项目评审结果的通告

国科金发计〔2021〕51 号

2021 年，国家自然科学基金项目申请集中接收。国家自然科学基金委员会(以下简称自然科学基金委)共接收项目申请 276 715 项，经初审和复审后共受理 274 982 项。根据《国家自然科学基金条例》、国家自然科学基金相关项目管理办法以及专家评审意见，自然科学基金委 2021 年第 14 次委务会议决定资助面上项目 19 420 项、重点项目 740 项、重点国际(地区)合作研究项目 75 项、青年科学基金项目 21 072 项、优秀青年科学基金项目 620 项、优秀青年科学基金项目(港澳)25 项、国家杰出青年科学基金项目 314 项、创新研究群体项目 42 项、地区科学基金项目 3 337 项、NSAF 联合基金项目 36 项，合计 4 5681 项。集中接收期间接收的其他类型项目正在评审或审批过程中。

依托单位科学基金管理人员和申请人可于 8 月 18 日以后登录科学基金网络信息系统(https://isisn.nsfc.gov.cn)查询相关申请项目评审结果。自然科学基金委将向相关依托单位寄发纸质项目资助结果通知，并附资助项目清单和不予资助项目清单；还将以电子邮件形式向申请人发送申请项目批准资助通知、不予资助通知以及专家评审意见，发送使用的电子邮箱地址为 report@pro.nsfc.gov.cn，发送时间为 2021 年 8 月 18 日—22 日。

获资助的申请人填报资助项目计划书的时间和具体要求另行通知。未获资助的申请人如对不予资助决定有异议，可向自然科学基金委提出不予资助项目复审申请，相关注意事项详见附件。

欢迎各依托单位和科研人员对国家自然科学基金项目评审工作提出意见和建议。

附件：2021 年国家自然科学基金不予资助项目复审工作注意事项

国家自然科学基金委员会
2021 年 8 月 17 日

附件略。

中国高等院校口腔医学院和口腔医院获科研基金资助简况

本栏目收录范围主要为中华人民共和国各部委、省(自治区)、直辖市和中国人民解放军军级以上单位授予的口腔医学科研基金项目，市级、校级以及立项无资助的项目均未统计。收录时间为 2021 年度，部分增补 2020 年度(详见表 8)。

表8 中国高等院校口腔医学院（系）和口腔医院获科研基金资助一览表

项目名称	项目负责人	单位	基金或资助类目全称	批准号或编号	资助金额（万元）
牙颌组织发育与再生中颅颌干细胞谱系分化及其微环境调控	施松涛	中山大学	国家重点研发计划	2021YFA1100600	2529.40
仿生骨电学活性牙槽骨/牙周再生材料研制	陈莉莉	华中科技大学	国家重点研发计划	2021YFC2400400	1500.00
人源颅颌干细胞谱系鉴定及功能验证	廖立	四川大学	国家重点研发计划	2021YFA1100603	586.00
口腔可降解镁合金引导组织再生膜产品研发	郭传瑸	北京大学	国家重点研发计划	2021YFC2400703	375.00
仿生骨电学活性材料调控免疫响应及成骨机制研究	韩冰	北京大学	国家重点研发计划	2021YFC2400403	300.00
类骨无机非金属材料功能化关键调控技术	张学慧	北京大学	国家重点研发计划	2021YFB3800802	430.00
牙颌组织发育与再生中颅颌干细胞谱系分化及其微环境调控	李蓓	空军军医大学	国家重点研发计划子课题	2021YFA1100604	606.00
新装备系统集成与示范应用	王立军	解放军总医院	国家重点研发计划	2021YFC3002205	401.85
纳米杂化含水光导纤维体内信息感知及增强诊疗技术	章非敏	南京医科大学	国家重点研发计划	2021YFA1201302	477.00
干细胞与颌骨重塑	袁泉	四川大学	国家杰出青年科学基金	82125006	400.00
Dll4-Notch1-POSTN信号通路调控肿瘤相关成纤维细胞糖代谢重编程促进唾液腺腺样囊性癌集体侵袭的分子机制	汤亚玲	四川大学	国家自然科学基金面上项目	82173326	54.70
变异链球菌激活IL-17/IL-6/STAT3信号通路在口腔白斑病发生发展中的作用及其机制研究	江潞	四川大学	国家自然科学基金面上项目	82171809	54.00
搭载mir126 mimics的四面体框架核酸纳米材料在血管稳态中的研究	蔡潇潇	四川大学	国家自然科学基金面上项目	82171006	55.00
MIR17HG-Bmal1-Hippo-Hopx信号轴调控BMSCs分化命运	赵青	四川大学	国家自然科学基金面上项目	82171003	55.00
低氧环境下Bmal1影响种植体骨结合及其关键机制研究	谭震	四川大学	国家自然科学基金面上项目	82171002	55.00
SEC支架蛋白AFF4调控细胞自噬影响骨骼发育和稳态维持的研究	周陈晨	四川大学	国家自然科学基金面上项目	82171001	52.00
牙周膜细胞Piezo1/NGF信号轴调控正畸牙移动张力侧牙槽骨—神经偶联改建的机制研究	龙虎	四川大学	国家自然科学基金面上项目	82171000	55.00
LPA/LPAR1-YAP轴介导骨免疫微环境细胞交互作用调控骨结合的机制研究	向琳	四川大学	国家自然科学基金面上项目	82170997	56.00
牙周膜干细胞内GNAS调控正畸牙移动效应及机制研究	赵雪峰	四川大学	国家自然科学基金面上项目	82170995	52.00
槟榔碱/Gαq-GPCR驱使的口腔黏膜下纤维性变组织演进分子机制研究	冯晓东	四川大学	国家自然科学基金面上项目	82170971	55.00

续表

项目名称	项目负责人	单位	基金或资助类目全称	批准号或编号	资助金额（万元）
CircMPZL1 调控具核梭杆菌促动脉粥样硬化的机制研究	吴亚菲	四川大学	国家自然科学基金面上项目	82170970	55.00
牙体硬组织仿生湿黏附和长效再矿化水凝胶的构建及机制研究	李继遥	四川大学	国家自然科学基金面上项目	82170949	55.00
变异链球菌反义 vicR RNA 内源性转录调控机制干预胞外多糖代谢及致龋性的研究	雷蕾	四川大学	国家自然科学基金面上项目	82170948	55.00
基于变异链球菌毒力及其相互作用的 ECC 发病机制研究	邹静	四川大学	国家自然科学基金面上项目	82170947	55.00
糖尿病通过 NLRP3 调控 Treg/Th17 细胞平衡促进根尖周组织炎症反应的机制研究	张岚	四川大学	国家自然科学基金面上项目	82170946	55.00
神经元 TRPV1 通过 CGRP 调控骨缺损修复的作用和机制研究	宫苹	四川大学	国家自然科学基金面上项目	82170935	55.00
METTL3 介导的 lncRNA m6A 修饰在人脂肪干细胞成骨分化中的作用及机制研究	刘钧	四川大学	国家自然科学基金面上项目	82170934	55.00
引导管上皮–牙囊间充质交互作用促进牙萌出的机制研究	郑黎薇	四川大学	国家自然科学基金面上项目	82170921	55.00
唇裂非编码区新易感 SNP 通过增强子调控靶基因的机制研究	贾仲林	四川大学	国家自然科学基金面上项目	82170919	55.00
具有温和磁热效应的磁性纳米粒交联复合水凝胶的构建及其在颅骨缺损修复中的应用基础研究	廖金凤	四川大学	国家自然科学基金面上项目	32171354	58.00
YAP–ERα 介导机械信号和雌激素信号串话调控骨重塑的机制研究	郭永文	四川大学	国家自然科学基金面上项目	32171308	58.00
乙酰化开关 ActG/YkuR 调节变异链球菌生物膜形成和产酸能力的机理研究	李雨庆	四川大学	国家自然科学基金面上项目	32170046	58.00
组蛋白甲基化修饰激活 JAK-STAT 通路促进脂肪酸 β 氧化在头颈鳞癌干细胞自我更新中的机制研究	张博文	四川大学	国家自然科学基金青年科学基金	82103673	30.00
线粒体转移在口腔癌细胞能量代谢转化及生物学行为转变上的作用及相关机制的研究	张卓远	四川大学	国家自然科学基金青年科学基金	82103460	30.00
口腔白斑癌变早期无创高灵敏纳米诊断探针的设计及作用机制研究	周蓉卉	四川大学	国家自然科学基金青年科学基金	82102694	30.00
多功能框架核酸搭载 microRNA–140 对骨关节炎的靶向治疗作用及机制研究	石思容	四川大学	国家自然科学基金青年科学基金	82101077	30.00
新型自收缩植骨胶带协同调控 YAP 促进牙槽突裂微应力感应成骨的应用及机制研究	朱舟	四川大学	国家自然科学基金青年科学基金	82101076	30.00
机械感应蛋白 Piezo1 在 Gli1+MSCs 介导的牙槽骨重建中作用的透明化观察及机制探究	伊亚婷	四川大学	国家自然科学基金青年科学基金	82101059	30.00
高强度、自润滑水凝胶的制备及其在颞下颌关节盘替代中的应用研究	侯毅	四川大学	国家自然科学基金青年科学基金	82101044	30.00
口腔白斑活化成纤维细胞 lncRNA–SSTR5 AS1 编码多肽对上皮终末分化的影响及其机制研究	杨津	四川大学	国家自然科学基金青年科学基金	82101028	30.00

续表

项目名称	项目负责人	单位	基金或资助类目全称	批准号或编号	资助金额（万元）
光热/光动力联合体系改善口腔白斑病治疗抵抗的效果与作用机制研究	刘江	四川大学	国家自然科学基金青年科学基金	82101026	30.00
Numb/Numbl 调控 Gli1+间充质干细胞分化机制研究	娄锋	四川大学	国家自然科学基金青年科学基金	82101003	30.00
细菌源性过氧化氢经 c-di-AMP 信号通路调控变异链球菌生存竞争能力的机制研究	程兴群	四川大学	国家自然科学基金青年科学基金	82101002	30.00
Lin28/let-7 信号轴调控牙乳头细胞分化影响牙本质发育的机制研究	周昕	四川大学	国家自然科学基金青年科学基金	82101001	30.00
自噬-GPX4 信号轴在调控衰老成牙本质细胞脂质过氧化中的作用研究	王海胜	四川大学	国家自然科学基金青年科学基金	82101000	30.00
Ca^{2+}/Nfatc1 参与颌颌面硬组织再生的作用及机制研究	李飞飞	四川大学	国家自然科学基金青年科学基金	82100982	30.00
DMP1 通过 FGF-23/Pi/β-catenin 功能轴调控下颌骨髁突软骨细胞成骨分化的机制研究	李蕙	四川大学	国家自然科学基金青年科学基金	82100961	30.00
Smad7 对 Wnt/β-catenin 信号通路的调控作用在牙发育中的机制研究	陈甜	四川大学	国家自然科学基金青年科学基金	82100959	30.00
基于深度学习的老年人失牙风险预测及其移动端自助健康管理工具的构建	蔡和	四川大学	国家自然科学基金青年科学基金	72104162	30.00
基于多层次时空组学构建唾液腺导管癌驱动基因分子网络的发病机制研究	李龙江	四川大学	国家自然科学基金专项项目	82141130	60.00
衰老相关 MSCs 异质性改变与颌颌面硬组织再生	叶玲	四川大学	国家自然科学基金区域创新发展联合基金	U21A20368	260.00
基于干细胞胞外囊泡的牙周组织再生策略研究	田卫东	四川大学	国家自然科学基金区域创新发展联合基金	U21A20369	260.00
RNA 结合蛋白 ISG20 介导免疫微环境调控牙周组织炎性损伤的机制研究	白丁	四川大学	四川省应用基础研究项目	2021YJ0014	30.00
枸杞糖肽水凝胶的构建及防治口腔白斑病癌变的效果和分子机制研究	赵行	四川大学	四川省应用基础研究项目	2021YJ0021	30.00
固有骨诱导性生物支架材料的合成及其诱导骨形成机制研究	刘显	四川大学	四川省应用基础研究项目	2021YJ0045	15.00
用于手术机器人辅助下头颈肿瘤精准微创切除术的新型超声能量器械的关键技术研究	李春洁	四川大学	四川省应用基础研究项目	2021YJ0129	15.00
肺炎链球菌与白色念珠菌互作促进老年肺部感染的机制研究	郭强	四川大学	四川省应用基础研究项目	2021YJ0133	15.00
PIEZO1 响应力学信号调控巨噬细胞极化在种植体周围炎中的作用机制研究	梁星	四川大学	四川省应用基础研究项目	2021YJ0146	15.00
仿生牙周功能组织模块用于慢性牙周炎的基础及应用研究	杨波	四川大学	四川省应用基础研究项目	2021YJ0147	15.00
Circ_Ddx59/Wnt 信号级联网络调控糖尿病大鼠颌骨种植体骨整合的作用和机制研究	李磊	四川大学	四川省应用基础研究项目	2021YJ0148	15.00

续表

项目名称	项目负责人	单位	基金或资助类目全称	批准号或编号	资助金额（万元）
circPOMT1 调控颞下颌关节骨关节炎的作用及机制研究	岑　啸	四川大学	四川省应用基础研究项目	2021YJ0149	15.00
啮齿类动物切牙与磨牙牙囊细胞在牙周组织形成中的生物学性质比较研究	郭永文	四川大学	四川省应用基础研究项目	2021YJ0150	15.00
ROS 分子识别探针在牙髓状态诊断中的基础研究及应用	杨　静	四川大学	四川省应用基础研究项目	2021YJ0228	15.00
牙菌斑氮源物质代谢全人群流行病学及其龋易感性预测应用的基础研究	尹　伟	四川大学	四川省应用基础研究项目	2021YJ0229	15.00
HMGB1-YAP 轴调控成骨成血管信号交联促进种植体骨结合的机制研究	向　琳	四川大学	四川省应用基础研究项目	2021YJ0422	10.00
牙周膜 NGF 逆向信号轴对牙移动疼痛的调控机制	龙　虎	四川大学	四川省应用基础研究项目	2021YJ0428	10.00
成纤维脂肪前体细胞（FAPs）经 PDGFRa-Src 通路调控口颌肌再生成肌-成纤维平衡的机制研究	秤　旭	四川大学	四川省应用基础研究项目	2021YJ0446	10.00
炎症外泌体来源 miR-339-5p 通过 Wnt/β-catenin 通路调控成骨细胞功能的机制研究	舒　睿	四川大学	四川省应用基础研究项目	2021YJ0452	10.00
白藜芦醇自组装水凝胶经宿主反应调节治疗伴 II 型糖尿病牙周炎的研究	肖　宇	四川大学	四川省应用基础研究项目	2021YJ0488	10.00
新型抗炎促再生聚合物基复合材料用于颌骨缺损修复	白明茹	四川大学	四川省高新领域重点研发项目	2021YFG0238	20.00
基于免疫应答设计的新型材料应用于牙周炎重度骨吸收位点促进软硬组织再生	满　毅	四川大学	四川省社会发展领域重点研发项目	2021YFS0030	100.00
牙髓根尖周疾病序列微创治疗关键临床技术及产业化研究	黄定明	四川大学	四川省社会发展领域重点研发项目	2021YFS0031	100.00
基于高通量筛选的个性化仿生颅颌面骨修复体研发	包崇云	四川大学	四川省社会发展领域重点研发项目	2021YFS0032	100.00
pH 响应性靶向聚集银纳米体系的构建及其对种植体周围炎疗效的应用研究	裴锡波	四川大学	四川省社会发展领域重点研发项目	2021YFS0052	20.00
仿基质囊泡结构的血小板膜包被无定形磷酸钙纳米粒子修复牙本质的研究	杨佼佼	四川大学	四川省社会发展领域重点研发项目	2021YFS0057	20.00
基于二维 MXene 的 3D 打印水凝胶复合支架设计及成骨效果研究	莫安春	四川大学	四川省社会发展领域重点研发项目	2021YFS0084	20.00
电磁驱动激光 3D 打印技术制备高性能义齿树脂的机制研究及应用研发	胥一尘	四川大学	四川省社会发展领域重点研发项目	2021YFS0085	20.00
VicK 磷酸酶活性调控变异链球菌致龋性及潜在防龋新机制的研究	王诗达	四川大学	四川省社会发展领域重点研发项目	2021YFS0190	20.00
骨膜蛋白在牙周炎治疗中的作用机制及应用研究	吴亚菲	四川大学	四川省社会发展领域重点研发项目	2021YFS0191	20.00
Lin28 促进牙髓细胞成牙本质向分化的机制研究	周　昕	四川大学	四川省社会发展领域重点研发项目	2021YFS0192	20.00

续表

项目名称	项目负责人	单位	基金或资助类目全称	批准号或编号	资助金额（万元）
口腔正畸治疗中牙根损伤的预防措施探究	段沛沛	四川大学	四川省社会发展领域重点研发项目	2021YFS0193	20.00
口腔白斑成纤维细胞 lncRNA 介导的宿主导向疗法对白念珠菌感染的抑制作用及其作用机制研究	周红梅	四川大学	四川省社会发展领域重点研发项目	2021YFS0194	20.00
基于可降解水凝胶支架的颌骨间充质干细胞治疗肿瘤术后颌骨缺损的应用研究	门　乙	四川大学	四川省社会发展领域重点研发项目	2021YFS0217	20.00
基于远程医疗的华西口腔–西藏自治区三级诊疗体系建设与应用示范	杨　征	四川大学	四川省区域创新合作项目	2021YFQ0036	50.00
数字化引导下颌再定位技术的平台建设和技术推广	岳　源	四川大学	四川省区域创新合作项目	2021YFQ0038	50.00
RNA 甲基化调控牙颌骨发育和损伤修复的研究	袁　泉	四川大学	四川省国际科技创新/港澳台科技创新合作项目	2021YFH0015	50.00
脱细胞仿生颞下颌关节盘的制备及其生物学应用	姜　楠	四川大学	四川省国际科技创新/港澳台科技创新合作项目	2021YFH0139	20.00
口腔白斑相关成纤维细胞 lncRNA 编码微肽抑制白念珠菌的作用及其与蛋白构象相关性研究	杨　津	四川大学	四川省国际科技创新/港澳台科技创新合作项目	2021YFH0143	20.00
颌骨缺损修复组织工程的合作研究	汪成林	四川大学	四川省国际科技创新/港澳台科技创新合作项目	2021YFH0185	20.00
白色念珠菌与金黄色葡萄球菌对感染性疾病协同免疫应答的机制研究	李明云	四川大学	四川省国际科技创新/港澳台科技创新合作项目	2021YFH0188	20.00
老年人根面龋术前风险评估及分级管理	吴红崑	四川大学	四川省省院省校科技合作研发项目	2021YF-SY0011	80.00
组蛋白甲基化修饰靶向调控糖尿病牙周免疫衰老的机制研究	王　琪	四川大学	四川省科技创新人才项目	2021JDRC0039	20.00
Ca²⁺/NFATc1 信号调节 MSC 分化及 MSC 介导的骨/牙再生	李飞飞	四川大学	四川省科技创新苗子工程重点项目	2021JDRC01-44	8.00
集抗菌与抗肿瘤一体的核苷水凝胶构建及其应用初探	李　婷	四川大学	四川省科技创新苗子工程重点项目	2021JDRC01-64	8.00
甘丙肽调控口腔颌面部神经病理性疼痛的作用和机制研究	刘　飞	四川大学	四川省科技创新苗子工程重点项目	2021JDRC01-66	8.00
华西口腔健康教育博物馆科普基地能力提升项目	赵　熙	四川大学	四川省科普基地能力提升项目	2021JD-KP0007	40.00
以科技成果转化能力培养为目的的高校学生教育方案研究	陈　凯	四川大学	四川省软科学项目	2021JDR0142	5.00
口腔医院高值医用耗材管理廉洁风险防控信息化建设研究	张湘蜀	四川大学	四川省软科学项目	2021JDR0366	5.00
口腔数字化诊疗新技术体系	王人可	四川大学	四川省科技创新基地建设项目	2021ZYD0104	200.00
靶向 FAK 治疗头颈部肿瘤的理论及临床转化前研究	冯晓东	四川大学	四川省自由探索类基础研究项目	2021ZYD0090	50.00

续表

项目名称	项目负责人	单位	基金或资助类目全称	批准号或编号	资助金额（万元）
针对口腔真菌病防治天然药物的研发	徐　欣	四川大学	四川省川渝联合实施重点研发项目	2021YFQ0064	100.00
镁银合金程序性微观组织调控及与体内组织适配性作用机制研究	韩建民	北京大学	国家自然科学基金面上项目	52171234	58.00
儿童睡眠呼吸障碍两种颅面表型的识别与病因机制探索	高雪梅	北京大学	国家自然科学基金面上项目	82170102	54.00
唇腭部组织发育关键信号通路的有序调控与唇腭裂致病分子机制研究	陈　峰	北京大学	国家自然科学基金面上项目	82170916	55.00
NLK 调控神经化及功能性骨再生作用的研究及机制探讨	姜　婷	北京大学	国家自然科学基金面上项目	82170928	52.00
锌锂钙合金引导骨再生膜的降解调控及其促成骨机制探索	刘云松	北京大学	国家自然科学基金面上项目	82170929	55.00
灼口综合征患者口腔微生物群落特征及参与痛觉敏化研究	闫志敏	北京大学	国家自然科学基金面上项目	82170967	55.00
调控唾液腺中钠/碘同向转运体的新机制及预防唾液腺放射性碘损伤的研究	苏家增	北京大学	国家自然科学基金面上项目	82170977	55.00
压力介导的 RANTES-CCRs-Akt2 通路调控颞下颌关节盘移位致髁突骨吸收的机制研究	傅开元	北京大学	国家自然科学基金面上项目	82170979	55.00
高脂血症联合雌激素诱导颞下颌关节骨关节炎及其机制的研究	甘业华	北京大学	国家自然科学基金面上项目	82170981	55.00
前扣带回调控口颌面痛觉感受参与咬合干扰致慢性口颌面疼痛的神经环路机制	徐啸翔	北京大学	国家自然科学基金面上项目	82170982	55.00
机械力下牙周膜干细胞通过自噬激活 Th1/Th17 细胞从而促进正畸牙齿移动的研究	何丹青	北京大学	国家自然科学基金面上项目	82170996	56.00
面向正颌外科设计的个性化面型预测关键技术研究	刘筱菁	北京大学	国家自然科学基金面上项目	82171012	55.00
Hsa_circ_0005883 结合 CEBPB 调控混合 EMT 促进涎腺腺样囊性癌肺转移的作用和机制研究	葛兮源	北京大学	国家自然科学基金面上项目	82173307	54.70
基于生物标记物构建种植体周病的诊断-预后预测模型	胡文杰	北京大学	国家自然科学基金面上项目	82173647	54.00
功能梯度牙冠修复体的仿生结构设计、制造与力学行为优化	林　斐	北京大学	国家自然科学基金青年科学基金	12102009	30.00
钛酸锶钡掺杂热释电自抗菌牙科复合树脂研究	何　颖	北京大学	国家自然科学基金青年科学基金	52103312	30.00
基于前景理论的药品全额保障政策对高血压患者服药依从性行为影响研究	郭志刚	北京大学	国家自然科学基金青年科学基金	72104011	30.00
Wnt10a 通过抑制 mTOR 信号诱导自噬调控骨衰老的机制研究	余　森	北京大学	国家自然科学基金青年科学基金	82100976	30.00
醛酮还原酶家族 1-C1 亚型通过影响孕酮受体表达调控人间充质干细胞成骨分化的作用和机制	刘雪楠	北京大学	国家自然科学基金青年科学基金	82100978	30.00

续表

项目名称	项目负责人	单位	基金或资助类目全称	批准号或编号	资助金额（万元）
手性微环境通过 m6A-B7 信号轴调控巨噬细胞 M1/M2 极化的分子机制	杨　玥	北京大学	国家自然科学基金青年科学基金	82100979	30.00
衰老微环境中 CD38+巨噬细胞影响矿化胶原骨缺损修复的作用和机制	金姗姗	北京大学	国家自然科学基金青年科学基金	82100980	30.00
唾液腺基质硬度增加对腺泡细胞线粒体功能的影响及机制研究	闵赛南	北京大学	国家自然科学基金青年科学基金	82101037	30.00
Gli1+细胞在发育期髁突骨折愈合中的作用及机制研究	陈　硕	北京大学	国家自然科学基金青年科学基金	82101041	30.00
应力过载激活 TRPV4 通过钙信号调控 NF-κB 通路促进颞下颌关节盘炎症退行性变的机制研究	崔圣洁	北京大学	国家自然科学基金青年科学基金	82101043	30.00
手性微环境调控微管组装促进 BMSC 运动功能的研究	江圣杰	北京大学	国家自然科学基金青年科学基金	82101072	30.00
搭载掺锌 MBGN 的 3D 打印 CF/PEEK 骨组织再生支架的设计制造和功能研究	韩幸婷	北京大学	国家自然科学基金青年科学基金	82101073	30.00
新型石墨烯基高效复合功能口腔界面材料的制备与性能研究	彭丽颖	北京大学	国家自然科学基金青年科学基金	82101074	30.00
唾液腺腺样囊性癌分子异质性及其与高级别亚型侵袭机制的相关性研究	张　晔	北京大学	国家自然科学基金青年科学基金	82103061	30.00
三维微结构对牙本质再生材料生物活性表达的影响机制	刘亦洪	北京大学	国家自然科学基金国际(地区)合作与交流项目	52111530189	40.00
可注射性辛伐他汀缓释晶胶微球负载 SHEDs 促牙髓再生的研究	赵玉鸣	北京大学	北京市自然科学基金面上项目	7212135	20.00
IL-6-Hepcidin 信号轴在牙周炎诱导炎症性贫血中的作用及机制研究	侯建霞	北京大学	北京市自然科学基金面上项目	7212136	20.00
BMP 介导的肿瘤相关巨噬细胞极化状态促进口腔鳞状细胞癌进展的作用机制研究	郭玉兴	北京大学	北京市自然科学基金面上项目	7212137	20.00
大气压冷等离子体促进种植体软组织附着及抑菌的研究	谭建国	北京大学	北京市自然科学基金面上项目	7212138	20.00
巨噬细胞外泌体在仿生矿化胶原介导内源性骨再生中的调控作用研究	金姗姗	北京大学	北京市自然科学基金青年项目	7214305	10.00
微生物联合代谢组学在种植体周围病病因及干预治疗评价中的研究	王　翠	北京大学	北京市自然科学基金青年项目	7214273	10.00
Label-free 蛋白质组学探索加速成骨快速正畸技术的调控机制	吴佳琪	北京大学	北京市自然科学基金青年项目	7214274	10.00
高强度可降解锌合金植入物用于下颌骨骨折固定的效果及其作用机制	夏丹丹	北京大学	北京市自然科学基金海淀原始创新联合基金	L212014-3	25.00
种植牙中新型引导骨再生膜的研发及评价	韩　冰	北京大学	北京市科技计划项目	Z2111000029-21066	200.00
显微镜及激光辅助龋源性露髓成年恒牙活髓保存治疗的临床研究	刘思毅	北京大学	北京市科技计划项目	Z2111000029-21042	30.00

续表

项目名称	项目负责人	单位	基金或资助类目全称	批准号或编号	资助金额（万元）
口腔诊疗操作中气溶胶逸散模型建立与适宜性防控策略研究	陈霄迟	北京大学	首都卫生发展科研专项	首发 2021-1G-4101	50.00
乳牙髓干细胞引导牙周组织再生的研究及免疫调节机制	杨瑞莉	北京大学	宁夏回族自治区重点研发计划	2020BCG010-01-2	34.00
新型材料细胞外基质–细胞微球的制备	周彦恒	北京大学	宁夏回族自治区重点研发计划	2020BCG010-01-3	54.00
矿化细胞外基质–细胞微球引导牙周组织再生的研究	柳大为	北京大学	宁夏回族自治区重点研发计划	2020BCG010-01-4	30.00
干细胞–矿化微球治疗牙周炎的疗效评价	刘　燕	北京大学	宁夏回族自治区重点研发计划	2020BCG010-01-5	106.00
口腔颌面部重大疑难疾病外科综合诊疗模式创新与实践	张志愿	上海交通大学	医疗服务与保障能力提升项目		500.00
口腔软硬组织缺损及功能障碍的临床诊疗	蒋欣泉	上海交通大学	医疗服务与保障能力提升项目	–	500.00
口腔种植临床疗效评价核心数据与度量的系统性研究	Maurizio Tonetti	上海交通大学	科技部高端外国专家引进计划	G2021013001	30.00
颌骨诱导性再生调控及机制研究	蒋欣泉	上海交通大学	国家自然科学基金重点项目	82130027	290.00
MDM4 抑制 ΔNp63α 表达致失肌上皮分化促进腺样囊性癌恶性特征的机制研究	李　江	上海交通大学	国家自然科学基金专项项目	82141108	60.00
基于多层仿生结构制备多功能纳米纤维增强型 GBR 生物膜及其促进骨组织再生的机制研究	邹多宏	上海交通大学	国家自然科学基金面上项目	32171347	58.00
生物活性材料表面微纳结构介导 T 淋巴细胞免疫反应调控颌骨再生及机理研究	夏伦果	上海交通大学	国家自然科学基金面上项目	32171348	58.00
基于机械生物学的疏松牙槽骨低损伤、致密化种植备洞方法与应用评价	于德栋	上海交通大学	国家自然科学基金面上项目	52175422	58.00
组蛋白乙酰转移酶 KAT6A 介导 CD4+T 细胞糖代谢重编程在舍格伦综合征中的作用及机制研究	郑凌艳	上海交通大学	国家自然科学基金面上项目	82170976	56.00
氮掺杂碳纳米点复合仿牛矿化胶原膜在牙种植牵引骨再生中的作用及机制研究	刘剑楠	上海交通大学	国家自然科学基金面上项目	82170923	55.00
ZDHHC17 介导的 PD-L1 棕榈酰化修饰促进口腔白斑病免疫逃逸的机制和功能研究	施琳俊	上海交通大学	国家自然科学基金面上项目	82170952	55.00
基于钽微球的槲皮素缓释系统促进高糖环境钛骨结合的效应及机制研究	史俊宇	上海交通大学	国家自然科学基金面上项目	82171005	55.00
微流控仿生 3D 牙骨质器官芯片的构建及其在正畸力所致根尖区牙根外吸收发生机理研究中的应用	赵　宁	上海交通大学	国家自然科学基金面上项目	82171011	55.00

续表

项目名称	项目负责人	单位	基金或资助类目全称	批准号或编号	资助金额（万元）
IFNγ 通过 IRF1 和 2/7 不同途径调控 PD-L1 介导的口腔鳞癌细胞免疫逃逸的机制研究	钟来平	上海交通大学	国家自然科学基金面上项目	82172734	55.00
感觉神经通过降钙素基因相关肽（CGRP）促进口腔鳞癌抵抗低糖微环境的机制研究	季彤	上海交通大学	国家自然科学基金面上项目	82173147	55.00
POSTN+BST2+CAFs 亚群来源的外泌体抑制巨噬细胞抗原提呈功能促进口腔鳞癌免疫逃逸的机制	张建军	上海交通大学	国家自然科学基金面上项目	82173148	55.00
HIF-1α/TGF-β1/Smad3 信号回路介导的树突状细胞炎性极化在放射诱导颌骨组织纤维化中的作用研究	何悦	上海交通大学	国家自然科学基金面上项目	82173451	55.00
青蒿琥酯阻断 EZH2-H3K27 三甲基化抑制干燥综合征 B 淋巴细胞异常活化的作用机制	石欢	上海交通大学	国家自然科学基金面上项目	82174041	55.00
ALKBH5 介导的 lincRNA-p21 m6A 修饰调控 PD-L1 表达在头颈鳞癌免疫抑制形成中的作用及机制研究	金淑芳	上海交通大学	国家自然科学基金面上项目	82172897	54.70
口腔鳞癌外泌体 USP7 通过去泛素化调控 Treg 促进淋巴结转移前微环境构建的机制研究	严明	上海交通大学	国家自然科学基金面上项目	82173217	54.70
circ-AARS 靶向 miR-140-5p 调控人牙髓干细胞成牙本质分化的机制研究	陶疆	上海交通大学	国家自然科学基金面上项目	82170922	52.00
基于力学感受调控的钛种植体表面 Jedi 负载及生物酶学响应释放研究	陆尔奕	上海交通大学	国家自然科学基金面上项目	52171075	58.00
导电性石墨烯弹性支架促进功能性骨骼肌再生及其机制研究	陆家瑜	上海交通大学	国家自然科学基金面上项目	82071160	56.00
"分步式"调控巨噬细胞极化促进骨组织再生及机制研究	王进兵	上海交通大学	国家自然科学基金青年科学基金	32101092	24.00
内质网应激通过 Hippo-YAP 信号调控软骨干/祖细胞成软骨分化在颞下颌关节骨关节炎软骨损伤修复中的作用及机制研究	聂萍	上海交通大学	国家自然科学基金青年科学基金	32101094	24.00
抗菌性 Janus 纳米纤维膜用于引导性骨再生的研究	苏庭舒	上海交通大学	国家自然科学基金青年科学基金	82100963	24.00
低温 3D 打印多级孔仿生骨海绵缓释 DPSCs 外泌体促 H 型血管新生及骨再生的功能机制研究	连梅菲	上海交通大学	国家自然科学基金青年科学基金	82100964	24.00
载锶仿生磷酸钙涂层调控巨噬细胞极化促进糖尿病颅颌面骨再生的研究	魏凌飞	上海交通大学	国家自然科学基金青年科学基金	82100965	24.00
远程操控磁性纳米囊泡投递 miR-21 基因促进骨再生的作用及其机制研究	杨光正	上海交通大学	国家自然科学基金青年科学基金	82100966	24.00
智能响应水凝胶复合 IGF 工程化改造的 DPSC 细胞外囊泡对牙髓再生的作用及机制研究	晋巧巧	上海交通大学	国家自然科学基金青年科学基金	82100989	24.00

续表

项目名称	项目负责人	单位	基金或资助类目全称	批准号或编号	资助金额（万元）
miR-21/PTEN 信号轴调控根尖周炎中 Treg 增殖的机制研究	周　维	上海交通大学	国家自然科学基金青年科学基金	82100990	24.00
具核梭杆菌外膜囊泡通过 JNK/c-Jun/Claudin-4 损伤口腔扁平苔藓上皮屏障的机制研究	杜观环	上海交通大学	国家自然科学基金青年科学基金	82101008	24.00
chi3l1/IL13Rα2 调控破骨细胞异常活化促进颞下颌关节骨关节炎的分子机制研究	徐伟峰	上海交通大学	国家自然科学基金青年科学基金	82101040	24.00
低强度脉冲超声调控巨噬细胞 Piezo1/YAP 轴促进正畸骨改建的机制研究	欧阳宁鹃	上海交通大学	国家自然科学基金青年科学基金	82101047	24.00
基于诱导型条件敲除小鼠研究 STAT3 通过 MMP3 调控牙槽骨改建在正畸牙移动中的作用及机制	杨屹羚	上海交通大学	国家自然科学基金青年科学基金	82101048	24.00
掺锂生物玻璃陶瓷介导巨噬细胞 METTL3 m6A 甲基化-STAT1-白噬轴促进颌骨再生的作用及机制研究	刘　璐	上海交通大学	国家自然科学基金青年科学基金	82101060	24.00
Stathmin 经 IL-17 通路调节口腔鳞癌 PD-L1 表达及免疫微环境的机制研究	琚梧桐	上海交通大学	国家自然科学基金青年科学基金	82103043	24.00
基于器官模型探究黏膜恶性黑色素瘤异质性对肿瘤进展的影响	孙露露	上海交通大学	国家自然科学基金青年科学基金	82103051	24.00
CAFs 源性 POSTN 介导 GLI2-CD147 正反馈环路促进口腔鳞癌进展的机制研究	于玢玢	上海交通大学	国家自然科学基金青年科学基金	82103074	24.00
外胚间充质属性的 CAFs 分泌 SEMA5A 促进头颈部腺样囊性癌侵袭及转移机制的研究	王　瑜	上海交通大学	国家自然科学基金青年科学基金	82103405	24.00
YAP 通过甲硫氨酸代谢促进头颈鳞癌转移的机制研究	李嘉怡	上海交通大学	国家自然科学基金青年科学基金	82103489	24.00
树突状细胞盐皮质激素受体对血压的调控作用和机制研究	王用利	上海交通大学	国家自然科学基金青年科学基金	82100446	24.00
非人类灵长动物颞下颌关节病疼痛模型的建立及基于 ADAM17 镇痛靶点的对比探索验证	杨　秩	上海交通大学	上海市发展改革委员会科技重大专项	2018SHZDZ-X05	265.49
上海市生物医用材料测试专业技术服务平台	孙　皎	上海交通大学	上海市科学技术委员会研发公共服务平台建设项目	-	100.00
生物标志物指导口腔鳞癌个体化诱导治疗的临床研究	钟来平	上海交通大学	上海市科学技术委员会医学创新重点项目	21Y21900300	100.00
2021 年度博士后创新人才支持计划	孙露露	上海交通大学	中国博士后科学基金会博新计划	BX2021189	63.00
个性化力学适配型生物活性钛植入器械的制备与应用研究	林开利	上海交通大学	上海市科学技术委员会国际科技合作项目	21490711700	45.00
干扰素 α 调控头颈鳞癌免疫逃逸的机制及转化研究	马海龙	上海交通大学	中国科协项目	-	45.00

续表

项目名称	项目负责人	单位	基金或资助类目全称	批准号或编号	资助金额（万元）
口腔颌面外科精准医疗与数字医学的示范推广	杨溪	上海交通大学	上海市科学技术委员会国内合作项目	21015800800	40.00
微环境响应抗菌型多功能水凝胶用于颌骨缺损修复研究	曹玲燕	上海交通大学	上海市科学技术委员会启明星项目	21QA1405400	40.00
治疗口腔潜在恶性疾病的医院制剂复方绞股蓝胶囊的临床前研究	吴岚	上海交通大学	上海市科学技术委员会生物医药科技支撑专项	21S21902000	40.00
国产个性化全颞下颌关节假体的设计优化与材料改性研究	张善勇	上海交通大学	上海市科学技术委员会优秀技术带头人	21XD1431500	40.00
Arid1a 调控颅颌面骨再生的表观遗传机制研究	杜佳慧	上海交通大学	上海市科学技术委员会浦江 D 类	21PJD033	30.00
可注射型载 Zn-MBGN/鱼胶原基温敏水凝胶的构建及其治疗种植体周围炎的效应与免疫调控机制	周恬	上海交通大学	上海市科学技术委员会浦江 D 类	21PJD035	30.00
自发性早衰老小鼠的骨与关节衰老相关表型分析与骨衰老的 ceRNA 机制研究	张雷	上海交通大学	上海市科学技术委员会实验动物研究领域项目	21140900102	30.00
BMSCs/CGF 促进颌骨坏死成骨愈合的临床随机对照研究	何悦	上海交通大学	上海市科学技术委员会医学创新研究	21Y11903700	30.00
个体化颞下颌关节-下颌骨联合假体的前瞻性对照临床试验研究	陈敏洁	上海交通大学	上海市科学技术委员会医学创新研究	21Y11903500	30.00
口腔生态与重大慢病转化研究中国工程科技论坛	张志愿	上海交通大学	中国工程院中国工程科技论坛	–	30.00
"救治'花容'的脸,保护'失色'的颜"——青少年颌面部外伤系列科普教育课程和课件开发	桂海军	上海交通大学	上海市科学技术委员会科普项目	21DZ2300600	20.00
应力通过成骨细胞内的 STAT3 促进破骨改建活性调控正畸牙移速度的作用及机制	代庆刚	上海交通大学	上海市自然科学基金	21ZR1436900	20.00
新型负泊松比结构增韧氧化锆超料植入物的生物力学机理研究	焦婷	上海交通大学	上海市自然科学基金	21ZR1437200	20.00
SIRT1/自噬在哺乳动物高氟环境适应性调控中作用机制的研究	刘斌	上海交通大学	上海市自然科学基金	21ZR1455700	20.00
掺镁钛表面调控巨噬细胞脂肪代谢促进骨结合的机制研究	王洁	上海交通大学	上海市自然科学基金	21ZR1441800	20.00
柔性羟基磷灰石纳米纤维增强聚醚醚酮促进种植体周围软/硬组织结合的研究	黄庆丰	上海交通大学	上海市自然科学基金	21ZR1437100	20.00
外泌体传递的 ADAMTS9-AS2 调控细胞微环境在口腔黏膜下纤维性变癌变中的作用机制	周晌辉	上海交通大学	上海市自然科学基金	21ZR1438200	20.00
外胚层发育不良相关颌骨骨代谢异常的机制研究	吴轶群	上海交通大学	上海市自然科学基金	21ZR1437700	20.00

续表

项目名称	项目负责人	单位	基金或资助类目全称	批准号或编号	资助金额（万元）
长链非编码 RNA TCONs 通过调控 MUC1 蛋白的 O-糖基化修饰促进唾液腺黏液表皮样癌转移的机制研究	杨雯君	上海交通大学	上海市自然科学基金	21ZR1437900	20.00
口腔种植临床疗效评价核心数据与度量的系统性研究	莫嘉骥	上海交通大学	上海市科学技术委员会外国专家项目	21WZ2501900	20.00
双靶向性金属有机超分子笼 K284-6111/CRV@MgDHIA 治疗 TMJOA 的实验研究	徐伟峰	上海交通大学	上海市科学技术委员会"扬帆计划"	21YF1423600	20.00
CAFs 通过 PTK7 上调口腔鳞癌 CD147 表达而维持其干性特征的机制研究	于玢玢	上海交通大学	上海市科学技术委员会"扬帆计划"	21YF1424500	20.00
低温 3D 打印多级孔仿生骨海绵缓释 DPSCs 外泌体调控 Notch 通路促 H 型血管新生及骨再生的功能机制研究	连梅菲	上海交通大学	上海市科学技术委员会"扬帆计划"	21YF1423800	20.00
基于计算机深度学习的牙龄推断应用研究	汪　健	上海交通大学	上海市科学技术委员会"扬帆计划"	21YF1424100	20.00
可注射镁黄长石载药缓释微球改善骨免疫微环境促进颌骨缺损修复的研究	唐艳梅	上海交通大学	上海市科学技术委员会"扬帆计划"	21YF1423700	20.00
远程磁场调控牙髓血管化再生的实验研究	杨光正	上海交通大学	上海市科学技术委员会"扬帆计划"	21YF1424400	20.00
长链非编码 RNA-T042819 通过靶向 miR-195-5p 激活 PLAG1/β-catenin 信号轴调控唾液腺多形性腺瘤成瘤的机制研究	徐万林	上海交通大学	上海市科学技术委员会"扬帆计划"	21YF1423500	20.00
伴全身疾病的牙周炎的队列数据库及生物样本库建立	宋忠臣	上海交通大学	上海申康医院发展中心关键支撑项目	SHDC2020C-R5015	444.38
口腔癌专病队列数据库建设	季　彤	上海交通大学	上海申康医院发展中心关键支撑项目	SHDC2020C-R6010	187.00
自体荧光人工智能技术诊断口腔黏膜早期癌变的应用研究	李晨曦	上海交通大学	上海市卫生健康委员会青年项目	20214Y0192	5.00
中西医结合诊断治疗口腔黏膜疾病在日喀则地区的培训与推广运用	娄佳宁	上海交通大学	上海市科学技术委员会项目	21015802100	10.00
重组骨形成蛋白 2 复合磷酸钙人工骨用于牙槽骨缺损的临床试验研究	高益鸣	上海交通大学	上海申康医院发展中心项目	KY20211393	50.00
牙周复合体仿生支架实现多因子时空控释调控牙槽骨-牙周膜-牙骨质协同再生的基础研究	陈发明	空军军医大学	国家自然科学基金重点项目	82130026	291.00
外泌体表面转铁蛋白受体通过调节铁代谢抑制损伤后细菌感染的机制研究	刘世宇	空军军医大学	国家自然科学基金面上项目	82170925	56.00
ADSCs 中 HIF-1α 基因的表观遗传编辑和其改善 T2DM 种植体骨结合的研究	宋应亮	空军军医大学	国家自然科学基金面上项目	82170991	55.00

续表

项目名称	项目负责人	单位	基金或资助类目全称	批准号或编号	资助金额（万元）
CKIP-1 通过双重调控 ALK1-Smad1/5/8 信号通路影响老年骨关节炎软骨细胞肥大化的机制研究	孔 亮	空军军医大学	国家自然科学基金面上项目	82171568	55.00
Msb2/EntV/GelE 在白色念珠菌与粪肠球菌相互作用中的作用及机制研究	余 擎	空军军医大学	国家自然科学基金面上项目	82170937	55.00
N2 极化中性粒细胞分泌的可追踪囊泡通过缓释 CXCL12 引导颌骨缺损内源性再生的机制研究	蔡卜磊	空军军医大学	国家自然科学基金面上项目	82171009	55.00
PFKP 通路介导 ACC 神经元能量代谢失衡参与七氟醚致新生鼠远期社交障碍发生的机制研究	张 惠	空军军医大学	国家自然科学基金面上项目	82171170	55.00
TAMs 外泌体 LncRNA-MEG8 海绵吸附 miR-148a-3p 促进涎腺腺样囊性癌 EMT 和转移的机制研究	杨新杰	空军军医大学	国家自然科学基金面上项目	82173165	55.00
TMJ-OA 髁突软骨病理性钙化中 Adra2-FoxO3-HDAC6 通路对软骨细胞自噬体分泌的调控作用研究	焦 凯	空军军医大学	国家自然科学基金面上项目	82170978	55.00
凋亡小体转运 miR-21 调控巨噬细胞极化促进牙周组织再生的效应与机制研究	金 钫	空军军医大学	国家自然科学基金面上项目	82170988	55.00
细胞外基质-生物素功能化凝胶控释 P2X7R 基因修饰的干细胞外泌体调控炎性环境中干细胞募集和分化的基础研究	田蓓敏	空军军医大学	国家自然科学基金面上项目	82170958	55.00
炎症环境下通过牙周膜干细胞内质网应激调控内皮细胞焦亡的机制探索	王勤涛	空军军医大学	国家自然科学基金面上项目	82170955	55.00
牙周炎患牙来源牙髓干细胞外泌体促血管再生的机理研究	孙海花	空军军医大学	国家自然科学基金面上项目	82170926	52.00
ClC-7 经 NMD 途径调控 ClC-3 的表达恢复颅颌面表型的效应和机制研究	张燕丽	空军军医大学	国家自然科学基金青年科学基金	82100958	24.00
HIF-1α 调控 Gli1+MSCs 释放外泌体转运 Shh 蛋白促进 H 型血管发生的机制研究	陈 骥	空军军医大学	国家自然科学基金青年科学基金	82100969	24.00
HIPK2-Sox10/Zfp488 通路在七氟醚致少突胶质细胞发育障碍中的作用及机制研究	梁丽荣	空军军医大学	国家自然科学基金青年科学基金	82101345	24.00
MSCs 来源凋亡细胞外囊泡转运 miR-155 介导内皮细胞自噬调控血管化促进皮肤组织再生的机制研究	邱新毓	空军军医大学	国家自然科学基金青年科学基金	32101096	24.00
PDGF-BB@TiO$_2$ 纳米管通过 PDGFR-β/miR-143-3p/PTEN 途径调控高糖环境下种植体周巨噬细胞极化的机制研究	王津津	空军军医大学	国家自然科学基金青年科学基金	82101064	24.00
PKC/HDAC5 信号参与材料纳米形貌调控巨噬细胞极化促进牙周再生的基础研究	吴瑞鑫	空军军医大学	国家自然科学基金青年科学基金	82101013	24.00
PSBMA 分子刷共价结合黏附肽 LDP 促进种植体-牙龈组织封闭形成及其机制研究	王 嘉	空军军医大学	国家自然科学基金青年科学基金	82101049	24.00

续表

项目名称	项目负责人	单位	基金或资助类目全称	批准号或编号	资助金额（万元）
感觉神经动员 Gli1+间充质干细胞参与牙髓牙本质修复性再生的机制研究	刘安琪	空军军医大学	国家自然科学基金青年科学基金	82100992	24.00
机械应力通过 Piezo1 通道蛋白参与调控乳牙生理性根吸收的研究	陈宇江	空军军医大学	国家自然科学基金青年科学基金	82100954	24.00
纳米形貌通过 PSTPIP1-Actin-DRP1-线粒体分裂轴诱导巨噬细胞 M2 极化的机制研究	刘富伟	空军军医大学	国家自然科学基金青年科学基金	82101065	24.00
牵张力敏感性 LncRNA-twist1 在炎症来源 PDLSCs 成骨分化中的作用及其机制研究	徐悦蓉	空军军医大学	国家自然科学基金青年科学基金	82101051	24.00
通过胶原反应与离子循环充放构建粘接整合层提高龋影响牙本质粘接耐久性的机制研究	刘龚	空军军医大学	国家自然科学基金青年科学基金	82101050	24.00
星形胶质细胞-神经元乳酸转运在糖原动员改善卒中后认知功能障碍中的作用及机制	樊泽	空军军医大学	国家自然科学基金青年科学基金	82101534	24.00
材料表面纳米形貌对骨髓间充质干细胞 ER-PM 接触区的影响及其在成骨分化中的调控机制	张玉梅	空军军医大学	国家自然科学基金面上项目	32071324	61.00
应力作用下 Gli1 介导 YAP 调控间充质干细胞聚合体分化促进牙周再生的机制研究	轩昆	空军军医大学	国家自然科学基金面上项目	82071075	56.00
3D 多孔弹性体构建"免疫调节界面"调控血管周干细胞募集以促进颈动脉再生的实验研究	吴炜	空军军医大学	国家自然科学基金面上项目	82071132	55.00
缝隙连接介导的胶质细胞网络调控心理应激导致口颌肌敏感度变化的机制研究	陈永进	空军军医大学	国家自然科学基金面上项目	82071136	55.00
基于热膨胀匹配性的新型二硅酸锂基饰瓷的构建及其增强氧化锆双层瓷结构稳定性的机制研究	王富	空军军医大学	国家自然科学基金面上项目	82071169	53.00
间充质干细胞来源细胞外囊泡经修饰微管调控肝细胞倍体转换促进肝再生的效应与机制研究	隋秉东	空军军医大学	国家自然科学基金青年科学基金	32000974	24.00
GDF11 在 T2DM 拔牙创愈合血管化与骨化过程中的调控作用及机制研究	张思佳	空军军医大学	国家自然科学基金青年科学基金	82001022	24.00
P2X7R 基因修饰牙周膜干细胞来源外泌体参与炎症环境中干细胞功能调节的机制研究	徐新月	空军军医大学	国家自然科学基金青年科学基金	82001052	24.00
炎症环境下细胞外基质中 COL4α2 调节牙周膜干细胞铁死亡及成骨分化的机制研究	文艺	空军军医大学	国家自然科学基金青年科学基金	82001053	24.00
TMJ 骨关节炎退变软骨中 Piezo1 介导 YAP 调控软骨细胞向成骨细胞分化的机制研究	杨鸿旭	空军军医大学	国家自然科学基金青年科学基金	82001071	24.00
NLRP3 炎症小体介导的细胞焦亡在雌激素加重 OA 髁突软骨退变中的作用机制研究	叶涛	空军军医大学	国家自然科学基金青年科学基金	82001072	24.00

续表

项目名称	项目负责人	单位	基金或资助类目全称	批准号或编号	资助金额（万元）
牵张力敏感性 LINC00638 影响牙周病来源牙周膜干细胞成骨分化作用的机制研究	秦 文	空军军医大学	国家自然科学基金青年科学基金	82001079	24.00
生物素–亲和素耦合控释牙周膜干细胞外泌体促进牙周组织再生的实验研究	贺小涛	空军军医大学	国家自然科学基金青年科学基金	82001102	24.00
TAMs 通过外泌体传递 miR–21–5p 促进涎腺腺样囊性癌上皮间质转化的机制研究	杨子桧	空军军医大学	国家自然科学基金青年科学基金	82002867	24.00
口腔生物力学基础与临床研究创新团队	张 旻	空军军医大学	陕西省科技厅科技创新团队项目	2021TD–46	50.00
交感信号诱导骨关节炎发生的机制研究	焦 凯	空军军医大学	陕西省科技厅杰出青年科学基金	2021JC–34	30.00
FZD7–TCF1–MMP9 通路调控牙本质发育异常的机制研究	吴礼安	空军军医大学	陕西省科技厅国际科技合作计划	2021KWZ–26	30.00
自体中性粒细胞膜包被聚阿司匹林纳米粒子治疗骨关节炎的研究	蔡卜磊	空军军医大学	陕西省科技厅重点项目	2021JZ–32	10.00
3D 打印的 β–TCP/PU 支架复合人脂肪干细胞聚集体用于构建人耳廓软骨的研究	王忠山	空军军医大学	陕西省科技厅一般项目	2021SF–105	7.00
PEEK 表面 Sr–Mn 杂化涂层的构建及其对 CT–MRI 双模式成像与骨形成的作用研究	王 培	空军军医大学	陕西省科技厅一般项目	2021SF–045	7.00
乳牙牙髓干细胞聚合体用于恒牙牙髓坏死疾病全牙髓再生治疗的多中心临床转化应用试验	轩 昆	空军军医大学	陕西省科技厅一般项目	2021SF–051	7.00
基于基因组和代谢组学解析正畸口臭患者口腔菌群代谢变化及机制	刘 倩	空军军医大学	陕西省科技厅一般项目	2021SF–048	7.00
尼古丁调控 TGF–β1/Smad3 信号通路抑制成骨细胞分化和骨形成的机制研究	王可境	空军军医大学	陕西省科技厅一般项目	2021SF–032	7.00
无托槽隐形矫治技术临床并发症、风险与防治策略	金作林	空军军医大学	陕西省科技厅一般项目	2021SF–050	7.00
程序性坏死在颞下颌关节骨关节炎髁突软骨退行性变中的作用机制研究	苗 辉	空军军医大学	陕西省科技厅一般项目	2021SF–046	7.00
自体 SVF/PRF 复合 3D 打印 PCL 支架原位再生修复软骨缺损畸形	刘富伟	空军军医大学	陕西省科技厅一般项目	2021SF–171	7.00
吞咽生理功能的无创监测评估及相关影响因素分析	李 强	空军军医大学	陕西省科技厅国际科技合作计划	2021KW–45	5.00
牙源性干细胞来源的外泌体促进牙髓牙本质再生的实验研究	王 玮	空军军医大学	陕西省科技厅国际科技合作计划	2021KW–61	5.00
人工智能远程口腔健康管理系统在孕妇口腔保健中的应用研究	郭 静	空军军医大学	陕西省科技厅一般项目	2021SF–263	5.00
GDF11 在 TMJ OA 退变软骨脂肪化中的作用研究	王贺林	空军军医大学	陕西省科技厅一般项目	2021JM–229	5.00
无牙颌患者机器人种植定位导板的固位原理及关键技术研究	谢 瑞	空军军医大学	陕西省科技厅一般项目	2021JM–228	5.00

续表

项目名称	项目负责人	单位	基金或资助类目全称	批准号或编号	资助金额（万元）
CLC-3 调控颅颌面骨和牙发育的机制研究	张燕丽	空军军医大学	陕西省科技厅一般项目	2021JM-236	4.00
ER-phagy 对炎症牙周膜干细胞的成骨分化功能的调控机制研究	安　莹	空军军医大学	陕西省科技厅一般项目	2021JM-243	4.00
牙髓干细胞外泌体协同 3D 纳米纤维小管促进牙本质再生的机制研究	肖　敏	空军军医大学	陕西省科技厅一般项目	2021JM-235	4.00
MCT1 在七氟醚致发育期小鼠海马认知损伤中的作用及机制研究	梁丽荣	空军军医大学	陕西省科技厅一般项目	2021JQ-345	3.00
不同根管冲洗技术对根管再治疗疗效影响作用的研究	张　晓	空军军医大学	陕西省科技厅一般项目	2021JQ-353	3.00
特异性 ECM 对牙周膜干细胞铁死亡调控及对骨缺损修复的机制研究	文　艺	空军军医大学	陕西省科学技术协会	20210303	2.00
颅颌面口腔畸形危险因素的筛查及综合防治技术的应用	段小红	空军军医大学	陕西省科技厅重点产业创新链项目	2021ZDLSF-0213	65.00
促 PEEK 骨植入材料骨整合的生物活性涂层构建及临床应用研究	孔　亮	空军军医大学	陕西省科技厅重点产业创新链项目	2020ZDLSF-0409	80.00
基于"增-减材"复合技术个性化定制可摘局部义齿的研发和临床示范应用	吴　江	空军军医大学	陕西省科技厅重点产业创新链项目	2020ZDLSF-0406	80.00
牙颌缺损的仿生修复与再生创新团队	牛丽娜	空军军医大学	陕西省科技厅科技创新团队项目	2020TD-033	70.00
Alpl-ATP 轴调控骨髓间充质干细胞旁分泌在骨衰老中的作用研究	刘文佳	空军军医大学	陕西省科技厅科技杰出青年科学基金	2020JC-33	30.00
Micro-26a 协同调节 PTEN/AKT 与 BMP/SMAD 信号通路促进大面积骨缺损修复的机制研究	李　岩	空军军医大学	陕西省科技厅青年科技新星	2020KJXX-056	10.00
MSCs 释放凋亡小体转运信号分子促进血管化的机制研究	刘世宇	空军军医大学	陕西省科技厅青年科技新星	2020KJXX-057	10.00
口腔黏膜癌前病变及口颌面复杂缺损的诊疗新技术	刘　青	空军军医大学	陕西省科技厅一般项目	2020SF-015	8.00
靶向下调三叉神经节内钠离子通道表达对牙髓炎性痛的影响研究	孙书恺	空军军医大学	陕西省科技厅一般项目	2020SF-019	8.00
个性化块状植骨材料的研制及其在牙槽骨重建中的应用	马　威	空军军医大学	陕西省科技厅一般项目	2020SF-014	8.00
机械压力调控 Piezo1 通道蛋白在乳牙生理性根吸收过程中的作用研究	陈宇江	空军军医大学	陕西省科技厅一般项目	2020SF-013	7.00
自噬调控衰老骨髓间充质干细胞成骨分化的机制研究	张　茜	空军军医大学	陕西省科技厅一般项目	2020SF-091	6.00
LncRNA00673/431 促进口腔鳞状细胞癌化疗耐药的机制研究	杨向明	空军军医大学	陕西省科技厅一般项目	2020SF-017	5.00

续表

项目名称	项目负责人	单位	基金或资助类目全称	批准号或编号	资助金额（万元）
干细胞来源外泌体促进正畸中牙周缺损修复的相关研究	张　浩	空军军医大学	陕西省科技厅一般项目	2020JM-321	4.00
3D 打印陶瓷材料调控巨噬细胞极化状态促进牙周组织再生的研究	贺小涛	空军军医大学	陕西省科技厅一般项目	2020JQ-444	3.00
Ckip-1 通过 SHH 通路调控牵张成骨下 CNCCs 分化的研究	刘　龚	空军军医大学	陕西省科技厅一般项目	2020JQ-450	3.00
巨噬细胞外泌体对牙周膜干细胞成牙骨质分化的影响及其机制研究	田蓓敏	空军军医大学	陕西省科技厅一般项目	2020JQ-447	3.00
细胞焦亡经典通路在 OA 髁突软骨退变中作用机制的研究	叶　涛	空军军医大学	陕西省科技厅一般项目	2020JQ-453	3.00
退变软骨中 Piezol 调控不同层次髁突软骨细胞增殖与分化的机制研究	杨鸿旭	空军军医大学	陕西省科学技术协会项目	20200306	2.00
KLF2 介导的糖酵解抑制效应诱导静脉畸形内皮细胞早熟性衰老的机制研究	杨解纲	武汉大学	国家自然科学基金青年科学基金	82100415	30.00
megalin/cubilin 介导的内吞作用参与牙釉质发育机制的研究	陈杨曦	武汉大学	国家自然科学基金青年科学基金	82100957	30.00
双层纳米胶囊调控 circ-THADA/miR-33 信号介导的巨噬细胞自噬促进牙槽骨再生的研究	赵　钦	武汉大学	国家自然科学基金青年科学基金	82100975	30.00
巨噬细胞膜展示金纳米材料治疗牙周炎的实验研究	王宇蓝	武汉大学	国家自然科学基金青年科学基金	82101019	30.00
近红外响应的卟啉银聚合物应用于牙周炎抗菌治疗及机制研究	邓　天	武汉大学	国家自然科学基金青年科学基金	82101021	30.00
KDM4A 靶向 miR-34a-5p/PDK1 介导的糖代谢重编程在牙骨质形成中的作用机制研究	王晓璇	武汉大学	国家自然科学基金青年科学基金	82101022	30.00
PPARγ 调控脂滴相关蛋白 caveolin-2 影响口腔上皮异常增生的作用及机制研究	陈潇婕	武汉大学	国家自然科学基金青年科学基金	82101023	30.00
CHMP1B 调控外泌体 miR-214 分泌介导静脉畸形管周非稳态形成的机制研究	夏厚福	武汉大学	国家自然科学基金青年科学基金	82101036	30.00
压力应激下 Hippo/YAP 通路调控糖酵解代谢在颞下颌关节骨关节炎中的作用机制	李慧敏	武汉大学	国家自然科学基金青年科学基金	82101042	30.00
HMGB1 通过 NLRP3/Caspase-1/GSDMD 途径诱导滑膜巨噬细胞焦亡在颞下颌关节骨关节炎中的作用	冯亚平	武汉大学	国家自然科学基金青年科学基金	82101045	30.00
基于仿生聚多巴胺的粘接体系改善龋影响牙本质粘接耐久性的机制研究	姚陈敏	武汉大学	国家自然科学基金青年科学基金	82101056	30.00
口腔鳞癌 CD47/SIRPα 信号通路调控髓源性抑制细胞表型转换的分子机制研究	武　磊	武汉大学	国家自然科学基金青年科学基金	82103332	30.00
CD155/TIGIT 信号轴调控 I 型固有淋巴细胞功能失衡在口腔鳞癌免疫逃逸中的作用及机制研究	毛　亮	武汉大学	国家自然科学基金青年科学基金	82103333	30.00

续表

项目名称	项目负责人	单位	基金或资助类目全称	批准号或编号	资助金额（万元）
口腔鳞癌细胞 CD73/Snail 信号轴在髓源性抑制细胞募集中的作用及机制研究	邓伟伟	武汉大学	国家自然科学基金青年科学基金	82103336	30.00
m6A 甲基转移酶 METTL3 调控癌-成纤维细胞糖代谢对话促进口腔鳞癌进展的机制研究	姜二辉	武汉大学	国家自然科学基金青年科学基金	82103382	30.00
口腔鳞癌干细胞抵抗经典焦亡促进肿瘤免疫逃逸的机制研究	陈　磊	武汉大学	国家自然科学基金青年科学基金	82103670	30.00
内皮细胞外泌体挽救牙周炎状态下心脏成纤维细胞直接重编程的机制研究	孙华岭	武汉大学	国家自然科学基金面上项目	82170277	55.00
Mdm2 通过泛素化 Dlx3 使线粒体功能活化进而促进成牙本质细胞分化和牙本质生成	袁国华	武汉大学	国家自然科学基金面上项目	82170914	56.00
ACVR1 通过调节组蛋白乳酸化修饰影响面中部发育的分子机理研究	杨静文	武汉大学	国家自然科学基金面上项目	82170915	55.00
PTX3 诱导细胞周基质重塑对炎症驱动软骨内成骨的调控作用及机制研究	王家伟	武汉大学	国家自然科学基金面上项目	82170930	55.00
骨膜细胞微团结合两亲性 FGF2 拟肽启动软骨内成骨修复颌骨缺损的机制与应用研究	纪　伟	武汉大学	国家自然科学基金面上项目	82170931	55.00
微环境 MMP 响应性智能水凝胶负载功能化外泌体促进骨再生的实验研究	李祖兵	武汉大学	国家自然科学基金面上项目	82170932	55.00
线粒体 DNA 泄漏介导成牙本质细胞炎性损伤的分子机制	张　露	武汉大学	国家自然科学基金面上项目	82170941	52.00
TX-100 协同 Ag+对根管侧方结构的感染控制研究	范　兵	武汉大学	国家自然科学基金面上项目	82170943	55.00
牙本质感受传导机制的探究	边　专	武汉大学	国家自然科学基金面上项目	82170944	55.00
CXXC5 调控线粒体质量控制体系介导 P. gingivalis 抑制成牙骨质细胞分化的作用机制研究	曹正国	武汉大学	国家自然科学基金面上项目	82170963	55.00
ILCs 介导的 CD4+T 细胞免疫调节在口腔扁平苔藓炎症反应中的作用及机制研究	张　静	武汉大学	国家自然科学基金面上项目	82170965	55.00
m6A 去甲基化酶 FTO 通过 SRSF6 调控 RNA 可变剪接在口腔白斑病发生发展中的作用和机制研究	贾　荣	武汉大学	国家自然科学基金面上项目	82170966	55.00
TREM2 在维持滑膜屏障稳态调控颞下颌关节骨关节炎中的作用	龙　星	武汉大学	国家自然科学基金面上项目	82170983	55.00
FSH 通过 PGC-1α 介导骨髓间充质干细胞功能失衡在绝经后骨质疏松症发生中的作用机制研究	季耀庭	武汉大学	国家自然科学基金面上项目	82172493	55.00
2021 牙颌发育中韩双边学术会议	陈　智	武汉大学	国家自然科学基金国际（地区）合作与交流项目	82181340279	15.00
髓源性抑制细胞在口腔鳞癌免疫检查点阻断抵抗中的作用及分子机制	孙志军	武汉大学	国家自然科学基金面上项目	82072996	55.00

续表

项目名称	项目负责人	单位	基金或资助类目全称	批准号或编号	资助金额（万元）
G 蛋白 GNAS 通过调节铁代谢影响骨质疏松的机制研究	何 青	武汉大学	国家自然科学基金面上项目	82072483	55.00
转录因子通过调控增强子促进神经嵴来源间充质细胞成牙本质细胞向分化的研究	陈 智	武汉大学	国家自然科学基金面上项目	82071110	56.00
Piezo1 蛋白调控牙本质敏感及牙髓修复反应的分子机制研究	孟柳燕	武汉大学	国家自然科学基金面上项目	82071107	53.00
遗传性牙龈纤维瘤病突变热点及 OSAR 假说	杨 凯	武汉大学	国家自然科学基金面上项目	82071102	55.00
双相磷酸钙调控 T 细胞分泌 IL-17A 的机制及其在材料骨再生中的作用	夏海斌	武汉大学	国家自然科学基金面上项目	82071095	56.00
LIF 依赖的骨质疏松调控机制——铁累积和 SOST 的双重作用	周 毅	武汉大学	国家自然科学基金面上项目	82071090	55.00
敲除 Mir338 簇挽救 Runx2 缺陷小鼠相关颅骨锁骨发育不全综合征表型机制研究	刘 欢	武汉大学	国家自然科学基金面上项目	82071077	56.00
设计性合成共价有机框架材料用于口腔癌免疫光动力治疗	张 亮	武汉大学	国家自然科学基金青年科学基金	82002879	24.00
基于凝血级联反应的 MMPs 响应性凝胶体系的构建及其在口腔骨组织再生修复中的应用	郭景梅	武汉大学	国家自然科学基金青年科学基金	82001106	24.00
Circ_Lrp6/miRNAs 在维持正畸牙骨质代谢中的作用及机制研究	杜明远	武汉大学	国家自然科学基金青年科学基金	82001089	24.00
Pannexin1 介导的神经元–小胶质细胞间通讯在口腔颌面部疼痛中的作用研究	王 丽	武汉大学	国家自然科学基金青年科学基金	82001073	24.00
CHMP4B 调控 RANKL+细胞外囊泡分泌在牙源性角化囊肿骨吸收中的机制研究	满其文	武汉大学	国家自然科学基金青年科学基金	82001066	24.00
DNA 双链断裂修复蛋白 XRCC2 调控牙髓干细胞成牙本质向分化的机制探究	乔玮玮	武汉大学	国家自然科学基金青年科学基金	82001038	24.00
同轴静电纺丝芯–壳结构纳米纤维支架负载脂肪干细胞外泌体修复骨缺损的实验研究	邢 鑫	武汉大学	国家自然科学基金青年科学基金	82001015	24.00
AhR 在预诱导软骨块修复骨缺损过程中的作用及机制研究	黄 璟	武汉大学	国家自然科学基金青年科学基金	82001014	24.00
BRCC3 去泛素化 TRAF2 激活 NF-κB 通路抑制牙髓干细胞成牙本质细胞向分化的机制研究	陶皇恒	武汉大学	国家自然科学基金青年科学基金	82001000	24.00
牙周再生功能性材料	张玉峰	武汉大学	国家自然科学基金杰出青年科学基金	82025011	400.00
表观遗传调控在牙源性间充质干细胞分化与生物牙根再生中的作用与机制研究	范志朋	首都医科大学	国家自然科学基金重点项目	82130028	290.00
唾液腺与颌骨免疫紊乱的机制及功能重建	徐骏疾	首都医科大学	国家自然科学基金优秀青年科学基金	82122015	200.00

续表

项目名称	项目负责人	单位	基金或资助类目全称	批准号或编号	资助金额（万元）
Sirt6—瓦氏效应及自噬在腭部发育中的调控机制研究	杜娟	首都医科大学	国家自然科学基金面上项目	82170912	56.00
咬合支持丧失对阿尔茨海默状态下诱导海马神经元凋亡的作用及内质网应激分子机制研究	江青松	首都医科大学	国家自然科学基金面上项目	82170980	55.00
小分子化合物 AZD2858 再生牙髓牙本质复合体及机制研究	周建	首都医科大学	国家自然科学基金面上项目	82170951	55.00
A 型肉毒毒素通过抑制病理性基底侧膜胞吐和自噬溶酶体形成治疗干燥综合征的机制研究	许慧	首都医科大学	国家自然科学基金青年科学基金	82101033	30.00
牙龈卟啉单胞菌经"肠道菌群-代谢-Th17/Treg 平衡"轴调控牙周炎和结肠炎的双向关联机制	贾璐	首都医科大学	国家自然科学基金青年科学基金	82101009	30.00
LncRNA，PLXDC2-OT 对生物牙根再生的功能及分子机制研究	刘惠娜	首都医科大学	国家自然科学基金青年科学基金	82100970	30.00
种植牙中新型引导骨再生膜的研发及评价	宋琳	首都医科大学	北京市科委科技计划项目	Z211100002-921066	40.00
基于 fMRI 的非综合征性唇腭裂儿童语言加工脑区相关研究	陈仁吉	首都医科大学	北京市自然科学基金面上项目	7212046	20.00
KDM2B 对根尖牙乳头干细胞神经分化与神经组织修复再生的作用和机制研究	范志朋	首都医科大学	北京市自然科学基金面上项目	7222075	20.00
改良增生平靶向巨噬细胞发挥口腔癌化学预防作用机制的研究	关晓兵	首都医科大学	北京市自然科学基金面上项目	7222076	20.00
Piezo1 在上颌扩弓腭中缝成骨中的作用及机制研究	杨凯	首都医科大学	北京市自然科学基金面上项目	7222077	20.00
基于外泌体 CRISPR/Cas9 递送系统靶向重塑炎症微环境提升糖尿病种植体骨结合	邢鹤琳	首都医科大学	北京市自然科学基金面上项目	7222078	20.00
新型 Wnt 信号通路激动剂 PDRC068 促进牙髓牙本质再生及机制研究	周建	首都医科大学	北京市自然科学基金面上项目	7222079	20.00
miR-30/130/137 在材料表面平行形貌诱导 BMSC 成神经分化中的作用研究	吕岩	首都医科大学	北京市自然科学基金青年科学基金	7214236	10.00
明胶还原氧化石墨烯调控牙髓间充质干细胞外泌体功能促进骨改建加速牙移动的研究	焦德龙	首都医科大学	中国博士后科学基金面上资助	2021M692249	8.00
椅旁 CAD/CAM 新型仿生氧化锆陶瓷临床修复效果评价	江青松	首都医科大学	首都卫生发展科研专项重点攻关	首发 2022-1-2141	100.00
正畸结合肌肉训练治疗青少年下颌偏斜的研究	厉松	首都医科大学	首都卫生发展科研专项自主创新	首发 2022-1-2142	40.00
口腔门诊环境感控质量促进的资源配置方案研究	苏静	首都医科大学	首都卫生发展科研专项自主创新	首发 2022-2G-2145	40.00
β-磷酸三钙负载骨形态发生蛋白 2 修复牙槽嵴裂骨缺损的随机对照研究	陈仁吉	首都医科大学	首都卫生发展科研专项自主创新	首发 2022-1-2143	40.00

续表

项目名称	项目负责人	单位	基金或资助类目全称	批准号或编号	资助金额（万元）
正畸无托槽隐形矫治中附件磨耗的评估及调整策略的制定	杨 凯	首都医科大学	首都卫生发展科研专项自主创新	首发 2022-1-2144	40.00
新冠疫情防控下特定环境适配性消毒技术及策略的研究	苏 静	首都医科大学	首都卫生发展科研专项	首发 2021-1G-3014	25.00
含氟伐他汀可注射多孔生物复合骨移植材料成骨效果评价	胡江琪	首都医科大学	首都卫生发展科研专项青年优才	首发 2022-1-2146	20.00
miR-128-3p 抑制人牙髓干细胞成牙本质向分化的作用机制研究	李舒晨	首都医科大学	北京市医院管理中心"青苗计划"	QML20211511	6.00
无机硝酸盐通过维持 T 细胞平衡防治舍格伦综合征研究	胡 亮	首都医科大学	北京市医院管理中心"青苗计划"	QML20211502	6.00
细胞外游离 RNA 在口腔癌转移检测中的应用	毛明惠	首都医科大学	北京市医院管理中心"青苗计划"	QML20211501	6.00
机械应力调控恒牙胚发育启动的分子机制研究	王松灵	首都医科大学	国家自然科学基金重点项目	82030031	297.00
颌位关系变化引发髁突软骨改建的生物信息学分析及病理机制的研究	耿 威	首都医科大学	国家自然科学基金面上项目	62071313	64.00
低氧微环境下 STL-NQO1 信号通路对牙髓干细胞功能及牙髓牙本质再生的影响和机制研究	史瑞棠	首都医科大学	国家自然科学基金面上项目	82071071	56.00
LncRNA OIP5-AS1/miR137-PTN 通路对衰老牙髓干细胞功能影响及机制研究	靳路远	首都医科大学	国家自然科学基金面上项目	82071073	56.00
单向滤膜减压重建炎症牙髓修复及再生适宜微环境的机制及其转化研究	郑 颖	首都医科大学	国家自然科学基金面上项目	82071074	56.00
非神经性乙酰胆碱通过巨噬细胞调控小鼠上颌扩弓炎症修复中的作用机制	车晓霞	首都医科大学	国家自然科学基金面上项目	82071087	56.00
利用 Ano5 基因 C360Y 突变敲入小鼠模型研究中国 GDD 的发病机制	胡 颖	首都医科大学	国家自然科学基金面上项目	82071103	55.00
口腔扁平苔藓免疫微环境中 PPP3CC 介导树突状细胞对 TCRαβ+CD4+T 细胞的免疫调控作用研究	王 辉	首都医科大学	国家自然科学基金面上项目	82071113	55.00
Prx1/DIRAS2 抑制口腔白斑细胞自噬的分子机制研究	张 敏	首都医科大学	国家自然科学基金面上项目	82071114	53.00
硝酸盐抑制细胞焦亡预防唾液腺放射损伤的作用和机制	秦力铮	首都医科大学	国家自然科学基金面上项目	82071131	55.00
负载二甲双胍的可注射人牙周膜干细胞-磷酸钙骨水泥支架修复牙周组织及相关机制的研究	白玉兴	首都医科大学	国家自然科学基金面上项目	82071144	55.00
GPD1L 通过抑制 HIF1α 下调 PD-L1 表达促进口腔鳞癌 T 淋巴细胞杀伤活性及机制研究	冯芝恩	首都医科大学	国家自然科学基金面上项目	82072984	55.00
YAP/AP2a-BAXR1/OSX 信号通路对根尖牙乳头干细胞成牙分化及再生功能的影响及机制研究	林 潇	首都医科大学	国家自然科学基金青年科学基金	82000998	24.00

续表

项目名称	项目负责人	单位	基金或资助类目全称	批准号或编号	资助金额（万元）
Quaking 通过调控 DSPP 的可变剪接促进人牙髓干细胞向成牙本质细胞样细胞分化的机制研究	李舒晨	首都医科大学	国家自然科学基金青年科学基金	82001036	24.00
Ad–RatShh 通过下调 DUOX1 防治小型猪腮腺放射损伤研究	胡　亮	首都医科大学	国家自然科学基金青年科学基金	82001065	24.00
生物多肽 r–ID3 调控 BMP4 在舍格伦综合征治疗中的作用及机制研究	胡　磊	首都医科大学	国家自然科学基金青年科学基金	82001067	24.00
季铵盐/精氨酸联合改性 RMGIC 粘接剂抑制白色念珠菌—变形链球菌共生致龋预防釉质脱矿的作用机理	马雁崧	首都医科大学	国家自然科学基金青年科学基金	82001078	24.00
表面抗感染/促成骨功能化牙种植体的可控构建在种植体周围炎预防中的性能及其作用机理研究	孙玉洁	首都医科大学	国家自然科学基金青年科学基金	82001101	24.00
高脂肥胖雄性小鼠低水平睾酮致脊髓炎症和痛觉敏化的分子机制	梁雅婧	首都医科大学	国家自然科学基金青年科学基金	82001192	24.00
鸦胆子苦醇靶向口腔鳞癌细胞糖代谢通路的研究	张辛燕	首都医科大学	北京市自然科学基金面上项目	7202057	20.00
RGD/SCF/丝素蛋白纤维支架在牙髓再生中的作用研究	侯本祥	首都医科大学	北京市自然科学基金面上项目	7202058	20.00
GPD1L 负调控 HIF–1α–VEGF 轴抑制 EMT 介导的口腔鳞癌侵袭与转移及机制研究	冯芝恩	首都医科大学	北京市教育委员会科技计划项目	KM2021–10025008	15.00
ID3/TCF12 复合体调控 STAT1 泛素化在间充质干细胞衰老中的作用及机制研究	胡　磊	首都医科大学	北京市教育委员会科技计划项目	KM2021–10025009	15.00
17 号染色体 q11.2 区染色质三维结构介导拓扑形貌促进 BMSCs 成骨分化的机制研究	吕　岩	首都医科大学	北京市教育委员会科技计划项目	KM2021–10025010	15.00
应用光学相干层析显微成像技术（OCT/OCM）诊断口腔黏膜白斑癌变的临床研究	黄　欣	首都医科大学	首都卫生发展科研专项自主创新项目	首发 2020–2-2141	30.00
具有防治牙釉质白斑病损能力的新型智能防龋正畸黏结系统的研发	张　珂	首都医科大学	首都卫生发展科研专项自主创新项目	首发 2020–2-2142	30.00
Nomogram 模型预测临床早期口腔鳞癌颈部淋巴结转移的双向队列研究	冯芝恩	首都医科大学	首都卫生发展科研专项自主创新项目	首发 2020–2-2143	30.00
新型 MPC/DMAHDM 改性正畸粘接剂对上颌前牙托槽周围生物膜群落影响及预防釉质脱矿效果的研究	马雁崧	首都医科大学	首都卫生发展科研专项青年优才项目	首发 2020–4-2144	20.00
中药骨碎补活性成分柚皮苷靶向纳米粒复合 3D 打印支架促成骨研究	张栋梁	首都医科大学	北京市卫生健康委国际卫生合作项目	–	10.00
《口腔综合治疗台水路消毒技术规范（DB11/T 1703–2019）》地方标准推广项目	苏　静	首都医科大学	北京市卫生科技成果和适宜技术推广项目	BHTPP202013	8.00
不可复性牙髓炎治疗的单向滤膜产品研发	郑　颖	首都医科大学	北京市百千万人才工程培养项目	2020A46	5.80
牙周组织再生学	刘　怡	首都医科大学	北京市医院管理中心"扬帆计划"	ZYLX202121	100.00

续表

项目名称	项目负责人	单位	基金或资助类目全称	批准号或编号	资助金额（万元）
光学相干层析显微成像技术（OCT/OCM）评估口腔癌手术切缘的临床研究	黄 欣	首都医科大学	北京市医院管理中心"扬帆计划"	XMLX202123	30.00
H3K27me3 小分子抑制剂 EPZ-6438 对牙周组织再生作用的研究	王月君	首都医科大学	北京市医院管理中心"青苗计划"	QML20201501	6.00
钛表面高强度抗菌涂层的构建及对人牙龈成纤维细胞生物学行为的影响	李 涛	首都医科大学	北京市医院管理中心"青苗计划"	QML20201502	6.00
牙周膜干细胞源性外泌体/miRNA-21 在正畸牙根吸收的修复过程中的作用及机制	李盛楠	首都医科大学	北京市医院管理中心"青苗计划"	QML20201503	6.00
高糖环境下活性氧调控牙周膜干细胞成骨向分化的机制研究	严 妍	首都医科大学	北京市医院管理中心"青苗计划"	QML20201504	6.00
促进长骨骨折愈合的可降解自供能电刺激器件机器作用机制研究——植入式自供能电刺激器件对长骨骨折愈合的安全性和有效性评价	张海钟	解放军总医院	原始创新联合基金重点研究专项	L212010	20.00
牙龈干细胞外泌体调控 Wnt/β-catenin 通路促进糖尿病创面修复作用机制研究	时 权	解放军总医院	国家自然科学基金青年基金项目	7212091	20.00
调节性 T 细胞外泌体 miRNA 调控牙周膜干细胞成骨分化的机制研究	梁 莉	解放军总医院	国家自然科学基金面上项目	82071084	56.00
牙本质粘接单体 DLMA 的合成与其对粘接稳定性的影响及机制研究	许荣辰	解放军总医院	国家自然科学基金青年基金	82001110	30.00
circRNA_0002060 抑制 miR-145 调节 TGF-β/Wnt 信号通路对骨质疏松种植体骨结合影响的机制研究	张 戎	解放军总医院	国家自然科学基金青年科学基金	82001076	24.00
Ca²⁺/线粒体自噬在 DCEF 促进高糖环境下 rBMSCs 成骨分化中的作用及其分子机制的研究	李鸿波	解放军总医院	国家自然科学基金面上项目	82071154	53.00
战创伤外科学	郭 斌	解放军总医院	军队"十三五"重点学科建设项目	A350109	150.00
口腔医疗影像智能精准机器人的系统研发	王 懿	解放军总医院	北京市科学技术委员会项目	2019014	25.00
校院共建口腔专业群实训基地模式及路径研究	戴艳梅	天津市口腔医院	教育部教育改革创新课题	HBKC212037	20.00
近红外响应型 microRNA 纳米智能传递系统复合可注射功能化丝蛋白多肽水凝胶用于腔隙型骨缺损修复的研究	吴建楠	天津市口腔医院	国家自然科学基金青年科学基金	82100968	30.00
锌指蛋白引导 PTCH1 蛋白对牙源性角化囊肿病变细胞靶向干预的研究	曲佳菲	天津市口腔医院	国家自然科学基金青年科学基金	82101032	30.00
构建种植体表面长期光控涂层的抗菌机制研究	李长义	天津医科大学	国家自然科学基金	82171008	55.00
釉质有机基质协同自组装/矿化模板釉质发生的仿生再矿化研究	张 旭	天津医科大学	国家自然科学基金	82171007	55.00
S100A8/A9 通过 TLR4 调控 RAGE 在伴糖尿病牙周炎发生发展中的作用及机制研究	邰洪宇	天津医科大学	国家自然科学基金	82101030	24.00

续表

项目名称	项目负责人	单位	基金或资助类目全称	批准号或编号	资助金额（万元）
骨性Ⅲ类错𬌗正畸治疗中的牙周风险认识及管理	杨冬茹	河北医科大学	河北省科技计划卫生健康创新专项	21377715D	60.00
基于生物活性填料的新型树脂材料用于早期龋修复的研究	李　涛	河北医科大学	河北省科技计划卫生健康创新专项	21377717D	10.00
先天缺牙致病机制及临床治疗的研究	沈文静	河北医科大学	河北省科技计划卫生健康创新专项	21377716D	10.00
改良下颌前移矫治器治疗重度阻塞性睡眠呼吸暂停综合征的临床研究	卢海燕	河北医科大学	河北省科技计划卫生健康创新专项	21377718D	10.00
数字化技术结合组织工程技术在颌骨缺损修复重建中的应用研究	李向军	河北医科大学	河北省科技计划卫生健康创新专项	21377719D	10.00
口腔癌前病变风险评估指标建立及癌变标志物筛查研究	李向军	河北医科大学	河北省引进国外智力项目	–	30.00
CircRNA 调控线粒体自噬通路参与矫治器治疗 OSA 对颏舌肌影响的机制研究	刘春艳	河北医科大学	河北省自然科学基金	H2021206431	10.00
BRAF 基因突变及 MAPK 通路在成釉细胞瘤的增殖机制	张旭东	河北医科大学	河北省自然科学基金	H2021206165	10.00
高迁移率族蛋白 1 在吸烟导致牙周炎病变中的作用机制研究	齐　霞	河北医科大学	河北省自然科学基金青年科学基金	H2021206323	6.00
河北省县级医院口腔学科建设和口腔疾病防治适宜技术推广	杨冬茹	河北医科大学	河北省适宜卫生技术推广项目	20210027	2.00
表面改性聚醚醚酮(PEEK)支架引导骨再生效果的动物实验研究	陈志宇	河北医科大学	河北省"三三三人才工程"项目	A202102010	2.00
河北医科大学口腔医院修复科团队	孟令强	河北医科大学	河北省政府资助临床医学优秀人才培养项目	361029	25.00
大麻素受体在牙周病发病机制中的作用研究	刘春艳	河北医科大学	河北省政府资助临床医学优秀人才培养项目	361029	15.00
蛋白多糖 Syndecan-4 对唾液腺腺样囊性癌生物学行为的影响研究	张艳宁	河北医科大学	河北省政府资助临床医学优秀人才培养项目	361029	15.00
miRNA21 在唇裂瘢痕成纤维细胞中的表达及调控机制研究	刘晓琳	河北医科大学	河北省政府资助临床医学优秀人才培养项目	361029	10.00
神经营养因了 BDNF 在吸烟-牙周炎病变中牙槽骨再生的作用机制研究	李淑娟	河北医科大学	河北省财政厅老年病防治科研项目	361029	3.00
PAD 技术治疗老年人念珠菌性口炎的研究	刘　庆	河北医科大学	河北省财政厅老年病防治科研项目	361029	5.00

续表

项目名称	项目负责人	单位	基金或资助类目全称	批准号或编号	资助金额（万元）
先天缺牙老年病人的致病基因筛查及临床修复治疗	沈文静	河北医科大学	河北省财政厅老年病防治科研项目	361029	3.00
双波长激光治疗种植体周围炎的临床疗效及机制研究	武明轩	河北医科大学	河北省财政厅老年病防治科研项目	361029	3.00
上颌骨性扩弓的临床技术推广	马文盛	河北医科大学	河北省医学适用技术跟踪项目	GZ2021038	2.00
miRNA21 在唇裂瘢痕成纤维细胞中的表达及调控机制研究	刘晓琳	河北医科大学	河北省高等学校科学技术研究项目	QN2021105	2.50
石辛含片治疗智齿冠周炎的临床疗效分析	孙 旭	河北医科大学	河北省中医药管理局中医药类项目	2022130	1.00
生物材料联合信号通路对牙髓细胞牙本质化的实验研究	李春年	河北医科大学	河北省医学科学研究课题	20210047	1.00
四种不同方法对口腔诊室气溶胶污染防控效果的研究	堵亚茹	河北医科大学	河北省医学科学研究课题	20210048	1.00
不同修复方式对不同缺损类型的露髓型楔状缺损的抗折性能的研究	崔玉兰	河北医科大学	河北省医学科学研究课题	20210097	1.00
OSAHS 及其 MAD 治疗通过 Notch 信号通路对动脉内皮影响的研究	张士珑	河北医科大学	河北省医学科学研究课题	20210144	1.00
不同缺损前磨牙行高嵌体与全冠修复后抗折强度对比研究	吴 洁	河北医科大学	河北省医学科学研究课题	20210147	1.00
白介素 1β 作为 Ⅰ 型糖尿病患者正畸矫治中破骨活性的检测指标研究	谷秀格	河北医科大学	河北省医学科学研究课题	20210253	1.00
椅旁数字化技术在口腔种植修复中的应用研究	张卫青	河北医科大学	河北省医学科学研究课题	20210294	1.00
CB1 和 CB2 在唾液腺多形性腺瘤、复发性多形性腺瘤和癌在多形性腺瘤中的表达	刘慧娟	河北医科大学	河北省医学科学研究课题	20210349	0.50
骨性Ⅲ类伴下颌偏斜成人患者颏部形态及对称性的 CBCT 研究	葛晓磊	河北医科大学	河北省医学科学研究课题	20210412	0.50
人牙龈成纤维细胞构建组织工程化骨骼肌的实验研究	宋 鹏	河北医科大学	河北省医学科学研究课题	20210413	0.50
循环脱位测试氧化锆冠上不同卡环的固位力研究	吴素然	河北医科大学	河北省医学科学研究课题	20210457	0.50
开窗引流术联合囊肿塞在青少年含牙囊肿治疗中的临床疗效观察	张 晓	河北医科大学	河北省医学科学研究课题	20210661	0.50
应用牙科电动抽吸机对控制口腔诊室环境污染的效果研究	李晓娜	河北医科大学	河北省医学科学研究课题	20210669	0.50
青少年骨性Ⅲ类错𬌗的数字化矫治	侯 彦	河北医科大学	河北省医学科学研究课题	20210671	0.50
正畸治疗对唇腭裂继发上颌发育不足的远期疗效研究	黄 威	河北医科大学	河北省医学科学研究课题	20211075	0.50
牙髓间充质干细胞对复发性口腔溃疡的作用及机制研究	赵力如	河北医科大学	河北省医学科学研究课题	20211078	0.50

续表

项目名称	项目负责人	单位	基金或资助类目全称	批准号或编号	资助金额（万元）
精准化健康管理在中老年人牙周病中的应用研究	李建英	河北医科大学	河北省医学科学研究课题	20211442	0.50
铒激光修饰预备肩台对全瓷冠边缘密合性影响的体外随机对照研究	刘　欣	河北医科大学	河北省医学科学研究课题	20211443	0.50
Forsus 矫治器矫治下颌后缩偏颌颞下颌关节改变的 CBCT 研究	刘　洋	河北医科大学	河北省医学科学研究课题	20211506	0.50
Nd:YAG 激光及超声荡洗在去除根管内充填材料效果的研究	赵康英	河北医科大学	河北省医学科学研究课题	20211681	0.50
半导体激光在牙本质脱敏过程中对牙髓温度的影响	周　欣	河北医科大学	河北省医学科学研究课题	20211682	0.50
不同保存介质及复水时间对乳前牙冠折断端再粘接效果分析	邢聪聪	河北医科大学	河北省医学科学研究课题	20211771	0.50
牙周病患者规范化正畸治疗临床推广	马文盛	河北医科大学	河北省适宜卫生技术推广项目	20210028	0.50
牙冠延长术的培训	胡永青	河北医科大学	河北省适宜卫生技术推广项目	20210029	0.50
基于多维数字化分析的口腔腭皱同一认定系统构建方法研究	李　冰	山西医科大学	国家自然科学基金面上项目	82171883	56.00
双环分层支架控释 IL-17 抗体促进伴糖尿病牙周骨再生的作用和机制研究	刘君瑜	山西医科大学	国家自然科学基金青年科学基金	82101078	30.00
基于人工智能的舒适化口腔诊疗及健康	土翔宇	山西医科大学	山西省卫生健康委重大科技攻关项目	2020XM08	20.00
山西省第一次青少年错𬌗畸形流行病学调查分析	王翔宇	山西医科大学	中国牙病防治基金会种子基金	20	3.00
多向控制双槽沟舌侧托槽在口腔正畸临床中的应用	武秀萍	山西医科大学	山西省专利推广实施资助专项	20210518	10.00
纳米氧化石墨烯载药系统靶向干预口腔白斑病的研究	李　然	山西医科大学	山西省回国留学人员科研项目	2021-087	4.00
地方院校医学生多维度创新实践教学模式路径研究	李　冰	山西医科大学	山西省教育科学"十四五"项目	GH-21127	2.00
涂氟护牙效果好，窝沟封闭要趁早	王翔宇	山西医科大学	山西省科学技术协会项目	10	1.00
呵护儿童口腔健康,促进儿童健康成长	刘佳佳	山西医科大学	山西省科学技术协会项目	13	1.00
全身健康,牙周护航	杨婷婷	山西医科大学	山西省科学技术协会项目	6	1.00
呵护儿童口腔健康,促进儿童健康成长	王翔宇	山西医科大学	山西省科学技术协会项目	JKKP202113	1.00
FAP/COX-2 抑制剂对口腔白斑癌变干预作用的机制研究	李　然	山西医科大学	山西省基础研究计划面上项目	20210302123-311	10.00
载大蓟 ELNs 的可注射温敏水凝胶通过调控巨噬细胞表型促进牙周组织再生的研究	赵　静	山西医科大学	山西省基础研究计划青年科学基金	20210302124-398	5.00

续表

项目名称	项目负责人	单位	基金或资助类目全称	批准号或编号	资助金额（万元）
3D 打印多孔 GBR 膜通过诱导 M2 巨噬细胞极化促进牙周骨再生的研究	刘君瑜	山西医科大学	山西省基础研究计划青年科学基金	20210302124-034	5.00
高硬度改性细菌纤维素多层结构用于牙周炎治疗的效果和机制探究	刘海燕	山西医科大学	山西省基础研究计划青年科学基金	20210302124-085	5.00
骨膜蛋白在高糖环境下通过调控细胞自噬参与骨改建的机制研究	米雁翎	山西医科大学	山西省基础研究计划青年科学基金	20210302124-275	5.00
口腔正畸错颌畸形智能化诊断系统平台建设	武秀萍	山西医科大学	山西省卫生健康委重大科技攻关专项	2021XM06	20.00
"微种植体-直丝弓双槽沟舌侧托槽"正畸矫治系统的转化和推广	武秀萍	山西医科大学	中央引导地方科技发展资金项目	YDZJSX2021-C011	60.00
不同牙周状况隐形矫治拔牙强支抗病例前牙转矩补偿的生物力学研究	马艳宁	山西医科大学	山西省高等学校科技创新项目	2021L242	2.00
伴牙周疾病的隐形矫治生物力学分析	马艳宁	山西医科大学	中华口腔医学会青年临床科研基金	CSA-MWO2021-07	5.00
牙龈卟啉单胞菌感染口腔上皮细胞促进 NPM1 乙酰化调节 PKM 可变剪接加重牙周感染的机制研究	潘亚萍	中国医科大学	国家自然科学基金面上项目	82170969	55.00
基于类器官平台研究 TGFβ-HMGA2-CD44 调控口腔癌浸润转移的分子机制	穆亚冰	中国医科大学	国家自然科学基金面上项目	82173322	54.70
具核梭杆菌通过膜蛋白 FadA 与 CDH11 结合入侵肺泡上皮细胞加重 COPD 的机制研究	李倩	中国医科大学	国家自然科学基金青年科学基金	82101027	30.00
接枝 CPNE7 的管状支架材料促牙髓干细胞极化及管状牙本质形成的研究	常蓓	中国医科大学	国家自然科学基金青年科学基金	82101075	30.00
卟啉单胞菌属外膜囊泡促进非 RANKL 依赖的破骨细胞生成加重类风湿关节炎骨破坏的研究	郭佳杰	中国医科大学	中国博士后科学基金面上资助	2021MD7039-05	8.00
根尖牙乳头干细胞通过调控滤泡辅助性 T 细胞分化缓解性头面部疼痛的机制研究	白晓峰	中国医科大学	辽宁省自然科学基金面上项目	2021-MS-166	5.00
Kif4a 通过改变细胞骨架-线粒体间动态变化调控口腔鳞状细胞癌侵袭及机制研究	乔雪	中国医科大学	辽宁省自然科学基金面上项目	2021-MS-169	5.00
以肿瘤相关巨噬细胞再教育为靶点的姜黄素抗口腔鳞癌作用机制研究	李波	中国医科大学	辽宁省自然科学基金面上项目	2021-MS-175	5.00
MYCT1 在口腔鳞癌中的作用及通过 PSIP1 调控口腔鳞癌细胞生物学功能的机制研究	李振宁	中国医科大学	辽宁省自然科学基金面上项目	2021-MS-176	5.00
PEO-XCu 抗菌功能性镁合金植入材料在口腔颌面部骨组织缺损修复中的应用基础研究	张丹	中国医科大学	辽宁省自然科学基金面上项目	2021-MS-185	5.00
负载小檗碱改良的神经脱细胞基质支架对面神经再生的作用与机制研究	毓天昊	中国医科大学	辽宁省自然科学基金面上项目	2021-MS-208	5.00
马来酸噻吗洛尔联合普萘洛尔对血管内皮细胞增殖的影响机制研究	薛雷	中国医科大学	辽宁省自然科学基金面上项目	2021-MS-209	5.00
具核梭杆菌通过 FadA 诱发伴铜绿假单胞菌感染 COPD 大鼠抗生素耐受的机制研究	李倩	中国医科大学	辽宁省自然科学基金博士启动项目	2021-BS-101	3.00

续表

项目名称	项目负责人	单位	基金或资助类目全称	批准号或编号	资助金额（万元）
脂肪干细胞外泌体修饰的 n–ZnO 改性 HAw 多孔支架调控巨噬细胞 M2 极化促进骨再生的效能与机制研究	杨淑德	中国医科大学	辽宁省自然科学基金博士启动项目	2021–BS–103	3.00
功能化分子探针在 TP–EXPAR 高特异性 RNA 检测技术中的酶学基础与应用研究	张　斌	中国医科大学	辽宁省自然科学基金博士启动项目	2021–BS–108	3.00
ACVR1 介导 BMP 信号调控髁突软骨细胞肥大化的分子机理研究	孟　圆	中国医科大学	辽宁省自然科学基金博士启动项目	2021–BS–116	3.00
FOXK2 调控 AR 的去乙酰化修饰抑制口腔鳞癌增殖的分子机制研究	康媛媛	中国医科大学	辽宁省自然科学基金医工交叉联合项目	2021–BS–122	3.00
PEEK 材料在口腔临床的应用基础研究	李志民	中国医科大学	辽宁省自然科学基金医工交叉联合项目	2021–YGJC–18	20.00
用于拆除牙齿不同种类和粘接状态的金属桩核的变频变幅超声设备的研发	阎　旭	中国医科大学	辽宁省自然科学基金重点研发资助计划	2021–YGJC–25	20.00
新型口腔种植体材料梯度纳米结构钛的研发及其生物学机制的探讨	朱禹赫	中国医科大学	辽宁省自然科学基金重点研发资助计划	2021JH2/10300019	30.00
脱落乳牙干细胞移植治疗干燥综合征的疗效及免疫调控机制研究	刘　尧	中国医科大学	辽宁省教育厅自然科学基金面上项目	2021JH2/10300038	30.00
补体 C3a 通过 YAP 甲基化诱导破骨细胞分化参与种植体周围炎骨吸收的机制研究	刘笑涵	中国医科大学	辽宁省教育厅自然科学基金面上项目	LJKZ0780	5.00
脱落乳牙干细胞凋亡小体通过 CX3CL1/CXCR3/Src/FAKSTAT3 信号激活炎症反应促进糖尿病皮肤缺损组织再生的研究	刘雪梅	中国医科大学	辽宁省教育厅自然科学基金面上项目	LJKZ0781	5.00
牙龈卟啉单胞菌通过调控窖蛋白 Cav-1 增强血脑屏障内皮细胞通透性参与神经退行性疾病进展的相关机制研究	唐晓琳	中国医科大学	辽宁省教育厅自然科学基金面上项目	LJKZ0782	15.00
CCR7 调控氧化应激信号促进破骨细胞功能在炎症性骨溶解中的分子机制研究	颜光启	中国医科大学	辽宁省教育厅自然科学基金面上项目	LJKZ0783	5.00
LPS 通过 Nrf2 调控 PINK1 影响 SCAP 线粒体稳态的作用机制研究	雷　双	中国医科大学	辽宁省教育厅人文社科基金面上项目	LJKZ0784	5.00
唇腭裂患者照顾者家庭功能调适干预模型的构建及干预方案的制订	原露露	中国医科大学	辽宁省自然科学基金博士启动项目	LJKR0281	2.00
RA 诱导 iPSCs 来源外泌体通过 mTOR 通路调控自噬促颌骨缺损修复的作用机制研究	张　蕾	中国医科大学	辽宁省教育厅自然科学基金青年基金	JKQZ2021024	4.00
面向阿尔茨海默症早期预测的口腔微环境网络构建及生物标记物检测研究	马国武	大连医科大学	国家自然科学基金面上项目	62171077	57.00
FAPα/ITGA5 蛋白复合体调控根尖周骨破坏的分子机制研究	王丽娜	大连医科大学	国家自然科学基金青年科学基金	5011096	30.00

续表

项目名称	项目负责人	单位	基金或资助类目全称	批准号或编号	资助金额（万元）
间质细胞源性胞外囊泡在预转移器官血管内皮屏障损伤中的作用和机制研究	孔　晶	大连医科大学	国家自然科学基金青年科学基金	5011110	30.00
新型多通道 3D 打印微环境响应仿生骨在牙周炎环境下种植体周围骨愈合中的作用和机制	周延民	吉林大学	国家自然科学基金面上项目基金	82071152	55.00
提高牙本质粘接质量的新型光固化聚氨酯粘接体系研究	朱　松	吉林大学	国家自然科学基金面上项目	82071163	56.00
TSC1 通过 GM130-Cdc42 调控颅底软骨联合的发育及机制研究	魏晓曦	吉林大学	国家自然科学基金青年科学基金	82001083	24.00
新型泛素肽片段靶向释放 PDA@MoS2 的响应性 3D 打印骨支架在口腔种植手术的感染性骨缺损中的应用	张一迪	吉林大学	国家自然科学基金青年科学基金	82001092	24.00
益生植物乳杆菌细胞外囊泡内 RNA 诱导口腔白色念珠菌凋亡的分子机制	王东阳	吉林大学	中国博士后科学基金面上资助	2021M701390	8.00
用于口腔唾液中一氧化氮检测的荧光、比色双功能现场快速检测试剂盒的研发	焦　珊	吉林大学	吉林省科技厅科技发展计划项目	2021020413-0YY	35.00
一体式骨性前牵扩弓装置的设计与应用研究	朱宪春	吉林大学	吉林省科技厅科技发展计划项目	2021020306-4SF	18.00
基于价态变化的 Mn3O4 对种植体周围炎症调控的研究	程　梁	吉林大学	吉林省科技厅科技发展计划项目	2021020308-7SF	13.00
微创可视精准化技术在多根牙根分叉病变中的应用研究	赵　斌	吉林大学	吉林省科技厅科技发展计划项目	2021020309-0SF	10.00
负载仿血红素单原子催化纳米粒子的 3D 打印支架材料的抗炎和促骨再生能力研究	张一迪	吉林大学	吉林省科技厅科技发展计划项目	2021010134-7JC	10.00
基于 PLGA/HA/(Col+DGEA) 的骨缺损修复材料的研究	毕　铭	吉林大学	吉林省科技厅科技发展计划项目	2021010126-2JC	10.00
囊泡化钙离子碳点用于骨质疏松状态下牙周炎治疗研究	李道伟	吉林大学	吉林省科技厅科技发展计划项目	2021010125-1JC	10.00
新型磁控牙面抛光系统制备及生物学特性研究	徐文洲	吉林大学	吉林省科技厅科技发展计划项目	2021010127-1JC	10.00
I 型 BMP 受体 ACVR1 介导 BMP 信号与 IHH 交叉对话调控下颌骨髁突软骨发育的研究	刘麒麟	吉林大学	吉林省科技厅科技发展计划项目	2021010130-8JC	10.00
抑制性脱氧寡核苷酸对 IRF7-IFN-α 信号通路的免疫调节作用和治疗 LPS 诱导的牙髓炎的机制探讨	高　爽	吉林大学	吉林省科技厅科技发展计划项目	2021010125-5JC	10.00
磷酸化壳聚糖/无定形磷酸钙复合物促进牙科复合树脂对牙本质的再矿化研究	刘晓秋	吉林大学	吉林省科技厅科技发展计划项目	2021010124-4JC	10.00
3D 打印各向异性 PRF 复合支架材料的促神经-骨协同再生作用和机制研究	周延民	吉林大学	吉林省发展与改革委员会项目	2021C042-1	15.00
阻断口腔气溶胶传播的吸引装置设计与开发	阿　兰	吉林大学	吉林省发展与改革委员会项目	2021C043-4	15.00

续表

项目名称	项目负责人	单位	基金或资助类目全称	批准号或编号	资助金额（万元）
次血红素六肽过氧化物酶模拟物对牙周炎作用机制的研究	闫嘉晴	吉林大学	吉林省教育厅科学技术研究项目	JJKH202112-11KJ	2.50
氧化石墨烯–海藻酸钠–壳聚糖复合支架的制备和性能研究	刘志辉	吉林大学	吉林省教育厅科学技术研究项目	JJKH202112-12KJ	2.50
羟基磷灰石与富血小板纤维蛋白新型复合材料的成骨性实验研究	马　宁	吉林大学	吉林省教育厅科学技术研究项目	JJKH202112-13KJ	2.50
外泌体介导 miR-23b 治疗口腔干燥综合征的机制研究	蔡　研	吉林大学	吉林省教育厅科学技术研究项目	JJKH202112-14KJ	2.50
超声骨刀改良式骨扩张水平骨增量技术的3D 打印模型研究	储顺礼	吉林大学	吉林省教育厅科学技术研究项目	JJKH202112-15KJ	2.50
基于仿生凝胶微球构建 DPSCs 微组织用于牙周炎治疗研究	李道伟	吉林大学	吉林省教育厅科学技术研究项目	JJKH202112-17KJ	2.50
缓释型抗牙周炎支架的构建与性能研究	王　雷	吉林大学	吉林省教育厅科学技术研究项目	JJKH202112-18KJ	2.50
基于强静电相互作用提升纳米材料对耐药肿瘤细胞杀伤效果的研究	孙　宾	吉林大学	吉林省教育厅科学技术研究项目	JJKH202112-19KJ	5.00
聚氨基酸/糖胺聚糖温敏水凝胶的制备	董树君	吉林大学	吉林省财政厅医疗卫生人才项目	jcsz202189-31	15.00
二甲双胍碳点缓释微球的构建及其活髓保存作用的研究	李　毅	吉林大学	吉林省财政厅医疗卫生人才项目	jcsz202189-32	15.00
血红铆钉菇了实体及其纯化多糖对成骨分化的影响及机制探究	胡　敏	吉林大学	吉林省财政厅医疗卫生人才项目	jcsz202189-33	15.00
细胞膜负载纳米粒子靶向牙周炎症的机制研究	工　林	吉林大学	吉林省财政厅医疗卫生人才项目	jcsz202189-34	15.00
3D 打印 PRF 在成骨的基础和应用研究	周延民	吉林大学	吉林省财政厅医疗卫生人才项目	jcsz202189-35	15.00
3D 打印纳米氧化锌/羟基磷灰石陶瓷支架制备及其抗感染性能和促骨再生机制研究	吴国民	吉林大学	吉林省财政厅医疗卫生人才项目	jcsz202189-36	15.00
负载槲皮素的二氧化铈纳米粒子治疗牙周炎症的机制研究	李春艳	吉林大学	吉林省财政厅医疗卫生人才项目	jcsz202189-37	15.00
Esrrb 非编码 RNA 协同编码 mRNA 参与调控干细胞多能性和重编程的作用研究	刘麒麟	吉林大学	吉林省财政厅医疗卫生人才项目	jcsz202189-38	15.00
人参皂苷 Rc 用于骨修复药物的研发	刘志辉	吉林大学	吉林省财政厅医疗卫生人才项目	jcsz202189-39	15.00
TiO_2 改性复合树脂的合成与性能研究	张　红	吉林大学	吉林省财政厅医疗卫生人才项目	jcsz202189-310	10.00
羟基磷灰石相关掺杂体系的第一性原理理论研究	王　敏	吉林大学	吉林省财政厅医疗卫生人才项目	jcsz202189-311	10.00
CO 缓释协同 ROS 调节纳米材料对牙周炎治疗的机制研究	程　梁	吉林大学	吉林省财政厅医疗卫生人才项目	jcsz202189-312	10.00
柴胡皂苷 A 介导 LncRNA H19 调控 FTO 表达影响 M6A 甲基化抑制舌鳞癌的机制研究	刘炜炜	吉林大学	吉林省财政厅医疗卫生人才项目	jcsz202189-313	10.00

续表

项目名称	项目负责人	单位	基金或资助类目全称	批准号或编号	资助金额（万元）
载黄连素 β–环糊精–中空羟基磷灰石复合微球缓释系统的制备研究	闫 阔	吉林大学	吉林省财政厅医疗卫生人才项目	jcsz202189–314	5.00
siRNA 纳米递送体系增效抗菌光动力学治疗牙周炎的研究	孙晓琳	吉林大学	吉林省财政厅医疗卫生人才项目	jcsz202189–315	5.00
Rorβ 增强有氧糖酵解调控压应力下牙根吸收的机制研究	王玉琢	吉林大学	吉林省财政厅医疗卫生人才项目	jcsz202189–316	5.00
生物活性玻璃协同铒激光治疗釉质龋白斑的机制研究	孙秀梅	吉林大学	吉林省财政厅医疗卫生人才项目	jcsz202189–317	5.00
卟啉基多孔有机聚合物超声催化抗菌性能研究	徐文洲	吉林大学	吉林省财政厅医疗卫生人才项目	jcsz202189–318	5.00
3D 打印 MXene/PCL 支架用于颌面骨缺损原位组织修复的研究	徐志民	吉林大学	吉林省财政厅医疗卫生人才项目	jcsz202189–319	5.00
非均质材料牙釉质损伤与失效的机理研究	蔡 研	吉林大学	吉林省财政厅医疗卫生人才项目	jcsz202189–320	5.00
纳米酶负载靶向 mTOR/ULK1 信号通路药物对牙周炎症治疗的机制研究	孙 悦	吉林大学	吉林省财政厅医疗卫生人才项目	jcsz202189–321	5.00
冬凌草甲素通过 Keap1/Nrf2 信号通路改善牙周炎线粒体氧化损伤的机制研究	于维先	吉林大学	吉林省财政厅医疗卫生人才项目	jcsz202189–322	5.00
粪肠球菌逃逸中性粒细胞免疫杀伤的机制研究	孟秀萍	吉林大学	吉林省财政厅医疗卫生人才项目	jcsz202189–323	5.00
二甲双胍碳点调控巨噬细胞极化抑制牙周组织炎症的机制研究	任春霞	吉林大学	吉林省财政厅医疗卫生人才项目	jcsz202189–324	5.00
五倍子联合氟化物促进人工根面龋体外再矿化的研究	刘玉艳	吉林大学	吉林省财政厅医疗卫生人才项目	jcsz202189–326	5.00
不同强度的类牙髓水凝胶/三维管状材料促牙髓干细胞极化及管状牙本质再生的研究	常 蓓	吉林大学	吉林省财政厅医疗卫生人才项目	jcsz202189–327	5.00
3D 打印多孔酚酞聚芳醚腈酮复合支架促进骨缺损修复的研究	顾芯铭	吉林大学	吉林省财政厅医疗卫生人才项目	jcsz202189–328	5.00
siRNA 纳米递送体系增效抗菌光动力学治疗牙周炎的研究	金成成	吉林大学	吉林省财政厅医疗卫生人才项目	jcsz202189–329	5.00
I 型胶原蛋白基仿生纳米纤维膜及其促骨再生的机制研究	王 璐	吉林大学	吉林省财政厅医疗卫生人才项目	jcsz202189–330	5.00
氟化修饰型聚酰胺–胺载体担载 miR–34a 治疗牙周炎的机制研究	王思涵	吉林大学	吉林省财政厅医疗卫生人才项目	jcsz202189–331	5.00
核 IL–33 通过 TRIM28 调控巨噬细胞代谢重编程重塑 M1/M2 极化影响口腔鳞状细胞癌生长的作用和机制研究	许华丹	吉林大学	吉林省财政厅医疗卫生人才项目	jcsz202189–332	5.00
稀土修饰 Sr–CHA 成骨性能及调控巨噬细胞极化研究	刘 鹏	吉林大学	吉林省财政厅医疗卫生人才项目	jcsz202189–333	5.00
EDPs 介导的小胶质细胞激活在 AD 中的作用及机制研究	马 俊	吉林大学	吉林省财政厅医疗卫生人才项目	jcsz202189–334	5.00
调节性 T 细胞调控牙髓干细胞促进组织再生的机制研究	安政雯	吉林大学	吉林省财政厅医疗卫生人才项目	jcsz202189–335	5.00

续表

项目名称	项目负责人	单位	基金或资助类目全称	批准号或编号	资助金额（万元）
自噬在载阿霉素和 MDR1-siRNA 纳米二氧化硅治疗在口腔癌中的作用研究	王丹丹	吉林大学	吉林省财政厅医疗卫生人才项目	jcsz202189-336	5.00
牙色 PEEK 材料在乳牙修复体中的数字化应用研究	李若竹	吉林大学	吉林省财政厅医疗卫生人才项目	jcsz202189-337	5.00
L-NIL 调控 CXCL5/CXCR2 信号轴抑制 MDSCs 浸润抗口腔鳞癌肺转移的机制研究	李 杏	吉林大学	吉林省财政厅医疗卫生人才项目	jcsz202189-338	5.00
药食同源植物的防龋研究	王 瑞	吉林大学	吉林省卫生健康科技能力提升项目	2021JC029	2.00
变形链球菌酯酶 SMU-118c 对 CAD/CAM 陶瓷生物降解的研究	赵洪岩	吉林大学	吉林省卫生健康科技能力提升项目	2021JC028	5.00
多效显影剂在正颌外科数字化虚拟手术系统中的应用研究	王 琳	吉林大学	吉林省卫生健康科技能力提升项目	2021LC032	2.00
光热/化学动力学协同治疗牙周炎及抗菌机制研究	方 蛟	吉林大学	吉林省卫生健康科技能力提升项目	2021JC027	2.00
正畸固定矫治过程中釉质脱矿情况的研究	胡 敏	吉林大学	吉林省卫生健康技术创新项目	2020J049	5.00
内镜辅助下治疗颞下颌关节囊内紊乱的关键技术	李明贺	吉林大学	吉林省卫生健康技术创新项目	2020J029	5.00
二氧化沛纳米酶通过调节巨噬细胞极化消除种植体周围炎的研究	王 林	吉林大学	吉林省卫生健康技术创新项目	2020J051	2.00
基于遗传算法的前牙冠形态相关性研究	杨陆一	吉林大学	吉林省卫生健康技术创新项目	2020J050	2.00
靶向自产氧纳米材料治疗种植体周围炎的基础研究	孙晓琳	吉林大学	吉林省卫生健康青年科技骨干培养	2020Q021	2.00
仙茅苷对骨质疏松状态下正畸牙移动中成骨调控作用的研究	李雨桐	吉林大学	吉林省卫生健康青年科技骨干培养	2020Q022	2.00
面部引导下牙列重度磨耗患者的咬合重建	董树君	吉林大学	吉林省卫生健康适宜技术推广项目	2020S014	2.00
老年根面龋诊疗规范的临床应用	韩光红	吉林大学	吉林省卫生健康适宜技术推广项目	2020S015	2.00
上颌窦底提升骨增量技术的临床应用	储顺礼	吉林大学	吉林省卫生健康适宜技术扶贫项目	2020FP051	2.00
吉林省重点人群口腔健康状况监测的实施与评价	王 瑞	吉林大学	吉林省卫生健康研究项目	2021JK02	52.00
聚维酮碘含漱用于牙周疾病临床治疗的技术指导	张 莉	吉林大学	吉林省药物临床合理使用项目	-	2.00
颞下颌关节疾病多学科联合诊治的用药策略	李明贺	吉林大学	吉林省药物临床合理使用项目	-	2.00
口腔正畸矫治技术操作规程	朱宪春	吉林大学	吉林省地方标准项目	DBXM076-2021	5.00
淫羊藿苷对牙囊干细胞定向成骨调控的机制研究	韩 冰	吉林大学	吉林省中医药科研项目	2021083	1.00

续表

项目名称	项目负责人	单位	基金或资助类目全称	批准号或编号	资助金额（万元）
载淫羊藿苷明胶/β–TCP 仿生支架制备及其促进颌骨缺损修复研究	吴国民	吉林大学	吉林省中医药科研项目	2021086	1.00
蛋白–无机杂化纳米酶的可控构筑及其在牙周抗菌治疗中的应用	包幸福	吉林大学	中华口腔医学会口腔正畸专委会项目	COS-B2021-06	6.00
无辐射根骨监测系统的研发及其临床应用的初步研究	包幸福	吉林大学	中国牙病防治基金会科研项目	A2021-019	5.00
计算机辅助光学导航口腔种植机器人系统精度相关研究	周立波	佳木斯大学	黑龙江省自然科学基金	LH2021H108	10.00
FAM20B 通过糖基化促进骨形成治疗老年骨质疏松的作用及机制研究	赛音乌力吉	哈尔滨医科大学	国家自然科学基金	82172496	53.00
应用新型矿化诱导液诱导脐带间充质干细胞成骨向分化修复牙槽骨缺损的可行性及机制研究	张 爽	哈尔滨医科大学	中国博士后科学基金	2021M693820	8.00
口腔鳞状细胞癌的基础与临床研究	李吉辰	哈尔滨医科大学	高校强省建设基金	31051210003	50.00
外泌体改变肿瘤微环境促进口腔鳞癌转移的作用及机制研究	王 巍	哈尔滨医科大学	黑龙江省自然科学基金	LH2021H046	5.00
3D 打印载甲钴胺碳基纳米导管诱导牙髓干细胞对面神经损伤修复研究	孙翔宇	哈尔滨医科大学	黑龙江省教育厅基金	–	3.00
人源 ZnT1 和 ZIP1 膜转运蛋白调控微量元素锌离子稳态的结构功能研究	屈前辉	复旦大学	国家自然基金面上项目	32171194	58.00
CRL7 泛素连接酶在骨发育中的作用和分子机制的研究	王 璞	复旦大学	国家自然科学基金青年科学基金	32101011	30.00
Notch3 胞内段 N3ICD 调控周细胞分化参与 LPS 诱导的牙髓炎症反应的机制研究	杨国峰	复旦大学	国家自然科学基金青年科学基金	82100993	30.00
免疫响应基因 1 及其代谢物衣康酸在肿瘤发生发展和肿瘤免疫治疗中的功能和机制研究	陈磊蕾	复旦大学	国家自然科学基金青年科学基金	82103366	30.00
口腔鳞癌源性癌相关成纤维细胞通过胞外囊泡促进胶原交联的机制研究	刘 雪	复旦大学	国家自然科学基金青年科学基金	82103423	30.00
DNA 纳米技术辅助分选脂质体–外泌体复合物用于脑靶向研究	夏 凯	复旦大学	国家自然科学基金青年科学基金	82102198	20.00
肌生长抑制素在低龄 OSAHS 大鼠下颌骨生长发育中的作用及机理研究	李远远	复旦大学	上海市科学技术委员会"扬帆计划"	21YF1439800	20.00
肠道 AKK 菌对 I 型糖尿病相关型牙周炎的治疗作用及机制探究	吕婉琪	复旦大学	上海市科学技术委员会"扬帆计划"	21YF1439900	20.00
TRIM31 通过介导 FKBP51 泛素化降解促进口腔鳞癌进展的机制研究	陆萌萌	复旦大学	上海市科学技术委员会上海自然基金	21ZR1455600	20.00
口腔健康 全身健康	王 艳	复旦大学	上海市科学技术委员会科普专项	21DZ2301400	20.00
健康口腔 科技赋能	刘月华	复旦大学	上海市科学技术委员会科普专项	21DZ2311600	50.00

续表

项目名称	项目负责人	单位	基金或资助类目全称	批准号或编号	资助金额（万元）
X 性连锁型遗传性牙釉质发育不全小鼠动物模型的构建	祁胜财	复旦大学	上海市科学技术委员会实验动物研究专项	21140904500	25.00
新型双合垫矫治器引导疑难高角患儿牙颌面生长的随机对照研究	卢　芸	复旦大学	上海市科学技术委员会医学创新研究专项	21Y11903600	30.00
个性化数字矫治器矫治效果评价的临床随机对照研究	杨颜菁	复旦大学	上海市卫生健康委员会面上项目	202140265	10.00
微创骨皮质切开术结合微种植支抗对成人后牙正锁𬌗矫治的疗效研究	陈　骊	复旦大学	上海市卫生健康委员会面上项目	202140462	10.00
腭中缝微创切开术联合快速扩弓治疗成人骨性上牙弓狭窄的研究	於丽明	复旦大学	上海市卫生健康委员会面上项目	202140463	10.00
活髓保存治疗恒牙龋源性牙髓损伤的疗效分析，一项非劣效性随机对照临床研究	韦晓玲	复旦大学	上海市卫生健康委员会面上项目	202140503	10.00
牙周治疗对 II 型糖尿病伴牙周炎患者血糖控制效果的研究	王　艳	复旦大学	上海市卫生健康委员会面上项目	202140504	10.00
基于社区联动模式的口腔健康教育对 0~3 岁婴幼儿口腔健康状况干预效果的评价	王沪宁	复旦大学	上海市卫生健康委员会青年科学基金	20214Y0465	5.00
牙周内窥镜辅助龈下刮治联合半导体激光治疗的临床应用研究	周雯燕	复旦大学	上海市卫生健康委员会青年科学基金	20214Y0466	5.00
lncRNA-EPS/miR-24-3p/BMP-2 信号通路在牙釉质发育不全发生中的作用及其机制研究	苏俭生	同济大学	国家自然科学基金面上项目	82170913	52.00
牙髓基质细胞线粒体转移在消退素 E1 介导的牙髓炎症消退及损伤修复中的作用和机制研究	张　旗	同济大学	国家自然科学基金面上项目	82170945	55.00
TRPV1 介导神经−上皮细胞互作在口腔扁平苔藓免疫炎性反应中的作用及机制研究	何　园	同济大学	国家自然科学基金面上项目	82170961	55.00
AMPK-mTORC1-TFEB 信号轴调控溶酶体形成在 HIF-1α 介导破骨细胞代谢重编程及小鼠髁突发育中的作用机制研究	唐　燚	同济大学	国家自然科学基金青年科学基金	82100955	30.00
人牙源性 CD24+细胞亚群的干性特征及其在牙髓再生中的功能机制研究	陈　红	同济大学	国家自然科学基金青年科学基金	82100973	30.00
纤毛内转运蛋白 IFT140 在唾液腺损伤修复中的作用及机制研究	张雪明	同济大学	国家自然科学基金青年科学基金	82101035	30.00
三维 BMSCs/EPCs 动态共培养体系构建血管化组织工程骨的实验研究	李　琼	同济大学	国家自然科学基金青年科学基金	82101055	30.00
miR-146a 过表达的 BMSCs 来源外泌体对骨质疏松条件下种植体骨结合的影响机制	许舒宇	同济大学	国家自然科学基金青年科学基金	82101057	30.00
伴全身疾病的牙周炎的队列数据库及生物样本库建立	王佐林	同济大学	上海市申康医院发展中心项目	SHDC2020CR-5015-002	345.62
具有感知功能生物活性牙种植体的技术研究	王佐林	同济大学	上海市科学技术委员会项目	208007020	48.10

续表

项目名称	项目负责人	单位	基金或资助类目全称	批准号或编号	资助金额（万元）
整合动态咬合记录和分析的全数字化口腔固定修复平台的建立及临床应用	刘伟才	同济大学	上海市科学技术委员会项目	21Y11903800	30.00
3D 微环境对牙源干细胞多能性的维持机制及其在牙组织再生中的应用研究	陈 红	同济大学	上海市科学技术委员会项目	21YF1450600	30.00
牙种植辅助导航机器人的开发及其关键技术研究	王 方	同济大学	上海市科学技术委员会项目	21S31902800	25.00
根尖周炎间质成纤维细胞亚群分化对骨组织破坏的调控机制研究	王海丞	同济大学	上海市科学技术委员会项目	21ZR1469000	20.00
纤毛内转运蛋白 IFT140 在唾液腺损伤修复中的作用及机制研究	张雪明	同济大学	上海市科学技术委员会项目	21ZR1469100	20.00
口腔癌生物样本库	廖建兴	同济大学	上海市申康医院发展中心项目	SHDC2020-CR6010-004	25.00
正颌手术中个体化钛板增加上颌骨位置准确性的多中心随机对照研究	康非吾	同济大学	上海市申康医院发展中心项目	SHDC120191-03	20.00
无托槽隐形矫治力对牙周炎患者牙周状态影响的临床研究	廖崇珊	同济大学	中华口腔医学会项目	CSA－O2020－03	10.00
细胞纤毛转运蛋白 IFT140 在正畸牙槽骨改建中的作用研究	张梦琦	同济大学	中国博士后科学基金	2021M702482	8.00
HIF-1α 通过 AMPK 介导溶酶体形成调控破骨细胞代谢重编程的分子机制研究	唐 燚	同济大学	中国博士后科学基金	2021M692429	8.00
可注射型富血小板纤维蛋白在年轻恒牙牙髓再生中的应用研究	蒋备战	同济大学	上海市卫生健康委员会项目	202140357	10.00
隐形矫治口腔生物膜变化与含糖液体滞留并发广泛釉质脱矿的研究	米晓晖	同济大学	上海市卫生健康委员会项目	202140355	10.00
"医苑新星"青年人才	廖崇珊	同济大学	上海市卫生健康委员会项目	–	5.00
Nrf2/HO-1 在牙周炎氧化应激微环境中调控巨噬细胞极化及骨缺损修复的作用研究	宁浩然	同济大学	上海市卫生健康委员会项目	20214Y0356	5.00
牵张力下 FGF9 基因对小鼠颅底软骨联合生长发育的影响	章筱悦	同济大学	上海市卫生健康委员会项目	20214Y0354	5.00
无托槽隐形矫治技术压低下前牙的三维研究	韩高峰	同济大学	上海市卫生健康委员会项目	20214Y0358	5.00
活髓隐裂牙裂纹扩展的三维可视化数字孪生技术	赵 琛	同济大学	上海市卫生健康委员会项目	20214Y0351	5.00
甘露糖修饰的纳米羟基磷灰石介导巨噬细胞代谢重编程诱导 M2 极化在牙周骨修复中的作用及机制研究	张杨珩	南京大学	国家自然科学基金青年科学基金	82101010	30.00
YAP 介导转移相关成纤维细胞分泌COL11A1、MMPs 促 OSCC 淋巴结被膜侵犯的机制研究	章 茜	南京大学	国家自然科学基金青年科学基金	82103516	30.00

续表

项目名称	项目负责人	单位	基金或资助类目全称	批准号或编号	资助金额（万元）
口腔鳞癌中 CAF 通过 NIK 激酶调控 HK2/乳酸通路参与 IAPs 抑制剂治疗抵抗的作用机制研究	泥艳红	南京大学	国家自然科学基金面上项目	82173159	55.00
钛种植体表面适时诱导巨噬细胞 M2 极化的智能响应性涂层的构建及其生物效应研究	张　力	南京大学	国家自然科学基金青年科学基金	82101063	30.00
碘基增强显微 CT 成像术中检测口腔鳞癌切缘状态的研究	王育新	南京大学	江苏省重点研发计划面上项目	BE2021609	50.00
增材制造高性价比纯钛在口腔临床中的应用研究	骆小平	南京大学	江苏省重点研发计划重点项目	BE2021608	200.00
低氧刺激分泌型自噬介导 CAFs 分泌SRGN 促进口腔鳞癌进展的机制研究	王玉凤	南京大学	江苏省自然科学基金青年科学基金	BK20210033	20.00
Fgfr2 在成骨细胞介导的下颌膜内成骨中的作用机制研究	李　煌	南京大学	江苏省自然科学基金面上项目	BK20211010	10.00
基于人工智能和数学建模分析的根管治疗后牙根纵裂发生机制探索及预防	林梓桐	南京大学	江苏省卫生健康委面上项目	M2021077	10.00
利用原位质谱技术可视化揭示口腔鳞癌时空信息	韩　伟	南京大学	江苏省卫生健康委重点项目	ZD2021029	20.00
口腔黏膜潜在恶性疾患慢病精准管理体系的构建和应用	范　媛	南京医科大学	江苏省重点研发计划社会发展项目	BE2021723	200.00
TPG 功能化 PLGA/PCL 纳米纤维屏障膜调节免疫微环境促进牙周组织再生机制研究	王晓茜	南京医科大学	国家自然科学基金	82101018	24.00
增强子区遗传变异与非综合征型唇腭裂的发病关系和机制研究	王宇婷	南京医科大学	国家自然科学基金	82101054	24.00
Ce-MBG 微球增强型水凝胶时序调控巨噬细胞极化促进牙周组织再生的研究	郑　凯	南京医科大学	国家自然科学基金	82101071	24.00
基于深度学习技术的颞下颌关节运动模型智能构建研究	谢理哲	南京医科大学	国家自然科学基金	82101079	24.00
Treacle 相分离介导 DNA 损伤修复在Treacher Collins 综合征中的致病机制研究	马俊青	南京医科大学	国家自然科学基金	82170911	55.00
CircRNAZNF236 通过 miR-218-5pLGR4 轴调控根尖牙乳头干细胞生物学特性的分子机制研究	于金华	南京医科大学	国家自然科学基金	82170940	55.00
双响应 Met 控释系统调控线粒体稳态促进糖尿病牙周炎组织修复的研究	徐　艳	南京医科大学	国家自然科学基金	82170962	55.00
PA 促进糖尿病患者种植体骨结合的新机制：circ_0026506 调控 BMSCs 成骨分化	汤春波	南京医科大学	国家自然科学基金	82170993	55.00
CeO_2 修饰 TiO_2 可变纳米管阵列的仿生钛支架骨植入系统的构建	马俊青	南京医科大学	江苏省重点研发计划社会发展项目	BE2021724	50.00
抗菌性 SPION 磁性支架调控巨噬细胞功能分化促进牙周缺损修复的研究	夏　阳	南京医科大学	江苏省自然科学基金	BK20211249	10.00

续表

项目名称	项目负责人	单位	基金或资助类目全称	批准号或编号	资助金额（万元）
时序极化巨噬细胞的 Ce-MBG 增强型可注射水凝胶用于牙周骨缺损修复研究	郑凯	南京医科大学	江苏省省自然科学基金	BK20210528	20.00
HOXC10 基因对根尖牙乳头干细胞再生小型猪牙周组织的作用及机制研究	李国情	南京医科大学	江苏省省自然科学基金	BK20210529	20.00
基于深度神经网络构建无托槽隐形正畸术后面部形态的预测模型	韩旻轩	南京医科大学	中国牙病防治基金会	A2021025	10.00
基于深度学习评估儿童青少年上颌前牙区埋伏多生牙风险	王东苗	南京医科大学	中国牙病防治基金会	A2021030	10.00
LINC02454-miR-27b-VEGFC 调控轴介导肿瘤免疫逃逸促进口腔鳞癌侵袭转移的机制研究	肖娜	南京医科大学	江苏省高等学校自然科学研究项目	–	3.00
AuNC+Met@PDA 系统促糖尿病牙周炎组织再生的效果及机制探究	徐艳	南京医科大学	江苏省卫生健康委医学科研项目	ZD2021025	20.00
基于深度学习的多模态图像配准在口腔精准诊疗中的关键技术研究	沈铭	南京医科大学	江苏省卫生健康委医学科研项目	M2021018	4.00
基于深度学习的多模态图像配准在口腔精准诊疗中的关键技术研究	张渊岫	南京医科大学	江苏省卫生健康委医学科研项目	Z2021033	1.00
低水平激光加速牙移动的机制研究	李丹丹	南京医科大学	中华口腔医学会口腔正畸专委会项目	COS-B2021-09	6.00
正畸正颌治疗前后牙颌颅面软硬组织三维变化的人工智能预测研究	刘璐玮	南京医科大学	中华口腔医学会口腔正畸专委会项目	COS-C2021-07	5.00
综合干预模式对学龄儿童口腔健康教育的效果评价	刘怡然	南京医科大学	中华口腔医学会口腔健康教育项目	CSA-OHE2021-03	3.00
艾司氯胺酮对口腔癌患者术后抑郁症发生的影响及机制研究	赵施施	南京医科大学	中华口腔医学会青年临床科研基金	CSA-A2021-07	5.00
老年无牙颌患者种植颌骨 AI 测量系统的研发及应用	吴大明	南京医科大学	江苏省卫生健康委干部保健科研课题	BJ21034	3.00
全口义齿腭板钛表面 ALD 沉积 ZnO 对老年患者义齿性口炎的抑制研究	刘梅	南京医科大学	江苏省卫生健康委老年健康项目	LK2021020	1.00
活髓切断治疗应用于中老年人重度磨耗患牙	李谨	南京医科大学	江苏省卫生健康委老年健康项目	LX2021013	1.00
髁突运动轨迹描记与下颌再定位技术在老年患者牙列重度磨耗中的应用	王琛	南京医科大学	江苏省卫生健康委老年健康项目	LX2021014	1.00
颅颌面组织缺损修复及再生	俞梦飞	浙江大学	国家自然科学基金优秀青年科学基金	82122014	200.00
牙龈卟啉单胞菌逃逸异源自噬致牙周炎症的效应和机制研究	丁佩惠	浙江大学	国家自然科学基金面上项目	82170953	55.00
OPN 活化 Gli1 阳性间充质干细胞在种植体周围炎再次骨结合中的作用及机制研究	姒蜜思	浙江大学	国家自然科学基金面上项目	82170992	55.00
Nell-1 调控髁突特异性干细胞早期重塑关节软骨的效应及机制研究	施洁珺	浙江大学	国家自然科学基金面上项目	82170984	55.00

续表

项目名称	项目负责人	单位	基金或资助类目全称	批准号或编号	资助金额（万元）
聚多巴胺介导 HBPL 修饰骨粉调控微环境促进感染骨缺损修复的作用及机制研究	席 月	浙江大学	国家自然科学基金青年科学基金	82101061	30.00
Notch1 依赖的 KLF2+间充质干细胞促进骨的功能性血管网再生的作用及机制研究	周 颖	浙江大学	国家自然科学基金青年科学基金	82100962	30.00
高精度 DLP 打印的导电神经导管联合电刺激促面神经再生及机制研究	龚佳幸	浙江大学	国家自然科学基金青年科学基金	82101031	30.00
PLGA 微球通过 Hippo-YAP/TAZ 信号通路诱导 BMSCs 成软骨向分化的最佳孔径及其在 TMJOA 治疗中的效果与机制研究	屈墨殒	浙江大学	国家自然科学基金青年科学基金	82101039	30.00
基于间充质干细胞自噬调控巨噬细胞极化探讨老年种植体骨结合的分子机制	马 洋	浙江大学	国家自然科学青年科学基金	82101644	20.00
口腔菌群肠道异位定植激活巨噬细胞 M1 向过度极化诱导双膦酸盐骨髓炎发生的机制研究	臧晓龙	浙江大学	国家自然科学基金青年科学基金	82101034	30.00
钛系高熵合金通过表面氧空位增强种植体表面上皮封闭的机制研究	滕 飞	浙江大学	国家自然科学基金青年科学基金	82101062	30.00
甘丙肽及其受体(GAL-GalRs)在牙移动疼痛中的作用及机制研究	朱亚芬	浙江大学	国家自然科学基金青年科学基金	82101046	30.00
SIRT6 通过 IRS2 介导的糖酵解调控成牙骨质细胞分化的效应与机制	黄丽媛	浙江大学	国家自然科学基金青年科学基金	82101006	30.00
核苷光敏剂水凝胶体系在口腔白斑病光动力治疗中去抵抗效果及机制探究	唐 帆	浙江大学	国家自然科学基金青年科学基金	82101007	30.00
新型致龋细菌 Prevotella histicola 的致龋作用及其产酸/黏附的分子机制研究	汪 飒	浙江大学	国家自然科学基金青年科学基金	82100988	30.00
神经精神系统疾病口腔生物标记物特征图谱的建立及早期预警系统的研发与应用	邓淑丽	浙江大学	浙江省重点研发计划	2022C03060	660.00
基于无机离子聚合实现仿生界面矿化修饰的新型牙体再生材料	陈 卓	浙江大学	浙江省重点研发计划	2022C03164	600.00
治疗牙龈退缩的细胞响应型软组织替代材料的研发	丁佩惠	浙江大学	浙江省重点研发计划	2022C03088	1 000.00
4D 拓扑变换神经导管通过调控神经相关细胞行为修复神经损伤的效应及机制研究	刘 超	浙江大学	浙江省自然科学基金探索项目	Y22H1410189	10.00
Gli1+间充质干细胞在 ERα/Wnt 通路介导的髁突软骨分化中的作用及其机理研究	李 文	浙江大学	浙江省自然科学基金探索项目	Y22H149141	10.00
基于光控打印微条纹水凝胶的复合组织工程肌肉的构建及血管化机制研究	孙 苗	浙江大学	浙江省自然科学基金探索项目	Q22C109025	10.00
基于炎症微环境探讨负载 miR-146a 纳米缓释系统促进骨再生作用及机制研究	王柏翔	浙江大学	浙江省自然科学基金探索项目	Y22H148847	10.00
基于响应型聚合物刷的牙椅水路智能长效抗菌管道表面的构建及机理研究	张 玲	浙江大学	浙江省自然科学基金探索项目	Y22H148597	10.00

续表

项目名称	项目负责人	单位	基金或资助类目全称	批准号或编号	资助金额（万元）
Hst1 成骨功能化自愈合水凝胶体系构建及其对牙种植体周骨缺损修复应用的研究	孙 平	浙江大学	浙江省基础公益研究计划社会发展领域项目	GF22H149573	10.00
DNA 倍体分析联合涎液相关 miRNA 检测提高口腔鳞癌早期诊断率的临床转化研究	陈 悦	浙江大学	浙江省基础公益研究计划分析测试项目	GC22H149372	5.00
SIRT6 通过 IGF1/PI3K/AKT 介导的糖酵解调控成牙骨质细胞分化的机制研究	黄丽媛	浙江大学	中国博士后科学基金	519000-X92113	8.00
IL-17 增强种植体周菌群致病性的作用机制及调节方式	卢洪叶	浙江大学	中国博士后科学基金	2021TQ0277	18.00
基于磷酸钙寡聚体构建仿生束状骨水凝胶的研究	靳文静	浙江大学	浙江省博士后科研项目	ZJ2021148	5.00
Hh/Gli 信号介导补肾活血方促进骨质疏松状态下口腔种植体骨整合的机制研究	汪淑华	浙江中医药大学	浙江省基础公益研究项目	LQ21H270001	10.00
患龋中低风险青少年正畸患者早期龋预防效果评价	冯剑颖	浙江中医药大学	中国牙病防治基金会	A2021-128	9.00
具有低聚合收缩和生态防龋双功能的埃洛石纳米管 @SCH-79797 改性复合树脂的研究	潘乙怀	温州医科大学	国家自然科学基金面上项目	82170950	52.00
FN/Alb/ITGα5β1 协同调控拓扑结构化钛材抗氧化应激性能的机制研究	沈新坤	温州医科大学	国家自然科学基金面上项目	82171004	55.00
牙龈卟啉单胞菌通过激活 FOXO1 抑制内皮祖细胞对损伤血管再内皮化的作用与机制研究	王 奕	温州医科大学	国家自然科学基金青年科学基金	82101029	24.00
钙离子信号通路 IP3R1-VDAC1-mPTP 在 J147 治疗骨质疏松中的作用及机制研究	毛亦欣	温州医科大学	国家自然科学基金青年科学基金	82104175	24.00
新型仿生牙科陶瓷材料及关键成型技术的研发与应用	麻健丰	温州医科大学	浙江省"尖兵""领雁"研发攻关计划	2022C03135	100.00
微环境响应性水凝胶调节局部氧化还原稳态治疗糖尿病牙周炎	木志翔	温州医科大学	浙江省公益技术应用研究项目	LGF22H1400-10	10.00
基于"肿瘤相关巨噬细胞极化与气体疗法增效"策略的 R848/L-Arg 多功能集成递送系统的构建及其抗肿瘤性能研究	蔡晓军	温州医科大学	浙江省公益技术应用研究项目	LGF22E0300-10	10.00
锌合金引导骨再生屏障膜的降解速率调控与诱导成骨研究	林继兴	温州医科大学	浙江省公益技术应用研究项目	LGF22H1400-08	10.00
SHP2 调控 Nrf2 在根尖周炎中的作用及机制研究	刘忠芳	温州医科大学	浙江省自然科学基金	LQ22H140003	10.00
TRPA1-OPA1 信号轴介导成骨细胞功能障碍在骨质疏松发生中的作用及机制研究	陈 扬	温州医科大学	浙江省自然科学基金	LQ22H140004	10.00
一种新型复合树脂材料的制备及其生态防龋功能的应用基础研究	潘乙怀	温州医科大学	浙江省卫生健康重大科技计划项目	WKJ-ZJ-2214	50.00
构建类荷叶自清洁牙齿表面抑制牙菌斑生物膜形成的研究	郑顺丽	安徽医科大学	国家自然科学基金青年科学基金	82101070	24.00

续表

项目名称	项目负责人	单位	基金或资助类目全称	批准号或编号	资助金额（万元）
龋病防治早期龋损自愈性仿生修复的特异性抗菌肽制剂的研制	李全利	安徽医科大学	高校协同创新项目	GXXT-2021-062	60.00
"釉质靶向/抗菌/促矿化"的新型纳米颗粒防治龋病的效果评价	陈佳龙	安徽医科大学	安徽省重点研究与开发计划	202104j070-20039	30.00
损伤响应型抗菌促黏附涂层应用于种植体表面改性	李　为	安徽医科大学	安徽省高校自然科学研究重点项目	KJ2021A0270	6.00
淀粉样蛋白纳米球表面修饰Ⅰ型胶原促进胶原纤维内矿化的研究	郭梦茜	安徽医科大学	安徽省高校自然科学研究重点项目	KJ2021A0271	6.00
PRDX6 介导 NRF2 信号通路抑制牙周炎中铁死亡和炎症因子表达水平的相关研究	张　雷	安徽医科大学	安徽省高校自然科学研究重点项目	KJ2021A0272	6.00
米诺环素与多奈哌齐联合治疗 P. gingivalis-LPS 诱导的实验性牙周炎及早期阿尔茨海默症的机制研究	孙晓瑜	安徽医科大学	安徽省高校自然科学研究重点项目	KJ2021A0273	6.00
LncRNA FOXD3?AS1/APOE 在 erastin 诱导口腔鳞状细胞癌细胞铁死亡中的作用及机制研究	贺耀东	安徽医科大学	安徽省高校研究生科学研究项目	YJS20210291	2.00
电流辅助生物活性玻璃对牙釉质再矿化的研究	吴晓婷	安徽医科大学	安徽省卫生健康委科研项目	AHWJ2021b1-46	4.50
黄精多糖对大鼠口腔黏膜复发性阿弗他溃疡模型氧化应激和免疫调节的影响研究	郑先雨	安徽医科大学	安徽省卫生健康委科研项目	AHWJ2021b1-52	4.50
铒激光蚀刻对氧化锆化学粘接的影响	刘　巍	安徽医科大学	安徽省卫生健康委科研项目	AHWJ2021b1-58	4.50
PKM2 对口腔癌相关成纤维细胞糖酵解的调控作用及机制研究	何　昕	安徽医科大学	安徽省自然科学研究面上项目	2108085MH-280	12.00
多功能 3D 仿生丝素蛋白纳米纤维支架的构建及其引导骨组织再生性能的研究	武郭敏	安徽医科大学	安徽省自然科学研究青年科学基金	2108085QH-334	10.00
电流辅助生物活性玻璃对牙釉质再矿化的研究	吴晓婷	安徽医科大学	安徽省自然科学研究青年科学基金	2108085QH-335	10.00
三维投影测量在口腔正畸中的应用	徐建光	安徽医科大学	安徽省留学人员创新项目	2021LCX009	10.00
A comparative study of the difference between Invisalign MA's step-by-step method and one-step method	徐建光	安徽医科大学	The EMEA and APAC Align Research Award Program	-	25.00（USD）
AAVC-1 调控 MAPK 信号通路影响口腔鳞癌侵袭转移分子机制研究	柴　琳	皖南医学院	安徽高校自然科学研究重大项目	KJ2021ZD-0103	20.00
微弧氧化镁钙锶矿化胶原调控 PI3K/AKT 和 Wnt/β-catenin 信号通路促进细胞骨向分化及骨修复的机制研究	孙　翼	皖南医学院	安徽高校自然科学研究重点项目	KJ2021A-0845	6.00
白藜芦醇通过 LncRNA-H19 调控 Keap1/Nrf-2/HO-1 信号通路对炎症微环境下人牙周膜干细胞骨向分化作用机制研究	邓　超	皖南医学院	安徽高校自然科学研究重点项目	KJ2021A0854	6.00
色氨酸代谢中间物对口腔鳞癌肿瘤微环境的调节作用及分子机制研究	郑大利	福建医科大学	国家自然科学基金	82173180	54.00

续表

项目名称	项目负责人	单位	基金或资助类目全称	批准号或编号	资助金额（万元）
基于全局视觉测量方法的数字化口腔印模系统开发	陈 江	福建医科大学	福建省高校产学研联合创新项目	2021H6007	60.00
碳酸锶和氟化锶对牙科硅酸钙水泥理化和生物学性能的影响	黄晓晶	福建医科大学	科技部中国-塞尔维亚合作项目	–	9.00
等离子体/季铵盐复合修饰钛表面促进生物密封和抗菌作用的研究	周 雯	福建医科大学	博士后科学基金面上项目	2021M690641	8.00
新型聚己内酯支架复合骨髓基质细胞实现牙周组织再生研究	骆 凯	福建医科大学	福建省科技创新联合项目	2020Y9032	40.00
基于斑马鱼模型的牙龈卟啉单胞菌脂多糖诱发阿尔茨海默病机制研究	郭建斌	福建医科大学	福建省科技创新联合项目	2020Y9031	15.00
基于数字化咬合设计的 CAD/CAM 修复体精准性的研究	林泓磊	福建医科大学	福建省自然科学基金项目	2021J01790	7.00
HMGB1 在功能性下颌偏斜导致颞下颌关节形态学改变中的作用和调控机制	许潾于	福建医科大学	福建省自然科学基金项目	2021J01791	7.00
骨替代材料修饰自噬激动剂促进上颌窦骨再生的机制研究	吴 东	福建医科大学	福建省自然科学基金项目	2021J01792	7.00
基于力学-生物学评价 3D 打印复合聚 (ε-己内酯)支架的成骨性能	林 焱	福建医科大学	福建省自然科学基金项目	2021J01793	7.00
舌癌微环境中细菌对顺铂的影响及其机制研究	黄晓宇	福建医科大学	福建省自然科学基金项目	2021J01794	7.00
不同排列方式的聚乙醇酸支架对 SCAPs 分化的研究	林敏魁	福建医科大学	福建省自然科学基金项目	2021J01795	7.00
Er:YAG 激光拆除不同厚度氧化锆种植修复体的体外研究	郑志强	福建医科大学	福建省自然科学基金项目	2021J01796	7.00
纯钛 SLA 表面铜锶共掺杂涂层的制备和生物学功能研究	苏杰华	福建医科大学	福建省自然科学基金项目	2021J01797	7.00
季铵盐/姜黄素复合改性根管封闭剂抗菌抗炎双重作用的研究	周 雯	福建医科大学	福建省自然科学基金项目	2021J01798	7.00
不同胚层来源成骨细胞外泌体对骨髓巨噬细胞的作用研究	陈玉玲	福建医科大学	福建省自然科学基金项目	2021J01799	7.00
根尖牙乳头干细胞外泌体诱导牙髓组织再生的初步研究	陈跃敏	福建医科大学	福建省自然科学基金项目	2021J01800	7.00
生物矿化法制备 Au-Ag 纳米核壳复合物抑制变异链球菌性能及生物安全性研究	冯 岩	福建医科大学	福建省自然科学基金项目	2021J01801	7.00
碘化钾联合光动力抗菌疗法对变异链球菌-白色念珠菌双菌种生物膜的作用及机制研究	黄晓晶	福建医科大学	福建省自然科学基金项目	2021J01802	7.00
甲芬那酸促进间充质干细胞成骨分化作用及防治口腔颌面骨丢失中应用	吴为良	福建医科大学	福建省自然科学基金项目	2021J01803	7.00
miR-22 在牙龈卟啉单胞菌外膜囊泡引发的心血管损伤进程中的效应和作用机制研究	郑敏谦	福建医科大学	福建省自然科学基金项目	2021J01804	7.00

续表

项目名称	项目负责人	单位	基金或资助类目全称	批准号或编号	资助金额（万元）
基于 MAPK/HIF-α 信号通路探讨 CGF 冻干粉支架促进 Masquelet 技术重建颌骨缺损的机制	吴　烨	福建医科大学	福建省自然科学基金项目	2021J01805	7.00
钛表面微米沟槽拓扑形貌对 M1 型巨噬细胞向 M2 型极化的调控作用及相关机制研究	丘雨蓓	福建医科大学	福建省自然科学基金项目	2021J01806	7.00
nn2 基因调控变异链球菌生物膜形成和耐酸的作用及机制研究	陈　帅	福建医科大学	福建省自然科学基金项目	2021J01807	7.00
Er:YAG 激光对牙本质树脂复合体表面形貌及其再粘接性能的影响	江　磊	福建医科大学	福建省自然科学基金项目	2021J01808	7.00
CX3CR1 基因在慢性牙周炎激活小胶质细胞影响脑认知行为中的作用机制	谢长富	福建医科大学	福建省自然科学基金项目	2021J01809	7.00
WNT3A 在口腔鳞癌早期诊断及靶向治疗的应用研究	丁林灿	福建医科大学	福建省自然科学基金项目	2021J01810	7.00
甲芬那酸促干细胞成骨分化的作用及防治骨丢失中的应用	吴为良	福建医科大学	福建省中青年教师教育项目	JAT210094	2.00
游离龈移植术应用于种植体周角化黏膜增量的随机对照临床研究	陈世炜	福建医科大学	福建省中青年教师教育项目	JAT210101	2.00
机械应力抑制软骨细胞 SFRP 表达促进炎症发展的基础研究	蔡森鑫	福建医科大学	福建省中青年教师教育项目	JAT210105	2.00
三维有限元分析阻生第三磨牙拔除对第二磨牙的影响	李　璐	福建医科大学	福建省中青年教师教育项目	JAT210113	2.00
口腔临床摄影不同参数设置与成像效果的研究	赵　伟	福建医科大学	福建省中青年教师教育项目	JAT210122	2.00
意向性牙再植术治疗重度牙周炎患牙的临床研究	黄永玲	福建医科大学	福建省中青年教师教育项目	JAT210126	2.00
基于深度学习的颌骨密度影像分析系统的构建	吴　东	福建医科大学	福建省医学创新课题	2021CXA035	15.00
透明矫治器远移下颌磨牙的三维重叠测量分析	石　勰	福建医科大学	福建省医学创新课题	2021CXA036	15.00
光动力抗菌疗法在粪肠球菌根尖分歧感染及根尖生物膜的作用研究	雷丽珊	福建医科大学	福建省医学创新课题	2021CXA037	15.00
无托槽隐形矫治器对上颌后牙不同组牙扩弓的有限元分析	许潾于	福建医科大学	福建省医学创新课题 B 类	2021CXB017	12.00
白血病抑制因子调控糖尿病微环境下牙周膜细胞的铁死亡影响牙周炎发展	欧艳晶	福建医科大学	福建省卫生健康中青年骨干人才项目	2021GGA052	10.00
窝沟封闭剂的光固化及抗菌性能改良研究	黄晓宇	福建医科大学	福建省卫生健康中青年骨干人才项目	2021GGA053	10.00
仿生掺锶涂层的电流体动力 3D 打印聚(ε-己内酯) 引导骨再生屏障膜的构建及性能研究	林　焱	福建医科大学	福建省卫生健康中青年骨干人才项目	2021GGA054	10.00

续表

项目名称	项目负责人	单位	基金或资助类目全称	批准号或编号	资助金额（万元）
氟化物用于防治放射性龋病的基础及临床应用研究	甘瑞环	福建医科大学	福建省卫生健康中青年骨干人才项目	2021GGA055	10.00
miR-22-3p 对人牙周膜干细胞（PDLSCs）沉默信息调节因子 SIRT1 的基因靶向调控作用研究	郑敏谦	福建医科大学	福建省卫生健康中青年骨干人才项目	2021GGB016	8.00
激光照射对铸瓷嵌体粘接强度与耐久性影响的基础及临床研究	张长源	福建医科大学	福建省卫生健康中青年骨干人才项目	2021GGB017	8.00
激光辅助拆除对修复体和牙体性能影响的研究	陈 熹	福建医科大学	福建省卫生健康青年科研课题	2021QNA051	5.00
不同根尖区介质对一种新型根管长度测量模型准确率影响的研究	邓 婕	福建医科大学	福建省卫生健康青年科研课题	2021QNB009	4.00
常态化疫情口腔诊疗生物气溶胶污染的防控策略研究	罗 琼	福建医科大学	福建省卫生健康软科学研究课题	2021RKA011	2.00
多不饱和脂肪酸对口腔鳞癌肿瘤微环境的调节作用及分子机制研究	郑大利	福建医科大学	福建省财政专项	2021CZ02	25.00
纳米复合材料在踊病预防中的作用及其机制研究	卢友光	福建医科大学	福建省财政专项	2021CZ01	40.00
HMGB1 在功能性下颌偏斜导致颞下颌关节形态学改变作用和调控机制研究	许潾于	福建医科大学	福建省财政专项	2021CZ03	30.00
3D 打印 C 型根管仿真研究及预备效果评价	刘 明	厦门医学院	福建省中青年教师教育科研项目	JAT210486	1.00
3D 打印 PLDLA/BGFs 屏障膜在口腔颌面部骨组织再生中的应用	林 锋	厦门医学院	福建省卫生健康科技计划	2021CXB026	24.00
负载 PAA-ACP 的自响应型介孔硅在釉质早期脱矿中的仿生矿化策略研究	白宇明	厦门医学院	福建省卫生健康科技计划	2021GGB037	18.00
新型掺氟纳米氧化锆填料复合树脂材料在复杂口腔微环境中的应用	郑俪媛	厦门医学院	福建省卫生健康科技计划	2021QNB028	4.00
BMP-2 修饰的类骨单位仿生结构应用于种植体骨结合的基础研究	赖颖真	厦门医学院	福建省中青年教师教育科研项目	JAT210473	1.00
has-mir-92a-3p 靶向 FBXW7 对口腔鳞癌细胞增殖侵袭的影响及机制研究	蔡艺煌	厦门医学院	福建省中青年教师教育科研项目	JAT210474	1.00
基于席夫碱类/氨基酸类配体构筑多功能配位化合物的光磁性能及其在生物医药领域的应用研究	田菊梅	厦门医学院	福建省中青年教师教育科研项目	JAT210480	1.00
光控"抗菌-成骨"的 ZnO 复合材料构建及其在植体周炎中的应用与机制研究	廖 岚	南昌大学	国家自然科学基金地区基金	82160194	34.00
"静态多功能"钛植入物涂层的构建及其抗菌-促成骨效果的研究	桑 婷	南昌大学	国家自然科学基金地区基金	82160190	34.00
多功能聚乳酸复合材料支架构建及促进骨再生研究	魏俊超	南昌大学	国家自然科学基金	52163016	35.00

续表

项目名称	项目负责人	单位	基金或资助类目全称	批准号或编号	资助金额（万元）
多功能骨组织工程支架构建及促进骨组织再生研究	魏俊超	南昌大学	江西省科技厅项目	20213BCJL-22051	50.00
程序性可控抗菌/成骨的智能注射型水凝胶于感染组织再生的研究与应用	廖　岚	南昌大学	江西省重点研发计划一般项目	20212BBG-73022	20.00
口腔可吸收修复膜在引导骨再生技术中安全性和有效性的临床应用研究	吴润发	南昌大学	江西省应用研究培育项目	20212BAG-70018	10.00
新型穿心莲内酯纳米乳凝胶的构建及其抑制菌斑微生物膜形成治疗牙周炎的应用研究	叶　芳	南昌大学	江西省应用研究培育项目	20212BAG-70019	10.00
Forsus 矫治器结合种植支抗高效矫治骨性Ⅱ类伴多颗后牙锁合的应用研究	欧阳志强	南昌大学	江西省应用研究培育项目	20212BAG-70020	10.00
SD F-1 和 B M P-2 的顺序释放刺激骨组织再生的研究	徐　佳	南昌大学	江西省自然科学基金面上项目	20212BAB-206072	10.00
基于口腔微生物组和代谢组学关联研究正畸矫治力所致牙根吸收的作用机制	罗　俊	南昌大学	江西省卫生健康委员会科技计划项目	202210046	2.00
二黄散对牙周炎大鼠血清中相关炎性因子及趋化因子 CCL5 表达水平的影响	慈向科	南昌大学	江西省中医药科技计划项目	2021A326	0.40
VDAC1 介导的黄连素抗 LPS 诱导的成骨炎性损伤机制研究	刘　汾	南昌大学	江西省中医药科技计划项目	2021A385	0.40
新型可调一体式磁力扩弓器矫治效果的临床研究	章　菲	南昌大学	中华口腔医学会口腔正畸专业委员会项目	COS-C2021-08	5.00
NRG-1 促进原位牙周组织再生的作用及其机制研究	葛少华	山东大学	国家自然科学基金面上项目	82170964	55.00
Sdccag3 介导的成骨扩增效应调控种植体骨结合的机制研究	蓝　菁	山东大学	国家自然科学基金面上项目	82170999	55.00
低频机械力驱动活性氧产生的纳米压电催化体系构建及处理医疗废水研究	王文君	山东大学	国家自然科学基金青年科学基金	52100191	30.00
时序释放生物活性金属离子的原位矿化高韧性水凝胶多因素协同促进牙周骨组织再生	马保金	山东大学	国家自然科学基金青年科学基金	82100974	30.00
基于金属-多酚网络的干细胞微球胶囊通过 YAP 通路调控炎症微环境促进牙周缺损修复的机制研究	赵雅君	山东大学	国家自然科学基金青年科学基金	82100977	30.00
CircHIPK3 吸附 miR-124 调控 SP7 在牙髓干细胞成牙本质向分化中的机制研究	张　杰	山东大学	国家自然科学基金青年科学基金	82100999	30.00
具核梭杆菌通过 NLRX1/ROS/NLRP3 炎性小体途径促进慢性牙周炎发展的机制研究	康文燕	山东大学	国家自然科学基金青年科学基金	82101020	30.00
口腔微生态	冯　强	山东大学	山东省自然科学基金杰出青年基金	ZR2021JQ29	100.00
齿垢密螺旋体通过 TREM-1 信号通路介导细胞自噬影响舌鳞癌的化疗响应	刘兴光	山东大学	山东省自然科学基金面上项目	ZR2021MH-195	10.00

续表

项目名称	项目负责人	单位	基金或资助类目全称	批准号或编号	资助金额（万元）
TCPTP 调控 NLRP3 炎性小体介导的固有免疫应答改善 Ⅱ 型糖尿病种植体骨结合的研究	张东姣	山东大学	山东省自然科学基金面上项目	ZR2021MH-092	10.00
负载铁死亡诱导剂的肿瘤精准靶向纳米颗粒的制备及其介导的光动力治疗在口腔癌的应用	马 川	山东大学	山东省自然科学基金面上项目	ZR2021MH-086	10.00
TAZ-EID3-SMAD3 信号轴调控牙周膜干细胞成骨分化的机制研究	文 勇	山东大学	山东省自然科学基金面上项目	ZR2021MH-075	10.00
CUL4B 调控超级增强子 RNA LINC02547 表达促进黑色素瘤靶向药物耐药的机制研究	㼋 军	山东大学	山东省自然科学基金面上项目	ZR2021MC-098	10.00
二氧化锰-羟基磷灰石/聚乳酸复合膜多因素促进牙周组织再生	马保金	山东大学	山东省自然科学基金青年基金	ZR2021QH-241	15.00
导电性组织支架调控局部电磁微环境促成骨的研究	王 兵	山东大学	山东省自然科学基金青年基金	ZR2021QH-225	15.00
NLRX1 通过调控 ROS 产生激活 NLRP3 炎性小体促进慢性牙周炎发展的机制研究	康文燕	山东大学	山东省自然科学基金青年基金	ZR2021QH-090	15.00
机器人辅助正颌手术术中颌骨定位关键技术研究	李倩倩	山东大学	山东省自然科学基金青年基金	ZR2021QH-054	15.00
基于 CBCT 与口内扫描的牙齿自动化分割及配准融合研究	陈 威	山东大学	山东省自然科学基金青年基金	ZR2021QF-042	15.00
TCPTP 调控 NLRP3 炎性小体介导的固有免疫应答改善 Ⅱ 型糖尿病种植体骨结合的研究	张东姣	山东大学	江苏省自然科学基金面上项目	BK20210111	20.00
Au@BaTiO$_3$ 压电涂层的设计及其免疫调节成骨和抗耐药菌行为研究	李 凯	山东大学	广东省基础与应用基础研究基金	2021A15151-11150	10.00
羟基磷灰石/碳纳米管支架结合电磁感应促进骨再生	王 兵	山东大学	中国博士后科学基金	2021TQ0194	18.00
具核梭杆菌通过促进 ROS 产生激活 NLRP3 炎性小体影响慢性牙周炎发展的机制研究	康文燕	山东大学	中国博士后科学基金	2021M691931	8.00
基于金属-多酚网络的干细胞微球胶囊通过 YAP 通路调控炎症微环境促进牙周组织再生的机制研究	赵雅君	山东大学	中国博士后科学基金	2021M691930	8.00
正畸抗菌膜片的研发	王 兵	山东大学	中华口腔医学会口腔正畸专委会项目	COS-B2021-10	6.00
LncRNA MALAT1 双靶向 miR-204-5p/miR-125a-3p 介导功能矫形力促进 TMJ 滑膜间充质干细胞成骨分化的机制研究	袁 晓	青岛大学	国家自然科学基金面上项目	32171303	58.00
基于海洋来源 4-苯基-2（1H）-喹啉酮类衍生物 CHNQD-00603 的镁合金载药系统经自噬信号通路调控骨髓间充质干细胞成骨分化修复牙槽骨缺损的机制性研究	高 岭	青岛大学	国家自然科学基金面上项目	42176096	58.00

续表

项目名称	项目负责人	单位	基金或资助类目全称	批准号或编号	资助金额（万元）
海洋来源的三联苯类衍生物 p-terphenyl-C26 靶向 NLRP3 炎性小体和自噬双途径协同驱动口腔鳞癌细胞焦亡的抗癌机制研究	郅克谦	青岛大学	国家自然科学基金面上项目	42176097	58.00
炎症微环境下 circCDK8 通过吸附 let-7b-5p 靶向 Map4k3 激活自噬调控牙周膜干细胞的成骨分化的机制研究	郑晶晶	青岛大学	山东省自然科学基金面上项目	ZR202102-230309	10.00
新型光敏剂用于抗菌光动力疗法治疗牙周炎的制备及基础研究	李　雪	青岛大学	山东省自然科学基金青年科学基金	ZR202102-280377	15.00
牙周炎症环境下钛植体表面通过调控细胞与细菌竞争促进早期骨结合的作用与机制研究	王晓静	青岛大学	山东省医药卫生科技发展计划项目	202108020661	2.00
lnc-POP1-1 通过调控 MCM5 蛋白 DNA 修复活性增强口腔鳞癌细胞顺铂耐药的机制	蒋英英	潍坊医学院	国家自然科学基金青年科学基金	82103008	30.00
牙周膜干细胞外泌体治疗炎症性肠炎的疗效及机制分析	丁　刚	潍坊医学院	山东省自然科学基金面上项目	ZR2021MH-051	10.00
VPS4B 基因在牙本质矿化及牙根发育过程中的分子调控机制研究	陈　栋	郑州大学	国家自然科学基金面上项目	82170920	55.00
IL-17F 通过 C/EBPβ 调控免疫抑制状态下骨改建及种植体骨结合的研究	郑小菲	郑州大学	国家自然科学基金青年科学基金	82101052	24.00
口腔白斑恶性转化相关 miRNA 组群的诊断预后及其作用机制研究	孙　强	郑州大学	河南省自然科学基金面上项目	21230041-0391	10.00
基于靶向代谢组学的口腔扁平苔藓氨基酸及脂类差异代谢物的发现及分子功能机制研究	赵红宇	郑州大学	河南省重点研发与推广专项	21210231-0104	10.00
引导骨再生的金纳米粒子复合膜的研究	秦红霞	郑州大学	河南省教育厅项目	21A320065	3.00
EPO 介导的 Keap-1/Nrf2 信号通路在利用牙本质基质构建牙髓牙本质复合体的机制	李　锐	郑州大学	河南省中青年卫生健康科技创新领军人才培养项目	YXKC2021-014	25.00
负载姜黄素季铵盐磁性复合材料防治牙髓根尖周感染的研究	王素苹	郑州大学	河南省省部共建重点项目	SBGJ2021-02162	8.00
复合成骨多肽仿生矿化纳米纤维生物支架的构建及支架对间充质干细胞诱导成骨分化的实验研究	付　坤	郑州大学	河南省省部共建重点项目	SBGJ2021-02168	8.00
牙髓干细胞外泌体引导小鼠牙髓再生的动物实验	刘学军	郑州大学	河南省省部共建重点项目	SBGJ2021-02174	8.00
长链非编码 RNASNHG8 通过促进 SHFM1 表达参与头颈癌进展的机制研究	郑　廉	郑州大学	河南省省部共建重点项目	SBGJ2021-02175	8.00
cGAS-STING 信号轴调控非经典炎性小体诱导的牙髓细胞焦亡在牙髓炎中的作用及机制研究	田欣欣	郑州大学	河南省卫生健康委联合共建项目	LHGJ2021-0310	10.00

续表

项目名称	项目负责人	单位	基金或资助类目全称	批准号或编号	资助金额（万元）
基于骨组织生物节律的骨缺损再生修复机制研究	陈莉莉	华中科技大学	国家自然科学基金重点研发项目	82030070	297.00
生物钟调控颌面骨组织细胞外基质形成的机理	陈莉莉	华中科技大学	湖北省科技厅创新群体项目	2020CFA014	50.00
口腔颌面发育畸形的临床防治新技术研发	杨 成	华中科技大学	湖北省科技厅重点研发项目	2020BCA072	200.00
口腔种植体周围炎等离子体治疗仪的研制	曹颖光	华中科技大学	湖北省科技厅重点研发项目	2020BCB057	30.00
牙龈卟啉单胞菌上调 CD33 表达抑制 Aβ 清除促进阿尔茨海默进展的机制研究	谢梦茹	华中科技大学	国家自然科学基金青年科学基金	82101025	30.00
低氧诱导血管内皮细胞 PlGF 激活 STAT3 信号通路促进骨折愈合的机制研究	余 昕	华中科技大学	国家自然科学基金青年科学基金	82100981	30.00
节律紊乱通过 Melatonin/MT1-BMAL1 导致下颌骨发育不足的机制研究	余少玲	华中科技大学	国家自然科学基金青年科学基金	82100960	30.00
BMAL1 通过影响葡萄糖代谢调控颅颌面骨缺损再生的机制和功能研究	周 鑫	华中科技大学	国家自然科学基金青年科学基金	82001026	24.00
间质–肿瘤细胞"代谢共栖"促进口腔鳞癌干细胞特性的机制研究	胡传宇	华中科技大学	国家自然科学基金青年科学基金项目	82002893	24.00
纳米氧化铈改性 PEEK 调控单核细胞促种植体骨整合的机制研究	陈美玲	华中科技大学	国家自然科学基金	82001093	24.00
Hedgehog 信号通路在 PDGFRa 调控 Gli1+ 血管外膜细胞分化中作用机制的研究	宋 珂	华中科技大学	湖北省自然科学基金	2020CFB753	5.00
生物钟核心基因 Bmal1 在牙周炎发生发展中的作用及机制研究	丁玉梅	华中科技大学	湖北省自然科学基金	2020CFB787	5.00
负载膜靶向抗菌肽 D-MPI 的介孔钛锆纳米颗粒用于根管感染控制的实验研究	叶惟虎	华中科技大学	湖北省自然科学基金	2020CFB579	5.00
时辰光生物疗法加速牙移动的转化研究	唐清明	华中科技大学	湖北省卫生健康委面上项目	WJ2021Q059	4.00
Bmal1 通过 TNF-α 调控成骨抑制在种植体周围炎发展中的作用和机制研究	李蜀鄂	华中科技大学	湖北省卫生健康委面上项目	WJ2021Q057	4.00
表面氟化 PEEK 材料通过巨噬细胞调控骨再生的机制研究	陈美玲	华中科技大学	湖北省卫生健康委面上项目	WJ2021Q026	4.00
白桦脂酸防治牙周炎的应用基础研究	胡 萍	华中科技大学	湖北省卫生健康委面上项目	WJ2021M122	2.00
IL-33 调控 M2 巨噬细胞/TGF-β1 通路促进口腔黏膜下纤维化发生的机制研究	唐瞻贵	中南大学	国家自然科学基金面上项目	82170972	55.00
PU.1 调控线粒体动力学诱导静息成纤维细胞极化促进 OSF 发生的机制研究	李 宁	中南大学	国家自然科学基金面上项目	82170974	55.00
OSF 中 M2 型巨噬细胞源性 miR-21 (+)外泌体促进 FB 活化的机制研究	苏 彤	中南大学	国家自然科学基金面上项目	82170973	55.00

续表

项目名称	项目负责人	单位	基金或资助类目全称	批准号或编号	资助金额（万元）
BaTiO₃/P（VDF–TrFE）纳米复合膜电–热耦合调控细胞力学响应和钙内流促进成骨研究	戴小寒	中南大学	国家自然科学基金青年科学基金	52103327	30.00
脱细胞外基质中 COL4A2 激活 FAK/PI3K/Akt 促进 BMSCs 成骨分化的机制研究	徐　飞	中南大学	国家自然科学基金青年科学基金	82100987	30.00
舌鳞癌 VEGF 通过 YAP/TAZ 通路介导施万细胞去分化迁移促进神经周侵袭的机制研究	陈　洁	中南大学	国家自然科学基金青年科学基金	82103473	24.00
食用槟榔人群流行病学调查	唐瞻贵	中南大学	海南省重大科技计划	ZDKJ2021039	500.00
重大疾病的代谢免疫机制及精准医疗应用基础研究	唐瞻贵	中南大学	湖南省自然科学基金重大项目子项目	–	200.00
基于免疫微环境改变的口腔黏膜下纤维化发生与癌变中肌成纤维细胞募集机制研究	唐瞻贵	中南大学	湖南省重点研发计划项目	2022SK2052	150.00
口腔根管治疗协作机器人关键技术与装备研发	蒋灿华	中南大学	湖南省重点研发计划项目	2022SK2048	50.00
先天缺牙的防治关键技术研发及临床应用	高清平	中南大学	湖南省重点研发计划项目	2022SK2049	50.00
可降解功能化锌合金骨引导膜的研制与应用	陈良建	中南大学	湖南省重点研发计划项目	2022SK2010	50.00
肿瘤异常血管网络的重塑对头颈部鳞癌免疫治疗疗效的影响机制研究	高　兴	中南大学	教育部博士后基金	2021T140747	18.00
mTORC1 基因沉默介导 TGF–β 上调成骨细胞自噬促进细胞增殖迁移分化调控的分子机制	王雅霙	中南大学	海南省自然科学基金高层次人才项目	821RC727	16.00
CCL5 及 β–catenin 在大鼠颊黏膜纤维性变及癌变过程中的作用及机制研究	刘德裕	中南大学	海南省自然科学基金高层次人才项目	821RC1140	16.00
多孔/管道 NPP/C–HA 支架的制备及整体快速血管化研究	程亚楠	中南大学	海南省自然科学基金高层次人才项目	821RC725	16.00
一个新的环状 RNA circCLASP2 促进头颈部鳞癌侵袭转移的机制研究	张珊珊	中南大学	湖南省自然科学基金面上项目	2021JJ31127	10.00
ACSS2 乙酰化 Twist1 促进 OSCC 局部转移	张　胜	中南大学	湖南省自然科学基金面上项目	2021JJ30978	10.00
CBP5 基因对舌鳞癌微环境中调节性 B 细胞免疫抑制功能的调控	周　西	中南大学	湖南省自然科学基金面上项目	2021JJ30983	10.00
脂肪干细胞外泌体通过调控细胞自噬对口腔黏膜下纤维性变影响及机制研究	李　昆	中南大学	湖南省自然科学基金面上项目	2021JJ30987	5.00
牙髓干细胞来源的凋亡微囊泡对牙周炎干细胞成骨的调控	唐健霞	中南大学	湖南省自然科学基金面上项目	2021JJ30988	5.00
靶向抑制 PARP 激活 cGAS/STING 通路影响口腔鳞癌免疫微环境的研究	高　兴	中南大学	湖南省自然科学基金面上项目	2021JJ31061	5.00

续表

项目名称	项目负责人	单位	基金或资助类目全称	批准号或编号	资助金额（万元）
LncRNA ANRIL/miR-199a-5p/PTK2/TGF-β 引起口腔黏膜下纤维化机制研究	邓智元	中南大学	湖南省自然科学基金青年科学基金	2021JJ40901	5.00
m6A 甲基化修饰调控 DNM3OS 在口腔鳞癌转移侵袭中的机制研究	方小丹	中南大学	湖南省自然科学基金青年科学基金	2021JJ40902	5.00
EDA 基因突变导致非综合征型先天缺牙的功能研究	彭　玲	中南大学	湖南省自然科学基金青年科学基金	2021JJ40904	5.00
生物类黄酮橙皮苷调控口腔综合治疗台水路病原微生物生物膜微生态的效应及机制研究	王祥柱	中南大学	湖南省自然科学基金青年科学基金	2021JJ40906	5.00
增材制造多孔 Ti-Ta-Nb-Zr 合金银涂层的生物功能性研究	吴振寰	中南大学	湖南省自然科学基金青年科学基金	2021JJ40907	5.00
Fe-Mn 人工牙槽骨支架促进牙槽骨缺损修复机理研究	白新娜	中南大学	湖南省自然科学基金青年科学基金	2021JJ40900	5.00
多孔硼化钛合金/FHA 复合种植体材料的微波化学构筑及生物学性能研究	彭　倩	中南大学	湖南省自然科学基金青年科学基金	2021JJ40905	5.00
Lumican 调控 EMT 在口腔黏膜下纤维化中的作用及潜在临床意义	冯　慧	中南大学	湖南省自然科学基金青年科学基金	2021JJ40903	5.00
载白藜芦醇的炎性微环境响应型控释支架用于临界颅面骨缺损的修复	朱元静	中南大学	湖南省自然科学基金青年科学基金	2021JJ40909	5.00
LncRNA LINC00473 对牙髓干细胞衰老的影响及调控机制研究	易　桥	中南大学	湖南省自然科学基金青年科学基金	2021JJ40908	5.00
Notch 调控 H 型血管改善绝经后牙槽骨微环境失衡的机制研究	颜子淇	中南大学	湖南省自然科学基金青年科学基金	2021JJ41042	5.00
低氧调控口腔鳞癌细胞顺铂敏感性的作用及机制研究	吴　坤	中南大学	湖南省自然科学基金青年科学基金	2021JJ40877	5.00
光动力治疗引导血管再生在口腔黏膜下纤维性变中的作用及机制研究	谢小燕	中南大学	湖南省自然科学基金青年科学基金	2021JJ40881	5.00
乳牙牙周膜干细胞通过自噬异常促进生理性吸收在乳牙根尖周炎的作用及机制研究	刘　珊	中南大学	湖南省自然科学基金青年科学基金	2021JJ40846	5.00
前庭沟切口骨膜下隧道技术（VISTA）治疗牙龈退缩效果研究	曹　琼	中南大学	湖南省临床医疗技术创新引导项目	2020SK53502	3.00
脂肪干细胞外泌体 miR-let7b 靶向 DKK3 调控 TGF-B1 抑制口腔黏膜下纤维化的作用及疗效研究	黄俊辉	中南大学	湖南省临床医疗技术创新引导项目	2020SK53501	3.00
口腔诊疗器械消毒供应追溯信息管理系统的开发应用与推广	罗　姜	中南大学	湖南省临床医疗技术创新引导项目	2020SK53503	3.00
基于单细胞测序和空间转录组学解析成釉细胞瘤复发的关键调控机制	王　成	中山大学	国家自然科学基金面上项目	82141112	60.00
Caveolin-1 介导的囊泡释放与内吞在牙龈间充质干细胞功能调控和组织再生中的作用及机制研究	寇晓星	中山大学	国家自然科学基金面上项目	82170924	55.00
牙髓干细胞外泌体 miR-1246 重塑衰老微环境中巨噬细胞抗炎表型促进牙槽骨损伤修复的机制	林正梅	中山大学	国家自然科学基金面上项目	82170939	55.00

续表

项目名称	项目负责人	单位	基金或资助类目全称	批准号或编号	资助金额（万元）
牙周致病菌的色氨酸酶-吲哚代谢途径通过菌群-AhR轴调控微生态的作用及机制研究	高雳	中山大学	国家自然科学基金面上项目	82170959	55.00
口腔角质形成细胞焦亡激活NF-κB-OPA1通路参与口腔扁平苔藓T细胞糖代谢重编程的机制研究	夏娟	中山大学	国家自然科学基金面上项目	82170960	52.00
力学信号下BMSCs源的凋亡小体在正畸牙移动骨改建中的作用机制研究	曹阳	中山大学	国家自然科学基金面上项目	82170987	55.00
PPR/IP3R3抑制骨髓间充质干细胞凋亡调控骨改建的机制研究	崔晨	中山大学	国家自然科学基金青年科学基金	82100972	24.00
Alkbh5介导lncRNA Snhg1的m6A修饰促进巨噬细胞炎性免疫反应在牙髓炎中的机制研究	冯智慧	中山大学	国家自然科学基金青年科学基金	82100994	24.00
新型pH响应抗菌肽靶向抑制致龋菌的生态防龋作用与机制研究	姜文韬	中山大学	国家自然科学基金青年科学基金	82100995	24.00
DGAT1调控脂质代谢诱发衰老相关分泌表型促进口腔白斑演进的作用及机制	彭建敏	中山大学	国家自然科学基金青年科学基金	82101015	24.00
牙龈卟啉单胞菌下调脂代谢限速酶CPT1A促进CD8+T细胞耗竭介导口腔白斑病发生发展的作用机制	房娟	中山大学	国家自然科学基金青年科学基金	82101017	24.00
CD109负反馈调节TGF-β信号通路促进PDLSCs参与正畸牙移动骨重建的机制研究	艾婷婷	中山大学	国家自然科学基金青年科学基金	82101053	24.00
TRPM7/Ca2+激活细胞自噬在可控极性GaN/AlGaN调控BMSCs成骨分化中的机制研究	张晨光	中山大学	国家自然科学基金青年科学基金	82101067	24.00
circ-PRMT5在口腔鳞癌患者唾液中的诊断价值及潜在作用机制研究	范招纳	中山大学	国家自然科学基金青年科学基金	82102691	24.00
PER1介导昼夜节律紊乱重塑免疫微环境促进口腔鳞状细胞癌进展的作用机制研究	何莉红	中山大学	国家自然科学基金青年科学基金	82103112	24.00
乙型肝炎病毒的进化对肝细胞癌进展的作用	肖义炜	中山大学	国家自然科学基金青年科学基金	82103154	24.00
iCAFs诱导微血栓形成促进口腔鳞癌转移的作用机制	劳小媚	中山大学	国家自然科学基金青年科学基金	82103550	24.00
外泌体LncRNA MRPL23-AS1重塑肿瘤微环境促进唾液腺腺样囊性癌肺转移的机制研究	陈楚雯	中山大学	国家自然科学基金青年科学基金	82103555	24.00
口腔鳞癌外泌体源性miR-10b-5p通过伤害感受神经塑造淋巴结微管网的作用机制	杨乐	中山大学	国家自然科学基金青年科学基金	82103558	24.00
CD36通过PINK1-Parkin通路调控线粒体自噬促进口腔上皮恶性转化的作用与机制研究	胡钦朝	中山大学	中国博士后科学基金	2021T140762	18.00

续表

项目名称	项目负责人	单位	基金或资助类目全称	批准号或编号	资助金额（万元）
基于调控蛋白吸附的等离子体聚合涂层构建及其在种植体–上皮组织结合中的作用机制研究	陈首丞	中山大学	中国博士后科学基金	2021TQ0379	18.00
纳米微球靶向巨噬细胞 NLRP3 炎症小体信号重塑衰老状态下口腔黏膜免疫屏障稳态	沈宗杉	中山大学	中国博士后科学基金	2021TQ0380	18.00
基因–环境因素的交互作用对早期儿童龋影响机制的探索	陈洁仪	中山大学	中国博士后科学基金	266217	8.00
唇腺干细胞旁分泌因子逆转唾液腺放射性纤维化的机制探索	苏心韵	中山大学	中国博士后科学基金	266583	8.00
SF/PGA 骨移植替代材料降解行为及增韧机理的分子动力学模拟与实验研究	姚依彤	中山大学	中国博士后科学基金	259685	8.00
外泌体 miRNA21 对牙周免疫稳态中巨噬细胞炎性反应的调控机制研究	王祝愉	中山大学	中国博士后科学基金	245583	8.00
3D 打印压电水凝胶力–电响应微环境的构建及其对颌骨再生性修复的作用机制研究	王焱	中山大学	广东省科技计划项目	2021A0505030083	50.00
B 细胞对 SARS–CoV–2 病毒 N 蛋白和 S 蛋白的响应与机制	孙建波	中山大学	广东省自然科学基金	2021A1515012324	10.00
CircATRNL1 介导铁过载促进铁死亡增强口腔鳞癌放疗敏感性的实验研究	余东升	中山大学	广东省自然科学基金	2021A1515012399	10.00
circFgfr2 调控牙囊细胞成骨/成牙骨质向分化的分子机制研究	杜宇	中山大学	广东省自然科学基金	2021A1515010845	10.00
LncRNA FTX 介导 microRNAs 调控损伤微环境下牙髓干细胞多能性的机制研究	洪弘	中山大学	广东省自然科学基金	2021A1515010562	10.00
LncRNA MEG3 调控 miR–129–5p/Wnt5A 轴在牙髓防御修复中的作用机制	黄舒恒	中山大学	广东省自然科学基金	2021A1515010876	10.00
mtDNA 通过 cGAS–STING–NLRP3 途径诱导牙龈成纤维细胞焦亡在种植体周围炎骨吸收中的作用研究	黄宝鑫	中山大学	广东省自然科学基金	2021A1515010821	10.00
PEI 修饰胶原矿化支架促进成骨的免疫调节机制研究	黄雪清	中山大学	广东省自然科学基金	2021A1515011848	10.00
凋亡小体对正畸牙移动骨改建的生物力学调控机制研究	曹阳	中山大学	广东省自然科学基金	2021A1515012535	10.00
谷氨酰胺代谢调控口腔黏膜上皮细胞自噬/凋亡平衡的机制研究	陶小安	中山大学	广东省自然科学基金	2021A1515011432	10.00
机械应力激活骨细胞自噬通过 Leptin/JAK/STAT3 信号通路调控骨改建的研究	浩志超	中山大学	广东省自然科学基金	2021A1515010782	10.00
染色体黏合素基因突变通过内质网应激介导的 PERK–eIF2α–ATF4 通路导致颅颌面与四肢骨发育缺陷的生物学机制研究	许宝山	中山大学	广东省自然科学基金	2021A1515010476	10.00
酸性环境响应的姜黄素抑制变异链球菌及其核心菌群机制的研究	周燕	中山大学	广东省自然科学基金	2021A1515010312	10.00

续表

项目名称	项目负责人	单位	基金或资助类目全称	批准号或编号	资助金额（万元）
钛种植体穿龈表面可再生抗菌及防污双功能涂层的构建及其性能研究	李　彦	中山大学	广东省自然科学基金	2021A15150-10364	10.00
褪黑素靶向 SIRT4 调控线粒体功能促DPCs 成牙本质向分化的分子机制研究	黄　芳	中山大学	广东省自然科学基金	2021A15150-11779	10.00
3D 打印个性化钛网不同组织面微纳米结构的差异构建及其促进软组织愈合与骨再生的研究	许若谷	中山大学	广东省自然科学基金	2021A15151-11194	10.00
DLX3 通过 ENAM 调控釉质发育的机制研究及釉质发育不全突变数据库的构建	曾秉辉	中山大学	广东省自然科学基金	2021A15151-11223	10.00
Klotho 通过 FoxO1/Fis1 通路介导的线粒体分裂调控牙周膜干细胞移植后存活及骨稳态的机制研究	陈　焕	中山大学	广东省自然科学基金	2021A15151-11111	10.00
USP44 沉默促进"细胞核–线粒体"对话参与口腔白斑发生发展的机制研究	陈晰娟	中山大学	广东省自然科学基金	2021A15151-11020	10.00
基于生命历程流行病学探索早期儿童龋危险因素的时序关系和因果路径	陈洁仪	中山大学	广东省自然科学基金	2021A15151-10670	10.00
舌鳞癌微环境中 CA9 调控 CTL 活化诱导细胞死亡在获得性耐药中的作用机制研究	官晨雨	中山大学	广东省自然科学基金	2021A15151-10255	10.00
梯度刚度脱细胞胶原基质调控巨噬细胞极化促进软组织创面再上皮化的作用机制研究	陈首丞	中山大学	广东省自然科学基金	2021A15151-10380	10.00
小唾液腺干细胞 BMP-7/Smad 信号治疗放射性唾液腺损伤的贡献机制探索	苏心韵	中山大学	广东省自然科学基金	2021A15151-10508	10.00
牙周炎中 Sororin 通过促进 DNA 修复维持牙龈上皮对胞质 DNA 的免疫耐受	陈丹莹	中山大学	广东省自然科学基金	2021A15151-10303	10.00
基于 miR-146a 调控 TLR 信号通路的牙周炎胃火上炎证与口腔微生态研究	黄　珊	暨南大学	国家自然科学基金青年科学基金	82104938	30.00
ERK2/HDAC6 介导的微管重排在 BG 促进成软骨分化中的机制研究	赵夫健	南方医科大学	国家自然科学基金面上项目	32171311	58.00
Ets-1/DDRGK1 调控的内质网应激在哺乳期纳米氧化锌暴露致乳蛋白 β-casein 合成减少中的机制研究	吴珺蓉	南方医科大学	国家自然科学基金青年科学基金	82101695	24.00
IGF2BP3 介导 JAK/STAT 通路调控口腔鳞癌耐药的机制研究	刘景鹏	南方医科大学	国家自然科学基金青年科学基金	82102721	24.00
口腔鳞癌中 CD24 下调 M-MDSCs 中pVHL 促进其向 M2-TAM 分化的机制研究	于光涛	南方医科大学	国家自然科学基金青年科学基金	82103404	24.00
Ca²⁺/TFEB/PGC-1α 通路介导线粒体生物发生在纳米氧化锌促脊髓损伤后轴突再生的机制研究	刘　嘉	南方医科大学	国家自然科学基金面上项目	82172191	55.00
UFBP1 介导的内质网应激抑制乳蛋白合成在哺乳期 ZNPs 暴露致子代发育不良中的机制研究	吴珺蓉	南方医科大学	中国博士后科学基金面上项目	2021M691467	8.00

续表

项目名称	项目负责人	单位	基金或资助类目全称	批准号或编号	资助金额（万元）
免疫共抑制分子 Siglec-15 介导侵袭性牙周炎抗感染免疫及破骨细胞异常分化的作用和机制研究	陈一辰	南方医科大学	中国博士后科学基金特别资助	2021TQ0142	18.00
免疫检查点蛋白 PD-1H 抑制炎症介导破骨细胞异常分化的作用和机制研究	陈一辰	南方医科大学	中国博士后科学基金面上项目	2021M701605	8.00
锌基金属植入物的两阶段降解行为调控巨噬细胞功能的研究	李 平	南方医科大学	中国博士后科学基金面上项目	2021M701619	8.00
还原型氧化石墨烯改善 AD 模型突触能量代谢的机制研究	康译元	南方医科大学	中国博士后科学基金面上项目	2021M700064	12.00
γδ T 细胞通过 Sema4D/Plexin-B1/RhoA-Rac1 通路抑制成骨在双膦酸盐性颌骨坏死中的机制研究	欧玲伶	南方医科大学	中国博士后科学基金面上项目	2021M701606	8.00
Rel-A/TTL 介导 Dsg2 定位异常在 ZNP 阻碍角质细胞增殖及皮肤创口愈合中的机制研究	赖 璇	南方医科大学	中国博士后科学基金面上项目	2021M701617	8.00
IC-BLA 神经环路参与三叉神经痛及焦虑情绪调控的中枢机制研究	孙 洁	南方医科大学	广东省基础与应用基础研究基金	2020A15151-10929	10.00
JAK2-STAT3 信号通路在舌-脑转运的 ZnO NPs 引起脑组织炎症致味觉感知异常的机制研究	陈艾婕	南方医科大学	广东省基础与应用基础研究基金	2020A15151-10018	10.00
miR-210 调控 GMSC-EVs 介导的面神经损伤修复及其机制研究	毛 琴	南方医科大学	广东省基础与应用基础研究基金	2020A15151-10936	10.00
MTHFD2 通过调控 PDK1/c-Myc/PD-L1 促进头颈部鳞状细胞癌进展的机制研究	崔 力	南方医科大学	广东省基础与应用基础研究基金	2020A15151-10051	10.00
PGs 通过 FGF-SHH 通路调控间充质干细胞自我更新和分化平衡的分子机制探究	孙天语	南方医科大学	广东省基础与应用基础研究基金	2020A15151-10852	10.00
基于微流控技术对骨内种植体微织表面与细胞动态吸附过程及其发生机制的研究	贾 芳	南方医科大学	广东省基础与应用基础研究基金	2020A15151-10733	10.00
口腔鳞癌中 STAT3 介导的 CD73-腺苷信号促进单核细胞向 MDSCs 转化的机制研究	于光涛	南方医科大学	广东省基础与应用基础研究基金	2020A15151-10719	10.00
IROOT SP 单尖法根管充填技术在喀什地区的推广应用	刘忠俊	南方医科大学	广东省科技计划项目	KTPYJ20210-07	6.00
基于口腔多模态的 3D 高精度打印技术的研究	徐淑兰	南方医科大学	广东省基础与应用基础研究基金	2021B15151-20059	100.00
力学活化态巨噬细胞外泌体智能微球靶向修复牙周炎骨缺损的作用研究	陈晓川	南方医科大学	广东省基础与应用基础研究基金	2021A15151-10872	10.00
LINC00319 靶向 STAT3 调控上皮代谢重编程促进白斑组织恶化的机制研究	姜 啸	南方医科大学	广东省基础与应用基础研究基金	2021A15151-11080	10.00
通过 HIF-1α 调控 H 型血管对成年小鼠下颌骨髁突成骨的机制研究	李河钢	南方医科大学	广东省基础与应用基础研究基金	2021A15151-10163	10.00

续表

项目名称	项目负责人	单位	基金或资助类目全称	批准号或编号	资助金额（万元）
CaP 涂层调控 Zn-Cu 合金降解对 Th17/Treg 细胞分化的作用及机制研究	李 平	南方医科大学	广东省基础与应用基础研究基金	2021A15151-11140	10.00
AKT/EZH2/H3 轴介导的 HOXC9 低甲基化调控上皮间质转化在口腔白斑恶性转化中的机制研究	梁雪艺	南方医科大学	广东省基础与应用基础研究基金	2021A15151-11196	10.00
S1P/PPAR γ/FABP4 调控内皮尖端细胞分化在 ENGO 促进血管生成中的机制研究	刘文静	南方医科大学	广东省基础与应用基础研究基金	2021A15151-11059	10.00
mTOR/c-Jun 通路调控 GMSC-细胞外囊泡促进大鼠面神经损伤修复的机制研究	毛 琴	南方医科大学	广东省基础与应用基础研究基金	202102020128	5.00
电活性 P(VDF-TrFE)生物膜在软硬组织再生修复中双效作用的分子机制研究	徐淑兰	南方医科大学	广东省基础与应用基础研究基金	202102080148	5.00
基于特异性表达 PD-1、SIRPα 的髓源抑制细胞膜的金纳米棒载药体系在口腔鳞癌治疗中的作用机制研究	于光涛	南方医科大学	广东省基础与应用基础研究基金	202102020687	5.00
纳米氧化锌诱导神经炎症调控脑组织神经元细胞焦亡的机制	陈艾婕	南方医科大学	广东省医学科研基金	A2021293	1.00
scrA 基因在变异链球菌持留菌形成中的作用及其机制研究	向绍雯	南方医科大学	广东省医学科研基金	A2021180	1.00
AMPK 诱导糖代谢重编程活细胞 3D 打印支架促进牙髓组织再生	覃媛冬	南方医科大学	广东省医学科研基金	A2021296	1.00
LncRNA NEAT1 调控成骨细胞炎症反应的机制研究	王曼怡	南方医科大学	广东省医学科研基金	A2021281	1.00
Paxillin 在纳米线光催化清洁纯钛促进表面活化成骨中的作用及分子机制研究	高 岩	南方医科大学	广东省医学科研基金	A2021480	0.50
疫情常态化下口腔专科医院的优诊系统构建与应用探索	周 晨	南方医科大学	广东省医学科研基金	C2021062	0.50
电纺牛蒡子苷/P(VDF-TrFE)复合膜对去势大鼠骨缺损的修复作用及其分子机制研究	徐淑兰	南方医科大学	广东省中医药局中医药科研项目	20211274	0.50
冬凌草甲素通过 IGFBP3/Integrin -β1/SphK1 途径抑制口腔鳞癌转移的分子机制研究	杨 婧	南方医科大学	广东省中医药局中医药科研项目	20211275	0.50
大黄素纳米材料水凝胶促进完全脱位牙再植愈合的研究	陈 蕾	南方医科大学	广东省中医药局中医药科研项目	20212155	0.00
淫羊藿苷通过线粒体能量代谢促进骨质疏松 BMSCs 成骨分化能力的机制研究	张艳丽	南方医科大学	广东省中医药局中医药科研项目	20212156	0.00
正畸中 12~15 岁青少年口腔健康以及危险因素分析的队列研究	吴林梅	南方医科大学	中国牙病防治基金会	A2021-053	3.00
基于 HCD 理念设计的健康教育视频改善口腔健康教育中的知行分离	覃媛冬	南方医科大学	中华口腔医学会口腔健康项目	CSAOHE2021-04	3.00
无托槽隐形矫治联合牙周辅助加速成骨正畸技术扩大上颌牙弓的临床对照研究	刘楚峰	南方医科大学	中华口腔医学会口腔正畸专委会项目	COS -C2021 -06	5.00

续表

项目名称	项目负责人	单位	基金或资助类目全称	批准号或编号	资助金额（万元）
葛根素多孔活性支架在牙周炎骨缺损中的应用研究	王　红	深圳大学	广东省医学科学技术研究基金	A2021297	1.00
现精准口腔正畸诊疗的治疗预测与机器人辅助关键技术研究	夏泽洋	中国科学院深圳先进技术研究院	国家自然科学基金	U2013205	287.00
可替换的非同源末端连接的 DNA 修复模式在口咽癌精准诊疗中的功能及分子机制研究	刘　琦	深圳湾实验室	国家自然科学基金	82073007	55.00
Improving Biocompatibility and Mechanical Properties of Titanium –Zirconium (TiZr) Dental Implant Alloy Using Electropulsing Treatment	许青峰	汕头大学	李嘉诚基金会跨学科研究资助项目	–	40.00
错颌畸形生存质量量表中文版的研制与应用	许青峰	汕头大学	广东省科技专项资金	2107281669-01770	3.00
口腔专科医疗机构智慧医院"智慧管理"建设——基于 RFID 无线射频技术的一卡通智能化信息管理系统设计	邹　波	汕头大学	广东省科技专项资金	2107281669-01778	3.00
错颌畸形量表中文版的研制与应用	许青峰	汕头大学	中国牙病防治基金会项目	A2021-036	3.00
基于微阵列芯片与模拟细胞膜亲和富集的近线超微分离策略高内涵筛选抗微生物肽的研究	郭嘉亮	佛山科学技术学院	国家自然科学基金面上项目	82173781	55.00
液晶态微环境对外泌体调控骨髓间充质干细胞成骨分化的影响机制研究	李　娜	佛山科学技术学院	国家自然科学基金青年科学基金	32101061	30.00
粪箕笃抑制 MLCK1 恢复溃疡性结肠炎小鼠肠屏障功能的药效物质及分子机制	刘　辉	佛山科学技术学院	国家自然科学基金青年科学基金	82104377	30.00
核糖体蛋白 MRPS23 乙酰化调控线粒体氧化磷酸化促进口腔鳞癌放疗抵抗的机制研究	邹　晨	佛山市口腔医院	广东省基础与应用基础研究青年基金	2021A1515110401	10.00
2021 年广东省驻镇帮镇扶村农村科技特派员重点派驻：畜禽养殖提质增效技术示范推广	朱向星	佛山科学技术学院	广东省科技厅项目	KTP20210320	10.00
CS 基水凝胶支架联合 hUCMSCs-Exo 用于牙槽骨再生的成骨机制研究	李　娜	佛山科学技术学院	广东省医学科学技术研究基金项目	A2021148	1.00
脊髓性肌萎缩症猪模型创制关键技术研究	唐冬生	佛山科学技术学院	广东省教育厅广东高校重点领域专项	2021ZDZX-2050	10.00
兼具肿瘤渗透和主动靶向的 pH 敏感纳米药物载体的制备及性能研究	汪　军	佛山科学技术学院	广东省教育厅广东高校科研项目	2021KTSCX-115	6.00
NFAT5 介导巨噬细胞极化在伴高血压牙周炎牙槽骨破坏中的作用及机制研究	廖海清	广西医科大学	国家自然科学基金青年基金	82101016	30.00
METTL3 调控调节性 T 细胞影响口腔慢性移植物抗宿主病的机制研究	陶人川	广西医科大学	国家自然科学基金地区基金	82160180	34.00

续表

项目名称	项目负责人	单位	基金或资助类目全称	批准号或编号	资助金额（万元）
基于 PI3K/AKT/mTOR 信号通路探索青蒿琥酯抑制唾液腺及中枢泌涎核损伤改善糖尿病口干症的研究	农晓琳	广西医科大学	国家自然科学基金地区基金	82160187	34.00
多巴胺黑色素纳米颗粒通过抑制 TRPV1/Ca^{2+}通路促进颞下颌关节骨关节炎软骨修复的机制研究	江献芳	广西医科大学	国家自然科学基金地区基金	82160188	34.00
PI3K/AKT/mTOR 信号通路在 CPC/PLGA 微球复合物降解微环境中促进血管新生的作用研究	廖红兵	广西医科大学	国家自然科学基金地区基金	82160192	34.00
口腔鳞癌源性 miRNA-378 靶向中性粒细胞内 Lyn 调控其逆向迁移的机制研究	梁飞新	广西医科大学	国家自然科学基金地区基金	82160445	35.00
新型冠状病毒纳米抗体检测技术和产品研究	卢小玲	广西医科大学	广西科技基地和人才专项	桂科 AA-20325001	40.00
黏膜相关恒定 T 细胞在慢性牙周炎中抗感染及促进组织修复的作用研究	雍翔智	广西医科大学口	广西自然科学基金青年科学基金	2020GXNSF-BA297159	8.00
CD3-FAP/Nb-BiTE 双特异性纳米抗体 T 细胞激动剂研发	卢小玲	广西医科大学	广西重点研发计划	2021AB13005	150.00
炎性环境下转录因子 NFAT5 通过靶向多种炎性因子调控牙槽骨破坏的机制研究	廖海清	广西医科大学	广西青年科技创新人才培养项目	2021AC19199	10.00
加载 BMP-2 的干细胞膜片诱导乳牙牙髓干细胞牙向分化的实验研究	高碧云	广西医科大学	广西壮族自治区教育厅项目	2021KY0110	2.50
石墨烯量子点——丝素蛋白纳米复合支架相关性能及促牙周膜干细胞分化能力的研究	邱荣敏	广西医科大学	广西壮族自治区教育厅项目	2021KY0119	2.50
LPS 在调控牙髓干细胞成血管能力中的作用及其机制研究	陈文瑁	广西医科大学	广西壮族自治区教育厅项目	2021KY0085	2.00
广西医疗机构困难气道管理现状及对策研究	施小彤	广西医科大学	广西壮族自治区卫生健康委项目	S2021083	2.50
唾液外泌体 miRNA 对牙种植体周围病的诊断价值研究	李晓捷	广西医科大学	广西壮族自治区卫生健康委项目	S2021084	2.00
METTL3 介导 microRNA 调控 PI3K/AKT 信号通路在牵张成骨成血管的作用机制研究	黄旋平	广西医科大学	广西壮族自治区卫生健康委项目	S2021085	2.00
新型 Nano-CaF2 改性托槽粘接剂对预防牙齿脱矿作用效果的应用研究	覃水学	广西医科大学	广西壮族自治区卫生健康委项目	S2021086	2.00
可摘式慢速扩弓治疗唇腭裂术后继发上牙弓缩窄的临床研究	宋少华	广西医科大学	广西壮族自治区卫生健康委项目	S2021087	2.00
数字时代背景下的儿童个性化口腔健康管理——儿童口腔健康管理软件（乳牙期）的开发与应用推广	陈文瑁	广西医科大学	中华口腔医学会口腔健康项目	CSA-OHE2021-07	3.00
瑞马唑仑在困难气道中的应用研究	陈秋妙	广西医科大学	中华口腔医学会青年临床科研基金	CSA-A2021-08	2.50

续表

项目名称	项目负责人	单位	基金或资助类目全称	批准号或编号	资助金额（万元）
Twin-block 与 S8-SGTB 早期治疗骨性Ⅱ类下颌后缩患者对下切牙及周围槽影响的比较研究	郑 怡	广西医科大学	中华口腔医学会青年临床科研基金	CSA-MWO2021-06	5.00
天然免疫蛋白 mRNA 递送口腔上皮细胞小鼠模型的构建及机制研究	邹先琼	桂林医学院	国家自然科学基金地区基金项目	82160185	34.00
A-PRF 联合骨代用品在糖尿病患者牙槽嵴位点保存的临床应用研究	梁丽华	桂林医学院	中华口腔医学会西部项目	CSA-W2021-05	6.00
TGF-β1/SMAD2/CTGF 通路在牙骨质形成与再生中作用的实验研究	李树波	右江民族医学院	广西科技计划项目	2021AC09028	10.00
GPR124 关联信号调控 NLRP3 炎性小体介导慢性牙周炎的机制研究	郭竹玲	海南医学院	海南省自然科学高层次人才项目	–	10.00
干细胞龛芯片介导核骨架重塑以调控衰老 BMSCs 成骨分化的研究	张 赫	重庆医科大学	国家自然科学基金面上项目	82170936	55.00
PRMT1 通过 FOXO3/ATG16L1 信号轴调控胞外囊泡对伴Ⅱ型糖尿病牙周炎口腔细菌毒力因子的中和作用机制研究	张莛蔚	重庆医科大学	国家自然科学基金面上项目	82170968	52.00
压应力环境下 FoxO3/SOD3 环路介导巨噬细胞极化失衡导致炎性牙根吸收的研究	黄 兰	重庆医科大学	国家自然科学基金面上项目	82170989	55.00
多级骨靶向纳米水凝胶体系构建及其骨修复性质的研究	杨 生	重庆医科大学	国家自然科学基金面上项目	82171010	56.00
新型广谱活性氧清除性生物膜促牙槽骨再生修复的作用及机制研究	刘 杉	重庆医科大学	国家自然科学基金面青年科学基金	82100986	30.00
变异链球菌反义 vicK 调控白色念珠菌菌丝形成及共生生物膜致龋性的机制研究	陈 虹	重庆医科大学	国家自然科学基金面青年科学基金	82100991	30.00
基于 MBP 介导 n-3PUFAs/AKT/GSK-3β 信号轴在肠道菌群紊乱致抑郁中的机制研究	王海洋	重庆医科大学	中国博士后科学基金	2021M693926	8.00
反义 vicK 调控变异链球菌-白色念珠菌双菌种生物膜致龋性效果和机制的研究	陈 虹	重庆医科大学	中国博士后科学基金	2021M700627	8.00
AZGP1 与 TOLLIP 互作调控巨噬细胞焦亡在伴Ⅱ型糖尿病牙周炎中的作用及机制研究	徐小惠	重庆医科大学	中国博士后科学基金	2021M700628	8.00
整合素 αvβ5-YAP/TAZ 信号通路介导的破骨细胞在材料诱导骨形成中的作用机制研究	李明政	重庆医科大学	中国博士后科学基金	2021MD7039-29	8.00
骨再生功能性材料	杨 生	重庆医科大学	重庆市杰出青年科学基金	cstc2021jcyj-jqX0028	50.00
基于多孔钽复合结构的高性能仿生牙种植体系统研究	季 平	重庆医科大学	重庆市科技局重庆英才计划	cstc2021ycjh-bgzxm0336	20.00
BMP9-GelMA-HMPs 在炎症微环境下调控巨噬细胞极化的作用研究	张红梅	重庆医科大学	重庆市自然科学基金面上项目	cstc2021jcyj-msxmX0560	10.00
LPCGF 对炎症微环境下 SATB2 修饰的大鼠牙囊干细胞的牙周组织再生机制研究	李丛华	重庆医科大学	重庆市自然科学基金面上项目	cstc2021jcyj-msxmX0159	10.00

续表

项目名称	项目负责人	单位	基金或资助类目全称	批准号或编号	资助金额（万元）
基于等离子体免疫调节的放射性口腔炎治疗机理研究	陈铭晟	重庆医科大学	重庆市自然科学基金面上项目	cstc2021jcyj－msxmX0237	10.00
YAP/TAZ 通路靶向抑制在口腔鳞状细胞癌中的作用机制研究	苏玲瑜	重庆医科大学	重庆市自然科学基金面上项目	cstc2021jcyj－msxmX0423	10.00
lncRNA ASvicK 调控白色念珠菌－变异链球菌共生生物膜致龋性及机制研究	陈　虹	重庆医科大学	重庆市自然科学基金博士后项目	cstc2021jcyj－bshX0211	10.00
丝素电纺纳米纤维膜负载 GMSCs 结合 LIPUS 促进牙周软组织修复的应用及机制研究	张创为	重庆医科大学	重庆市自然科学基金博士后项目	cstc2021jcyj－bshX0101	10.00
基于 YAP/TAZ 信号通路探讨 TGF-β1 在材料诱导成骨中的作用机制	李明政	重庆医科大学	重庆市自然科学基金博士后项目	cstc2021jcyj－bshX0175	10.00
牙龈卟啉单胞菌外膜囊泡通过经典炎性小体途径和非经典炎性小体途径导致小鼠阿尔茨海默病相关病理改变	龚　婷	重庆医科大学	重庆市自然科学基金博士后项目	cstc2021jcyj－bshX0176	10.00
二甲双胍调控内质网钙通道蛋白 TMCO1 促进伴 Ⅱ 型糖尿病牙周再生机制与应用研究	钟雯婕	重庆医科大学	重庆市自然科学基金博士后项目	cstc2021jcyj－bshX0078	10.00
基于 n-3PUFAs/GSK-3β 信号轴探讨 MBP 调控海马神经轴突功能参与肠型抑郁的分子机制	王海洋	重庆医科大学	重庆市自然科学基金博士后项目	cstc2021jcyj－bshX0150	10.00
口腔致病菌通过整合素 α9β1 及其配体调控牙周炎性环境的相关机制研究	徐上涵	重庆医科大学	重庆市自然科学基金博士后项目	cstc2021jcyj－bshX0086	10.00
内质网应激调控牙周炎中性粒细胞胞外诱捕网形成的作用机制研究	唐　茵	重庆医科大学	重庆市自然科学基金博士后项目	cstc2021jcyj－bshX0140	10.00
ZAG 调控巨噬细胞焦亡在伴 Ⅱ 型糖尿病牙周炎中的作用及机制研究	徐小惠	重庆医科大学	重庆市自然科学基金博士后项目	cstc2021jcyj－bshX0174	10.00
双磷酸盐相关颌骨坏死的自身免疫现象与诱因的临床队列研究	吴庆庆	重庆医科大学	重庆市卫生健康委科卫联合青年基金	2022QNXM005	5.00
重庆市口腔专业医院感染防控现状调查及区域性医院感染防控体系的构建	文　钦	重庆医科大学	重庆市卫生健康委科卫联合面上项目	2022MSXM105	5.00
透明矫治器与 Twin block 在严重骨性 Ⅱ 类功能矫治中的疗效对比研究	吴晓绵	重庆医科大学	中华口腔医学会青年临床科研基金	CSA-MWO2021-02	5.00
牙周膜干细胞来源外泌体经 Fas/FasL 信号通路调控 CD4+T 细胞促进骨代谢机制研究	刘　洋	重庆医科大学	中华口腔医学会口腔正畸专委会青年人才项目	COS　B2021　07	6.00
基于 THRIVE 的窒息氧合技术在围术期气道管理中的应用	张　超	重庆医科大学	中华口腔医学会青年临床科研基金	CSA-A2021-05	5.00
免疫调节性等离子体对放射性口腔炎治疗机理的研究	陈铭晟	重庆医科大学	重庆市教委青年科学基金	KJQN202100-444	4.00
增材制造技术及其成型条件对牙预备体树脂模型应用性能影响的研究	谭发兵	重庆医科大学	重庆市教委青年科学基金	KJQN202100-439	4.00

续表

项目名称	项目负责人	单位	基金或资助类目全称	批准号或编号	资助金额（万元）
骨形态发生蛋白 9 在伴糖尿病根尖周炎发展及骨质破坏中的作用	黄恩毅	重庆医科大学	重庆市教委青年科学基金	KJQN2021-00437	4.00
lncRNA ASvicK 调控变异链球菌生物膜致龋性及机制研究	陈 虹	重庆医科大学	重庆市教委青年科学基金	KJQN2021-00440	4.00
枸杞糖肽在口腔疾病中的应用研究	牟雁东	电子科技大学	四川省科技厅重点研发项目	2021YFS0009	100.00
基于人工智能构建龋病和根尖周病诊断与预测体系的研究	刘 奕	电子科技大学	四川省科技厅项目	22ZDYF0600	20.00
载银高透氧化锆种植基台材料的制备及其性能和机理研究	彭 敏	电子科技大学	四川省科技厅项目	22ZDYF1497	20.00
外泌体源 lncRNA LOC100506178 通过调控 miRNA-519d-3p-BMP2 信号轴治疗颞下颌关节骨关节炎的机制研究	肖 力	电子科技大学	四川省科技厅项目	22ZDYF2144	20.00
低温冷冻延期自体牙移植术研究	田 鲲	电子科技大学	四川省科技厅青年科技创新研究团队	2021JDTD-0005	65.00
AMPK-mTOR 信号通路调控正畸牙压力侧 PDLCs 自噬动态变化的机制研究	徐晓梅	西南医科大学	四川省科技厅项目	2021YJ0151	15.00
促红细胞生成素 EPO 调控炎性牙周膜干细胞生物学行为与成血管命运转归的机制研究	黄登浩	西南医科大学	四川省科技厅项目	32	2.00
OSCC 肿瘤干细胞关联蛋白转录组学分析对 T-MAPH 影响的研究	聂敏海	西南医科大学	四川省科技厅项目	2021ZYD0083	50.00
基于牙囊干细胞的 3D 打印个性化人工骨制备及其促进牙槽骨缺损修复的机制研究	何 芸	西南医科大学	四川省科技厅项目	–	20.00
AuNPs 复合型 Bio-Oss 骨粉的研制与性能检测	贺晓萍	西南医科大学	四川省医学会项目	S20004	1.50
应力刺激下 hsa-miRNA-223-3p 对成牙骨质细胞 Wnt5a 信号通路调控的研究	王光平	西南医科大学	四川省医学会项目	S20028	1.50
N-乙酰半胱氨酸经 NF-κB 信号通路调控口腔种植体周围炎中 TNF-α、IL-1β、IL-6 表达的实验研究	范丽苑	西南医科大学	四川省医学会项目	Q20003	1.00
过量氟对成熟期成釉细胞 microRNA 差异表达的影响	李明霞	西南医科大学	四川省医学会项目	Q20012	1.00
AGEs 通过糖酵解/自噬通路调控 IL-1β 分泌加重牙周炎的机制研究	陈河林	贵州医科大学	国家自然科学基金	82160186	34.00
EPO 通过 HIF-1α/VEGF 促进 HA/PU 复合支架成骨成血管机制研究	王 宇	贵州医科大学	国家自然科学基金	82160193	34.00
细胞焦亡在 AGEs 调控牙周组织 IL-1β 表达中的作用机制研究	陈河林	贵州医科大学	贵州省科技厅项目	黔科合基础-ZK[2021]一般433	10.00

续表

项目名称	项目负责人	单位	基金或资助类目全称	批准号或编号	资助金额（万元）
组蛋白乙酰化修饰在纳米-微米级多尺度有序定向支架再生修复牙周组织中的机制研究	王亚静	贵州医科大学	贵州省科技厅项目	黔科合基础-ZK[2021]一般436	10.00
A 型肉毒素联合低能量激光照射治疗唇裂术后瘢痕的临床研究	蒋韵娴	贵州医科大学	中华口腔医学会西部项目	CSA-W2021-01	5.00
无托槽隐形矫治器对安氏Ⅱ类2分类错𬌗畸形矫治的临床研究	秦波	贵州医科大学	中华口腔医学会青年临床科研基金	CSA-MWO2021-10	5.00
CGF 联合 Bio-Oss 骨胶原在重度牙周炎待拔患牙意向性牙再植的临床分析	罗亮	贵州医科大学	贵州省教育厅项目	黔科合 KY 字[2022]233 号	5.00
Er:YAG 激光对根管壁玷污层清除及临床治疗效果的研究	刘洪静	贵州医科大学	贵州省卫生健康委项目	gzwjkj2021-1-338	4.00
CGF 联合 Bio-Oss 骨胶原在重度牙周炎拔牙位点保存中的应用研究	罗亮	贵州医科大学	贵州省卫生健康委项目	gzwjkj2021-1-339	4.00
新型梯度超透氧化锆在牙体缺损修复中的临床研究	毛岭	贵州医科大学	贵州省卫生健康委项目	gzwjkj2021-1-342	2.00
白色念珠菌 ADH 激活中性粒细胞的信号通路机制	刘杨澜	贵州医科大学	贵州省卫生健康委项目	gzwjkj2021-1-349	1.00
miR-26b 调控 SHEDs 和 hUC-MSCs 干性的机制研究	袁媛园	贵州医科大学	贵州省卫生健康委项目	gzwjkj2021-1-353	1.00
数字化 3D 打印导板引导埋伏牙拔除术的临床应用研究	蒋才丽	贵州医科大学	贵州省卫生健康委项目	gzwjkj2021-1-354	1.00
渗透树脂联合 NovaMin 在磨损继发牙本质敏感的应用研究	谭旭	贵州医科大学	贵州省卫生健康委项目	gzwjkj2021-1-322	1.00
LCN2 表达在黏液表皮样癌中的临床意义的相关研究	冯玲	贵州医科大学	贵州省卫生健康委项目	gzwjkj2021-1-389	1.00
不同错𬌗畸形患者尖牙冠根形态及牙槽骨形态的 CBCT 研究	黎敏	贵州医科大学	贵州省卫生健康委项目	gzwkj2022-162	4.00
hit 基因缺陷变异链球菌临床分离株构建及其龋病相关性研究	梁燕	贵州医科大学	贵州省卫生健康委项目	gzwkj2022-164	2.00
经唑来膦酸处理的种植体通过 NLRP3 信号通路增强骨整合的体外研究	廖健	贵州医科大学	贵州省卫生健康委项目	gzwkj2022-165	2.00
人牙周膜干细胞来源外泌体促进骨缺损修复应用基础研究	柳汀	贵州医科大学	贵州省卫生健康委项目	gzwkj2022-166	1.00
基于 CBCT 的 3D 打印导板引导正畸微种植钉植入的临床研究	樊佳兵	贵州医科大学	贵州省卫生健康委项目	gzwkj2022-424	1.00
正畸牵引联合 3D 技术在阻生第三磨牙自体牙移植的研究	丁福根	贵州医科大学	贵州省卫生健康委项目	gzwkj2022-426	1.00
口腔鳞状细胞癌迁移和侵袭相关的 LncRNAs-MMP2/9 功能验证	吕天竹	贵州医科大学	贵州省卫生健康委项目	gzwkj2022-427	1.00
数字化印模 3D 打印塞治器在下颌骨大型囊性病变中的应用	王冬香	贵州医科大学	贵州省卫生健康委项目	gzwkj2022-428	1.00

续表

项目名称	项目负责人	单位	基金或资助类目全称	批准号或编号	资助金额（万元）
数字化设计及 3D 打印导板在 V-line 下颌角成形术中的应用研究	陈友利	贵州医科大学	贵州省卫生健康委项目	gzwkj2022-429	1.00
骨性Ⅲ类错𬌗牙倾斜度测量值在隐形矫治方案设计的运用	丁 琪	贵州医科大学	贵州省卫生健康委项目	gzwkj2022-430	1.00
新型生物陶瓷材料用于乳磨牙牙髓切断术的疗效研究	卢 虹	贵州医科大学	贵州省卫生健康委项目	gzwkj2022-433	1.00
花旗松素经 β-catenin-Snail 轴减轻胶质瘤细胞的侵袭和上皮间质转化	周 陶	贵州医科大学	贵州省卫生健康委项目	gzwkj2022-480	1.00
口腔颌面外科患者手术恐惧量表的编制及信效度检验	王进波	贵州医科大学	贵州省卫生健康委项目	488	1.00
妊娠期妇女口腔健康素养与口腔健康状况的横断面调查研究	姜 霞	贵州医科大学	贵州省卫生健康委项目	gzwkj2022-497	1.00
信号分子佐剂对牙周炎 DNA 疫苗的免疫增强作用及机制研究	白国辉	遵义医科大学	国家自然科学基金地区科学基金	82160181	34.00
初级纤毛介导的 MicroRNA-135a-5p/Kif3B 轴调节自噬参与小鼠胚胎腭发育的机制研究	何 苇	遵义医科大学	国家自然科学基金地区科学基金	82160176	34.00
被动吸烟干扰口腔微生态与色氨酸代谢并经 AhR/RANKL 途径介导牙槽骨骨代谢失衡的作用及机制	曾福磊	遵义医科大学	国家自然科学基金地区科学基金	82160183	34.00
lncRNA-LBX2-AS1 对炎性环境下人牙周膜成纤维细胞成骨分化的作用及机制研究	金甡晗	遵义医科大学	国家自然科学基金地区科学基金	82160182	34.00
浆细胞来源的 IGF2 促进口腔黏膜创面愈合的分子机制研究	景 洁	遵义医科大学	国家自然科学基金地区科学基金	82160175	34.00
牙周炎基因疫苗的抗原表位预测及其诱导免疫反应类型的研究	白国辉	遵义医科大学	贵州省科技厅基础研究计划	黔科合基础-ZK[2021]一般439	10.00
IGF-2 促进口腔黏膜创面愈合的分子机制研究	景 洁	遵义医科大学	贵州省科技厅基础研究计划	黔科合基础-ZK[2021]一般440	10.00
被动吸烟影响色氨酸代谢并通过 AhR/IL-22 轴调控破骨过程的作用及机制研究	曾福磊	遵义医科大学	贵州省科技厅基础研究计划	黔科合基础-ZK[2021]一般434	10.00
牙囊干细胞外泌体复合 PLGA/pDA 膜片促进全脱位牙延迟再植牙周愈合的研究	罗祥友	遵义医科大学	贵州省科技厅基础研究计划	黔科合基础-ZK[2021]一般432	10.00
负载脱细胞羊膜的 PCL-PEG 静电纺丝纤维在牙周组织工程中的应用	高 丽	遵义医科大学	贵州省科技厅基础研究计划	黔科合基础-ZK[2021]一般437	10.00
LncRNA-LBX2-AS1/miR-24/VEGF 信号轴对炎性环境下人工牙周膜成纤维细胞成骨分化的影响研究	金甡晗	遵义医科大学	贵州省科技厅基础研究计划	黔科合基础-ZK[2021]一般435	10.00
替牙期改善骨性Ⅲ类儿童牙弓宽度不足对髁突位置的影响	钟雯怡	遵义医科大学	中国牙病防治基金会项目	A2021-093	3.00

续表

项目名称	项目负责人	单位	基金或资助类目全称	批准号或编号	资助金额（万元）
Met 优化 PDLSCs 外泌体调控牙周组织修复再生的作用机制研究	向明丽	遵义医科大学	贵州省教育厅项目	黔教合 KY 字[2021]215	5.00
被动吸烟通过 AhR 途径调节 Th17/Treg 免疫平衡诱发牙周炎的作用及机制研究	曾福磊	遵义医科大学	贵州省教育厅项目	黔教合 KY 字[2021]232	5.00
构建精确可控的壳聚糖缓释涂层用于提升钛种植体骨生物活性的研究	龙远铸	遵义医科大学	贵州省教育厅项目	黔教合 KY 字[2021]218	5.00
Ⅱ 型糖尿病通过 Nrf2 介导的氧化应激反应促进牙周组织炎性衰老的机制研究	曾凤娇	遵义医科大学	贵州省教育厅项目	黔教合 KY 字[2022]288 号	5.00
唾液腺组织特异性表达基因的筛选及其调控机制研究	王月月	遵义医科大学	贵州省教育厅项目	黔教合 KY 字[2022]289 号	5.00
EDTA 通过 TGF-β1 影响 SDF-1α-CXCR4 轴调控根尖乳头干细胞迁移的作用与机制研究	谢宗鑫	遵义医科大学	贵州省教育厅项目	黔教合 KY 字[2022]290 号	5.00
低氧预处理人羊膜间充质干细胞通过 Notch 信号通路对放射性损伤涎腺干/祖细胞的修复研究	张立刚	遵义医科大学	贵州省教育厅项目	黔教合 KY 字[2022]291 号	5.00
乳酸菌通过 TGF-β 途径调控 MUC2 型牙周炎 DNA 疫苗机制及应用研究	陈　彬	遵义医科大学	贵州省教育厅项目	黔教合 KY 字[2022]276 号	5.00
Nrf2 介导的氧化应激调控 NLRP3 在 EGCG 抑制牙周炎中的机制研究	范　芹	遵义医科大学	贵州省卫生健康委项目	gzwkj2021-343	2.00
N-hDFSC-Exo 递送 miRNA 激活 BMSC 内 MAPK 信号通路调控骨再生的机制研究	罗祥友	遵义医科大学	贵州省卫生健康委项目	gzwkj2021-344	2.00
外泌体 LncRNA-H19 参与调节骨微环境下牙槽骨改建的作用和机制	钟雯怡	遵义医科大学	贵州省卫生健康委项目	gzwkj2021-345	2.00
17β-雌二醇缓释膜联合牙周膜干细胞影响牙周炎成骨的研究	李　萍	遵义医科大学	贵州省卫生健康委项目	gzwkj2021-346	1.00
高糖环境下 GLP-1R 激动剂与 SDF-1 联合应用对 PDLSCs 成骨分化的作用及机制	张　睿	遵义医科大学	贵州省卫生健康委项目	gzwkj2021-347	1.00
肠内营养支持在口腔颌面部肿瘤患者围手术期的临床应用	周祥文	遵义医科大学	贵州省卫生健康委项目	gzwkj2021-348	1.00
富血小板血浆治疗颞下颌关节骨关节炎的动物实验研究	满　城	遵义医科大学	贵州省卫生健康委项目	gzwkj2021-350	1.00
LuxS/AI-2 信号轴调控 gtfB 基因的表达在重症低龄儿童龋中的作用及机制研究	李　杨	遵义医科大学	贵州省卫生健康委项目	gzwkj2021-352	1.00
贵州省口腔癌患者就医特征回顾性分析及生存质量随访研究	石兴莲	遵义医科大学	贵州省卫生健康委项目	gzwkj2021-484	1.00
背根节 CB1 受体调节坐骨神经损伤大鼠 P2X3 受体功能参与神经病理性疼痛的机制研究	李　雪	遵义医科大学	贵州省卫生健康委项目	gzwkj2021-280	1.00
一种新型靶向可控牙周炎 DNA 疫苗的研发及验证	陈　彬	遵义医科大学	贵州省卫生健康委项目	gzwkj2021-351	1.00

续表

项目名称	项目负责人	单位	基金或资助类目全称	批准号或编号	资助金额（万元）
一种新型可水溶壳聚糖作为高效止血剂的研究与开发	龙远铸	遵义医科大学	贵州省卫生健康委科学技术基金	gzwkj2021-178	1.00
Acsl4 调控牙乳头细胞成牙本质细胞向分化的机制研究	孙喆轶	昆明医科大学	国家自然科学基金青年科学基金	82101004	24.00
静磁场促外泌体旁分泌途径影响下颌骨生长发育的机制研究	李伟豪	昆明医科大学	国家自然科学基金地区科学基金	82160177	34.00
苏木、滇重楼防龋机制研究：选择性抑制 S. mutans、调节生物膜及再矿化	李艳红	昆明医科大学	国家自然科学基金地区科学基金	82160179	34.00
外泌体中 lncRNA H19 调节高糖环境下种植体周骨髓间充质干细胞成骨分化的信号机制研究	李旭东	昆明医科大学	国家自然科学基金地区科学基金	82160191	34.00
TGFB3 基因对下颌骨喙突生长发育的影响及其调控机制	王卫红	昆明医科大学	国家自然科学基金地区科学基金	82160321	34.00
牙囊干细胞外泌体调控骨髓间充质干细胞促进牙周组织再生相关研究	杨禾丰	昆明医科大学	云南省基础研究计划面上项目	202101AT-070150	10.00
Wnt10a 通过 p130/E2F4 调控细胞周期影响牙髓干细胞增殖及分化的机制研究	史聪翀	昆明医科大学	云南省科技厅联合专项面上项目	202101AY-070001-188	10.00
POLR1C 通过 Runx2/EP300 影响颌骨发育的研究	钱叶梅	昆明医科大学	云南省科技厅联合专项面上项目	202101AY-070001-189	10.00
MiR-146a 在大鼠颞下颌关节骨关节炎治疗作用中的研究	寸镜芬	昆明医科大学	云南省科技厅联合专项面上项目	202101AY-070001-190	10.00
皮连蛋白对人牙周膜干细胞成骨分化的调控作用及机制研究	张云鹏	昆明医科大学	云南省科技厅联合专项面上项目	202101AY-070001-191	10.00
仿生羟基磷灰石晶须复合陶瓷的 3D 打印构建及性能研究	李星星	昆明医科大学	云南省科技厅联合专项面上项目	202101AY-070001-192	10.00
FGFR3 基因在髁状突骨软骨瘤中的发生机制研究	刘 屹	昆明医科大学	云南省科技厅联合专项面上项目	202101AY-070001-193	10.00
脱矿牙本质基质（DDM）-纤维蛋白胶（FG）复合物成骨性能的研究及机理分析	鲍济波	昆明医科大学	云南省科技厅联合专项面上项目	202101AY-070001-194	10.00
DDM-i-PRF 黏性骨移植材料在糖尿病兔骨缺损区中骨再生作用的机理研究	谢志刚	昆明医科大学	云南省科技厅联合专项重点项目	202101AY-070001-025	10.00
颞下颌关节骨关节病不同分期的 CBCT 三维研究	何秋敏	昆明医科大学	云南省教育厅科学研究基金项目	2021J0273	2.00
不同材料复层瓷贴面的乳光性能研究	李星星	昆明医科大学	云南省教育厅科学研究基金项目	2021J0274	2.00
唾液蛋白对口腔鳞状细胞癌发生的预警价值及机制研究	崔庆赢	昆明医科大学	云南省教育厅科学研究基金项目	2021J0275	2.00
预热技术对复合树脂物理性能及生物学性能的影响	余 帆	昆明医科大学	云南省教育厅科学研究基金项目	2021Y344	0.50
基质刚度动态调控细胞内线粒体钙摄取及矿化前体 ACP 生成的机制研究	裴丹丹	西安交通大学	国家自然科学基金面上项目	82170927	55.00

续表

项目名称	项目负责人	单位	基金或资助类目全称	批准号或编号	资助金额（万元）
基于干预映射理论的唇腭裂婴幼儿语言发育早期干预方案研究	马思维	西安交通大学	国家自然科学基金青年科学基金	72104199	30.00
FZD7-LRP5/6 信号复合物在压力促BMSCs细胞膜片成软骨响应中的作用机制研究	程百祥	西安交通大学	国家自然科学基金青年科学基金	82101068	30.00
新型自粘接赝复体实现光热分级响应的颌面骨肉瘤术后辅助治疗与修复	董少杰	西安交通大学	国家自然科学基金青年科学基金	82102221	30.00
正畸 X 线片及三维面相自动定点分析诊断系统	亢坤	西安交通大学	陕西省重点研发计划联合重点项目	2021GXLH-Z-030	30.00
盐酸小檗碱对牙周微环境中 Toll 样受体通路的调节作用	孙俊毅	西安交通大学	陕西省重点研发计划一般项目	2021SF-049	7.00
TPG 涂层的钛材料对种植牙周软硬组织作用的细胞学研究	黄倩	西安交通大学	陕西省卫生健康委科技项目	2021E019	1.00
GcrR 在不同碳水化合物条件下调控变异链球菌致龋性的研究	张斌	西安交通大学	陕西省卫生健康委科技项目	2021E020	1.00
我国城市地区成人牙本质敏感的流行病学调查	田剑刚	西安交通大学	中国牙病防治基金会项目	202100255	20.00
3D 打印个性化聚醚醚酮假体重建颞下颌关节缺损的实验研究	郭芳	西安医学院	陕西省科技计划项目	2021SF-028	7.00
PARP1 经 TLR4/NF-κB 调控牙周炎氧化应激反应的机制	王峰	西安医学院	陕西省科技计划项目	2021JM 501	4.00
含铌钛合金用于颞下颌关节假体的腐蚀性和生物相容性研究	翟莎菲	西安医学院	陕西高校青年创新团队项目	21JP109	4.00
纳米羟基磷灰石表面垂直介孔硅涂层的构建及其在 3D 打印网状支架构建组织工程髁突中促进骨形成的研究	贾森	西安医学院	陕西高校青年创新团队项目	21JP111	4.00
骨髓和脂肪间充质干细胞来源的细胞外基质对内皮细胞生物学活性影响的研究	许晓茹	西安医学院	陕西省教育厅科技项目	21JK0889	2.00
0~6 岁儿童口腔保健科普宣传研究	谢娜	西安医学院	陕西省科协托举计划	2021PSL135	1.00
不锈钢矫治器表面复合涂层的制备及其减摩行为研究	张敏	兰州大学	甘肃省科技计划项目	21JR7RA447	6.00
胶原涂覆的 PLGA/β-TCP/PVA 复合生物支架材料的研发	何祥一	兰州大学	甘肃省科技计划项目	21YF5GA100	25.00
"形变"体系:光动力效应/催化效应协同产生 ROS 靶向清除牙菌斑生物膜	唐荣冰	兰州大学	国家自然科学基金	82101011	30.00
透明质酸基载药微针贴片的制备及其在复发性阿弗他溃疡治疗中的应用研究	范增杰	兰州大学	甘肃省科技计划项目	20JR10RA597	3.00
Peptide-PAMAM-COOH 系统提高树脂牙本质粘接耐久性的研究	苟雅萍	兰州大学	甘肃省科技计划项目	20JR10RA595	3.00

续表

项目名称	项目负责人	单位	基金或资助类目全称	批准号或编号	资助金额（万元）
基于细胞力学特性研究辐射诱导口腔癌细胞凋亡的调控机制	张宝平	兰州大学	甘肃省科技计划项目	20JR10RA591	3.00
牙周病精准治疗的基础与应用研究	王　静	兰州大学	甘肃省科技计划项目	20YF8FA073	15.00
聚合物/石墨烯自组装仿贝壳珍珠层结构传感器在颌面部的应用研究	马　宇	兰州大学	甘肃省科技计划项目	20JR10RA593	3.00
DA-CMC 诱导 AZ31 镁合金表面羟基磷灰石仿生涂层的制备及性能研究	曹宝成	兰州大学	甘肃省科技计划项目	20YF8FA071	15.00
咬合力对牙髓–牙本质复合体形成及功能的影响	赵　媛	兰州大学	甘肃省科技计划项目	20JR10RA594	3.00
IP6-PAMAM-QAMS 牙本质胶原纤维外脱矿体系的构建及其作用机制研究	苟雅萍	兰州大学	国家自然科学基金	82001034	24.00
一种新型颌骨骨支架材料的开发	周建业	西北民族大学	甘肃省科技厅项目	20YF3GA020	25.00
甘肃省口腔智慧医疗行业技术中心	李志强	西北民族大学	甘肃省工信厅项目	–	50.00
基于卷积神经网络构建口腔颌面部恶性肿瘤颈淋巴结转移影像辅助诊断模型	周忠伟	宁夏医科大学	宁夏自然科学基金优秀青年基金	2021AAC-05019	20.00
Ptch1 基因与非综合征型唇腭裂相关性研究	于丽丽	宁夏医科大学	宁夏自然科学基金一般项目	2021AAC-03330	10.00
RGD 序列暴露的胶原仿生膜促进种植体周围炎中软组织再生修复的研究	曹　昆	宁夏医科大学	宁夏自然科学基金一般项目	2021AAC-03336	10.00
阿仑膦酸钠壳聚糖水凝胶促进骨质疏松大鼠颌骨种植体周围骨形成的实验研究	胡　晨	宁夏医科大学	宁夏自然科学基金一般项目	2021AAC-03357	10.00
转录组测序筛选口腔鳞状细胞癌相关的 CircRNA 及其验证研究	翟　堃	宁夏医科大学	宁夏自然科学基金一般项目	2021AAC-03377	10.00
宁夏地区儿童磨牙–切牙釉质矿化不全流行病学调查及临床诊疗研究	李睿敏	宁夏医科大学	中国牙防基金会科研项目	A2021-135	3.00
青少年患者应用隐形矫治器治疗早期下颌后缩的临床研究	杨艺强	宁夏医科大学	中华口腔医学会青年临床科研基金	CSA-MW02021-04	5.00
三种间接粘接方式转移精准度的比较	陈　琦	宁夏医科大学	中华口腔医学会西部基金	CSA-W2021-11	5.00
非细胞型朊蛋白通过结合细丝蛋白 A 促进口腔鳞癌侵袭转移的机制研究	徐　江	石河子大学	国家自然科学基金地方项目	82160572	34.10
异常应力激活 NF-κB/NLRP3 软骨焦亡通路调节 HMGB1 释放在颞下颌关节 OA 中的机制研究	龚忠诚	新疆医科大学	国家自然科学基金地区项目	82160189	34.00
颞下颌关节骨关节炎软骨退变机制与治疗研究创新团队	龚忠诚	新疆医科大学	新疆维吾尔自治区科技厅天山计划	2021D14001	50.00

续表

项目名称	项目负责人	单位	基金或资助类目全称	批准号或编号	资助金额（万元）
新疆肉苁蓉调控 PI3K/Akt/HIF-1 通路促进牙槽骨与血管形成双向效应中的作用和分子机制研究	赵　今	新疆医科大学	新疆维吾尔自治区科技支疆项目	2021E02069	45.00
基于生物可吸收材料焊接技术在颌面修复中的关键技术研究	凌　彬	新疆医科大学	新疆维吾尔自治区区域协同创新专项	2020E02130	35.00
氧化石墨烯/羟基磷灰石口腔种植体涂层的制备及体内外免疫成骨机制研究	韩祥祯	新疆医科大学	新疆维吾尔自治区区域协同创新专项	2020E02133	35.00
基于生物可吸收材料焊接技术在颌面修复中的关键技术研究	凌　彬	新疆医科大学	新疆维吾尔自治区区域协同创新专项	2020E02130	35.00
miRNA-378a 诱导的巨噬细胞 M2 极化作用对组织免疫及骨改建的影响机	韩祥祯	新疆医科大学	新疆维吾尔自治区自然科学基金	2021D01C337	7.00
根管消毒中暂时充填材料冠方微渗漏的体外实验研究	孟凡琦	新疆医科大学	新疆维吾尔自治区自然科学基金	2021D01C338	7.00
基于预计划的 3D 打印导板引导下 125_1 放射性粒子植入治疗头颈部恶性肿瘤的疗效评价	克热木·阿巴司	新疆医科大学	新疆维吾尔自治区自然科学基金	2021D01C321	7.00
新疆紫草素联合半导体激光对牙釉质抗酸及再矿化作用研究	李新尚	新疆医科大学	中华口腔医学会西部基金	CSA-W2021-02	5.00
四种牙龄预测法在乌鲁木齐 3~15 岁维汉青少年生长发育评估中的应用	刘　佳	新疆医科大学	中国牙病防治基金会	A2021-056	3.00

（本文编辑　吴　婷）

2021 年出版发行的口腔医学图书

[本栏目收录的图书目录为我国口腔医学或相关学科教师、医师所编（著、译）并公开出版发行的口腔医学专业图书，时限自 2021 年 1 月—12 月。按各类图书书名的首字汉语拼音字母顺序排序]

著作与教材

2019 年国家医疗服务与质量安全报告 口腔医学分册

编　著　国家口腔医学质控中心
出　版　人民卫生出版社
出版日期　2021 年 3 月
开　本　16 开
字　数　479 千字
页　数　253 页
定　价　198.00 元

3D 牙周美容手术图谱：种植·桥体篇

编　著　[日]冈田素平太
　　　　[日]小田师巳
　　　　[日]园山亘 等
译　者　高杰
出　版　辽宁科学技术出版社
出版日期　2021 年 1 月
开　本　16 开
字　数　200 千字
页　数　155 页
定　价　198.00 元

Little & Falace 系统疾病患者的口腔诊疗(第9版)

主 编	James W. Little
	Craig S. Miller
	Nelson L. Rhodus
主 译	景泉
出 版	人民卫生出版社
出版日期	2021 年 9 月
开 本	16 开
字 数	1 570 千字
定 价	468.00 元

QDT 2020

主 编	[美]西拉斯·杜阿尔特
	(Sillas Duarte)
主 译	杨宏业
出 版	辽宁科学技术出版社
出版日期	2021 年 3 月
开 本	16 开
页 数	252 页
定 价	398.00 元

常见口腔黏膜病诊治图解

主 编	华红 周刚
出 版	人民卫生出版社
出版日期	2021 年 7 月
开 本	16 开
字 数	107 千字
页 数	106 页
定 价	69.00 元

齿健身安

主 编	徐定南
出 版	化学工业出版社
出版日期	2021 年 1 月
开 本	32 开
字 数	174 千字
页 数	257 页
定 价	49.00 元

当代儿童牙病治疗技术

主 编	[印]米纳什·西瓦桑卡尔·科尔
	(Meenakshi Sivasankar Kher)
	[印]阿什温·饶

	(Ashwin Rao)
主 译	汪俊 赖光云
出 版	辽宁科学技术出版社
出版日期	2021 年 1 月
开 本	16 开
字 数	300 千字
页 数	227 页
定 价	198.00 元

当代儿童正畸矫治经典应用

主 编	李小兵
出 版	四川大学出版社
出版日期	2021 年 7 月
开 本	16 开
字 数	785 千字
页 数	568 页
定 价	228.00 元

德国口腔技术精要

主 编	[德]阿诺德·霍曼
	(Arnold Hohmann)
	[德]沃纳·希尔斯彻
	(Werner Hielscher)
主 译	吴宁
出 版	辽宁科学技术出版社
出版日期	2021 年 7 月
开 本	16 开
字 数	270 千字
页 数	216 页
定 价	198.00 元

短种植体与超短种植体

主 编	[加]道格拉斯·狄波特
	(Douglas Deporter)
主 审	施斌
主 译	晏奇
出 版	辽宁科学技术出版社
出版日期	2021 年 7 月
开 本	16 开
字 数	200 千字
页 数	160 页
定 价	298.00 元

儿童口腔科临床病例解析

主　　编　　秦满

出　　版　　人民卫生出版社

出版日期　　2021 年 6 月

开　　本　　16 开

字　　数　　590 千字

页　　数　　454 页

定　　价　　236.00 元

儿童牙列发育的正畸管理：循证治疗指南

主　　编　　[英]Martyn T. Cobourne

主　　译　　张卫兵

副主译　　潘永初　王华　米丛波

出　　版　　世界图书出版西安有限公司

出版日期　　2021 年 6 月

开　　本　　16 井

字　　数　　220 千字

页　　数　　166 页

定　　价　　138.00 元

儿童正畸治疗策略与实践

编　　著　　[希]乔治·利萨斯
　　　　　　（George Litsas）

主　　审　　金作林

主　　译　　刘倩

副主译　　祁祎喆　李仲　郭涛

出　　版　　辽宁科学技术出版社

出版日期　　2021 年 7 月

开　　本　　16 开

字　　数　　280 千字

页　　数　　224 页

定　　价　　198.00 元

根分叉病变的诊断和治疗

主　　编　　[英]路易吉·尼巴利
　　　　　　（Luigi Nibali）

主　　译　　赵蕾

出　　版　　辽宁科学技术出版社

出版日期　　2021 年 3 月

开　　本　　16 开

字　　数　　350 千字

页　　数　　279 页

定　　价　　298.00 元

功能性外科骨增量技术与牙种植修复新设计模式

编　　著　　[美]马丁·陈
　　　　　　（Martin Chin）

主　　译　　魏建华　马威

出　　版　　辽宁科学技术出版社

出版日期　　2021 年 6 月

开　　本　　大 16 开

字　　数　　350 千字

页　　数　　252 页

定　　价　　398.00 元

激光治疗在牙体牙髓病学中的应用与实践

主　　编　　赵晶　徐宝华

出　　版　　辽宁科学技术出版社

出版日期　　2021 年 7 月

开　　本　　16 开

字　　数　　220 千字

页　　数　　155 页

定　　价　　198.00 元

咀嚼槟榔与口腔健康

主　　审　　张陈平

主　　编　　周晌辉

出　　版　　上海交通大学出版社

出版日期　　2021 年 6 月

开　　本　　32 开

页　　数　　79 页

定　　价　　28.00 元

具有稳定咬合的总义齿形态

著　　者　　[日]生田龙平
　　　　　　[日]小久保京子
　　　　　　[日]小林靖典　等

主　　译　　张红

出　　版　　辽宁科学技术出版社

出版日期　　2021 年 2 月

开　　本　　16 开

字　　数　　170 千字

页　　数　　137 页

定　　价　　168.00 元

口腔"力"的诊断:咬合"力"的解析与控制

著　　者	[日]池田雅彦
主　　译	毕良佳　毕佳锐
出　　版	辽宁科学技术出版社
出版日期	2021 年 4 月
开　　本	16 开
字　　数	200 千字
页　　数	128 页
定　　价	128.00 元

口腔材料学(第 2 版 高职高专教育口腔医学专业"十三五"规划教材供口腔医学、口腔医学技术专业用)

主　　编	骆小平
出　　版	江苏凤凰科学技术出版社
出版日期	2021 年 7 月
开　　本	16 开
页　　数	165 页
定　　价	39.80 元

口腔工艺管理(第 2 版 国家卫生健康委员会"十三五"规划教材 全国高职高专学校教材 供口腔医学技术专业用)

主　　编	吕广辉　陈凤贞
出　　版	人民卫生出版社
出版日期	2021 年 10 月
开　　本	16 开
字　　数	243 千字
页　　数	141 页
定　　价	32.00 元

口腔固定修复图谱

编　　著	萩原　芳幸
主　　译	董岩　黄鹏
出　　版	辽宁科学技术出版社
出版日期	2021 年 9 月
开　　本	16 开
字　　数	600 千字
页　　数	462 页
定　　价	498.00 元

口腔固定修复中的美学重建 (第 2 卷 修复治疗——美学、生物学和功能整合的系统治疗方法)

主　　编	[意]莫罗·弗拉德尼

(Mauro Fradeani)

[意]詹卡罗·巴杜奇

(Giancarlo Barducci)

主　　译	王新知
出　　版	辽宁科学技术出版社
出版日期	2021 年 1 月
开　　本	16 开
字　　数	700 千字
页　　数	537 页
定　　价	499.00 元

口腔颌面外科学(第 3 版 普通高等教育"十一五"国家级规划教材 北京大学口腔医学教材 住院医师规范化培训辅导教材 北京高等教育精品教材)

主　　编	郭传瑸　张益
出　　版	北京大学医学出版社
出版日期	2021 年 6 月
开　　本	16 开
字　　数	1 150 千字
页　　数	644 页
定　　价	129.00 元

口腔颌面组织再生临床研究

主　　编	[美]威廉·V. 詹诺比莱

(William V. Giannobile)

[瑞士]尼克劳斯·P. 朗

(Niklaus P. Lang)

[意]马里奇奥·S. 托尼提

(Maurizio S. Tonetti)

主　　译	邓旭亮
出　　版	辽宁科学技术出版社
出版日期	2021 年 5 月
开　　本	16 开
字　　数	520 千字
页　　数	328 页
定　　价	498.00 元

口腔激光治疗临床应用指南

原　　著	Patricia M. Freitas

Alyne Simoes

主　　审	王松灵　周学东
主　　译	王左敏　陈莉莉

出　　版　河南科学技术出版社

出版日期　2021 年 2 月

开　　本　16 开

字　　数　543 千字

页　　数　348 页

定　　价　256.00 元

口腔急诊常见疾病诊疗手册(第 2 版)

主　　编　姬爱平

出　　版　北京大学医学出版社

出版日期　2021 年 2 月

开　　本　32 开

字　　数　311 千字

页　　数　360 页

定　　价　55.00 元

口腔疾病(第 2 版)

主　　编　李刚

出　　版　中国医药科技出版社

出版日期　2021 年 1 月

开　　本　16 开

字　　数　185 千字

页　　数　188 页

定　　价　38.00 元

口腔疾病概要(国家卫生健康委员会"十三五"规划教材 全国高职高专学校教材 供口腔医学技术专业用)

主　　编　葛秋云　马玉宏

出　　版　人民卫生出版社

出版日期　2021 年 4 月

开　　本　16 开

字　　数　341 千字

页　　数　224 页

定　　价　58.00 元

口腔疾病与种植修复 200 问

主　　编　蒋泽先　叶平　刘炳华

出　　版　西安交通大学出版社

出版日期　2021 年 6 月

开　　本　16 开

字　　数　145 千字

页　　数　164 页

定　　价　29.80 元

口腔疾病诊疗与康复

主　　编　王培军　吕智勇

出　　版　科学出版社

出版日期　2021 年 8 月

开　　本　16 开

字　　数　344 千字

页　　数　223 页

定　　价　88.00 元

口腔疾病中医特色外治 223 法

主　　编　孟红军　王凯锋　王红梅　等

出　　版　中国医药科技出版社

出版日期　2021 年 5 月

开　　本　小 16 开

字　　数　106 千字

页　　数　98 页

定　　价　29.00 元

口腔解剖学(医药卫生类专业"互联网+"精品教材)

主　　编　王惠元　阎杰

出　　版　中南大学出版社

出版日期　2021 年 5 月

开　　本　16 开

页　　数　121 页

定　　价　30.00 元

口腔科疾病诊疗与护理

主　　编　赵文华　梁晓堂　曲千里　等

出　　版　四川科学技术出版社

出版日期　2021 年 8 月

开　　本　16 开

字　　数　340 千字

页　　数　219 页

定　　价　68.00 元

口腔科橡皮障隔离技术规范化操作图谱

主　　编　赵蕊妮　陈永进　王疆

出　　版　人民卫生出版社

出版日期　2021 年 7 月

开　　本　16 开

字　　数　118 千字

页　　数　96 页

定　　价　68.00 元

口腔临床操作技术与疾病治疗

主　编　吴龑　孟玲娜　望月　等

出　版　河南大学出版社

出版日期　2021 年 6 月

开　本　16 开

字　数　324 千字

页　数　134 页

定　价　60.00 元

口腔临床护理学（"十四五"普通高等教育规划精品教材高等医药教材编写委员会专家审定）

主　编　邓超　杨旭　朱亚利

出　版　同济大学出版社

出版日期　2021 年

开　本　16 开

页　数　392 页

定　价　69.00 元

口腔临床药物学（"十四五"普通高等教育规划精品教材高等医药教材编写委员会专家审定）

主　编　章圣朋　梁源　黎祺

出　版　同济大学出版社

出版日期　2021 年

开　本　16 开

页　数　284 页

定　价　55.00 元

口腔门诊护理配合指导手册

主　编　雷建华　段慧蓉

出　版　山西科学技术出版社

出版日期　2021 年

开　本　16 开

页　数　442 页

定　价　108.00 元

口腔门诊外科手术图谱（第 3 版）

主　编　[意]马特奥·恰帕斯科
　　　　（Matteo Chiapasco）

主　译　白晓峰　黄元丁　薛明

副 主 译　吴斌

出　版　辽宁科学技术出版社

出版日期　2021 年 1 月

开　本　16 开

字　数　700 千字

页　数　550 页

定　价　498.00 元

口腔设备学（第 2 版 国家卫生健康委员会 "十三五" 规划教材 全国高职高专学校教材 供口腔医学、口腔医学技术专业用）

主　编　李新春

副 主 编　郭红

出　版　人民卫生出版社

出版日期　2021 年 1 月

开　本　16 开

页　数　127 页

定　价　35.00 元

口腔失败病例处理　种植再治疗图谱

编　著　[意]乔治·塔巴内尔
　　　　（Giorgio Tabanella）

主　译　徐淑兰

出　版　辽宁科学技术出版社

出版日期　2021 年 1 月

开　本　16 开

字　数　250 千字

页　数　185 页

定　价　298.00 元

口腔视觉传达：口腔数码摄影及工作流程实战

著　者　[罗]米雷拉·费拉鲁
　　　　（Mirela Feraru）
　　　　[以]尼赞·比查科
　　　　（Nitzan Bichacho）

主　译　刘擎　周锐　王俊华

出　版　辽宁科学技术出版社

出版日期　2021 年月

开　本　16 开

页　数　246 页

定　价　298.00 元

口腔物语

编　著　[日]真木吉信　萩名子

译　者　唐洪　潘郁灵

出　版　重庆出版社

出版日期　2021 年 10 月

开　　本	16 开	
字　　数	150 千字	
页　　数	128 页	
定　　价	68.00 元	

口腔细胞实验操作技术

主　　编	郭维华　李中瀚
出　　版	四川大学出版社
出版日期	2021 年 6 月
开　　本	16 开
字　　数	379 千字
页　　数	242 页
定　　价	76.00 元

口腔显微技术实验教程

主　　编	韩冰
出　　版	科学出版社
出版日期	2021 年 1 月
开　　本	26 开
字　　数	152 千字
页　　数	103 页
定　　价	39.80 元

口腔修复工艺材料学(国家卫生健康委员会"十三五"规划教材 全国高职高专学校教材 供口腔医学技术专业用)

主　　编	岳莉
副 主 编	蒲小猛
出　　版	人民卫生出版社
出版日期	2021 年 3 月
开　　本	16 开
字　　数	438 千字
页　　数	288 页
定　　价	68.00 元

口腔修复临床病例解读

主　　编	牛林
副 主 编	牛丽娜　张士文　裴丹丹
出　　版	世界图书出版西安有限公司
出版日期	2021 年 1 月
开　　本	16 开
字　　数	300 千字
页　　数	252 页

定　　价	166.00 元

口腔修复与正畸护理技术(改革创新试验教材供护理类专业用)

总 主 编	毕小琴　姚永萍
主　　编	鲁喆　杜书芳
出　　版	人民卫生出版社
出版日期	2021 年 1 月
开　　本	16 开
字　　数	150 千字
页　　数	96 页
定　　价	30.00 元

口腔药物学(北京大学口腔医学教材 住院医师规范化培训辅导教材)

主　　编	郑利光
出　　版	北京大学医学出版社
出版日期	2021 年 11 月
开　　本	16 开
字　　数	480 千字
页　　数	249 页
定　　价	55.00 元

口腔医护配合操作实用流程

主　　编	李名扬
出　　版	中国协和医科大学出版社
出版日期	2021 年 8 月
开　　本	16 开
字　　数	260 千字
页　　数	172 页
定　　价	198.00 元

口腔医疗机构建设指南

主　　编	李立荣　员安阳　徐华
副 主 编	陆悠青　吕品
出　　版	中国出版集团研究出版社
出版日期	2021 年 1 月
开　　本	16 开
页　　数	285 页
定　　价	180.00 元

口腔医学病历书写教程(第 2 版)

主　　编	蒋泽先　叶平
副 主 编	伍珊珊　李志华　刘炳华

出　　版　西安交通大学出版社
出版日期　2021 年 9 月
开　　本　16 开
字　　数　342 千字
页　　数　243 页
定　　价　45.00 元

口腔医学发展史——口腔医学的科学之源
编　　著　龚怡
出　　版　人民卫生出版社
出版日期　2021 年 11 月
开　　本　16 开
页　　数　576 页
定　　价　268.00 元

口腔医学专业职业技能训练指导
主　　编　丘东海　林杭
出　　版　人民卫生出版社
出版日期　2021 年 5 月
开　　本　16 开
字　　数　270 千字
页　　数　192 页
定　　价　48.00 元

口腔正畸方案设计、策略与技巧
主　　编　武秀萍
出　　版　山西科学技术出版社
出版日期　2021 年 11 月
开　　本　16 开
字　　数　200 千字
页　　数　235 页
定　　价　59.00 元

口腔正畸临床教程(第 5 版)
主　　编　[英]西蒙·利特伍德
　　　　　(Simon J. Littlewood)
　　　　　[英]劳拉·米切尔
　　　　　(Laura Mitchell)
主　　编　田玉楼
主　　译　赵震锦　冯翠娟
出　　版　辽宁科学技术出版社
出版日期　2021 年 5 月
开　　本　16 开

字　　数　450 千字
页　　数　364 页
定　　价　198.00 元

口腔正畸学(第 3 版 普通高等教育"十一五"规划教材 北京大学口腔医学教材 住院医师规范化培训辅导教材)
主　　编　李巍然
出　　版　北京大学医学出版社
出版日期　2021 年 7 月
开　　本　16 开
字　　数　700 千字
页　　数　396 页
定　　价　75.00 元

口腔正畸学 (第 4 版 国家卫生健康委员会 "十三五"规划教材 全国高职高专学校教材 供口腔医学专业用)
主　　编　左艳萍　杜礼安
副 主 编　易建国　史建陆　胡景团
出　　版　人民卫生出版社
出版日期　2021 年 10 月
开　　本　16 开
字　　数　550 千字
页　　数　112 页
定　　价　45.00 元

口腔正畸学精要
主　　编　[瑞典]比伊特·西兰德
　　　　　(Birgit Thilander)
主　　译　周苗　刘畅
出　　版　广东科技出版社
出版日期　2021 年 4 月
开　　本　16 开
字　　数　280 千字
页　　数　207 页
定　　价　128.00 元

口腔正畸学手册(第 2 版)
原　　著　Martyn T. Cobourne
　　　　　Andrew T. DiBiase
主　　译　金作林
出　　版　人民卫生出版社

出版日期　2021 年 9 月

开　　本　16 开

字　　数　628 千字

定　　价　298.00 元

口腔正畸疑难病例临床解析

主　　编　段银钟　林杨　孟蕾

副 主 编　顾泽旭　陈学鹏　陈磊　等

出　　版　世界图书出版西安有限公司

出版日期　2021 年 10 月

开　　本　16 开

字　　数　480 千字

页　　数　379 页

定　　价　238.00 元

口腔种植并发症预防与处理

主　　审　张志愿　宿玉成

主　　编　汤春波　邹多宏

出　　版　辽宁科学技术出版社

出版日期　2021 年 6 月

开　　本　16 开

页　　数　362 页

定　　价　398.00 元

口腔种植工艺操作流程：分步骤操作指南

编　　者　[美]C.德拉戈 (Carl Drago)

　　　　　[美]T.彼得森

　　　　　(Thomas Peterson)

主　　译　任光辉

主　　审　柳忠豪

出　　版　化学工业出版社

出版日期　2021 年 1 月

开　　本　16 开

字　　数　516 千字

页　　数　356 页

定　　价　198.00 元

口腔种植临床操作与技巧

主　　编　王佐林

出　　版　人民卫生出版社

出版日期　2021 年 10 月

开　　本　16 开

页　　数　608 页

定　　价　468.00 元

口腔种植全局观：全身疾病患者口腔种植的循证医学指南

主　　编　[美]法瓦德·贾韦德

　　　　　(Fawad Javed)

　　　　　[美]乔治斯·E.罗曼诺斯

　　　　　(Georgios E. Romanos)

主　　译　汤雨龙

副 主 译　李少冰　刘艳

出　　版　辽宁科学技术出版社

出版日期　2021 年 8 月

开　　本　16 开

字　　数　200 千字

页　　数　156 页

定　　价　198.00 元

口腔种植全局观——全身疾病患者口腔种植的循证医学指南

主　　编　[美]法瓦德·贾韦德

　　　　　(Fawad Javed)

　　　　　[美]乔治斯·E.罗曼诺斯

　　　　　(Georgios E. Romanos)

主　　译　汤雨龙

出　　版　辽宁科学技术出版社

出版日期　2021 年 8 月

开　　本　16 开

字　　数　200 千字

页　　数　156 页

定　　价　198.00 元

口腔种植学 (第 2 版 北京大学口腔医学教材 住院医师规范化培训辅导教材)

主　　编　林野　邸萍

出　　版　北京大学医学出版社

出版日期　2021 年 1 月

开　　本　16 开

字　　数　857 千字

页　　数　472 页

定　　价　99.00 元

口腔种植应用解剖实物图谱 (第 2 版)

主　　编　纪荣明　王少海　吴轶群

出　　版　人民卫生出版社

出版日期　2021 年 5 月

开　　本　16 开

字　　数　488 千字

页　　数　313 页

定　　价　258.00 元

口腔组织学与病理学(第 3 版 普通高等教育"十一五"国家级规划教材 北京大学口腔医学教材 住院医师规范化培训辅导教材)

主　　编　李铁军

出　　版　北京大学医学出版社

出版日期　2020 年 11 月

开　　本　16 开

字　　数　864 千字

页　　数　459 页

定　　价　99.00 元

临床 X 线头影测量学(第 2 版)

主　　编　田乃学　卢海平　刘怡

副 主 编　柳胜杰　于吉冬

主　　审　腾起民　周彦恒　吴建勇

出　　版　人民卫生出版社

出版日期　2021 年 6 月

开　　本　16 开

字　　数　441 千字

定　　价　199.00 元

临床口腔疾病诊疗指南

主　　编　闫伟军　朴松林　刘鑫

出　　版　厦门大学出版社

出版日期　2021 年 6 月

开　　本　16 开

字　　数　256 千字

页　　数　159 页

定　　价　39.00 元

临床龋病学(第 3 版 北京大学口腔医学教材 住院医师规范化培训辅导教材)

主　　编　岳林　董艳梅

出　　版　北京大学医学出版社

出版日期　2021 年 8 月

开　　本　16 开

字　　数　428 千字

页　　数　244 页

定　　价　39.00 元

口腔黏膜病学(第 2 版 普通高等教育"十一五"规划教材 北京大学口腔医学教材 住院医师规范化培训辅导教材)

主　　编　华红　刘宏伟

出　　版　北京大学医学出版社

出版日期　2021 年 11 月

开　　本　16 开

字　　数　655 千字

页　　数　348 页

定　　价　89.00 元

临床牙髓再生技术：现况与展望

主　　编　[爱尔兰]亨利·F.邓肯
　　　　　　（Henry F. Duncan）
　　　　　　[英]保罗·罗伊·库珀
　　　　　　（Paul Roy Cooper）

主　　译　刘贺　卢静

出　　版　辽宁科学技术出版社

出版日期　2021 年 1 月

开　　本　16 开

字　　数　230 千字

页　　数　168 页

定　　价　198.00 元

美容微针疗法临床应用指南

原　　著　Emerson Lima
　　　　　　Mariana Lima

主　　译　廖勇

出　　版　北京大学医学出版社

出版日期　2021 年 8 月

开　　本　16 开

字　　数　400 千字

页　　数　224 页

定　　价　180.00 元

美学区种植治疗：单颗牙种植的最新治疗方法与材料

主　　编　[瑞士]维万尼·卡普易斯
　　　　　　（V. Chappuis）

[美]威廉·马丁
(W. Martin)

主　　译	宿玉成
出　　版	辽宁科学技术出版社
出版日期	2021 年 3 月
开　　本	16 开
页　　数	448 页
定　　价	398.00 元

南昌大学口腔医学院附属口腔医院志

编　　者	《南昌大学口腔医学院·附属口腔医院志》编写组
著　　者	朱洪水
出　　版	江西科学技术出版社
出版日期	2021 年 4 月
字　　数	320 千字
页　　数	276 页
定　　价	200.00 元

颞下颌关节紊乱病：手法、运动与针刺治疗

编　　著	[西]塞萨尔·费尔南德斯–德拉斯佩纳斯 (César Fernández–De–Las–Penas) [西]胡安·梅萨–希门尼斯 (Juan Mesa–Jiménez)
主　　译	方仲毅　徐丽丽　蔡斌
出　　版	北京科学技术出版社
出版日期	2021 年 2 月
开　　本	16 开
字　　数	350 千字
页　　数	280 页
定　　价	129.00 元

颞下颌关节紊乱病与口腔正畸临床指南

主　　编	[澳]桑吉万·坎德萨米　等 (Sanjivan Kandasamy)
主　　审	王林
主　　译	张卫兵
出　　版	东南大学出版社
出版日期	2021 年 4 月
开　　本	16 开
字　　数	220 千字

页　　数	191 页
定　　价	120.00 元

颞下颌紊乱病诊治指南（2021 年）

编　　著	[美]爱德华·F. 赖特 (Edward F. Wright)
主　　译	刘洪臣
副 主 译	王燕一　张清彬　姜华　等
出　　版	河南科学技术出版社
出版日期	2021 年 1 月
开　　本	16 开
字　　数	430 千字
页　　数	273 页
定　　价	198.00 元

全牙列种植重建

编　　著	[美]阿伦·加尔格 (Arun K. Garg)
主　　译	孙鹏
副 主 译	方玉柱　翟羿　叶鹏
出　　版	辽宁科学技术出版社
出版日期	2021 年 3 月
开　　本	16 开
字　　数	150 千字
页　　数	111 页
定　　价	298.00 元

实用功能性调𬌗与技巧

主　　编	[日]桑田 正博 [日]茂野 启示
主　　译	周茂强　国洪波
出　　版	辽宁科学技术出版社
出版日期	2021 年 11 月
开　　本	16 开
页　　数	131 页
定　　价	258.00 元

实用口腔疾病诊断与治疗

主　　编	徐鲁勇
出　　版	科学技术文献出版社
出版日期	2021 年
开　　本	16 开
页　　数	344 页

定　　价　88.00 元

实用口腔临床牙体预备

主　　编　张旭光　俞波

出　　版　北京大学医学出版社

出版日期　2021 年 6 月

开　　本　16 开

字　　数　400 千字

页　　数　245 页

定　　价　160.00 元

实用临床口腔解剖精要

主　　编　[瑞士]托马斯·冯·阿克斯

主　　审　陈波

主　　译　徐宝华　张晔　岳嵚

出　　版　辽宁科学技术出版社

出版日期　2021 年 8 月

开　　本　16 开

字　　数　730 千字

页　　数　584 页

定　　价　498.00 元

实用牙周手术临床图谱——从基础手术到牙周整形手术

著　　者　刘勇

副 主 编　刘吉国

出　　版　四川科学技术出版社

出版日期　2021 年 1 月

开　　本　16 开

页　　数　323 页

定　　价　398.00 元

实用牙周与牙种植骨外科学

主　　审　赵铱民　胡开进

主　　编　Serge Dibart

　　　　　Jean–Pierre Dibart

主　　译　周宏志　丁宇翔　马志伟

出　　版　河南科学技术出版社

出版日期　2021 年 5 月

开　　本　16 开

字　　数　374 千字

页　　数　246 页

定　　价　218.00 元

实用牙周与种植体周手术操作图谱

主　　编　[巴西]雷娜塔·奇莫斯

　　　　　(Renata Cimoes)

　　　　　[巴西]埃斯特拉·桑托斯·古斯芒

　　　　　(Estela Santos Gusmao)

　　　　　[英]尼科斯·多诺斯

　　　　　(Nikos Donos)

主　　译　宿玉成

出　　版　辽宁科学技术出版社

出版日期　2021 年 1 月

开　　本　16 开

字　　数　560 千字

页　　数　383 页

定　　价　398.00 元

首都医科大学附属北京佑安医院眼耳鼻咽喉口腔科疾病病例精解

主　　编　鲍诗平

出　　版　科学技术文献出版社

出版日期　2021 年 5 月

开　　本　16 开

字　　数　156 千字

页　　数　231 页

定　　价　128.00 元

完美笑容背后的秘密：舌侧矫治器临床指南

主　　编　[韩]许杰希(Jae–Sik Hur)

　　　　　[韩]朴荣国(Young–Guk Park)

　　　　　[韩]赵尚媛(Sang–Hwan Joo)等

主　　译　徐宝华

出　　版　辽宁科学技术出版社

出版日期　2021 年 6 月

开　　本　16 开

页　　数　384 页

定　　价　498.00 元

现代儿童口腔医学

主　　编　秦晶

出　　版　陕西科学技术出版社

出版日期　2021 年 7 月

开　　本　16 开

页　　数　415 页

定　　价　68.00 元

现代口腔正畸学（口腔颌面正畸学）——健康、科学、艺术的统一(第 5 版)

主　　编　林久祥　李巍然
出　　版　北京大学医学出版社
出版日期　2021 年 3 月
开　　本　16 开
字　　数　2 010 千字
页　　数　1 040 页
定　　价　480.00 元

现代牙医助理(第 11 版)

原　　著　Doni L. Bird
　　　　　Debbie S. Robinson
主　　审　郭传瑸
主　　译　李秀娥　王春丽
出　　版　人民卫生出版社
出版日期　2021 年 1 月
开　　本　16 开
字　　数　2 025 千字
定　　价　698.00 元

镶牙就医指南

主　　编　陈吉华
山　　版　人民卫生出版社
出版日期　2020 年 11 月
开　　本　16 开
字　　数　143 千字
页　　数　144 页
定　　价　69.00 元

循证口腔种植学

主　　编　[意]Oreste Iocca
主　　译　邓斌　裴丹丹
出　　版　世界图书出版西安有限公司
出版日期　2021 年 5 月
开　　本　16 开
字　　数　380 千字
页　　数　250 页
定　　价　198.00 元

牙颌面发育与再生实验技术（口腔医学实验技术指导系列）

总 主 编　周学东

主　　编　袁泉
副 主 编　陈德猛
出　　版　人民卫生出版社
出版日期　2021 年 10 月
开　　本　16 开
字　　数　388 千字
页　　数　336 页
定　　价　169.00 元

牙科诊所临床和营运中的风险及应对

编　　著　张旭光
出　　版　人民卫生出版社
出版日期　2021 年 5 月
开　　本　16 开
字　　数　205 千字
页　　数　254 页
定　　价　78.00 元

牙髓病临床病例解析

主　　编　[美]驹林 卓
　　　　　(Takashi Komabayashi)
主　　审　余擎
主　　译　王玮
副 主 译　程小刚　蒋文凯
出　　版　辽宁科学技术出版社
出版日期　2021 年 1 月
开　　本　16 开
字　　数　300 千字
页　　数　207 页
定　　价　198.00 元

牙髓显微外科治疗技术

主　　编　[意]阿纳尔多·卡斯泰卢奇
　　　　　(Arnaldo Castellucci)
主　　译　阙克华　屈铁军
出　　版　辽宁科学技术出版社
出版日期　2021 年 6 月
开　　本　16 开
字　　数　385 千字
页　　数　308 页
定　　价　398.00 元

牙髓之路(第 11 版)

主　　编　[美]肯尼思·M.哈格里夫

（Kenneth M. Hargreaves）

[美]路易斯·H.伯曼

（Louis H. Berman）

主　　审　王晓燕

主　　译　侯晓玫

出　　版　辽宁科学技术出版社

出版日期　2021 年 4 月

开　　本　16 开

字　　数　1 700 千字

页　　数　896 页

定　　价　598.00 元

牙体解剖与口腔生理学（第 3 版 北京大学口腔
医学教材 住院医师规范化培训辅导教材）

主　　编　谢秋菲　张磊

出　　版　北京大学医学出版社

出版日期　2021 年 9 月

开　　本　16 开

字　　数　523 千字

页　　数　296 页

定　　价　69.00 元

牙体缺损修复备牙过程图解

主　　编　蓝菁　林东　葛少华

出　　版　科学出版社

出版日期　2021 年 6 月

开　　本　16 开

字　　数　193 千字

页　　数　124 页

定　　价　88.00 元

牙种植体植入的标准操作流程

主　　编　宿玉成　李德华　耿威　等

出　　版　辽宁科学技术出版社

出版日期　2021 年 9 月

开　　本　16 开

字　　数　120 千字

页　　数　96 页

定　　价　198.00 元

牙周非手术治疗

著　　者　[意]玛丽莎·龙卡蒂

（Marisa Roncati）

主　　译　闫福华　张杨珩　陈畅行

出　　版　辽宁科学技术出版社

出版日期　2021 年 3 月

开　　本　16 开

字　　数　600 千字

页　　数　416 页

定　　价　398.00 元

牙周与种植：实用临床特色诊疗策略和技巧

主　　编　胡文杰

副 主 编　赵丽颖

出　　版　辽宁科学技术出版社

出版日期　2021 年 2 月

开　　本　16 开

字　　数　400 千字

页　　数　285 页

定　　价　298.00 元

牙周-正畸临床综合诊疗思维与实践

主　　编　[瑞士]西奥多·埃利亚德斯

（Theodore Eliades）

[瑞士]克里斯特斯·卡特萨洛斯

（Christos Katsaros）

主　　审　陈江

主　　译　林珊

出　　版　辽宁科学技术出版社

出版日期　2021 年 3 月

开　　本　16 开

字　　数　280 千字

页　　数　216 页

定　　价　398.00 元

牙周组织高效临床检查图谱

著　　者　[日]石原 美树

[日]小牧 令二

译　　者　于淼　张馗　丁林

出　　版　辽宁科学技术出版社

出版日期　2021 年 5 月

开　　本　16 开

字　　数　200 千字

页　　数　111 页

定　　价　98.00 元

咬合功能分析：临床实用技术图解（第 2 版）

主　　编	刘洋　张亮
出　　版	江苏凤凰科学技术出版社
出版日期	2021 年 1 月
开　　本	16 开
字　　数	200 千字
页　　数	166 页
定　　价	220.00 元

一步一步做好上颌窦底骨增量

主　　编	［黎巴嫩］R. 尤恩斯
	（Ronald Younes）
	［黎巴嫩］N. 纳德
	（Nabih Nader）
	［法］G. 库里
	（Georges Khoury）
主　　译	邵现红　胡越　邵皓博
出　　版	化学工业出版社
出版日期	2021 年 6 月
开　　本	16 开
页　　数	264 页
定　　价	299.00 元

引导骨再生策略与方法

主　　编	［意］安东尼奥·巴隆
	（Antonio Barone）
	［瑞典］乌弗·南马克
	（Ulf Nannmark）
主　　译	张健
出　　版	辽宁科学技术出版社
出版日期	2021 年 7 月
开　　本	16 开
字　　数	240 千字
页　　数	192 页
定　　价	298.00 元

由"表"及"里"实现中性区修复

著　　者	［美］约瑟夫·马萨德
	（Joseph J. Massad）
主　　译	李健　杨静文
出　　版	辽宁科学技术出版社
出版日期	2021 年 1 月

开　　本	16 开
字　　数	250 千字
页　　数	152 页
定　　价	198.00 元

预防口腔医学（第 3 版 北京市高等教育精品教材立项项目 北京大学口腔医学教材）

主　　编	徐韬　郑树国
出　　版	北京大学医学出版社
出版日期	2021 年 5 月
开　　本	16 开
字　　数	554 千字
页　　数	292 页
定　　价	48.00 元

真爱牙齿　珍爱健康

编　　著	张玉森
出　　版	中国海洋大学出版社
出版日期	2021 年 7 月
开　　本	16 开
字　　数	350 千字
页　　数	336 页
定　　价	68.00 元

正颌外科学：原则、策略和实践

主　　审	邱蔚六　张志愿　沈国芳
主　　编	［英］法哈德·奈尼
	Farhad B. Naini
	［英］达尔吉特·吉尔
	Daljit S. Gill
主　　译	王旭东　朱敏
副 主 译	江凌勇　于洪波　张雷　等
出　　版	上海科学技术出版社
出版日期	2021 年 10 月
开　　本	16 开
页　　数	832 页
定　　价	498.00 元

正颌外科治疗手册：团队协作

原　　著	Ashraf Ayoub
	Balvinder Khambay
	Philip Benington 等
主　　译	李继华　李盛

出　　版　人民卫生出版社
出版日期　2021 年 7 月
开　　本　16 开
字　　数　284 千字
页　　数　179 页
定　　价　160.00 元

中西医结合口腔科学(新世纪第 3 版 全国中医药行业高等教育"十四五"规划教材 全国高等中医药院校规划教材)
主　　编　谭劲
出　　版　中国中医药出版社
出版日期　2021 年 6 月
开　　本　16 开
字　　数　587 千字
页　　数　327 页
定　　价　78.00 元

终末期牙列:种植修复的临床和技术指南
主　　编　[意]列奥内罗·比斯卡罗
　　　　　(Leonello Biscaro)
主　　译　杨帆　王林红
出　　版　辽宁科学技术出版社
出版日期　2021 年 6 月
字　　数　1 000 千字
页　　数　403 页
定　　价　498.00 元

最新的复合树脂 MI 修复:微创美学修复前沿
编　　著　[日]田上 顺次
主　　审　岳林
主　　译　王皓　周宇
出　　版　辽宁科学技术出版社
出版日期　2021 年 1 月
开　　本　16 开
字　　数　220 千字
页　　数　177 页
定　　价　198.00 元

工具书、科普类和其他

别了,牙科恐惧 一位无痛牙医的独白
著　　者　景泉

出　　版　北京理工大学出版社
出版日期　2021 年 7 月
开　　本　32 开
页　　数　360 页
定　　价　49.80 元

华西牙医妈妈陪孩子走过换牙期
主　　编　王洁雪　王雁　张云娇
出　　版　人民卫生出版社
出版日期　2021 年 8 月
开　　本　16 开
字　　数　28 千字
页　　数　32 页
定　　价　49.00 元

口腔种植学词典
主　　编　宿玉成
出　　版　人民卫生出版社
出版日期　2021 年 1 月
开　　本　大 32 开
字　　数　1 078 千字
页　　数　838 页
定　　价　208.00 元

口腔自我保健视频漫画丛书　儿童口腔篇
总 主 编　周曾同　张志愿　郭莲
主　　编　汪俊
出　　版　人民卫生出版社
出版日期　2021 年 7 月
开　　本　32 开
字　　数　79 千字
页　　数　121 页
定　　价　49.00 元

天津市儿童口腔健康流行病学调查报告
主　　编　刘浩
副 主 编　戴艳梅　冯昭飞　胡静
出　　版　北京科学技术出版社
出版日期　2021 年 10 月
开　　本　16 开
字　　数　113 千字
页　　数　139 页
定　　价　68.00 元

我的牙齿朋友

著　　者　[日]minchi

译　　者　米雅

出　　版　青岛出版社

出版日期　2021 年 7 月

开　　本　16 开

页　　数　24 页

定　　价　38.00 元

青少年口腔健康知识手册

主　　编　容明灯

出　　版　广东人民出版社

出版日期　2021 年 9 月

开　　本　16 开

字　　数　160 千字

页　　数　130 页

定　　价　48.00 元

幼儿爱牙护齿绘本（全四册 乐乐刷牙记 萌牙山历险记 啵啵女王的烦恼 萌牙的假期）

著　　者　郑黎薇

绘　　者　言九九

出　　版　四川人民出版社

出版日期　2021 年 5 月

开　　本　16 开

定　　价　128.00 元

中国口腔医学年鉴（2020 年卷）

主　　编　周学东

出　　版　四川科学技术出版社

出版日期　2021 年 9 月

开　　本　16 开

字　　数　400 千字

页　　数　268 页

定　　价　88.00 元

中国口腔种植临床精萃（2021 年卷）

名誉主编　邱蔚六

主　　编　王兴　刘宝林

执行主编　宿玉成

出　　版　辽宁科学技术出版社

出版日期　2021 年 4 月

开　　本　8 开

字　　数　1 400 千字

页　　数　548 页

定　　价　598.00 元

（本文供稿　吴婷　四川大学华西口腔医学院）

学会工作

学会组织机构

中华口腔医学会及其口腔医学专业委员会

中华口腔医学会第六届理事会名单

会　　　长　郭传瑸

副　会　长　(13 名,按姓氏笔画排序)

王　林　王佐林　王松灵

卢海平　叶　玲　白玉兴

张思兵　陈谦明　尚政军

岳　林　周延民　凌均棨

蒋欣泉

秘　书　长　岳林

常　务　理　事　(62 名,按姓氏笔画排序)

马　洪　王　林　王　涛

王万春　王佐林　王松灵

王慧明　牛玉梅　石　冰

卢　利　卢海平　叶　玲

白玉兴　刘　浩　刘月华

刘建国　许　彪　孙宏晨

李　松　李　昂　李长义

李铁军　李鸿波　杨　健

杨旭东　何宝杰　何家才

余占海　张并生　张思兵

陈　江　陈　智　陈文霞

陈莉莉　陈雪峰　陈谦明

尚政军　季　平　岳　林

周永胜　周延民　郑东翔

屈志国　赵　今　赵志河

段小红　贺　周　徐　艳

凌均棨　高　平　郭传瑸

黄少宏　黄永清　曹选平

常群安　梁景平　葛少华

董福生　蒋欣泉　程　斌

翦新春　潘亚萍

理　　　事　(192 名,按姓氏笔画排序)

于海洋　万　阔　马　洪

马国武　王　林　王　虎

王　涛　王　焱　王　霄

王万春　王占义　王汉明

王丽娟　王佐林　王松灵

王建华　王章正　王鹏来

王慧明　牛玉梅　毛　靖

尹宁北　邓　婧　邓邦莲

邓旭亮　甘宝霞　石　冰

卢　利　卢友光　卢海平

旦增念扎　叶　玲　仪　红

白玉兴　朱正宏　朱亚琴

任　福　华　红　华咏梅

刘　浩　刘习强　刘少华

刘中寅　刘月华　刘正彤

刘进忠　刘英群　刘泓虎

刘建国　刘炳华　刘瑞敏

闫福华　许　彪　孙　皎

孙宏晨　杜　毅　李　江

李　松　李　昂　李　彦

李卫斌　李长义　李玉超

李永生　李加志　李志华

李秀娥　李岩峰　李铁军

李鸿波　杨　驰　杨　健

杨旭东　杨宏宇　肖希娟

吴佩玲　吴海珍　邱彬彬

邱嘉旋　何　超　何宝杰

何家才　佟　岱　余　擎

余占海　邹　静　汪晓华

沈洪敏　宋应亮　宋锦璘

张益	张彬	张敏
张惠	张雄	张蕾
张玉峰	张东升	张亚庆
张并生	张志兴	张志宏
张陈平	张英怀	张春鹿
张思兵	张桂荣	张娟平
张富强	陆支越	陈江
陈智	陈小冬	陈小华
陈文霞	陈莉莉	陈雪峰
陈谦明	范志朋	林云锋
林焕彩	林辉灿	尚政军
季平	岳林	金作林
周刚	周青	周永胜
周延民	郑东翔	屈志国
赵今	赵彬	赵志河
胡敏	胡开进	胡昆坪
柳忠豪	段小红	侯军
侯玉霞	费伟	姚金光
贺周	袁泉	聂彬
聂敏海	顾新华	徐江
徐欣	徐艳	徐普
徐维宁	凌均棨	高平
高秀秋	郭平川	郭传瑸
唐群	陶人川	黄少宏
黄长波	黄文霞	黄永清
黄桂林	黄瑞哲	曹志毅
曹国庆	曹战强	曹选平
常群安	麻健丰	梁景平
宿玉成	葛少华	董福生
蒋灿华	蒋欣泉	韩晓兰
程铮	程斌	傅开元
谢辉	谢文忠	谢志坚
廖红兵	谭颖徽	蔺新春
潘亚萍	薛毅	冀新江

中华口腔医学会第二届监事会名单

监 事 长	边专	
副监事长	路振富	
监 事	张斌	陈吉华　沈国芳

第三届口腔颌面修复专业委员会名单 (2021 年 5 月)

主 任 委 员	李彦
候任主任委员	张陈平

副 主 任 委 员 （5 人，按姓氏笔画排序）

	白石柱	吴国锋	尚政军
	韩正学	蔡志刚	

常 务 委 员 （19 人，按姓氏笔画排序）

白石柱	冯志宏	伊哲
孙坚	李亚男	李春洁
李彦	吴国锋	佟岱
张陈平	尚政军	金武龙
金磊	周永胜	韩正学
焦婷	蔡志刚	廖贵清
魏建华		

委 员 （57 人，按姓氏笔画排序）

王少海	叶红强	田磊
白石柱	冯志宏	曲行舟
伊哲	刘冰	刘晓芳
刘晓秋	汤春波	孙坚
李风兰	李亚男	李春洁
李彦	李晓娜	李鸿艺
杨生	吴国锋	吴珺华
吴淑仪	佟岱	邹石泉
张丽仙	张陈平	张胜
张彦喜	陈林林	林成
尚伟	尚政军	金武龙
金磊	周永胜	庞丹琳
单小峰	赵熠	胡建
秦海燕	耿威	郭玲
黄圣运	曹颖光	章少萍
董岩	董研	韩正学
韩影	焦婷	蔡志刚
裴锡波	廖贵清	谭学新
熊耀阳	魏建华	魏雪琴

青 年 委 员 （29 人，按姓氏笔画排序）

丁玉梅	王方	王巍
甘抗	石勇	石琦
吕珑薇	伍颖颖	刘宁宁

刘延山	刘剑楠	刘　洋
孙方方	李国林	李　曼
李　磊	杨冬叶	沈　毅
张雪明	陆　伟	邵　喆
周　琳	郑广森	荣　琼
龚朝建	韩　颖	谢　尚
谢　瑞	褚涵文	

学 术 秘 书	叶红强
工 作 秘 书	吴淑仪
前任主任委员	周永胜
名誉主任委员	赵铱民

第五届口腔医学计算机专业委员会名单（2021 年 5 月）

主 任 委 员	白玉兴
候任主任委员	王　勇
副 主 任 委 员	（5 人，按姓氏笔画排序）

汤　炜	严　斌	沈国芳
宋锦璘	高　勃	

常 务 委 员	（20 人，按姓氏笔画排序）

王　勇	卢燕勤	白玉兴
白石柱	刘东旭	刘明丽
汤　炜	孙　健	严　斌
李志华	吴　琳	沈国芳
宋锦璘	张诗雷	张　磊
周　诺	柳忠豪	俞　青
高　勃	彭　歆	

委　　　　员	（57 人，按姓氏笔画排序）

王　军	王昕宇	王剑锋
王　勇	卢燕勤	田　宇
白玉兴	白石柱	白轶昕
刘东旭	刘　畅	明　丽
刘楚峰	刘筱菁	刘德裕
汤　炜	汤　晔	孙玉春
孙　健	孙　强	孙　睿
麦华明	严　斌	李志华
李　波	李春艳	杨　凌
吴　江	吴　琳	邱　憬
沈国芳	宋锦璘	张　宁
张　昀	张诗雷	张　磊

武　峰	周　诺	屈依丽
赵一姣	赵文艳	赵　鹃
柳忠豪	俞　青	洪礼琳
栗兴超	钱　捷	高　宁
高　勃	高　涛	章　斌
隋　磊	彭　歆	蒋楚剑
韩　静	谢贤聚	蔡　鸣

青 年 委 员	（30 人，按姓氏笔画排序）

马俐丽	王　洋	王　超
王　雯	王　富	王　婷
亓　坤	叶红强	刘小舟
刘　洪	闫　澍	李文浩
李鸿艺	杨宏业	杨静远
张思慧	张海洋	陈　虎
金晓婷	柳大为	贺　洋
原福松	顾晓宇	高姗姗
郭春岚	郭昱成	郭嘉文
姬晓炜	康文岩	谢理哲

学 术 秘 书	谢贤聚　赵一姣
工 作 秘 书	张　宁
前任主任委员	周　诺

第六届口腔医学教育专业委员会名单（2021 年 7 月）

主 任 委 员	王　林
副 主 任 委 员	（8 人，按姓氏笔画排序）

王丽珍	孔　亮	叶　玲
白玉兴	李铁军	陈文霞
林正梅	侯祚勇	

常 务 委 员	（42 人，按姓氏笔画排序）

于世宾	马净植	王丽珍
王　林	王　茜	牛卫东
牛玉梅	孔　亮	邓　婧
卢友光	叶　玲	白玉兴
任秀云	农晓琳	孙建勋
孙钦峰	孙　健	李奉华
李铁军	杨冬茹	杨　凯
杨　春	吴文蕾	何家才
张　旭	张志升	张　磊
陈文霞	林正梅	季　平

周　青　赵望泓　胡　敏
侯祚勇　洪　筠　徐　艳
郭传瑸　郭　斌　彭　歆
谢志坚　裴丹丹　廖　岚

委　　员　（135 人，按姓氏笔画排序）

丁　刚　于世宾　于洪友
马　利　马净植　马　哲
马　雷　王月红　王　永
王丽珍　王丽娜　王　林
王忠厚　王　茜　王　莉
王程越　王　鹏　王鹏来
王　静　牛卫东　牛玉梅
孔　亮　邓　炜　邓　婧
卢友光　卢东民　叶　玲
白玉兴　朱亚琴　朱　晔
朱　鹏　任延方　任秀云
刘月华　刘志辉　米方林
安　娜　许远志　农晓琳
孙建勋　孙钦峰　孙　健
纪　晴　严喜章　严　斌
李　月　李宏捷　李奉华
李　明　李建成　李晓岚
李铁军　李铁男　李维文
李　琦　李　霞　杨长怡
杨冬茹　杨　凯　杨　春
杨德琴　肖　灿　肖金刚
吴　凡　吴文蕾　吴　江
吴家媛　何　俐　何家才
辛蔚妮　汪大鹏　汪　昆
沙　鸥　宋　晖　张　旭
张志升　张　芳　张凌琳
张　磊　陈凤贞　陈文霞
林正梅　林　欣　林　静
季　平　岳阳丽　金圭玉
周　青　周　玥　周海静
郑园娜　赵丽颖　赵春晖
赵望泓　胡　敏　胡　静
柳忠豪　侯祚勇　洪　筠
胥爱文　贺　瑞　秦明群

耿海霞　徐　艳　徐稳安
徐璐璐　高　歌　郭传瑸
郭　斌　唐西青　唐瑞平
姬海莲　黄晓晶　黄盛斌
黄　跃　曹明国　曹　颖
戚孟春　盛　迅　符起亚
梁飞新　彭　歆　葛林虎
董美丽　董　海　蒋　菁
谢志坚　谢思静　裴丹丹
廖　岚　谭　劲　谭　健
樊立洁　黎淑芳　潘　莹

青 年 委 员　（25 人，按姓氏笔画排序）

王雪东　邓　超　付　丽
孙圣军　孙　雯　李小慧
李文超　李志艳　李思敏
吴　巍　陈　勇　金　彬
周　政　郑庆华　赵　熠
胡亚军　敖　霜　黄　彬
黄鼎阳　黄舒恒　曹　霞
董　刚　董　蕊　黎　彦
薛　洋

学 术 秘 书　严　斌
工 作 秘 书　陆晓庆
前任主任主委　郭传瑸
名誉主任委员　边　专
顾　　问　王松灵

第三届口腔护理专业委员会名单（2021 年 10 月）

主 任 委 员　李秀娥
副 主 任 委 员　（8 人，按姓氏笔画排序）

王　莉　刘东玲　刘　帆
刘　蕊　林丽婷　侯黎莉
俞雪芬　高玉琴

常 务 委 员　（67 人，按姓氏笔画排序）

马丽辉　马艳萍　王　卫
王　叶　王芳云　王丽娟
王　鸣　王春丽　王　莉
王雪梅　王慧敏　古文珍
石兴莲　由小蓉　冉　芳
白新华　毕小琴　吕艾芹

吕 波　吕 艳　任 凌

庄玉兰　刘东玲　刘 帆

刘治宇　刘晓芬　刘 蕊

苏桂花　杜 青　杜晓红

李秀娥　李岩峰　李俊新

李 莉　吴红梅　吴 玲

吴 宣　邱钧琦　宋 贤

陈仕红　陈守会　林丽婷

罗 姜　罗 琼　周 军

周红慧　郑晓丹　赵佛容

赵树红　胡志萍　查春红

侯雅蓉　侯黎莉　俞雪芬

宫琦玮　姚 兰　姚志清

袁卫军　贾丽琴　徐佑兰

高玉琴　黄香河　黄 健

彭 军　韩佳南　谭晓娟

戴 轶

委　　员　(200人,按姓氏笔画排序)

马玉宏　马丽辉　马春凤

马艳萍　马 婕　王 卫

王玉静　王 叶　王宇群

王 芳　王芳云　王丽娟

王 君　王 鸣　王春丽

王 莉　王晓红　王晓萍

王晓燕　王雪梅　王 婷

王瑞芳　王翠萍　王慧敏

王增香　王 燕　古文珍

石凤红　石兴莲　叶丽娜

叶秀恬　叶国凤　叶 敏

叶慧铭　田 淳　由小蓉

央 宗　冉 芳　付丽丽

白新华　毕小琴　毕慧妍

吕艾芹　吕 苒　吕 波

吕 艳　任 凌　任 琳

庄玉兰　刘东玲　刘 帆

刘 克　刘英华　刘治宇

刘晓芬　刘晓霞　刘家宁

刘 婧　刘 然　刘 蕊

齐方梅　江 梅　孙秀杰

苏桂花　杜 青　杜晓红

李伟丽　李 华　李 华

李丽(上海)　李丽(南京)

李秀娥　李岩峰　李俊新

李 莉　李 倩　李继宏

李 静　李 聪　李 燕

李燕娥　杨冬叶　杨苏琴

杨晓晖　杨 悦　杨鸿波

杨 楠　杨 微　肖 炜

肖 莉　吴红梅　吴 玲

吴 宣　邱钧琦　余 红

邹亚清　宋 贤　宋 清

张亚仙　张红艳　张丽萍

张忠平　张 虹　张晓丽

张 惠　张 瑜　陈叶俊

陈仕红　陈守会　陈芸梅

陈昕波　陈 实　陈 香

陈 俭　陈恒雯　陈晓红

陈润元　陈 敏　陈章群

林丽婷　林朝虹　杭赛英

罗 姜　罗 琼　岳海莉

金英淑　周 军　周红慧

周国娟　周 群　郑莉莉

郑晓丹　赵佛容　赵 宏

赵树红　赵 雯　赵渭娟

胡志萍　查春红　侯亚丽

侯晓群　侯雅蓉　侯黎莉

俞雪芬　姜肖梅　宫琦玮

姚 兰　姚永萍　姚志清

姚 娜　贺艳霞　秦 冰

袁卫军　贾丽琴　贾美娜

徐佑兰　徐 胜　徐燕华

高玉琴　高 菲　郭三兰

唐永平　唐爱红　唐盛玉

黄香河　黄 健　黄慧萍

戚培文　戚维舒　符云霞

章利森　彭小莉　彭 军

彭 佳　董 航　蒋 愉

韩秀玲　韩佳南　惠秀丽

程　春	焦菲菲	舒　洁	王莉莉	孔　亮	田　伟
游　杰	雷建华	詹捷玲	曲晓复	朱正宏	孙　健
解志英	蔡群辉	臧小英	杨旭东	杨志宇	杨　征
廖　莹	端莉梅	谭艳丽	吴家锋	汪　俊	张　伟
谭晓娟	黎　晔	潘飞燕	张桂荣	陈文霞	陈　江
潘丽珍	潘晓菁	薛　花	陈谦明	林焕彩	赵心臣
戴　欣	戴　轶	戴艳梅	赵建江	徐　艳	康非吾

青 年 委 员（60人，按姓氏笔画排序）

屠军波　葛少华　韩向龙
谢　诚　谢　辉　蔡志刚
戴红卫

丁晓月　于洪丹　王　优
王迪一　王　茜　王　倩

委　　　员（93人，按姓氏笔画排序）

王烨华　王　萍　史　毓

于世德　于艳玲　于海利
朱金艳　刘　伟　刘　娟
马净植　马春敏　马　洪
刘聪玲　孙红颖　孙晓丽
马博懿　王佐林　王　林
严　超　李　冰　李　怡
王建宁　王建华　王莉莉
李　娜　李雪晶　李晨晨
王培军　王章正　王翔宇
李　媛　杨丹丹　杨丽君
王　聪　牛卫东　方　刚
杨　莹　杨　琴　杨雯雯
孔　亮　田　伟　毕文娟
杨雅舒　吴　颖　何小玉
曲晓复　朱正宏　朱　晔
张玲玲　张薇薇　陈　华
任贵云　刘习强　刘进忠
陈丽君　陈晓东　陈　群
刘劲松　关　键　许　彪
氾小兰　林　琳　岳丽春
孙　健　孙　瑛　李　江
周文艳　郑明珠　荆　进
李志革　李岩涛　杨文晓
俞　娟　俞蕾蕾　闻璐璐
杨旭东　杨志宇　杨宏宇
姜　燕　耿晓燕　栗　茜
杨尚春　杨　征　杨　健
高　苑　唐　鲁　黄泽凡
肖金刚　吴世明　吴家锋
曹胜囡　商　莹　葛翠翠
何家才　邹朝晖　辛蔚妮
韩　梅　程景霞　鲁银花
汪　俊　汪振华　沙　鸥
雷　颖　廖瑞雪　熊　静
张　伟　张桂荣　张　蕾

学 术 秘 书　王春丽
工 作 秘 书　王　倩
前任主任委员　徐佑兰

陈文霞　陈　江　陈　栋
陈　钢　陈谦明　陈黎明
林海燕　林焕彩　周中苏

第四届口腔医疗服务分会组成名单（2021年
10月）

周海静　郑纪伟　郑雨燕
赵　今　赵心臣　赵建江

主 任 委 员　王佐林
副主任委员（6人，按姓氏笔画排序）

胡广伟　施祖东　秦明群
耿海霞　莫贞斌　贾玉林

朱正宏　孙　健　杨　征
徐　江　徐　艳　陶丹英
赵心臣　谢　诚　蔡志刚

黄文霞　黄永清　黄桂林

常 务 委 员（31人，按姓氏笔画排序）

黄　跃　曹国庆　康非吾
马春敏　王佐林　王　林

	章小缓　屠军波　葛少华		张文萍　张玉幸　张　芳
	韩向龙　谢　诚　谢　辉		张　英　张梅华　张　敬
	蔡志刚　潘新东　戴红卫		张　静　陈立忠　陈英新
青 年 委 员	(29 人,按姓氏笔画排序)		陈谦明　周　刚　周　瑜
	卫明慧　王翔剑　方思月		周　璟　宗娟娟　侯晓薇
	叶　沛　史雪珂　任　倩		洪　筠　姚　华　袁昌青
	刘　瑾　杜永秀　李　多		聂敏海　夏　娟　徐岩英
	李晓旭　李　敏　杨　宏		殷　操　唐国瑶　陶人川
	杨建堂　杨　津　何　昕		梁文红　葛化冰　董　凯
	陈小冰　陈洁点　周培茹		蒋伟文　韩　莹　程　波
	孟文霞　胡靖宇　钟金晟		程　斌　曾　昕　蔡　扬
	施琳俊　唐　帆　康媛媛		谭　劲　颜世果　戴　琳
	葛姝云　董文亮　路　丽		魏　攀
	鲍喆煊　廖明娟	青 年 委 员	(30 人,按姓氏笔画排序)
学 术 秘 书	冯妍慧芝		卫　婕　马立为　王同珂
工 作 秘 书	李　琳		邓冠红　刘传霞　刘　瑶
名誉主任委员	凌均棨		许隽永　杜观环　李春蕾

第八届口腔黏膜病专业委员会 (2021 年 10 月)

主 任 委 员	周　刚		李　敬　杨续艳　吴　桐
候任主任委员	程　斌		何明靖　余飞燕　宋江园
副 主 任 委 员	(5 人,按姓氏笔画排序)		陈俊俊　罗小波　季晓黎
	刘宏伟　陈谦明　唐国瑶		金建秋　金　鑫　周　倩
	陶人川　曾　昕		赵忠芳　赵　琛　赵雯雯
常 务 委 员	(20 人,按姓氏笔画排序)		胡钦朝　胡晓晟　高　峰
	刘宏伟　刘　青　闫志敏		焦　凯　蔡　研　谭雅芹
	吴　岚　何　园　张玉幸	学 术 秘 书	张　静
	张　英　张　静　陈英新	工 作 秘 书	谭雅芹
	陈谦明　周　刚　聂敏海	顾　　　问	孙　正　魏秀峰
	徐岩英　唐国瑶　陶人川	**第五届中西医结合专业委员会** (2021 年 10 月)	
	葛化冰　程　斌　曾　昕	主 任 委 员	周永梅
	蔡　扬　谭　劲	候任主任委员	周红梅
委　　　员	(58 人,按姓氏笔画排序)	副 主 任 委 员	(5 人,按姓氏笔画排序)
	马婧媛　王汉明　王宇峰		王文梅　王　智　华　红
	王国芳　王　辉　王　翔		范　媛　周　威
	王新文　吕　霞　刘宏伟	常 务 委 员	(19 人,按姓氏笔画排序)
	刘　青　闫志敏　江崇英		王万春　王文梅　王　智
	许春姣　孙志达　李泽慧		卢　锐　华　红　刘　洋
	李维善　李　琛　吴　岚		关晓兵　吴颖芳　何　虹
	邱丽华　何　园　但红霞		沈雪敏　陈方淳　范　媛
			周永梅　周红梅　周　威

	钟良军　段开文　黄小瑾
	戚向敏
委　　　员	（57人，按姓氏笔画排序）
	王万春　王文梅　王　兵
	王海燕　王　智　左渝陵
	石　晶　卢　锐　付　洁
	朱雅男　华　红　刘　英
	刘　洋　刘　莉　刘铁军
	刘晨路　关晓兵　江　潞
	孙红英　孙俊毅　杜格非
	吴芳龙　吴迎涛　吴颖芳
	何　虹　谷群英　沈雪敏
	张水龙　张嫒嫒　陈方淳
	陈灵红　陈晓涛　范　嫒
	罗　刚　周永梅　周红梅
	周　威　郑立武　孟　箭
	赵　民　钟良军　段开文
	段　宁　娄佳宁　聂艳萍
	贾　莉　高义军　郭　伟
	陶小安　黄小瑾　戚向敏
	康　军　董　岩　曾启新
	谢云德　薛　瑞　魏　昕
青 年 委 员	（29人，按姓氏笔画排序）
	卫明慧　王翔剑　方思月
	叶　沛　史雪珂　任　倩
	刘　瑾　杜永秀　李　多
	李晓旭　李　敏　杨　宏
	杨建堂　杨　津　何　昕
	陈小冰　陈洁点　周培茹
	孟文霞　胡靖宇　钟金晟
	施琳俊　唐　帆　康嫒嫒
	葛姝云　董文亮　路　丽
	鲍喆煊　廖明娟
学 术 秘 书	王海燕
工 作 秘 书	廖明娟
顾　　　问	周曾同　林　梅　罗冬青

第二届口腔医学信息化管理分会（2021年12月）

主 任 委 员　高　峰
副 主 任 委 员　（5人，按姓名笔画排序）

	齐海燕　金文忠　曹战强
	韩　晟　廖　牛
常 务 委 员	（20人，按姓氏笔画排序）
	田金萍　齐海燕　李苏吉
	沈海波　张　波　张　睿
	陈　伟　陈怡帆　欧阳小星
	金文忠　周　秦　郑　昊
	姚　锋　倪　胜　高　峰
	黄　艳　曹战强　韩　晟
	傅海君　廖　牛
委　　　员	（61人，按姓氏笔画排序）
	于磊磊　王志洲　王　林
	王　巍　车林彬　卢欣然
	田金萍　史海波　吕中锴
	朱　泓　刘　臣　齐海燕
	孙　辉　李苏吉　李　俊
	李　锐　杨晓莉　杨嘉耀
	吴山君　佟佳宇　辛彩虹
	沈海波　张凯亮　张　波
	张栋良　张亮鸣　张　涑
	张　硕　张　睿　陈　伟
	陈怡帆　陈　豪　林潮旁
	欧阳小星　罗雪琼　金文忠
	周　秦　周道义　郑　昊
	赵秀君　赵　博　姜华东
	姚　锋　钱轶峰　倪　胜
	徐志书　殷　毅　高　峰
	郭　敬　黄江红　黄　艳
	曹战强　彭红波　蒋　冰
	蒋　鹏　韩　晟　程　钎
	傅海君　蒲廷志　廖　牛
	熊杰圆
学 术 秘 书	陈怡帆
工 作 秘 书	罗雪琼

第五届民营口腔医疗分会成员名单（2021年10月）

主 任 委 员　何宝杰
候任主任委员　陈雪峰
副 主 任 委 员　（12人，按姓氏笔画排序）

王聿明　王昭文　王　磊　　　　王中富　王　丹　王文萍
卢卫华　任　福　刘鲁川　　　　王正明　王立珂　王　争
邱彬彬　何　超　沈洪敏　　　　王兴彦　王聿明　王杏松
林辉灿　赵　斌　徐维宁　　　　王丽娟　王秀玉　王　宏

常　务　委　员　(81 人,按姓氏笔画排序)
　　　　　　　　　　　　　　　王　玮　王　林　王林虎
丁德金　于东年　马春敏　　　　王国林　王　凯　王荣华
王　争　王聿明　王昭文　　　　王树坤　王昭文　王贵江
王炳贤　王海文　王鸿应　　　　王　虹　王俊涛　王俊强
王　磊　毛长河　方玉柱　　　　王炳贤　王洪飞　王艳华
孔　宁　邓邦莲　石考龙　　　　王晓琳　王海文　王鸿应
卢卫华　卢海平　卢焕友　　　　王维倩　王舒永　王　斌
曲天磊　朱小龙　朱国雄　　　　王寒荻　王　磊　王德兴
朱晓杰　任　福　朵开伟　　　　王　曦　韦曾贵　牛惠燕
刘子斌　刘　佳　刘炳华　　　　毛长河　毛　明　毛治军
刘　哲　刘鲁川　刘增奇　　　　仇向前　文燕敏　方玉柱
齐春来　孙　莉　苏益敏　　　　孔　宁　邓汉高　邓邦莲
李卫斌　李玉超　李　军　　　　邓国祥　邓　禹　甘剑能
李军安　李炎军　李宗族　　　　左现武　石考龙　石　冰
李望松　李　锋　吴海珍　　　　石　岩　龙红英　卢卫华
邱振兴　邱彬彬　何宝杰　　　　卢长亮　卢东楼　卢海平
何　超　沈洪敏　宋　海　　　　卢焕友　田振宏　田　涛
张红伟　张春鹿　张　健　　　　白丽霞　冯期洋　司崇文
陈忠瑜　陈雪峰　陈清华　　　　邢俊杰　成　宏　师海龙
邵奇章　林　勇　林辉灿　　　　曲天磊　吕继新　朱小龙
周　凯　周荣贵　周燕忠　　　　朱国雄　朱晓杰　朱群林
庞建国　郑恩琪　赵　斌　　　　任道普　任　福　朵开伟
荣长根　侯守虎　侯　军　　　　刘子斌　刘凤杰　刘　方
洪　勇　姚　雪　贺　周　　　　刘汉迎　刘　刚　刘　伟
秦永生　徐维宁　徐　琼　　　　刘军晓　刘明广　刘　佳
郭少巍　郭光辉　黄坤友　　　　刘春林　刘映雪　刘炳华
曹广新　曹志毅　阎　川　　　　刘洁(湖北)　刘洁(山东)
韩　燕　程　铮　廖　勇　　　　刘　勇　刘　哲　刘　涛

委　　　员　(375 人,按姓氏笔画排序)
　　　　　　　　　　　　　　　刘跃强　刘崇一　刘鲁川
丁阿营　丁建兰　丁胜发　　　　刘增奇　齐春来　汤亿和
丁济波　丁　鹏　丁德金　　　　许世梃　许占国　许炎标
于东年　于喜发　于雯博　　　　孙　云　孙文军　孙玉朝
万　力　马东慧　马国栋　　　　孙　伟　孙　宇　孙良智
马春敏　马剑波　马　鸿　　　　孙佰军　孙　莉　孙继锋
马　超　王广武　王之昌　　　　劳延虎　苏益敏　杜　华

杜向标	巫资雄	李大军	周继祥	周梅霞	周智锋
李卫斌	李长民	李月军	周燕忠	庞建国	庞　巍
李玉超	李世平	李永政	郑伦章	郑荣涛	郑恩琪
李先彬	李　军	李军安	郑　野	郑　博	单春城
李苏伶	李　君	李旻泽	练　强	赵文举	赵正君
李佳鳌	李金龙	李炎军	赵志荣	赵李丹	赵　青
李宗族	李相礼	李　钢	赵明武	赵忠慧	赵帮树
李　勇	李益海	李望松	赵　斌	荣长根	胡昕远
李　超	李　锋	李　强	胡遒生	钟红阳	侯传记
李德超	杨连山	杨金锋	侯守虎	侯　军	侯　跃
杨　河	杨泽红	杨　琼	俞国强	施育才	姜　力
肖敬堂	肖　雷	吴冬梅	洪　勇	姚乃晖	姚　雪
吴　冰	吴志强	吴拓江	姚满霞	贺　周	秦永生
吴　洁	吴海珍	吴智毅	袁红群	聂文平	聂永清
邱振兴	邱彬彬	何宝杰	聂振轩	贾　瑞	顾　媛
何　畏	何　超	辛华章	钱　晨	徐立平	徐荣俊
汪　芳	汪晓华	汪家斌	徐　晓	徐维宁	徐　琼
沈宁舟	沈永胜	沈　刚	凌　红	高士洁	高申锐
沈洪敏	沈　翔	宋先阳	高建龙	高　峰	高善仁
宋乔健	宋明文	宋　海	郭少巍	郭光辉	郭华诚
张小军	张中勇	张立卫	郭庆梅	郭宝山	唐公白
张　水	张圣军	张华泽	唐　宓	涂艮斌	涂程倡
张华喜	张兆志	张冰清	黄　韦	黄　华	黄志军
张红伟	张远杞	张应华	黄坤友	黄俊新	黄美玲
张启慧	张劲松	张　杰	黄　勇	黄祥斌	黄淑静
张春利	张春鹿		黄锋云	黄瑞涛	萧　峻
张健（河北）	张健（江苏）		曹广新	曹玉坤	曹红旗
张梅花	张清洲	张绿平	曹志毅	曹炜晟	龚青华
张嘉霖	张增瑞	陈子欢	常国礼	崔玉召	康月刚
陈　飞	陈红玉	陈希柱	康　林	章向华	章捍东
陈忠瑜	陈育华	陈　玲	章晓鸣	阎　川	梁　聪
陈　俊	陈健仕	陈雪峰	董长安	董洪磊	蒋志刚
陈清华	陈　睿	邵奇章	韩泽民	韩冠星	韩　燕
邵泽成	林　勇	林辉灿	韩　嬿	嵇国平	程　勋
林蕾蕾	欧永富	易永利	程　铮	傅丽萍	储东鸿
岳　玲	金大江	金振富	曾志平	曾丽萍	曾杰生
周一天	周华安	周红英	曾昭玎	曾彦甲	温秀杰
周　林	周　凯	周荣贵	谢发生	谢　伟	谢燕峰
周柳艳	周　航	周　浩	雷　丽	虞冠金	赫　健

	蔡留意 管春生 廖 勇	张 龙 张琴琛 张超旺

青 年 委 员（按姓氏笔画排序，60人）：

蔡留意 管春生 廖 勇　张 龙 张琴琛 张超旺
谭君君 翟 罍 镇 伟　张雯雯 张舜哲 张 德
霍心海 戴 瑛 魏国武　陆小丽 陈泽旭 陈雅彬
（60人，按姓氏笔画排序）陈瑞君 林弘恺 林适攀
卫德智 王全鑫 王国彪　周颖达 赵 峰 赵 薇
王 鑫 方 明 孔祥玉　段宏军 姚红梅 姚 练
孔维强 艾 杰 叶年嵩　柴治国 徐 鑫 高志远
丛 赫 吕洪垟 刘双斌　高 静 黄艳春 曹小龙
刘成义 刘全苓 刘彦锋　梁景辉 蒋建峰 喻 刚
许保春 孙雨晴 孙晓蕾　蔡竑威 滕 琛 霍志峰
苏冬云 杜鑫龙 李仁峰　学术秘书 李 锋
李坤锋 李 磊 杨金龙　工作秘书 何 彧 杨石鹏
杨荣富 吴黎明 邱 明　前任主任委员 贺 周
何 浩 余 姜 汪斯昂　名誉主任委员 刘泓虎 甘宝霞

学术会议和展览会

在中国召开的国际性学术会议

国际牙医师学院中国区 2020—2021 年国际学术会暨新院士授予大会

时间：2021 年 4 月 22 日

地点：四川省成都市

主办和承办单位：国际牙医师学院（International College of Dentists，ICD）中国区主办，四川大学华西口腔医院承办

内容提要：国际学术会议的主题是口腔医学研究前沿，大会邀请了国际牙医师学院院士四川大学杨征教授、中山大学夏娟教授、尚善口腔医疗连锁贺刚博士、浙江大学俞梦飞副研究员及四川大学袁泉教授分别做了题为"Thinking on the management of dental hospital or clinic under regular epidemic prevention and control""Obesity exacerbates oral carcinogenesis via CCL9/CCR1-mediated recruitment and functional enhancement of MDSCs""Cutting-Edge Digital Approaches: Game Changers in Future Implant Dentistry""The repairing and regeneration of craniosynostosis"和"Contemporary Implant-Prosthodontics Under Digital Age"的精彩报告。

大会同期举行了国际牙医师学院中国区 2020—2021 年新院士授予仪式，仪式由中国区秘书长陈谦明教授主持。中华口腔医学会会长俞光岩教授、秘书长岳林教授和中国区主席周学东教授莅临大会并致辞。ICD 国际主席 Akira Senda 教授从日本发来视频，介绍了 ICD 的基本情况，向中国区新当选国际牙医师学院院士表达祝贺。ICD 中国区周学东主席介绍了 ICD 中国区的历史及发展情况、ICD 院士遴选的过程及 2020—2021 年度中遴选出的新院士名单。俞光岩会长、岳林秘书长、周学东主席、陈谦明秘书长为 2020 年 48 位新当选院士和 2021 年 43 位新当选院士分别颁发了院士证书、ICD 金钥匙和 ICD 别针。

中俄国际口腔知合论坛

时间：2021 年 5 月 7 日

地点:黑龙江省哈尔滨市

主办和承办单位:中俄医科大学联盟、哈尔滨医科大学口腔医学院和莫斯科国立谢切诺夫第一医科大学口腔医学院主办,哈尔滨医科大学口腔医学院承办

内容提要:会议采取"线上+线下"方式进行,以中俄医科大学联盟为平台,旨在促进国际口腔医学学科交流与合作,促进口腔医学领域技术研发、人才培养、理论研究等方面的共同进步。来自中国、俄罗斯、美国、韩国、叙利亚、埃及、印度、亚美尼亚 8 个国家,包括莫斯科国立谢切诺夫医科大学、波士顿大学、开罗大学、俄联邦斯塔夫罗波尔州立医科大学、大马士革大学、埃里温州立大学、叙利亚国际科技大学、北京大学、四川大学、哈尔滨医科大学、牡丹江医学院、齐齐哈尔医学院、俄联邦国家心血管外科学实践中心、韩国正畸研究中心 14 所院校和研究机构的 300 余名口腔专家、医师、研究生参加了会议。

中国工程院院士、中俄医科大学联盟中方主席杨宝峰教授出席开幕式并致辞。四川大学华西口腔医学院学术院长周学东教授,莫斯科国立谢切诺夫医科大学口腔医学院院长 Makeeva Irina 教授、口腔内科 Margaryan Edita 教授,哈尔滨医科大学副校长、中俄医科大学联盟青年联盟中方主席许超千教授,作为特邀嘉宾致辞。Makeeva Irina 教授代表中俄医科大学联盟俄方主席、莫斯科国立谢切诺夫医科大学校长、俄罗斯科学院 Petr Glybochko 院士为哈尔滨医科大学口腔医学院院长牛玉梅教授颁发莫斯科国立谢切诺夫医科大学口腔医学院荣誉教授聘书。

论坛包括主旨演讲和大会发言。来自世界各地的 29 位代表从牙科学、口腔医学到社会医学,从基础科研到临床病例,报告了在龋病管理、正畸治疗、人工智能、3D 打印、组织工程、牙齿发育、鳞癌转移机制、牙列缺损修复、种植牙免疫排斥等研究成果。

中华口腔医学会口腔生物医学专业委员会第

十一次全国口腔生物医学学术年会暨口腔生物医学国际前沿论坛

时间:2021 年 10 月 24 日

地点:四川省成都市

主办和承办单位:中华口腔医学会口腔生物医学专业委员会主办,四川大学华西口腔医院承办

内容提要:来自国内外口腔医学领域的杰出学者、专家、精英参会。大会由四川大学华西口腔医学院院长叶玲教授主持。会议邀请到中国科学院院士王松灵,美国国家医学科学院院士柴洋、王存玉等著名专家齐聚一堂,采用线上加线下的方式,围绕口腔生物医学的热点问题,为全国 700 余名参会代表带来了精彩的学术报告。会议共举办 5 场口腔大会特邀专题报告、9 场专题报告、3 场口腔杰青/优青报告、17 场口腔优秀青年研究报告。本次年会特别增加了"生命的艺术"年度显微图片展以及口腔生物学研究生/住院医师国际前沿研讨会板块,进一步丰富了口腔生物医学年会的形式和内容。本次会议致力于为我国口腔生物医学研究领域的专家学者、中青年学术骨干、研究生、住院医师等提供学术交流、分享科研成果的平台。

口腔生物医学学术年会是国内口腔生物医学领域优质的学术品牌活动,也是连接中国与世界相关领域研究的重要纽带,推动原创性研究成果的问世和转化,培养了一批高层级的科研创新人才。

中华口腔医学会口腔材料专业委员会-牙科材料学会联合会议暨口腔生物材料新进展研讨会

时间:2021 年 5 月 9 日—10 日

地点:广东省广州市

主办和承办单位:中华口腔医学会口腔材料专业委员会主办,中山大学附属口腔医院承办

内容提要:本次会议采用线上加线下的形式,让国外专家跨越地域界限,与国内口腔

材料学专家进行交流，共同探讨口腔生物材料新进展。牙科材料学会主席 Ulrich Lohbauer 教授及中华口腔医学会口腔材料专业委员会主任委员孙皎教授担任大会主席，Alex Fok 教授、王焱教授担任执行主席，权威

杂志 Dent Mater 主编 David Watts 教授等来自 7 个国家和地区的材料专家联袂奉献讲座。现场参会者过百人，国内外线上观看超千次，大会网站照片直播点击逾万次。

中华口腔医学会及其专业委员会会议

中华口腔医学会第六届全国会员代表大会

时间：2021 年 10 月 18 日

地点：上海市

主办单位：中华口腔医学会

内容提要：每五年一届的中华口腔医学会全国会员代表大会召开。第五届理事会俞光岩会长做了题为"开拓创新 砥砺前进 为建设口腔医学强国而奋斗"的工作报告，全面总结了第五届理事会的工作及取得的成就，并对学会今后的工作提出了殷切的期望。

大会审议通过了中华口腔医学会章程修改报告及财务工作报告等文件，并通过无记名投票选举出中华口腔医学会第六届理事会理事及第二届监事会成员。第六届理事会由 192 名理事组成，第二届监事会由 5 名监事组成。新一届理事会召开第一次理事会议，选举产生由 62 名常务理事组成常务理事会，选举郭传瑸教授担任第六届理事会会长，选举出 13 位副会长及 1 位秘书长。第六届理事会聘任王兴、张志愿、赵铱民、俞光岩、周学东为第六届理事会名誉会长，聘任孙正、黄洪章、刘洪臣、周诺、章锦才为第六届理事会顾问。

第六届理事会全体党员大会同期召开，表决产生中华口腔医学会第六届理事会党委委员。郭传瑸教授担任第六届理事会党委书记；边专教授担任党委副书记；路振富教授担任党委纪检委员；王林、王佐林、牛春华、叶玲、白玉兴、张斌、陈谦明、尚政军、岳林、周永胜、周延民、凌均棨共 12 位教授担任党委委员。

民政部社会组织管理局二级巡视员张军，上海市科协党组成员、二级巡视员黄兴华

出席此次大会，中国科协党组书记、第十届全国委员会副主席、书记处第一书记张玉卓，国家卫生健康委医政医管局副局长李大川发来视频致辞。学会老领导——张震康、邱蔚六、王兴、张志愿、赵铱民等名誉会长分别通过现场或视频致辞的方式，共同祝贺中华口腔医学会第六届全国会员代表大会召开。中华医学会等 85 家理工农医界学、协会向本次大会的召开表示祝贺。

中华口腔医学会第六次全国口腔颌面修复学学术年会暨换届大会

时间：2021 年 5 月 10 日—11 日

地点：广东省广州市

主办和承办单位：中华口腔医学会口腔颌面修复专业委员会主办，中山大学附属口腔医院承办

内容提要：来自全国 96 家单位的 100 余名专家学者出席会议。会议邀请到"共和国勋章"获得者钟南山院士为开幕式作视频致辞。本次年会的主题是"放疗与口腔颌面修复"，中华口腔医学会名誉会长赵铱民教授、口腔颌面修复专业委员会主任委员周永胜教授等 20 位专家在大会上作演讲。

会议同期举行了中华口腔医学会口腔颌面修复专业委员会换届选举会议，选举产生中华口腔医学会第三届口腔颌面修复专业委员会，李彦教授当选为主任委员，张陈平教授当选为候任主任委员，白石柱、吴国锋、尚政军、韩正学、蔡志刚等 5 位专家当选为副主任委员。

中华口腔医学会口腔生物医学专业委员会口

腔肿瘤生物学论坛

时间：2021 年 5 月 11 日

地点：广东省广州市

主办和承办单位：中华口腔医学会口腔生物医学专业委员会主办，中山大学附属口腔医院承办

内容提要：专家论坛环节，大会主席李铁军主委，大会执行主席程斌副主委、钟鸣教授及陈小华教授主持，上海交大张志愿院士（钟来平教授代表）、浙江大学陈谦明教授、中国医科大学孙宏晨教授、中山大学曾木圣教授、夏娟教授作发言。下午来自全国 12 所高校17 位青年才俊在青年论坛上介绍各自高水平的研究成果，为广大中青年研究学者提供高水平交流平台和合作机遇。

中华口腔医学会口腔医学教育专业委员会第十六次口腔医学教育学术年会

时间：2021 年 7 月 15 日—17 日

主办和承办单位：中华口腔医学会口腔医学教育专业委员会主办、内蒙古医科大学口腔医学院承办

内容提要：来自全国 135 所院校的 1 200余名师生齐聚"青城"呼和浩特，会议主题是坚持以本为本，推进口腔医学本科教育教学改革。本次学术年会期间开展全国口腔院系青年教师授课技能展示和本科生临床操作技能展示活动，设置特邀专家报告、教育教学方法论坛、院系帮扶论坛和学生思政教育论坛，共有 80 余名教师、200 余名学生参与现场展示和交流。会议期间还召开了第六届教育专业委员会换届大会和党小组活动。

全国口腔健康科普演讲赛东北区赛

时间：2021 年 7 月 28 日

主办和承办单位：中华口腔医学会主办，中华口腔医学会口腔预防医学专业委员会、吉林大学口腔医院承办，光明网卫生频道协办

内容提要：此次大赛由国家卫生健康委员会疾病预防控制局和中国科学技术协会科学普及部联合指导。应邀出席本次比赛的嘉宾及评委有中华口腔医学会副会长、中国医科大学附属口腔医院路振富教授，吉林大学口腔医院党委书记孙宏晨教授，中华口腔医学会副秘书长、首都医科大学附属北京口腔医院侯本祥教授，中华口腔医学会国际交流部部长、北京大学口腔医院刘怡主任医师，中华口腔医学会科普部部长、北京大学口腔医院司燕主任医师，吉林大学口腔医院口腔预防科主任王瑞副教授，哈尔滨医科大学口腔医学院预防科主任袁杰教授，黑龙江省口腔病防治院崔丽华副院长，中国医科大学附属口腔医院预防科副主任刘璐副教授。

在演讲交流环节，24 位在大区推荐环节脱颖而出。比赛现场每位选手按照抽签顺序围绕"口腔健康教育"进行 5 分钟演讲后，由评委进行现场打分。选手们演讲内容丰富多彩，涵盖了口腔护理方法，大众常见口腔疾病预防及治疗。从"爱护牙齿从'0'开始"到"乳'此重要"，从"牙齿清洁那些事儿"到"活动义齿护理三部曲"，还包含对无声世界人群的口腔宣教等。24 位科普演讲者将动画演示、多媒体音视频、实物道具、手语表达等各种形式与演讲相结合，生动展示出医学知识的魅力、科普的趣味性。比赛最终评选出科普之星 3名，科普精英 6 名，科普先锋 9 名，科普达人7 名，由评委为获奖选手颁发荣誉证书。

中华口腔医学会第七次中西部口腔医学发展研讨会

时间：2021 年 10 月 20 日

地点：上海市

主办单位：中华口腔医学会主办，江西省口腔医学会承办

内容提要：来自中部和西部 16 个省份的口腔医学会领导和基层口腔医生代表 200 余人参加会议。俞光岩名誉会长做"促进口腔健康，发展口腔医学——'西部行'系列公益活动 15 年工作总结"的主题报告，科技研究部单艳华副部长做"西部科研基金十年工作报告"的专题报告。来自西部 11 个省份口腔医

学会的代表分享了本省在"西部行"公益活动促进下开展的活动、带来的变化和发展,并提出建议和思考。本次论坛进行了继续教育基地的授牌仪式,共授予甘肃省人民医院等西部 52 家基层医疗机构"西部行"公益活动继教基地,授予山西医科大学口腔医院等中部 3 家医疗机构"中部崛起"公益活动继教基地。俞光岩名誉会长、陈谦明副会长、尚政军副会长、江西省口腔医学会杨健会长等出席会议并致辞。

中华口腔医学会口腔药学专业委员会第十次全国口腔药学学术会议

时间:2021 年 10 月 21 日

地点:上海市

主办和承办单位:中华口腔医学会口腔药学专业委员会主办,上海交通大学医学院附属第九人民医院承办

开幕式上,中华口腔医学会第六届理事会副监事长路振富教授、上海交通大学医学院附属第九人民医院副院长王旭东教授、学会口腔药学专业委员会主任委员刘习强教授先后致辞。会议主题为"口腔药学临床研究与创新",邀请 8 位全国著名专家,围绕药学临床试验研究及口腔肿瘤多学科诊疗策略展开讨论。大会首次设立临床医师/药师案例分享点评专场,多家著名院校的青年医师/药师分享代表性临床案例。

第十三次全国口腔黏膜病学学术大会暨第十一次全国口腔中西医结合学术大会

时间:2021 年 10 月 15 日—17 日

主办和承办单位:本次大会由中华口腔医学会口腔黏膜病专业委员会和中西医结合专业委员会共同主办,武汉大学口腔医院和上海交通大学医学院附属第九人民医院承办

首先,第八届口腔黏膜病专业委员会和第五届中西医结合专业委员会换届选举大会召开,周永梅教授当选新一届中西医结合专业委员会主任委员。中华口腔医学会俞光岩会长致辞,对两个专业委员会联合举办学术

会议、制定专家共识、指南、规范等工作表示肯定,特别是疫情期间,及时为一线医务人员协调厂家捐赠口腔溃疡药品等举措,体现了口腔人的关爱之心。新一届专委会要继续传承历史,发扬奋斗精神,加强人才建设,发展会员,纳入更多的相关专业人才加入到队伍中。

随后召开中华口腔医学会第十三次全国口腔黏膜病学暨第十一次全国口腔中西医结合学术大会。会议邀请了中国工程院院士以及国内外知名专家教授组成演讲团队,以线上线下两种方式,分享口腔黏膜病与肿瘤、风湿免疫、中医、纳米技术及诊疗规范等方面的最新成果和体会,充分体现了"交叉融合、创新奋进"的大会主题。

中华口腔医学会口腔医学科研管理分会第六次学术年会暨口腔医学国际研讨会

时间:2021 年 12 月 18 日

主办和承办单位:中华口腔医学会口腔医学科研管理分会主办,浙江大学口腔医学院、浙江大学医学院附属口腔医院、浙江省口腔疾病临床医学研究中心、浙江省口腔生物医学研究重点实验室联合承办

内容提要:1.6 万余人次与会代表于线上参会。中华口腔医学会副会长兼口腔医学科研管理分会主任委员、浙大口腔党委书记、院长陈谦明教授致欢迎辞。中华口腔医学会会长郭传瑸教授、中华口腔医学会名誉会长俞光岩教授、中国工程院院士张志愿院士、美国加州大学洛杉矶分校牙学院王存玉院士、首都医科大学王松灵院士、美国国立卫生研究院陈万军教授对大会召开表示祝贺并指出,疫情使得会议顺利召开面临较大挑战,浙大口腔克服重重困难顺利举办此次会议,为口腔医学科技工作者和科研管理人员创造了较好的学术交流机会。希望全国各地的同仁珍惜机会,进一步加强学术交流与科研合作,共同推进我国口腔医学科技事业的快速发展。

国内外多名知名专家、学者莅临大会做特

邀报告。王存玉院士、王松灵院士、陈万军教授、刘宏伟教授、袁泉教授、徐骏疾副教授、杨国利教授、陆家瑜副教授分别就口腔癌免疫的表观遗传控制、口腔医学创新转化、自身免疫性口腔疾病的免疫疗法、干细胞成骨分化的表观遗传调控等口腔医学热点前沿问题进行了分享，为广大科研工作者聚焦前瞻性、变革型、战略性关键领域提供标杆案例，共同推动口腔医学领域实现重大基础理论突破，培育重大标志性成果进程。

会议同期举行口腔医学青年科学家研讨会，来自全国各口腔院校的 73 位青年学者分别在 5 个分会场，分享了其在口腔新材料、口腔再生医学、口腔肿瘤、干细胞等口腔医学基础研究及临床应用研究的学术报告，并由评审专家进行专业点评。会议评审遴选出 11 人获"八斗青年"、9 人获"七步青年"、17 人获"优秀报告人"荣誉。

中华口腔医学会牙周病学专业委员会第十三次学术年会暨多学科联合治疗牙周病学术论坛

时间：2021 年 10 月 13 日—16 日

地点：江西省南昌市

主办和承办单位：中华口腔医学会第七届牙周病学专业委员会主办，南昌大学第二附属医院承办

内容提要：来自全国 22 个省市自治区高校、医疗机构等的 850 位专家学者参会，收到论文及摘要 694 篇。中华口腔医学会副会长章锦才教授、牙周病学专业委员会前任主任委员王勤涛教授、名誉主任委员孟焕新教授、顾问杨丕山教授，主任委员闫福华教授、江西省科学技术协会史可主席、南昌大学党委副书记、校长周创兵教授、江西省卫生健康委员会党组成员李秋根教授、南昌大学第二附属医院党委书记程学新教授、江西省口腔医学会牙周病学专业委员会主任委员宋莉教授等出席大会开幕式。

大会邀请了陈谦明、韦曦、张玉峰等 49

位国内知名专家进行授课。除大会报告外，本次大会另设再生专场、临床研究专场、牙周炎与系统性疾病专场等 5 个分会场，以及基础研究、临床病例和医学科普壁报交流会场。

中华口腔医学会口腔遗传病与罕见病专业委员会第三次学术年会

时间：2021 年 12 月 5 日

主办和承办单位：中华口腔医学会口腔遗传病与罕见病专业委员会主办，郑州大学第一附属医院、郑州大学口腔医学院和河南省口腔医学会承办

大会采用直播平台，点击观看人次超过 3.2 万。开幕式由郑州大学第一附属医院、河南省口腔医院何巍副院长主持。郑州大学口腔医学院党委书记王庆祝教授、郑州大学第一附属医院副院长苟建军教授、口腔遗传病与罕见病专业委员会主任委员段小红教授、河南省口腔医学会会长曹选平教授和中华口腔医学会副会长蒋欣泉教授分别致辞。中国工程院张学院士、中华口腔医学会名誉会长俞光岩教授、中华口腔医学会口腔生物医学专业委员会主任委员李铁军教授、口腔病理学专业委员会主任委员孙宏晨教授、相关临床学科专家秦贵军、徐家伟教授以及本专业委员会的主任委员段小红教授和副主任委员范志朋教授、郑树国教授、宋亚玲教授、郑黎薇教授等做特邀报告，就课题组最新研究进展做专题报告及指南解读、疑难杂症病例研讨等学术交流活动，展示口腔遗传病与罕见病领域的各种新理念、新技术和新动态。

同日，中华口腔医学会口腔遗传病与罕见病专业委员会第三次全委会召开，段小红主任委员汇报专业委员会 2021 年度工作报告。第一、第二分会场分别进行青年学者教学比武、病例分享、壁报展示、科普展示环节。

中华口腔医学会口腔病理学专业委员会第十五次全国口腔病理学术会议

时间：2021 年 12 月 18 日—19 日

主办和承办单位:中华口腔医学会口腔病理学专业委员会主办,吉林大学口腔医院承办

内容提要:1 800 余人次与会代表在线上参加了此次会议。会议开幕式由中华口腔医学会口腔病理学专业委员会主任委员孙宏晨教授致欢迎辞。会议特邀了国内外知名专家和学者莅临大会做特邀报告,分别就细胞膜硝酸盐转运通道及对机体的保护作用研究、新型慢性唾液腺炎的研究、衰老及再生医学研究、口腔再生医学及临床转化方面的研究、干细胞及组织工程研究等前沿问题进行了分享,为广大科研工作者聚焦前沿重点研究方向,展示了科学研究"多点突破、交叉汇聚"的总体发展新趋势。

大会还邀请了病理学和口腔病理学 12 位专家针对口腔组织病理学教学、口腔颌面部疾病的病理学诊断及科研进行专题报告。在病例讨论环节,全国 11 家口腔医院分享了临床病理诊断中遇到的 15 例疑难病例,500 余名同仁参与了讨论,分享诊断思路与依据,并由点评专家进行总结。在青年学者研究展示环节,来自全国各口腔医学院校的 29 位优秀青年科研工作者进行了学术报告,研究成果涵盖口腔肿瘤、材料、干细胞及组织工程等方向。

本次会议共收到 100 余篇来自 20 余单位投稿,包括口腔颌面部发育生物学与发育畸形研究、口腔颌面部疾病发病机制与病理学研究、口腔颌面部疑难罕见疾病案例报告、口腔组织病理学课程建设与教学研究、颅颌面干细胞生物学与组织工程学研究等。

中华口腔医学会口腔修复学专业委员会第十五次全国口腔修复学术会议

时间:2021 年 12 月 24 日—25 日

内容提要:第十五次全国口腔修复学术会议以线上直播形式举办。会议特别邀请 Maurizio S. Tonetti 教授、赵铱民院士、刘洪臣教授等 6 位专家进行特邀讲演,28 名专家学者做了口头交流,15 名 2021 届毕业博士通过博士论坛做了研究论文交流,近 300 份壁报在线上展示。专业委员会全体常务委员出席了会议。第一天听会达到 1.8 万人次,丰富的内容给大家带来了学术盛宴。

中华口腔医学会口腔正畸专业委员会第二十次全国口腔正畸学术会议

时间:2021 年 12 月 25 日—27 日

主办和承办单位:中华口腔医学会口腔正畸专业委员会主办,山东大学口腔医学院(口腔医院)承办

内容提要:学术会议以线上形式举办。开幕式由山东大学口腔医院郭杰副院长主持,大会主席金作林主任委员、山东大学易凡副校长、山东大学口腔医院葛少华院长、中华口腔医学会王林副会长分别致辞。特邀中华口腔医学会名誉会长、中国工程院赵铱民院士和全国青联常委、央视《百家讲坛》主讲人魏新先生做特别演讲。

开幕式上,赵铱民教授、魏新教授分别做题为"国际口腔医学博物馆系列讲座之你从哪里来——牙齿的起源和演化""漫谈山东的山水和文化风俗"的专题讲座。会议期间,20 余位国内正畸领域专家分别围绕牙弓关系、隐形矫正技术、托槽引导粘接技术、早期矫治考量、成人正畸治疗等内容进行在线授课。会议中,8 位国际专家在线直播授课,另设护理专场、企业专场等活动。累计在线观看 30 余万人次。

地方口腔医学会会议

广东省口腔医学会口腔医学教育专业委员会学术研讨会暨广东省口腔医学教育师资培训会

时间：2021 年 4 月 17 日—18 日

主办单位和承办单位：广东省口腔医学会主办，暨南大学口腔医学院承办

内容提要：中国医师协会副会长齐学进、暨南大学副校长叶文才、中华口腔医学会副会长/广东省口腔医学会会长凌均棨、中华口腔医学会副秘书长刘宏伟出席大会致辞并做专题报告。大会学术专场还邀请了 *Anat Sci Educ* 杂志社 Timothy D. Wilson 副主编（线上）、北京大学口腔医院潘洁教授、《医学教育研究与实践》杂志编辑部陈新东主任做专题讲座。大会由广东省口腔医学会口腔医学教育专业委员会阎英主委和暨南大学口腔医学院黄跃院长共同主持，共设三个主题内容：教育专题报告、教学工作坊和教学经验交流。全省口腔医学院校和住培基地近百名骨干教师参加大会，聆听国内外教育名家的精彩讲座，并进行多种形式的教学交流，此次活动加强了口腔医生的技术交流，达到活跃学术氛围、促进学科发展的目的，为粤港澳大湾区口腔医学的发展贡献力量。

吉林省口腔医学会口腔修复专业委员会成立大会暨第一次学术会议

时间：2021 年 5 月 5 日—6 日

主办单位：吉林省口腔医学会口腔修复专业委员会

会议内容：专业委员会成立大会到会人数 90 余人，修复科朱松主任当选主任委员。"吉林省口腔医学会口腔修复专业委员会第一次学术大会"到会人数 200 余人。会议邀请中华口腔医学会口腔修复专业委员会现任主任委员陈吉华教授，主讲"再谈正确恢复牙列主功能区的意义"；邀请中华口腔医学会口腔修复专业委员会候任主任委员于海洋教授，

主讲"如何预备肩台"；邀请吉林大学口腔医学院周延民教授，主讲"即刻种植即刻修复临床应用"；邀请广州医科大学口腔医院吴哲教授，主讲"数字化口腔修复的质量控制"；邀请武汉大学口腔医院周毅副教授，主讲"利用数字化技术解决种植临床实践的痛点"。

吉林省口腔医学会口腔颌面外科专业委员会成立大会暨第一次学术会议

时间：2021 年 12 月 11 日—12 日

主办单位：吉林省口腔医学会

内容提要：来自吉林省内 35 个单位共 150 余名口腔颌面外科同仁及交叉学科专家参会。成立大会由王林教授主持。会议选举产生了吉林省口腔医学会第一届口腔颌面外科专业委员会名誉顾问、主任委员、副主任委员、常务委员、委员和学会的工作秘书及学术秘书。首届吉林省口腔颌面外科专业委员会主任委员吴国民教授做了任职发言。

12 月 12 日，吉林省口腔医学会口腔颌面外科专业委员会举办第一次学术会议。孙宏晨教授致开幕词，强调了口腔颌面外科与其他口腔医学专科的重要联系和多学科交叉、多学科会诊交流的重要性。在学术会上做精彩发言的专家有：石冰、杨驰、孙宏晨、蔡志刚、祝颂松、张杰、吴国民、张伟和韩冰教授。学术会议内容涵盖了整个颌面外科领域，紧跟国际前沿。

湖南省口腔医学会牙体牙髓病学专业委员会学术会议

时间：2021 年 12 月 24 日—26 日

主办单位：湖南省口腔医学会牙体牙髓病学专业委员会、中南大学湘雅口腔医院联合主办

内容提要：会议邀请了中南大学湘雅口腔医院谢晓莉教授、武汉大学口腔医院孟柳燕教授(线上)、中山大学光华口腔医院蒋宏

伟教授、南昌大学附属口腔医院郑治国教授、济南市口腔医院杜毅教授等国内外专家学者开展学术交流。就根管治疗后疼痛析因及解决方案、根尖区投射影像的临床思辨、牙髓治疗前的冠部处理考量、根管治疗的化学预备与消毒、牙髓牙周联合病变的诊治等做了深入细致的讲解。会议搭建了相互学习和交流的平台，对促进学科发展和提升专业技术水平起到了积极的推动作用，既是牙体牙髓病学的一次高水平学术交流盛宴，也是各位专家对湖南省牙体牙髓病学学科发展指导帮助的课堂，为促进学科发展和提升专业技术水平起到了积极的推动作用。

第一届东三省隐形矫治高峰论坛

时间：2021 年 12 月 30 日—31 日

主办单位：吉林省口腔医学会口腔正畸专业委员会

内容提要：本次论坛，邀请了 10 余位国内知名口腔正畸学专家，从隐形矫治的理论基础、方案设计细节、病例临床监控等方面做详细讲解，近 300 名口腔正畸医生和研究生参会。吉林大学口腔医院院长胡敏教授致开幕词，部分专家由于疫情原因以视频会议的形式与现场连线演讲。中华口腔医学会口腔正畸专业委员会主任委员、空军军医大学口腔医院正畸科主任金作林教授阐述了根骨新视野——再谈隐形矫治方案设计，分享学术思考。周力副教授、夏伦果副教授及朱宪春教授分别从反颌的早期矫治、Tweed 理念的应用及目标位等不同视角分享见解；刘继辉、刘琳、张晓东、王培军、周珊等教授，胡东旭副教授则从深覆𬌗、隐形矫治效率及过矫治设计、活动矫治器、"过山车"效应、拔牙病例等方面进行了交流。

刘奕、侯志明教授关注了固定矫治与隐形矫治相结合、隐形矫治的诊断设计等领域，张苗苗教授讲解了个性化设计，均具很强的借鉴意义与实用价值。最后，胡敏教授为大家带来了"全新视角审视隐形矫治方案设计与临床监控"的专题演讲，分享多年隐形治疗经验，提出真正做好隐形矫治需要有扎实的正畸理论基础与完善的正畸体系。

其他会议

四川大学华西口腔医院颌面外科病房成立七十周年庆暨全国口腔颌面外科国家临床重点专科论坛暨国家口腔疾病临床医学中心（四川大学华西口腔医院)临床研究论坛

时间：2021 年 9 月 4 日

内容提要：大会由中华口腔医学会口腔颌面外科专业委员会主任委员石冰教授主持，中国工程院院士邱蔚六教授、中国工程院院士张志愿教授、中华口腔医学会会长俞光岩教授、中华口腔医学会名誉会长王兴教授均通过视频致辞表示了对华西口腔颌面外科病房成立 70 周年的祝贺，祝愿华西口腔颌面外科以及全国的口腔颌面外科，取得更大的成就，齐心协力把中国的口腔颌面外科事业发展得越来越好，造福中国老百姓。来自全国 12 个口腔颌面外科国家临床重点专科的学术带头人作了精彩的专题讲座。

四川大学华西口腔医院颌面外科病房成立于 1951 年，是中国第一个口腔颌面外科病房。自 1950 年海外学成归来的夏良才教授在原存仁医院设立了 12 张颌面外科床位开始，华西口腔颌面外科步入了快速发展时期。20 世纪 50 年代，由夏良才教授领军，王翰章、王模堂、吕培锟、王大章、温玉明等为骨干的颌面外科团队敢为人先、勇立潮头，先后开展了先天性唇腭裂修复术、颌面部发育畸形的正颌外科手术、颌面部软硬组织的修复重建等众多复杂的颌面外科手术，初步构建了中国现代颌面外科雏形，规范了我国颌面外科学的业务范畴与内容。70 年薪火相传，今天的口腔颌面外科病房已遍布祖国各地，口腔颌面外科理论之深入、治疗之系统、业务之广博、医术之精湛，在国际上独树一帜，成为中国特色口腔医学的重要组成部分。

庆典通过视频方式回顾王翰章教授、蒙敏教授、邓典智教授、温玉明教授、徐勇忠教授、李声伟教授、林野教授等在华西口腔颌面外科学习、成长的经历，他们不畏艰难、开拓创新、严谨治学的态度激励着一代代口腔颌面外科专家接续奋斗、再创辉煌。

作为华西口腔老一辈专家教授的代表，邓典智教授现场致辞回顾了在华西口腔学习、探索成长的经历，对知识的索取，对手术操作的开创完善，即便艰难，仍不断前行，如今口腔颌面外科已发展壮大，祝福华西口腔发展越来越好，祝福颌面外科取得更大的成就。

原浙江大学口腔医学院党委书记、院长王慧明教授作为华西口腔校友代表，现场致辞，回顾了在华西学习的经历，华西口腔老师的教诲一直指引前行，祝福母校发展越来越好，祝福华西口腔颌面外科越来越好。

四川大学华西口腔医院院长叶玲教授最后致辞，祝贺华西口腔颌面外科成立 70 周年，对与会嘉宾特别是邱蔚六院士、张志愿院士、华西老一辈专家、远道而来的校友，感谢关心、支持华西口腔颌面外科发展的线上线下专家表示热烈欢迎和诚挚感谢。她表示，华西口腔颌面外科的发展离不开老一辈专家的艰苦奋斗，离不开各位关心、支持华西口腔颌面外科发展的校友，祝愿华西口腔颌面外科继往开来，再创辉煌，华西口腔与全国口腔同道将携手共创中国口腔医学更加美好的明天。

最后，由四川大学华西口腔医院党委书记谭静和口腔颌面外科温玉明教授共同揭幕华西口腔医院口腔颌面外科病房成立 70 周年纪念牌，标志着华西口腔颌面外科发展进入新时代。

"携手共进 开创新局"——口腔医学发展高峰论坛

时间：2021 年 4 月 24 日

内容提要：来自北京、上海、广东、浙江、四川、重庆等全国 30 个省(市、自治区)280 家医疗机构共计 800 余人参加了本次论坛。

开幕式上，国家卫生健康委员会医政医管局医疗资源处王斐副处长通过现场连线为大会致辞，四川省卫生健康委员会医政医管处李冰处长为大会致辞。四川大学华西口腔医学院院长叶玲总结了在 2019—2020 年两年中本单位口腔专科联盟建设发展情况和取得的成果成效。

上午论坛，来自北京大学口腔医院、上海交通大学医学院附属第九人民医院、中山大学光华口腔医学院·附属口腔医院、空军军医大学口腔医院、四川大学华西医院、四川大学华西口腔医院等 8 位专家围绕着医院高质量发展，区域口腔专科协通建设情况进行了精彩主题演讲，为专科联盟工作管理提供了新的发展思路。

下午会议，分为 3 个分论坛。在由四川大学华西口腔医院与重庆医科大学附属口腔医院联合举办的"区域协同，共谋发展"暨全国口腔专科联盟发展分论坛中，邀请到来自全国 14 家口腔专科医院的专家，对医联体发展、医疗合作、对口帮扶、口腔医院管理与智慧化发展等经验进行了分享。在由国家口腔临床研究中心联合主办的口腔临床研究论坛中，邀请到全国知名专家围绕临床试验、前沿研究等方面进行了经验分享和交流。在第四届儿童口腔健康管理国际论坛暨第一届华西儿童口腔专科联盟分论坛中，全国儿童口腔专家们围绕孕期口腔问题，乳牙治疗问题等进行了精彩的学术报告和交流。

本次论坛汇聚了国内高水平的专家、学者，分享了医院精细化管理、智慧医院建设以及专科联盟发展等管理方面的经验，搭建了聚焦前沿、交流经验、凝聚智慧的高层次平台。会议的开展有助于口腔联盟成员单位更好地借鉴各地优秀经验,提升整体和区域医疗服务能力,缓解口腔医疗资源分布不均、优质医疗资源短缺问题,为人民群众提供更加优质、高效的口腔医疗健康服务。

"九曲山海情"第一届黄河流域口腔种植大会

时间:2021 年 5 月 26 日

主办单位:山东大学口腔医学院

内容提要:中华口腔医学会名誉会长王兴教授,中华口腔医学会口腔种植专业委员会主任委员、中国医学科学院北京协和医院口腔种植中心主任、首席专家宿玉成教授,山东大学副校长易凡教授,中华口腔医学会口腔种植专业委员会常务委员、中国医师协会口腔种植工作委员会副主委、空军军医大学口腔医学院种植科主任李德华教授,中国医师协会口腔医师分会副会长、中华口腔医学会第五届口腔种植专业委员会主任委员、同济大学附属口腔医院院长王佐林教授等权威专家出席并作大会特邀报告。学院(医院)院长葛少华、副院长郭杰出席会议,种植科主任兰晶主持会议。

大会通过专家演讲和病例研讨等形式,围绕无牙颌、骨增量、数字化和美学 4 个主题进行了临床经验与成果分享。来自黄河流域 9 省区口腔种植学术带头人及师生代表参加了会议。此次会议,既是学院(医院)百廿山大学术兴校的系列活动之一,与此同时,对于推进黄河流域省区口腔医疗机构协同发展,促进流域内各地区口腔机构间切磋学术、信息沟通、资源共享具有深远意义。

国际口腔种植学会口腔种植研讨会

时间:2021 年 6 月 5 日

地点:吉林省长春市

主办和承办单位:国际口腔种植学会中国分会、白求恩精神研究会口腔医学分会主办,吉林大学口腔医学院承办

内容提要:本次研讨会的主题为"种植体周软硬组织维护",来自全国各地 220 余位口腔同仁参会。会议邀请到宿玉成、李德华、满

毅、周延民、柳忠豪、吴轶群等分别从上颌窦、种植美学、栅栏技术、"PESS"术、骨增量、软组织缺损方面进行精彩演讲,同时以临床应用的难点、要点、风险因素等实际问题进行病例分析和讨论。张志勇教授、温波教授共同担任上午学术专场的主持,孟维艳教授担任下午学术专场的主持。

河南省口腔医疗质量控制中心成立大会暨专家委员会工作会议

时间:2021 年 7 月 3 日

内容提要:河南省口腔医疗质量控制中心剪彩、揭牌,正式落户郑州大学第一附属医院。

国家口腔医学质控中心执行主任张伟院长以"国家口腔质控中心工作报告"为题做专题报告,全面介绍了国家口腔医学质控中心工作模式、管理经验以及全国口腔质控发展现状,同时为河南省口腔医疗质量控制中心的建设提出宝贵意见。四川省口腔质控中心主任杨征院长作题为"因时因地筑牢口腔质控工作"的精彩发言,分享口腔质控管理的宝贵经验。

同期,河南省口腔医疗质量控制专家委员会工作会议召开,会议解读了国家以及河南省出台的各类口腔质控文件,讨论通过了河南省口腔医疗质量控制中心相关规章制度。

中华医学会第十九次全国医学科学研究管理学学术会议

时间:2021 年 10 月 14 日—16 日

主办和承办单位:中华医学会医学科学研究管理学分会主办,遵义医科大学承办

内容提要:本次大会以"新形势下医学科研管理体系创新"为主题,历时 4 天,分别完成了 1 个大会,6 个分论坛,1 个继续教育培训班,以及 1 个卫星会,内容精彩纷呈,现场参会人员达 800 余人,在线同步观看人员达 2 万余人。

主任委员、大会主席田卫东,中华医学会医学研究管理学分会候任主任委员、中国工程院院士董尔丹,贵州省人民政府副省长王世杰,国家卫生健康委员会科教司正司级监察专员

刘登峰,遵义市人民政府副市长明岩等出席开幕式。会议由中华医学会医学科学研究管理学分会副主任委员、大会执行主席关健主持。开幕式上，中华医学会医学科研管理分会田卫东主任委员，中国科协党组副书记徐延豪（视频），王世杰副省长，明岩副市长，遵义医科大学党委书记何志旭分别致辞。

会上,国家卫生健康委员会科教司刘登峰专员做了题为"科技创新支撑卫生健康高质量发展"的大会主旨报告。大会特邀中国工程院院士董尔丹、中国科学院院士卞修武、中国科学院院士张学敏 3 位院士分别作"科学发现（从 0 到 1）的若干规律与政策启示""科技抗疫：中国病理人在行动""需求导向的基础研究选题思考"的大会报告,遵义医科大学党委副书记、校长刘建国做了题为"着眼于产业扶贫及乡村振兴背景的科学研究统筹规划与学科发展的协调统一"的大会报告。会议还邀请到国家卫生健康委医药卫生科技发展研究中心主任郑忠伟等 52 位业内资深专家做专题报告，报告内容紧紧围绕医学科研管理政策、卫生与健康领域科技计划管理改革、专项发展规划等内容，解读"十四五"国家医学科研发展布局，实现科学研究成果共享，助力"健康中国"战略。

山东省口腔生物材料与组织再生工程实验室学术委员会成立大会暨第一次学术委员会会议

时间：2021 年 10 月 14 日

内容提要：山东省口腔生物材料与组织再生工程实验室学术委员会成立大会由山东大学口腔医学院（口腔医院）党委书记吕波主持，刘德宝致辞并宣读山东省口腔生物材料与组织再生工程实验室学术委员会名单。山东省口腔生物材料与组织再生工程实验室学术委员会第一次学术会议由中国科学院院士、首都医科大学副校长王松灵教授主持。院长葛少华教授做学术委员会第一次会议工作汇报,学院（医院）各研究方向学术带头人李建华教授、魏福兰教授和冯强教授分别做"口腔

新型材料研发工作""干细胞及其调控工作"和"口腔智能诊疗技术与装备研发工作"的主题汇报。此次会议对促进学院（医院）实验室学科交叉融合、成果转化应用和人才队伍建设等方面起到积极作用，不断推动实验室建设和科研工作水平再上新台阶。

第二届福建省口腔医学专业博士后学术论坛

时间：2021 年 11 月 18 日

内容提要：福建医科大学口腔医学院、香港大学牙学院、日本东北大学齿学院联合科技年会暨第二届福建省口腔医学专业博士后学术论坛线上开启，来自 3 所院校的专家学者、博士后出席论坛,100 余人参加此次会议。

本次大会围绕"亚太地区口腔医学研究"为主题，展示口腔医学前沿技术及创新成果，共探行业现状及发展趋势，推动未来口腔医学研究进程。开幕式由日本东北大学齿学院国际交流部主任洪光教授主持，福建医科大学附属口腔医院暨口腔医学院党委书记陈江教授、日本东北大学齿学院院长高桥信博教授、香港大学牙学院院长 Thomas Flemmig 教授向大会致开幕辞。此次大会分为丰旨演讲、优秀壁报展示、青年科学家论坛、教授访谈 4 个部分。青年科学家、教授、博（硕）士研究生等参加了所有环节。丰富多样的演讲内容、积极深入的学术交流、畅所欲言的线上讨论、专业多元的思想碰撞，进一步推动了亚太地区口腔医学研究。

数字健康中国系列峰会暨学术年会国际口腔医学创新论坛

时间：2021 年 12 月 18 日

主办和承办单位：中国卫生信息与健康医疗大数据学会主办,上海市口腔医院·复旦大学口腔医学院·（口腔医院）·上海市口腔健康中心、口腔健康大数据专科联盟承办

内容提要：在口腔医学领域，包括口内扫描、数字化诊断设计软件、数字化制造、3D 打印、基于网络的一体化云服务等技术，使得口腔医疗逐步向数字化管理阶段转变。基于大

数据的人工智能发展也推动了口腔医学从疾病预测、诊疗的创新。本次论坛与会嘉宾在致辞中表示，要充分利用本次论坛的研讨成果，抓住"十四五"数字医疗发展新机遇，构建数字化在未来口腔医学领域中的核心竞争力，以数字驱动、创新引领激活口腔医疗、科技和教育新动能，助力口腔医学迭代升级，在上海打造"国际数字之都"的进程中做出应有的贡献。

当前，数字化转型正以不可阻挡的趋势改变各行各业，面对着数字化带来的全方位赋能、革命性重塑，对于口腔医疗和医学教育来说，如何面对机遇和挑战？如何拥抱数字化？大会通过管理创新、教育创新、科技创新与人才培养等四大主题论坛，深入交流各领域的战略思路、实现路径和方式方法，交流借鉴国内外经验，展示最新研究与实践成果。

在管理创新论坛上，复旦大学上海医学院汪志明副院长、上海申康医院发展中心医联中心何萍主任分别围绕"建设中国特色、创新未来的口腔数'智'医院"与"智慧医院与高质量发展"带来主题演讲，阐释了数字科技和智慧医疗在健康领域的应用前景。

中国工程院张志愿院士、中国科学院王松灵院士分别领衔开展教学、科创专题论坛和人才培养论坛，与会专家带来口腔医学教育综合改革的机遇与挑战、打造口腔"名医摇篮"成就高质量创新型人才、口腔临床医学转化研究、数字技术在口腔诊疗中的研究和应用、椅旁数字化发展、卓越口腔医学人才培养等主题演讲。

上海市口腔医院、复旦大学附属口腔医院院长刘月华表示，复旦大学口腔医学院已批复成立，上海市口腔医院新院将于 2023 年 7 月启用，届时将成为本市单体最大的口腔专科医院。这些都为数字医疗的交流探索、口腔健康产业的融合发展及产教结合提供了更佳的平台。

院校新闻动态

华中科技大学口腔医学战略发展研讨会

2021 年 5 月，"华科口腔 逐梦启航"华中科技大学口腔医学战略发展研讨会召开，中国工程院院士张志愿教授、中国科学院院士王松灵教授、30 余所著名口腔医院院长莅临指导，全国 10 多个省 800 多名口腔医生参会；同月，"湖北省口腔医学会口腔种植第十三次学术会议"召开，华中地区 500 余名代表参会；"牙美学区种植修复的实践思考""不可复性牙髓炎的活髓保存与牙髓再生"等 5 项省级继教项目举办，参会代表总计 1 000 余人。

蒋欣泉教授当选国际口腔修复大会主席

2021 年 9 月 25 日，2021 国际口腔修复大会（Virtual Meeting of the International College of Prosthodontists, ICP）闭幕式，上海交通大学口腔医学院/第九人民医院蒋欣泉教授当选国际口腔修复学会 ICP 主席，2023 年中国上海将首次举办 ICP 世界大会。这是我国口腔修复发展史上一个重要的里程碑。

全球规模最大、最具影响力的口腔修复学学术组织（包括 70 余个成员国，1 000 名专业会员）ICP 成立于 1984 年，由国际著名口腔修复大师 George Zarb、Jack Preston、Harold Preiskel 等成员创立。蒋欣泉教授于 2015 年在韩国首尔第 16 届 ICP 双年会上竞选成为中国首位 ICP 理事，2019 年在荷兰阿姆斯特丹第 18 届 ICP 双年会上担任 ICP 副主席。

本次会议开幕式专场，ICP 主要创始人之一 Harold Preiskel 教授做了"四十年回顾与展望"的主题演讲。本次会议是中国口腔修复专家在 ICP 会议上应邀报告最多的一次会议，多名教授先后为世界同道们展示了日新月异的中国口腔修复学的进展和成果。

会议闭幕式中国 8 分钟视频中，邱蔚六

院士、张志愿院士、王松灵院士,中华口腔医学会俞光岩会长以及口腔修复学专业委员会代表等对中国上海举办 ICP 2023 表示祝贺,高度评价了在中国口腔修复学发展史上的地位和作用,并全力支持办好此次盛会。

中南大学湘雅口腔医院牵头组织成立"湖南省口腔健康促进会"

2021 年 9 月 27 日,中南大学湘雅口腔医院牵头组织湖南省口腔健康促进会举行成立大会暨第一届会员代表大会,来自全省 14 个地市州的会员代表参会,中南大学湘雅口腔医院院长唐瞻贵教授当选首任会长。湖南省口腔健康促进会的成立,旨在带领全省各口腔专科医院及综合医院的口腔科及民营口腔医务人员,整合师资队伍,注重人才培养、学科建设和学术交流,立足于推进全省人民口腔健康,服务基层医疗机构,进入社区开展科普活动,切实为湖南口腔事业发展助力,全面推动医疗、教学、科研、管理等方面发展。

解放军总医院第一医学中心口腔科汪林医师获得"第十二届发明创业奖——人物奖"

2021 年 11 月,解放军总医院第一医学中心口腔科汪林医师获得"第十二届发明创业奖——人物奖",全军仅 13 人获得此项殊荣。

汪林,副主任医师、副教授、硕士研究生导师。在导师刘洪臣教授的带领下,一直致力于老年人口腔保健工作,尤其在有全身系统性疾病(比如糖尿病状态)下的口腔健康的保健工作,通过大量临床研究基础,日常口腔保健工作的开展,一线临床门诊工作的诊疗,全军精品课程授课、远程教学指导以及在多家国家级媒体上的公益宣传报道,汪林医师充分践行"口腔健康,全身健康",以期让更多的糖尿病患者从中获益,提高生活质量。围绕糖尿病患者牙种植体骨结合相关研究,汪林医师主持北京市及军队多项课题,发表 SCI 文章 6 篇,主译专著 1 部,获国家发明专利 7 项及实用新型 2 项,获军队教学成果二等奖 1 项,解放军总医院科技进步奖 2 项,在糖尿病患者牙种植体骨结合方面取得多项学术成果,被评为解放军总医院教学先进个人。

白求恩口腔医学学术论坛

2021 年 11 月 12 日,首届"白求恩口腔医学学术论坛"在吉林大学召开。论坛邀请到了吉林大学化学学院张文科、李云峰教授,中国科学院长春应用化学研究所丁建勋、王樱蕙研究员,吉林大学中日联谊医院陈芳芳教授与师生进行学术交流,同时也邀请了优秀青年医生分享自己的科研心得。胡敏院长致开幕词,她指出学科排名是工作重中之重。

5 位专家分别就自己的研究方向分享科研经验,青年医生在场师生进行学术交流。安政雯、王林、徐晓薇、史册、李道伟、刘麒麟、常蓓和齐慧川等 8 位优秀青年医生代表分享自己在做科研过程中的心得体会。13 位老师的讲座结束后,孙宏晨书记对本次论坛进行总结发言,强调学科交叉的重要性,应凝心聚力,共建医教研协同发展。

北大口腔"国家工程研究中心"进入新序列

2021 年 12 月,国家发展和改革委员会公布纳入新序列管理的国家工程研究中心名单,北京大学口腔医院"口腔数字化医疗技术和材料国家工程实验室"成功入列新序列,更名为"口腔生物材料和数字诊疗装备国家工程研究中心",主任郭传瑸教授、副主任周永胜和邓旭亮教授,依托单位为北京大学。至此,国家发展和改革委员会分两批次完成了国家工程研究中心和国家工程实验室的优化整合工作,共 191 家工程中心纳入新序列管理。

北京大学口腔医院将继续坚持以国家和口腔医学行业战略需求为出发点,聚焦解决发展中"卡脖子"技术问题,在口腔生物材料和数字诊疗装备国家工程研究中心发展中进一步充实研究内容、主动组织、积极参与产业关键共性技术研发,提升产业创新效率、推动创新产业链深度融合,促进科技成果转移转化,全面推动我国口腔医学相关生物材料和数字化诊疗装备的发展。

安徽医科大学口腔医学院李全利教授团队获安徽省第十四批"115"产业创新团队称号

2021 年 12 月 21 日,安徽医科大学口腔医学院 "牙齿仿生修复材料产业化创新团队"成功入选安徽省第十四批"115"产业创新团队。团队共 6 人组成,口腔修复科主任李全利教授为团队带头人,团队助理包括陈佳龙、曹颖副、郑顺丽、李向阳、邱华副教授。自 2010 年以来,团队获得 8 项国家自然科学基金资助, 在仿生牙齿发育的生物矿化过程、海洋贻贝生物黏附等方向,发展一系列非细胞生物策略的牙体组织仿生矿化技术,初步实现了在实验室、动物体内的牙齿结构再生与自愈性修复。建立了独特的技术方案,形成固定的特色研究。

目前主要目标是构建与临床应用相适应的仿生矿化技术策略和方案,试图逆转牙体病损进程,仿生矿化,实现类牙体组织自愈性修复, 最终将实验室研究路线向临床应用方向进行优化。团队转化研究方向包括:研发一种抗细菌黏附的仿生矿化诱导牙齿表面病损自愈性修复制剂;研发一种诱导牙周组织再生制剂;研发一种仿生海洋贻贝生物黏附的齿科粘接剂。

华中科技大学同济医学院口腔医学院陈莉莉教授获"五洲女子科技奖"

"中国女医师协会五洲女子科技奖"旨在奖励医学科学技术进步中做出突出贡献的女医务工作者, 激励更多女性投身医学科学事业,在医学科学技术领域不断创新、发展。经过全国卫生单位与高等医学院校推荐、形式审查、专家评审和科技奖委员会终审,最终评选出 25 名获奖者。华中科技大学同济医学院口腔医学院陈莉莉教授获奖。

陈莉莉,中国共产党党员,教授,博士研究生导师。中华口腔医学会全科口腔医学专委会候任主任委员、口腔正畸专业委员会副主任委员、口腔医学科研管理分会副主任委员,获得 "国家杰青""国家优青""全国创新争先奖""中国青年女科学家奖""十四五国家重点研发计划(首席科学家)",入选中组部"高层次人才特殊支持计划"科技创新领军人才。围绕"生物节律与口腔颌面发育"关键科学问题,历时 16 年"产—学—研—用"联合攻关,创新畸形矫治最佳时机评估系统、开拓畸形早期防治新思路、创立时辰治疗健康矫治体系,在 *Adv Mater*、*Circ Res*、*Cell Death Differ* 等期刊发表论文 116 篇,授权/申请国家专利 16 项,以第一完成人获湖北省科技进步一等奖 2 项。

人　物

中国工程院院士

赵铱民

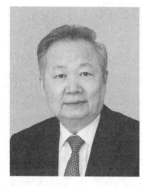

赵铱民,1956 年 10 月出生于陕西省汉中市。中国工程院院士,教授,主任医师,博士研究生导师,专业技术少将。本科、硕士和博士均毕业于第四军医大学。现任军事口腔医学国家重点实验室主任、国际口腔医学博物馆馆长,兼任世界军事齿科学会荣誉主席,国际颌面修复学会荣誉主席,中华口腔医学会名誉会长,《中华口腔医学杂志》总编,陕西省口腔医学会会长,国务院学位委员会口腔医学学科评议组专家,第十一、十二、十三届全国政协委员等职务。

从事口腔修复医、教、研工作 30 余年,研究方向为口腔修复学。在口腔颌面部严重缺损修复领域取得了系列创新性成就,主要学术贡献有:创立了智能化颜面缺损仿真修复及快速制作技术体系;建立了系统的颌骨缺损后咀嚼功能重建技术;发展了牙科磁附着固位技术;发明自主式口腔种植机器人,创建了智能化精准种植和即刻修复的牙种植全新模式;创建并促进中国颌面赝复学发展,推动我国该学科跻身于国际领先水平;研制出"智能化战创伤模拟人",解决我军战伤救治训练的重大急需并广泛应用部队;建成具国际影响力的口腔医学博物馆。

承担国家军队重点重大科研课题 23 项;获国家科技进步一等奖 1 项(第一完成人)、二等奖 2 项,军队科技进步一等奖 3 项;授权国家发明专利 15 项;发表论文 280 篇,SCI 收录 76 篇;独著《颌面赝复学》系列专著 3 部;主编第六、七、八版全国规划教材《口腔修复学》。先后获何梁何利科学与技术进步奖、全国先进科技工作者、全军"十五"重大科技贡献奖、军队院校育才金奖、中国医师奖,荣立一等功 1 次。

(空军军医大学口腔医学院供稿)

第九届国家卫生健康突出贡献中青年专家

叶　玲

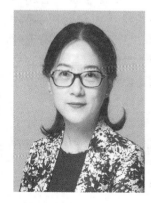

叶玲,1975 年 1 月出生于重庆市。教授,主任医师,博士研究生导师。本科毕业于四川大学华西口腔医学院(原华西医科大学口腔医学院),并于 2003 年获四川大学口腔医学专业博士学位。现任四川大学华西口腔医学院(华西口腔医院)院长。担任教育部口腔医学类专业教学指导委员会主任委员、教育部科技委委员、国务院学科评议组成员、四川省决策咨询委员会委员,中华口腔医学会副会长、四川省医学会副会长、四川省口腔医学会副会长、四川省女医师协会副会长、中国医院协会口腔医院分会副主委,中文核心期刊《华西口腔医学杂志》主编、SCI 期刊 *Int J Oral Sci* 执行主编、SCI 期刊 *Bone Res* 编委等。长期从事牙髓生物学研究及牙髓再生的临床研究。主持国家级科研项目 8 项、省部级科研项目 9 项；在国内外学术期刊发表论文 100 余篇；主、参编教材专著 16 部；培养博士、硕士研究生 69 名；获中国青年科技奖等科技奖励 13 项；获国家卫生健康突出贡献中青年专家、全国宝钢优秀教师奖、四川省抗击新冠肺炎疫情先进个人、四川省三八红旗手标兵、四川省卫生健康领军人才、天府名师等荣誉。

（四川大学华西口腔医学院供稿）

国家高层次人才计划青年拔尖人才入选者

徐晓薇

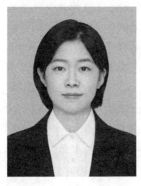

徐晓薇，女，1987 年 2 月出生于黑龙江省大庆市，籍贯四川成都。教授，副主任医师，博士研究生导师。本科毕业于哈尔滨医科大学口腔医学系，并于 2015 年获吉林大学口腔医学专业博士学位。2015 年入职吉林大学口腔医院任牙周科医师，2016 年晋升主治医师，2019 年晋升副主任医师，2020 年获聘为硕士研究生导师，2021 年 9 月获聘为博士研究生导师。担任中华口腔医学会牙周病学专业委员会第六、七届青年委员，吉林省牙周病学专业委员会委员，BMEMat 杂志青年编委等。

主要研究方向：从事牙周疾病免疫调控与组织再生方面的研究。小分子药物靶向调控固有免疫应答治疗牙周炎的作用及机制；小尺寸具有类氨基酸结构的碳点材料在软硬组织再生中的作用及分子机制。业务专长：主要从事牙周病领域常见病的诊断及治疗工作，擅长各种牙周疾病的基础治疗及各类牙周手术，如内窥镜辅助的龈下刮治术、松牙固定术、牙龈切除性手术、牙周翻瓣术、冠延长手术和再生性手术等，以及种植体周围炎的预防与维护治疗。研究成果：主持国家自然科学基金 2 项、省部级科研项目 8 项；在国内外学术期刊发表论文 20 余篇，其中以第一作者或者通信作者发表 SCI 论文 10 篇；培养博士、硕士研究生 7 名；获中华口腔医学会口腔生物优秀青年研究奖二等奖，中华口腔医学会口腔生物医学新锐奖三等奖，组织工程大会壁报二等奖，省教学成果奖一等奖(7/10) 等。入选第四届中国科学技术协会青年人才托举工程项目，2021 年入选国家高层次人才计划青年拔尖人才项目。

（吉林大学口腔医学院供稿）

赵雪峰

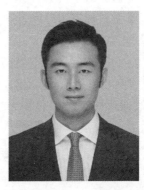

赵雪峰，男，1988 年 2 月出生于河北省沧州市，副研究员，博士后。本科毕业于四川大学华西口腔医学院，2013 年获四川大学口腔医学专业博士学位，2021 年获得美国宾夕法尼亚大学口腔生物学硕士学位，同年获得美国牙医执照、美国正畸医师协会认证正畸医生资质。2018 年至今，就职于四川大学华西口腔医学院。2021 年，任美国宾夕法尼亚大学牙学院正畸科兼职临床讲师。现任四川省口腔医学会第一届口腔正畸专业委员会青年委员会副主任委员。

主要研究方向：骨稳态及相关疾病分子调节机制与应用；G 蛋白相关信号通路在骨纤维结构不良疾病中的调节机制及靶向治疗；颅颌面部发育与口腔正畸矫治技术。业务专长:擅长儿童早期矫治、青少年及成人综合正畸治疗，参与国内系统引进上颌骨性扩弓(maxillary skeletal expander,MSE)技术。研究成果:主持国家自然科学基金面上项目 1 项、省部级科研项目 2 项;入选国家高层次人才计划青年拔尖人才项目、第五届中国科学技术协会青年人才托举工程;在国内外学术期刊发表论文 18 篇,其中以第一作者或者通信作者发表 SCI 论文 7 篇;获第 68 届林岛诺贝尔奖获得者大会中国博士代表、中华口腔医学会口腔医学科研管理分会第三次学术年会暨国际学术研讨会口腔医学青年科学家论坛明日之星奖,获第十二届国际矿化组织化学和生物学大会旅行奖等荣誉。

（四川大学华西口腔医学院供稿）

国家自然科学基金杰出青年科学基金获得者

袁 泉

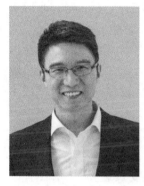

袁泉,男,1980 年 10 月出生于重庆市,中国共产党党员。现任四川大学华西口腔医学院教授,主任医师,博士研究生导师,口腔疾病研究国家重点实验室副主任,口腔修复学系主任。2008 年,毕业于四川大学,获口腔临床医学博士学位,并留校从事医教研工作。2007—2008 年,赴日本广岛大学联合培养研究生学习。2009—2011 年赴哈佛大学牙学院从事博士后研究。2013—2016 年,赴美国加州大学洛杉矶分校牙学院访问学习。担任国际牙科研究会(International Association for Dental Research,I-ADR)口腔种植研究分会主席,国际牙医师学会(International College of Dentists,ICD)Fellow,国际牙种植学会(International Team for Implantology,ITI)Fellow,中华口腔医学会理事、口腔种植专业委员会常务委员、口腔生物医学专业委员会常务委员,中国医师协会口腔医师分会口腔种植工作委员会副主任委员。

主要从事颅颌面干细胞和牙种植体相关研究和临床工作,获国家自然科学基金委杰出青年基金、优秀青年基金等项目资助,以第一作者或者通信作者在 *Cell Stem Cell*、*EMBO J*、*Nat Commun*、*Proc Natl Acad Sci USA*、*J Dent Res*、*Bone Res* 和 *J Bone Miner Res* 等杂志发表论文。入选国家高层次人才特殊支持计划科技创新领军人才、四川省学术技术带头人等。获教育部科技进步一等奖(第二)、树兰医学青年奖和四川省青年科技奖。担任人民卫生出版社《口腔种植学》规划专科培养教材副主编,主编 *Dental Implant Treatment in Medically Compromised Patients*、《口腔种植科诊疗与操作常规》《牙颌面发育与再生实验技术》教材专著,参编"十三五"规划本科教材《口腔种植学》和《口腔修复学》。担任学术期刊 *Bone Res* 副主编,*Int J Oral Sci*、*Bone* 和 *Stem Cell Int* 等期刊编委。

（四川大学华西口腔医学院供稿）

国家自然科学基金优秀青年科学基金获得者

徐骏疾

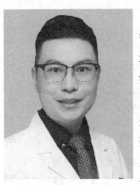

徐骏疾，男，1984年7月出生于江苏南通。首都医科大学青年学者，博士研究生导师。中华口腔医学会口腔生物专业委员会青年委员，中华口腔医学会牙周病学专业委员会青年委员。2012年毕业于首都医科大学口腔医学院，获博士学位。2015—2020年在美国国立卫生研究院牙颅颌研究所做博士后工作。2020年回国就职于首都医科大学附属北京口腔医院牙周科。

主要研究方向为口腔及颌面部疾病的免疫学机制及功能重建，阐明唾液腺与颌骨免疫紊乱导致其形态功能异常的重要机制，建立应用异体干细胞治疗唾液腺与颌骨免疫紊乱新技术，提出自身抗原特异的调节性 T 细胞新疗法，阐明树突状细胞分泌炎症因子调节神经元兴奋阈值是伤口愈合后瘙痒的机制。以第一作者或者通信作者在 *Immunity*、*Blood*、*Arthritis Rheumatol*、*Stem Cells*、*J Dent Res* 等杂志发表论文 10 余篇。获评 2021 年国家自然科学基金委优秀青年科学基金、2020 年度美国 NIH/FDA 的 William Paul 免疫医学奖。参与团队获得北京市科学技术奖一等奖（2018）、中华口腔医学会科技奖二等奖（2018）、中华医学科技奖三等奖（2018）等。主持多项国家及省部级课题，入选北京市科技新星（2015）及北京市优秀人才（2013）。

（首都医科大学口腔医学院供稿）

俞梦飞

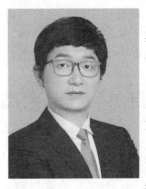

俞梦飞，男，1987年1月出生于浙江省宁波市。研究员、主治医师，博士研究生导师。本科毕业于浙江大学医学院口腔医学系，并于 2015 年获浙江大学口腔专业博士学位。新加坡国立大学联培博士、美国南加州大学博士后。现为国际牙医师学院院士，浙江大学医学院附属口腔医院学科建设与研究生教育办主任。担任中华口腔科研管理专业委员会委员、中华口腔生物医学专业委员会委员、中国组织工程与再生医学分会青年委员、浙江省医学会教育协会委员、浙江省种植专业委员会委员、浙江省医院协会外事专业委员会委员、浙江省医师协会口腔医师分会青委会委员，*Biodes Manufacturing* 副主编、*Int J Oral Sci* 编委、*Regen Dent* 编委等。

主要研究方向：颅颌面组织发生发育及再生、生物材料及组织工程。业务专长：擅长牙列缺损、缺失的种植修复，数字化种植及种植相关口腔综合治疗等。研究成果：主持国家级、省级课题 11 项；主编专著 1 部；以第一作者或者通信作者发表 SCI 文章 50 余篇；获国家授权专利 11 项；培养博士、硕士研究生 13 名；获浙江省自然科学奖等奖项 5 项。

（浙江大学口腔医学院供稿）

中国科学技术协会青年托举人才工程入选者

江圣杰

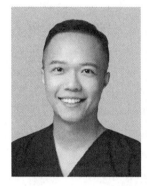

江圣杰,男,1992年8月出生于贵州省贵阳市。北京大学口腔医院特诊科住院医师,博士后。2020年毕业于北京大学口腔医学院,并获博士学位。

主要研究方向:着眼于组织修复过程中三维手性微环境对细胞命运的调控作用。业务专长:解析干细胞命运在骨组织再生过程中的枢纽作用,擅长利用生物医学工程辅助重建口腔颌面骨组织缺损。研究成果:主持多项国家省部级基金,包括中国博士后科学基金第68批面上基金、中国博士后科学基金第15批特别资助、2021年度国家自然科学基金青年项目等;以第一作者或者共同第一作者发表多篇论文于国际生物材料学杂志(其中 *Adv Mate* 3篇、*Adv Sci* 1篇、*Small Method* 1篇、*Nano Res* 1篇)。2021年,入选第六届中国科学技术协会青年人才托举工程项目。

(北京大学口腔医学院供稿)

马海龙

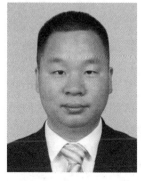

马海龙,男,1988年8月出生,湖北郧县人。医学博士,主治医师。2007年本科就读于华中科技大学口腔医学专业,2012—2018年于上海交通大学医学院附属第九人民医院攻读硕士、博士学位,师从于我国著名口腔颌面外科专家张志愿院士。博士毕业后,在上海九院完成住院医师规范化培训。2020年,入职口腔颌面头颈肿瘤科,从事颌面肿瘤的基础研究与临床诊疗工作。担任中华口腔医学会口腔颌面头颈肿瘤专业委员会青年委员。在颌面部肿瘤的切除,修复重建,显微外科,数字化外科等方面积累了大量的经验。

长期聚焦于头颈鳞癌免疫调控及致癌机制的基础与转化研究。主要研究成果:构建了基于干扰素α的头颈鳞癌免疫调控网络,并开展相应的转化研究;从 m6A 修饰的角度揭示了头颈鳞癌免疫调控的新机制;围绕头颈鳞癌 TP53 高频突变,阐明其突变获能机制。以第一作者或者通信作者发表论文30篇,其中 SCI 收录24篇,Q1区13篇,单篇最高影响因子41;以第一负责人承担国家自然科学基金青年等科研项目6项。入选上海市科技启明星、上海市科技英才扬帆计划、上海市"医苑新星"青年医学人才,入选第六届中国科学技术协会青年人才托举工程项目;获湖北省科技进步二等奖1项;申请发明专利3项。

(上海交通大学口腔医学院供稿)

杨鸿旭

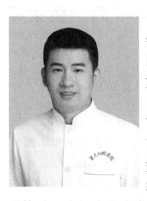

杨鸿旭,男,1989年5月出生。副主任医师,副教授,博士研究生导师。长期从事口腔解剖生理学及颞下颌关节病学领域方面的临床和基础研究,研究形成了关节软骨退变及再生的系列体系,为相应临床病因学与诊疗的方法提供证明依据,为飞行员口颌面痛的治疗预防制定标准,产生了较深远的军事效益。近 5 年主持国家自然科学基金 1 项,参与国家自然科学基金重点项目 2 项、面上项目 5 项,主持省部级项目 6 项,参与完成军队 2020 年军用标准 1 项,训练伤专项课题 1 项;参编参译专著 3 部;授权国家发明、实用专利 5 项。以第一作者或者共同第一作者在 SCI 收录期刊上发表论文 24 篇,总影响因子 105,第一作者单篇最高 16.016。入选中国科学技术协会青年人才托举工程项目、陕西省高校人才托举计划;获口腔医院"苗子人才""青年英才"奖励;获陕西省优秀博士学位论文、空军军医大学优秀博士学位论文。获中华口腔医学会青年科学家论坛最具风采奖和明日之星奖,获"口腔生物医学新锐奖"二等奖。指导 3 名硕士研究生毕业。任中华口腔医学会生物医学专业委员会青年委员。荣立个人三等功 1 次,嘉奖 3 次。

(空军军医大学口腔医学院供稿)

周陈晨

周陈晨,男,1989 年 10 月出生,四川成都人。副教授,副研究员,副主任医师,硕士研究生导师。2008—2018 年,就读于四川大学华西口腔医学院,获博士学位。其间 2015—2016 年,赴美国加州大学洛杉矶分校牙学院进行博士联合培养。2018—2021 年,四川大学华西

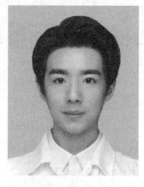

口腔医学院博士后。担任中华口腔医学会儿童口腔医学专业委员会青年委员、四川省口腔医学会儿童口腔专业委员会青年委员、四川省口腔医学会口腔正畸专业委员会秘书、青年委员。

研究方向为颅颌面发育与矿化相关疾病,先后获得国家自然科学基金青年科学基金、国家自然科学基金面上项目等项目资助。以第一作者(含共同)或者通信作者发表文章 16 篇,包括 *Nat Commun*、*Bone Res*、*ACS Appl Mater & Interfaces*、*Int J Oral Sci*、*Periodontol*、*Signal Transduct Target Ther* 等国际期刊;副主编《口腔细胞实验技术》、参编《牙发育与再生实验室技术》《中国青少年隐形矫治专家共识》等专著 4 部。2019 年,获四川大学 2019 年度学术新人奖。2020 年,分别获中华口腔医学会口腔医学科研管理分会第五次学术年会青年科学家论坛明日之星奖、中华口腔医学会第 22 次学术交流新秀之星奖。2021 年,入选中国科学技术协会第六届青年人才托举工程。2018 年和 2021 年,两次荣获四川省科技进步类一等奖(第五、第六)。

(四川大学华西口腔医院供稿)

第五届"白求恩式好医生"获得者

陈 江

陈江,男,1964 年 9 月出生于福建福州。医学博士,教授,主任医师。1986 年毕业于福建医科大学口腔系获学士学位,1992 年获华西医科大学口腔临床医学专业硕士学位,1999 年获华西医科大学口腔临床医学专业博士学位。2000 年获得国家留学基金,为美国哈佛大

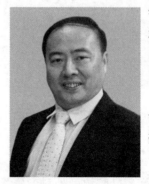

学牙学院及 Tufts 大学新英格兰医学中心访问教授。担任中华口腔医学会常务理事,中华口腔医学会口腔种植专业委员会候任主任委员,中华口腔医学会口腔美学专业委员会主任委员,福建省口腔

医学会会长。担任 *JOMI* 中文版主编，*Clin Oral Implants Res* 审稿专家，《中华口腔医学杂志》特约审稿专家，《口腔医学研究》副主编。

长期从事口腔种植及口腔颌面外科的研究。主要研究方向包括：种植体颈圈微沟槽纳米涂层的设计、微创外科对种植体周围组织愈合的影响以及数字化技术在种植外科中应用等。业务专长：擅长口腔种植学，在国内较早地开展"全程数字化口腔种植技术""全口种植咬合功能重建"，在省内率先开展"机器人口腔种植"技术等。研究成果：主持国家自然科学基金 2 项、福建省发展与改革委员会产业技术开发项目、福建省科技重大科研项目、福建省教育厅重点项目、福建省自然科学基金项目等课题 10 余项；主编、主译、参编学术专著 8 部，包括参编全国住院医师及规范化培训规划教材《口腔修复学》，参编全国统编本科生教材《口腔种植学》；在国内外学术杂志发表论文 100 余篇。获福建省科技进步二等奖 1 项，福建省医学科技三等奖 2 项，新型实用与发明专利 20 余项，培养博士、硕士研究生 70 余名。国际牙学院院士、国务院政府特殊津贴享受者、国家自然基金评审专家、福建省政协委员，获全国优秀科技工作者、福建省百千万人才工程人选、福建医科大学学科带头人、福建省闽江科学传播学者等称号。

（福建医科大学口腔医学院供稿）

姬爱平

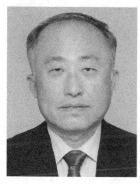

姬爱平，男，1963 年 4 月出生于吉林省通化市，籍贯河北。主任医师。本科毕业于吉林大学口腔医学院（原白求恩医科大学口腔医学系），并于 1986 年获白求恩医科大学口腔医学专业学士学位。1986—2005 年在北京大学口腔医院牙体牙髓科工作，2005 年至今在北京大学口腔医院口腔急诊科工作，任科主任。担任中华口腔医学会口腔急诊专业委员会副主任委员，中华口腔医学会口腔医学标准工作专家委员会委员，北京口腔医学会口腔急诊专业委员会副主任委员，国家执业医师临床技能考试主考官。

主要研究方向：牙体牙髓病与口腔急症。业务专长：牙体牙髓病和口腔疼痛急症的诊断与治疗，擅长牙体缺损修复、根管治疗、牙齿美学、牙痛的诊断与鉴别诊断。研究成果：发表临床研究文章 40 余篇，主编"十一五"国家级规划教材《口腔医学》等教材 4 部，主编《口腔急诊常见疾病诊疗手册》专著 2 部，参编牙体牙髓专业教材 6 部。获北京市优秀教师、北京市教书育人先进个人、北京市优秀医师、北京大学医学部优秀临床科主任等称号。

（北京大学口腔医学院供稿）

李德华

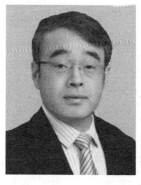

李德华，男，1966 年 4 月出生于黑龙江省鸡西市，籍贯山东。教授，主任医师，博士研究生导师。现任空军军医大学（原第四军医大学）口腔医院种植科主任。本科毕业于第四军医大学口腔医学系，并于 1996 年获第四军医大学口腔颌面外科专业博士学位。2000—2001 年在瑞士伯尔尼大学牙学院做访问学者。1996—2000 年在第四军医大学口腔医院颌面外科工作，2002 年至今任口腔种植科主任。中华口腔医学会第四届口腔种植专业委员会主任委员，全军口腔医学专业委员会常委、秘书长，中国医师协会口腔医学分会口腔种植工作委员会副主任委员，陕西省口腔医学会口腔种植专业委员会主任委员，国际骨再生基金会专家委员会委员等。中央、中央军委以及陕西省保健委员会会诊专家。

主要研究方向：种植骨增量技术方法及植骨材料和再生机制研究；种植体力学与结构设计研究；种植体生物并发症病因学及其机制研究。业务专长：擅长复杂种植、骨增量技术、种植美学、数字化种植等。在国内率先创立牙槽嵴骨缺损新分类和手术方案选择新策略，率先开展牙槽嵴骨扩张种植技术、钛网骨增量技术、无牙颌数字化全程引导种植即刻修复技术等并建立相应技术规范，率先提出并推广以生物学为导向种植治疗范式理念、上颌窦底提升技术临床风险评估方案并革新临床治疗原则，率先推广种植美学软组织塑形技术。研究成果：主持国家、省部级科研基金、国际合作等 6 项；在国内外学术期刊发表论文 100 余篇，其中以第一作者或者通信作者发表 SCI 论文 30 余篇；副主编研究生规划教材《口腔种植学》1 部，主编专著 1 部，主编我国首部《口腔种植临床诊疗指南和技术操作规范》；培养博士、硕士研究生 40 余名；荣获三等功 1 项等。

（空军军医大学口腔医院供稿）

林正梅

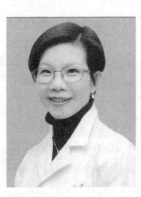

林正梅，女，1966年 2 月出生，籍贯广东梅州。1990 年，本科毕业于中山医科大学。1998 年，于中山医科大学获得硕士学位。2007 年，于中山大学获得博士学位。现任中山大学光华口腔医学院·附属口腔医院副院长，兼任中华口腔医学会口腔医学教育专业委员会副主任委员、中华口腔医学会老年口腔医学委员会常务理事、中华口腔医学会牙体牙髓病学专业委员会常委、广东省口腔医师协会会长、广东省基层卫生协会口腔医学专业委员会主任委员、广东省口腔医学会牙体牙髓病学专业委员会副主任委员、广东省医院协会第四届口腔医疗管理分会副主任委员、广东省美容质控中心美容牙科组组长等。

研究成果：主持国家自然科学基金面上项目 5 项、省部级科研项目 9 项；以第一作者或者通信作者发表 SCI 等论文 50 余篇，其中在国内核心期刊发表论文 30 余篇；主编《口腔内科学精选模拟习题集》，副主编《口腔基础研究导论》《显微牙髓治疗学》《牙体牙髓病学临床前培训教程》，参编《龋病学》《根尖周病治疗学》。获中国女医师协会五洲女子科技奖临床医学科研创新奖，主持研究成果获2018 年中华口腔科技奖三等奖，获评广东省医学领军人才、广东医院优秀管理干部、羊城好医生、南粤巾帼好医生等称号。

（中山大学光华口腔医学院供稿）

龙 星

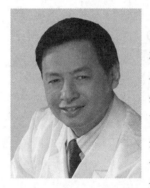

龙星，男，1957 年12 月出生。博士，博士研究生导师，教授，主任医师。先后担任中华口腔医学会口腔颌面外科专业委员会常务委员，中华口腔医学会理事，中华口腔医学会颞下颌关节病学与𬌗学专业委员会颞下颌关节病学组长，中华口腔医学会颞下颌关节病学及𬌗学专业委员会主任委员，湖北省口腔医学会常务理事，湖北省口腔医学会颞下颌关节病学及𬌗学专业委员会主任委员，中国生物材料学会骨修复材料与器械分会整形及颅颌面生物材料及应用专业委员会副主任委员等。担任《中国口腔颌面外科杂志》《口腔颌面外科杂志》《中华口腔医学研究杂志（电子版）》等杂志编委；《中华口腔医学杂志》《武汉大学学报（医学版）》以及国外医学杂志特约审稿专家。

长期从事口腔颌面外科临床、教学、科研工作，在颞下颌关节疾病及神经疼痛疾病领域有较深的造诣。主编或参编《颞下颌关节疾病的诊断与治疗》等著作 9 部，包括参编全国高等学校教材《口腔科学》《口腔颌面外科学》《口腔颌面发育生物学与再生医学》等。以第一作者或者通信作者于国内外期刊发表论文 200 余篇，其中 SCI 论文 110 余篇。培养硕士及博士研究生 70 余人。主持完成教育部"颞下颌关节病滑液中软骨早期破坏的蛋白酶类表达"项目、卫生部及省市级科研项目 7 项；主持国家自然科学基金 6 项和国际合作与交流项目 1 项。1998 年获湖北省优秀博士学位论文、第七届自然科学优秀学术论文二等奖，1999 年获湖北省科技进步二等奖、第二届中国国际口腔颌面外科学术会议国际论文展版第一名，2008 年获教育部高等学校科技进步一等奖，2010 年获国家科技进步二等奖，2011 年获北京市科学技术奖一等奖、河南省医学科学技术进步二等奖，2018 年获北京市科学技术奖一等奖。

（武汉大学口腔医学院供稿）

卢海平

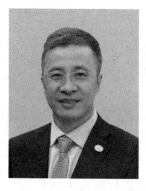

卢海平，男，1967 年 5 月出生于浙江省乐清市。教授，主任医师，硕士研究生导师。本科毕业于浙江医科大学口腔医学系，并于 1994 年获北京医科大学口腔医学专业博士学位。曾任浙江中医药大学口腔医学院院长，世界牙科联盟牙科临床委员会委员，中华口腔医学会正畸专业委员会第七届副主任委员，中华口腔医学会民营口腔医疗分会第三届主任委员。现任中华口腔医学会第六届副会长，傅民魁口腔正畸研究中心副主任，中国 Tweed 中心副主任，美国 Tweed 国际基金会正畸研究和培训中心教官，英国爱丁堡皇家外科学院口腔正畸专科院士及考官。

主要研究方向：口腔正畸学；颞下颌关节紊乱综合征发病机理；颅颌面生长发育及生物力学。业务专长：擅长口腔正畸、颞下颌关节紊乱综合征及多学科合作治疗。研究成果：主持省部级自然科研项目 3 项，厅局级项目 1 项；在国内外学术期刊发表论文 40 余篇，其中以第一作者或者通信作者发表 SCI 论文 10 篇，共同主编专著 6 部，副主编专著 2 部，参编专著 5 部；培养硕士研究生 12 名；获全国第五届"白求恩式好医生"荣誉称号。

（浙江中医药大学口腔医学院供稿）

赵志河

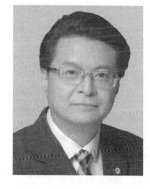

赵志河，男，1963 年 12 月出生，四川资阳人。教授，主任医师，博士研究生导师，四川大学华西口腔医学院口腔正畸国家临床重点专科负责人。1981 年考入华西医科大学口腔医学院；1987 年推荐免试读口腔正畸专业赵美英教授的硕士研究生；1989 年转读博士学位，1992 年获博士学位，留校工作。1998 年到香港大学牙学院研修 1 年。国家卫生健康委员会有突出贡献中青年专家，中华口腔医学会第五届口腔正畸专业委员会主任委员，享受国务院政府特殊津贴专家，宝钢优秀教师奖获得者，四川卫生健康领军人才，四川天府名医。

从事正畸临床工作 30 余年，为两万余例儿童及成人进行正畸治疗，建立加速牙移动系统正畸技术方案，形成了具有自主知识产权的中国正畸关键产品，主编人民卫生出版社出版的《口腔正畸科诊疗与操作常规》，构建正畸矫治的"华西标准"，获"国之名医·优秀风范"称号，入选"成都世界级名医"榜、"首届成都好医生口碑榜"。面对汶川大地震等自然灾害和新冠肺炎疫情，始终奋战在抗震救灾和疫情防控第一线，全力救治伤员，保障患者就诊安全，用心用情做好健康帮扶，深入西藏、甘阿凉等地区进行技术指导、义诊巡诊、科普宣教，获抗震救灾优秀共产党员称号、四川大学优秀共产党员称号等荣誉。

（四川大学华西口腔医学院供稿）

2021 年新增口腔医学博士研究生导师

Maurizio Tonetti

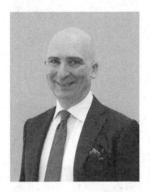

Maurizio Tonetti，男，1961 年 5 月出生于意大利。教授、博士研究生导师。本科毕业于意大利热那亚大学口腔医学系，并于1997年获瑞士伯尔尼大学口腔医学博士学位。上海交通大学医学院教授、国家口腔医学中心（上海）主任、国家口腔疾病临床医学研究中心（上海九院）专家委员会主任、上海第九人民医院口腔种植研究中心主任、上海第九人民医院临床研究中心首席科学家。曾任香港大学牙医学院教授、系主任；欧洲牙周病协会执行主任；康涅狄格大学健康中心系主任、伦敦大学伊士曼牙科研究所主任等。担任欧洲牙周病学研究小组执行官，曾任 *J Clin Periodontol* 主编、*J Periodontal Res* 欧洲区主编、国际糖尿病联盟和欧洲牙病学联盟委员会委员、欧洲牙周病协会执行委员会委员、美国牙周病学会科研及治疗委员会主席、牙科研究协会出版委员会委员等。

主要研究方向：牙周与种植体周围疾病的规范化诊断与治疗；口腔种植与牙周疾病与全身系统疾病的分子机制和系统治疗；牙周与种植治疗新技术与组织再生。业务专长：擅长牙周再生、复杂种植并发症处理，首次证实了系统的牙周治疗能改善心脏内皮细胞功能，开辟了口腔健康与全身系统疾病相关性的研究新领域；揭示了不同牙周炎类型存在 IL-1 基因多态性和遗传易感性，证实中性粒细胞于龈沟内迁移与其存在显著相关性；创造性地改良了引导组织再生术，极大地提高了牙周组织再生的成功率，推动了该技术在全球的广泛应用。研究成果：3 次荣获 R. EARL ROBINSON 牙周再生奖；研究成果发表于 *N Engl J Med* 杂志；主笔撰写了 20 余项国际治疗共识；获科技部高端外国专家引进计划和上海市科委外国专家项目。

（上海交通大学口腔医学院供稿）

安政雯

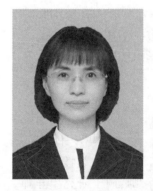

安政雯，女，1973 年出生，英国籍。教授，博士研究生导师，口腔执业医师。1997 年本科毕业于吉林大学口腔医学院（原白求恩医科大学）口腔医学系，并于 2010 年获瑞典卡罗琳斯卡医科大学肿瘤生物医学专业博士学位。1997—2003 年，就职于长春市解放军第 208 医院，主治医师；2010—2018 年，就职于英国伦敦大学国王学院牙学院颌面及干细胞研究中心，研究员；2019—2020 年，英国伦敦大学国王学院癌症研究中心，高级研究员；2021 年 1 月—10 月，中国医科大学口腔医学院教授；2021 年 11 月至今，吉林大学口腔医学院，教授。国际干细胞研究协会会员；英国发育生物学研究协会会员；英国免疫学研究协会会员；*Front Dent Med* 审稿人等。

主要研究方向：主要从事口腔干细胞和再生医学研究；口腔肿瘤与免疫微环境调控；口腔肿瘤类器官在个性化精准医学的研究及应用；外泌体对组织修复以及对肿瘤耐药的机制研究。业务专长：长期从事牙髓干细胞方面的研究，擅长干细胞体内示踪标记等各种干细胞体内研究关键技术，在干细胞以及相关领域发表研究成果；擅长复杂显微镜成像技术；在单细胞组学、基因转录组学、染色质组学及相关生物数据分析等方面经验丰富，并致力于干细胞、免疫和肿瘤等交叉领域融合的多维度研究方向。先后参与负责英国 MRC 干细胞研究重大课题 2 项、英国伦敦大学和美国国立卫生研究院合作的牙髓干细胞相关课题研究 1 项，以及英国国家医疗服务体系资助肿瘤免疫方向重大课题研究 1 项，发表 SCI 文章 14 篇，其中以第一作者或者通信作者发表在 *Nat Commun*、*Cell Rep*、*Front Immunol* 等杂志，合作文章发表在 *Nature*、*Proc Natl Acad Sci USA*、*Dev Biol* 等杂志。其中发表在 *Nat Commun* 的文章被选为该年度亮点文章。获得国际学术奖励 3 项，多次应邀国际学术会议发言。

（吉林大学口腔医学院供稿）

常　蓓

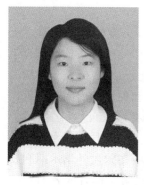

常蓓，女，1991 年 6 月出生于河南省南阳市。教授，博士研究生导师。2008—2015 年，就读于吉林大学口腔医学院七年制口腔医学本硕连读专业，获口腔医学学士学位和硕士学位，其间公派加拿大 Western University，Schulich 牙学院访问学习，2015—2020 年，国家公派就读美国 Texas A&M 大学牙学院，获口腔医学博士学位。2020—2021 年，美国 Texas A&M 大学牙学院，Biomedical Sciences 系助理研究

员，2021 年以"唐敖庆学者"身份引入吉林大学口腔医院开展工作。

研究方向：牙发育和牙再生相关研究，重点关注成牙本质细胞极化，包括应用新型材料制备技术构建高度模拟天然细胞外基质物化特性的三维材料模型体系，开发其在体外单细胞极化、分化、迁移等多种细胞行为模式观测中的应用，考察微环境各理化因素调控体外成牙本质细胞极化和相关机制，筛选有效生物学信号以促使功能性牙本质再生，以及应用模式动物探究生物力学对牙发育和牙再生的调控机理等系列研究。研究成果：发表 *J Dent Res*、*Mater Sci Eng R Rep* 等国际知名学术刊物 13 篇，其中以第一作者(含共同第一作者)身份发表 SCI 论文 8 篇；中国科协第七届青年托举人才工程入选者；主持国家自然青年科学基金 1 项、省部级课题 1 项，作为主要参与者参加美国国立卫生研究院课题 2 项，多次受邀参与国内外学术会议并做成果汇报。

（吉林大学口腔医学院供稿）

陈　陶

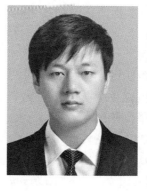

陈陶，男，1985 年 6 月出生于新疆维吾尔自治区乌鲁木齐市，籍贯甘肃武威。研究员，副主任医师，博士研究生导师。本科毕业于湖南中医药大学，口腔医学专业；2016 年获四川大学口腔临床专业博士学位。2016 年，就职于重庆医科大学附属口腔医院种植科，次年入站医院博士后工作站。任中华口腔医学会口腔种植专业委员会委员，中华口腔医学会口腔生物学专业委员会委员，中华口腔医学会口腔美学专业委员会委员等。

主要研究方向：病理条件下种植体周围炎的发病机制及防治体系构建；病理条件下颅颌

面软硬组织再生材料的研发。业务专长:擅长牙列缺损及缺失的种植和修复治疗、即刻种植、复杂牙槽骨缺损的外科重建、种植体周围炎的治疗。主持国家自然科学基金 2 项、省部级科研项目 4 项;参编专著 2 部,在国内外学术期刊发表论文 24 篇,其中以第一作者或者通信作者发表 SCI 论文 19 篇,单篇最高影响因子30.85;协助博士后合作导师培养博士、硕士研究生 5 名;研究成果获 2020 年中华口腔医学会科技奖三等奖、2020 年重庆市医学会科技奖一等奖、2021 年川渝科技大会优秀学术科技论文二等奖等。

(重庆医科大学口腔医学院供稿)

陈 卓

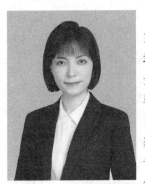

陈卓,女,1980 年 12 月出生于湖北省十堰市。副主任医师,博士研究生导师。本科毕业于中国医科大学口腔医学系,2009 年获武汉大学口腔医学专业博士学位。2008 年至今就职于浙江大学医学院附属口腔医院牙体牙髓科,现任浙江大学医学院附属口腔医院牙体牙髓科副主任,其中 2013 年赴美国德克萨斯健康科学中心博士后研究。任中华口腔医学会牙体牙髓病学专业委员会委员、口腔遗传病与罕见病专业委员会委员,浙江省口腔医学会牙体牙髓病学专业委员会副主任委员,*Front Physiol* 客座编辑等。

主要研究方向:牙发育学;成牙本质细胞分化的机制研究;牙体硬组织仿生矿化机制及生物学效应;口腔新材料研发。业务专长:擅长牙体牙髓疾病和根尖周疾病的诊疗,在省内较早开展以显微治疗为中心的精准、微创治疗,通过显微根管治疗和显微根尖手术提高成功率、降低并发症风险。主持国家自然科学基金

1 项、国家重点研发计划子项目 1 项、浙江省自然科学基金 1 项、浙江省重点研发项目 1项;在国内外学术期刊发表论文 10 余篇,其中以第一作者或者通信作者发表 SCI 论文 8 篇;培养博士、硕士研究生 8 名;获浙江省卫生健康委高层次卫生人才培养医坛新秀。

(浙江大学口腔医学院供稿)

丁佩惠

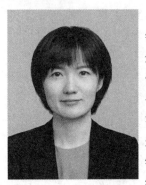

丁佩惠,女,1982 年 5 月出生于浙江省余姚市。副教授,副主任医师,博士研究生导师。本科毕业于浙江大学口腔医学院,并于2013 年获香港大学牙周病学专业博士学位。2013—2019 年,就职于浙江大学医学院附属第二医院;2019 年至今,就职于浙江大学医学院附属口腔医院。任中华口腔医学会第四届口腔生物医学专业委员会委员、第七届牙周专业委员会青年委员、第二届口腔科研管理分会青年委员、海峡两岸医院管理专业委员会青年委员、浙江省口腔医学会第二届牙周病专业委员会委员等。

主要研究方向:细菌微生物学和宿主天然免疫交互作用、牙周和种植体周整形美容手术替代材料的研发。业务专长:擅长牙周病的综合序列治疗、天然牙和种植体周围的软组织整形美容手术治疗。主持国家自然科学基金 3 项、省部级科研项目 2 项,其中 1 项为浙江省重点研发项目领雁计划;在国内外学术期刊发表论文 20 余篇,其中以第一作者或者通信作者发表 SCI 论文 10 篇;培养(含协助培训)博士、硕士研究生 10 名;获浙江省人民政府科技进步三等奖 1 项等。

(浙江大学口腔医学院供稿)

董　强

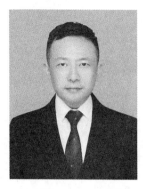

董强,男,1975 年 4 月出生于贵州省兴义市,籍贯山东。教授,主任医师,博士研究生导师。本科毕业于华西医科大学口腔医学院,并于 2006 年获四川大学华西口腔医学院口腔临床专业博士学位。1997 年至今,就职于贵州医科大学附属口腔医院。任国际牙医师学院院士,国际种植牙专科医师学会中国区副会长,中华口腔医学会口腔种植专业委员会委员,中国整形美容协会口腔整形美容分会修复专业委员会常务委员,白求恩精神研究会口腔医学分会理事,中国医师协会口腔医师分会委员,中国医院协会口腔医院专业委员会委员,中华医学会医学美学与美容学分会美容牙科学组委员,贵州省口腔医学会常务理事,贵州省口腔种植专业委员会主任委员,贵州省口腔修复学专业委员会副主任委员,贵州省老年口腔医学专业委员会副主任委员。

主要研究方向:口腔骨组织工程。业务专长:从事口腔种植和修复医教研工作 20 余年,率先在省内开展复杂垂直骨增量(onlay、钛网、骨环、贝壳技术等)、数字化种植修复、上颌窦囊肿摘除同期外提升术、微创上颌窦内提升术、软组织移植、无牙颌即刻种植即刻修复、颌骨缺损重建数字化种植修复等技术和方法。主持国家自然科学基金 1 项、省部级科研项目 5 项;参编专著 4 部,在国内外学术期刊发表论文 40 余篇,其中以第一作者或者通信作者发表 SCI 论文 4 篇;培养博士、硕士研究生 17 名;获省级荣誉 1 项。

（贵州医科大学口腔医学院供稿）

范存晖

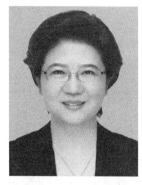

范存晖,女,1968 年 8 月出生于山东省龙口市。教授,主任医师,博士研究生导师。1993 年,本科毕业于四川大学华西口腔医学院(原华西医科大学口腔医学院,六年制);2000 年,获青岛大学口腔正畸专业硕士学位。1993 年至今,就职于青岛大学口腔医学院、附属医院口腔医学中心。长期从事口腔正畸医、教、研工作,青岛大学口腔医学院口腔正畸学教研室副主任。任青岛市口腔美学专业委员会副主任委员,中国整形美容协会牙颌颜面医疗美容分会理事,山东省医师协会口腔正畸专业委员会委员,青岛市口腔医学会理事、口腔正畸专业委员会常务委员等。

主要研究方向:错殆畸形的临床矫治、唇腭裂患者生长发育特点、错殆畸形形成机制及临床序列正畸治疗的研究。业务专长:擅长各种复杂错殆畸形的临床治疗、唇腭裂序列正畸治疗、颜面畸形正畸-正颌联合治疗等。在国内较早开展"新生儿唇腭裂术前正畸"。主持和参与国家和省、市级科研课题 3 项,获青岛市科技进步二等奖 1 项;在国内外核心学术期刊发表论文 40 余篇,其中以第一作者或者通信作者发表 SCI 论文 2 篇、卓越或中华期刊论文 5 篇;主编或副主编专著 3 部,培养研究生 30 余人。

（青岛大学口腔医学院供稿）

葛　颂

葛颂,男,1970 年 3 月出生于贵州省贵阳市,籍贯河南商丘。教授,博士研究生导师。本科、硕士毕业于遵义医科大学(原遵义医学院)口腔医学系,于 2006 年获四川大学华西口腔医学院口

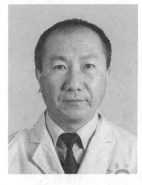

腔临床医学专业博士学位。现任遵义医科大学口腔医学院·附属口腔医院党委副书记、院长。任中华口腔医学会牙周病学、口腔生物医学和口腔美学专业委员会常务委员以及贵州省口腔医学会副会长和牙周病学专业委员会主任委员、贵州省教育厅医学类教学指导委员会委员等，国际牙医学院院士，*J Alzheimers Dis* 和《口腔医学研究》《口腔生物医学》等杂志编委。

长期从事牙周病学临床、教学和科研工作，主要研究方向为牙周病发病机制与防治以及牙周病与系统疾病关系；主持国家自然科学基金3项，省部级科研项目多项；编写专著5部，发表论文50余篇。获省市各级科技成果奖4项、贵州省优秀青年科技人才，遵义医科大学口腔基础医学学科带头人。

（遵义医科大学口腔医学院供稿）

谷习文

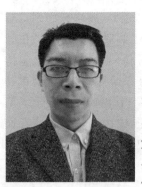

谷习文，男，1977年7月出生于河北平山。研究员，博士研究生导师。本科毕业于河北大学生命科学院生物技术系，并于2010年获南京大学遗传学专业博士学位。2011—2015年，美国耶鲁大学医学院癌症中心博士后；2016年，任西安交通大学口腔医院口腔医学研究中心研究员；2018年，入选西安交通大学医学部"菁英"人才。美国血液学会会员，中国肿瘤标志物专业委员会会员，中国口腔医学会会员。*Hum Genet*、*Front Oncol*、*BMC Cancer* 等多家 SCI 期刊审稿人。

主要研究方向：口腔颅颌面遗传病的分子发生机制；线粒体遗传学、线粒体 DNA 突变与疾病（包括肿瘤）；线粒体 DNA 深度测序分析、线粒体 DNA 精准基因编辑。主持国家自然科学基金面上项目1项、省部级科研项目2项；参编专著2部，在国内外学术期刊发表论文18篇，其中以第一作者或者通信作者发表SCI论文7篇；培养硕士研究生3名。

（西安交通大学口腔医学院供稿）

胡腾龙

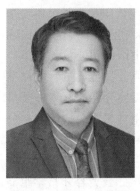

胡腾龙，男，1963年10月出生于黑龙江省哈尔滨市，籍贯河北。教授，主任医师，博士研究生导师，国际牙医师学院院士，本科毕业于哈尔滨医科大学口腔医学系，并于2008年获哈尔滨医科大学口腔医学专业博士学位。1989年至今，就职于哈尔滨医科大学附属第一医院。担任中华口腔医学会口腔颌面创伤及正颌专业委员会委员、中华口腔医学会老年口腔医学专业委员会委员、黑龙江省抗癌协会头颈肿瘤专业委员会第三届副主任委员、《现代口腔医学》杂志编委等。

主要研究方向：口腔颌面部良恶性肿瘤的基础研究与治疗。业务专长：对于口腔恶性肿瘤的患者能够根据其身心状况，肿瘤的具体部位、病理类型、侵犯范围和发展趋势，有计划地、合理地应用现有的多学科治疗。2003年自上海九院学习归来后，在科内率先开展了腓骨肌皮瓣和前臂皮瓣修复口腔颌面部肿瘤术后缺损的手术，填补了省内空白。除在本院两个病房开展该类手术外，并携治疗组将手术推广到省内多家单位，包括哈医大附属肿瘤医院、黑龙江省医院、大庆油田总院等。研究成果：主持省部级科研项目1项，参编专著1部，以第一作者或者通信作者发表SCI论文20余篇,培养博士、硕士研究生 16 名,获省科技进步二等奖 1 项。

（哈尔滨医科大学口腔医学院供稿）

黄盛斌

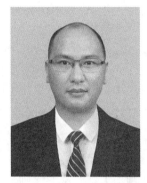

黄盛斌,男,1982年 10 月出生。口腔临床医学博士,副教授,副主任医师,博士研究生导师。美国堪萨斯大学访问学者及荷兰阿姆斯特丹大学牙科中心访问学者。2014 年起,就职于温州医科大学附属口腔医院;2020 年至今,任温州医科人学口腔医学院·附属口腔医院副院长。担任中华口腔医学会口腔医学教育/口腔遗传病及罕见病/口腔美学专业委员会委员,浙江省口腔医学会口腔修复学专业委员会委员,温州市口腔医学会理事、温州市口腔医学会口腔修复学专业委员会副主任委员。

主要研究方向:致力于口腔生物力学、氧化应激相关性口腔疾病发生的线粒体分子机制及靶向防治研究。业务专长:擅长各类固定活动义齿修复,开展口腔美学修复、全可调CR颌架引导下功能性咬合重建联合数字化修复等新型修复技术。主持国家自然科学基金及浙江省自然科学基金杰出青年基金等项目 11 项,以第一作者(含并列)或者通信作者发表SCI论文 49 篇,参编专著 3 部,申请并授权专利 4 项。入选浙江省青年拔尖人才、浙江省卫生创新人才培养对象、浙江省高校高层次拔尖人才、浙江省医坛新秀、浙江省教育厅科协"院士结对青年培养英才计划"、温州市"高层次人才特殊支持计划"科技创新领军人才项目及"温州市 551 人才"等人才项目。获浙江省科技进步奖三等奖（主要完成人）、IADR PPRS 一等奖及中华口腔医学会全国第十次口腔修复学学术大会青年优秀论文三等奖。

获中华口腔医学会第二十三次全国口腔医学学术会议"口腔修复疑难病例诊治学术研讨会"-突出奖;中华口腔医学会口腔美学专业委员会第三及第四次学术年会暨第三届及第四届口腔美学优秀临床病例展评壁报二等奖、中华口腔医学会口腔遗传病及罕见病专业委员会成立大会暨第一次学术年会病例报告银星,中华口腔医学会临床实用技术规范化培训项目"一步一步做好全瓷牙体预备"全国展评华东区三等奖、浙江省口腔医学会口腔修复学专业委员会第二届口腔美学病例大赛二等奖,首届口腔罕见病与遗传病天汉高峰论坛暨病例大赛三等奖等。

（温州医科大学口腔医学院供稿）

黄旋平

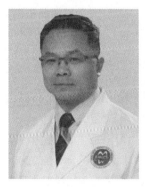

黄旋平,男,1973年 9 月出生于广西壮族自治区罗城县。教授,主任医师,博士研究生导师。本科毕业于广西医科大学医学院(原广西医学院)口腔医学系,并于 2011 年获广西医科大学耳鼻咽喉专业博士学位。一直从事口腔颌面外科及耳鼻咽喉科相关专业工作,国际牙医师学院院士。担任中华口腔医学会口腔颌面外科专业委员会委员、正颌与创伤专业委员会委员、口腔激光医学专业委员会委员,中国整形美容协会精准与数字医学分会常务委员,中国抗癌协会口腔颌面肿瘤整合医学专业委员会委员,广西口腔医学会口腔颌面外科专业委员会副主任委员,广西抗癌协会理事,广西口腔医学会常务理事,广西医师学会理事,《口腔生物医学》杂志编委。

主要研究方向:口腔颌面部肿瘤及牙颌面畸形的基础与临床研究。业务专长:擅长颅颌面轮廓整形、各种正颌外科及颌面部整形美容手术,口腔颌面–头颈部肿瘤手术切除及其继发软、硬组织缺损修复重建手术,各种类型颌骨骨折切开复位内固定术及各种复杂牙拔除术等。研究成果:主持省厅级科研课题8项,参与国家自然科学基金课题9项、国家"十一五"重点项目2项;在专业期刊发表学术论文70余篇,其中SCI论文10余篇,获国家授权发明专利3项,软件著作2项。获广西科技进步奖一等奖1项(第二),广西医药卫生适宜技术推广奖一等奖1项(第二),首届中华口腔医学研究创新奖1项(第二)。

(广西医科大学口腔医学院供稿)

吉秋霞

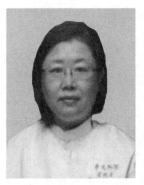

吉秋霞,女,1975年11月出生于山东省青岛市,籍贯河北玉田。教授,主任医师,博士研究生导师。1997年,毕业于武汉大学口腔医学院(原湖北医科大学口腔医学院) 口腔医学系。2002 年,毕业于青岛大学,获口腔临床医学硕士学位。2009年,毕业于中国海洋大学,获海洋生物学理学博士学位。2002年至今,在青岛大学附属医院口腔科工作。2012年,作为山东省教育厅高层次人才赴美国南加州大学 Herman Ostrow 牙学院牙周病科进行为期1年的临床研修。目前担任中华口腔医学会牙周病学专业委员会委员,山东省口腔医学会牙周病学专业委员会副主任委员,青岛市口腔医学会牙周病学专业委员会副主任委员。

主要研究方向:致力于海洋生物材料与牙周相关药物释放系统、牙周组织再生修复等交叉学科的基础及应用研究。擅长天然牙的保存、复杂牙周病的多学科联合治疗、牙周微创美学整形手术、牙周软硬组织增量、种植体疾病的诊断与治疗以及牙周病患者牙种植。主

持国家自然科学基金1项、省部级科研项目3项;获山东省科技进步三等奖1项、青岛市科技进步二等奖1项;在国内外学术期刊发表论文45篇,其中以第一作者或者通信作者发表SCI论文16篇;培养硕士研究生15名;获青岛市医疗卫生优秀学科带头人、青岛市优秀青年医学专家等。

(青岛大学口腔医学院供稿)

姜 华

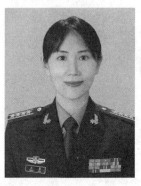

姜华,女,1976年12月出生于辽宁省大连市。教授,主任医师,博士研究生导师。2006年,获解放军医学院口腔修复学专业博士学位,并留校就职至今,历任住院医师、主治医师、副主任医师、主任医师。2012—2013 年,公派美国 Tufts 牙学院做访问学者。任中华口腔医学会颞下颌关节病学及殆学专业委员会常务委员,中华口腔医学会口腔修复学专业委员会委员;北京口腔医学会颞下颌关节病学及殆学专业委员会副主任委员,北京口腔医学会数字化口腔医学专业委员会常务委员,北京口腔医学会口腔修复学专业委员会委员,全国卫生产业企业管理协会数字化口腔产业分会常务委员;《中华老年口腔医学》杂志编委;《口腔颌面修复学》杂志编委。

主要研究方向:偏侧咀嚼的中枢调控机制研究;海马 CA1 区 5–HT1A 受体调控偏侧咀嚼小鼠空间记忆的作用机制研究,颞下颌关节紊乱病专病数据库的建立与应用研究。业务专长:擅长复杂牙列缺损修复和颞下颌关节紊乱病的诊治等。研究成果:主持国家自然科学基金3项、北京市自然科学基金2项;北京市科技新星项目,解放军总医院医疗大数据与人工智能研发项目等,在国内外学术期刊发表论文

52 篇,参编专著 7 部。其中以第一作者或者通信作者发表 SCI 论文 9 篇;培养硕士研究生 6 名;荣获解放军总医院科技进步一等奖等。

(解放军医学院供稿)

黎　明

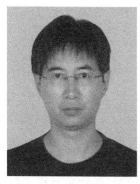

　　黎明,男,1966 年 11 月出生于云南省昆明市,籍贯海南。主任医师,博士研究生导师。本科毕业于上海第二医科大学口腔医学院口腔医学系,并于 2001 年获四川大学口腔临床医学专业硕士学位。2004—2005 年,公派加拿大不列颠哥伦比亚大学做访问学者。1990—2013 年,就职于昆明医学院第一附属医院口腔颌面外科,历任住院医师、主治医师、副主任医师。2013 年至今,昆明医科大学附属口腔医院口腔颌面外科主任医师。任云南省口腔颌面外科质控中心主任,云南省口腔颌面外科专业委员会副主任委员,云南省口腔颌面外科规培基地负责人,云南省口腔种植专业委员会常务委员。

　　主要研究方向:数字化医学;正颌外科;穿支皮瓣等。业务专长:擅长正颌外科;多种游离穿支皮瓣应用;复杂颞颌关节外科手术等。主持省部级科研项目 2 项;参编专著 3 部,在国内外学术期刊发表论文 50 多篇,其中以第一作者或者通信作者发表 SCI 论文 2 篇;培养硕士研究生 12 名;获云南省名医专项。

(昆明医科大学口腔医学院供稿)

李斌斌

　　李斌斌,女,1975 年 2 月出生于河北省沧州市。教授,主任医师,博士研究生导师。本科毕业于河北医科大学口腔医学系,并于 2003 年获北京大学口腔医学院口腔基础医学专业博士学位。任北京大学口腔医院病理科主任,

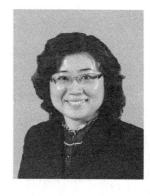

中国医学科学院—北京大学口腔医院“口腔颌面部肿瘤精准病理诊断”创新单元联合主任。任中华口腔医学会口腔病理专业委员会常务委员、北京医学会病理学分会委员、中国医促会病理学分会委员、中国研究型医院学会超微与分子病理专业委员会委员、北京肿瘤病理精准诊断研究会常务委员、《中华病理学杂志》审稿专家、《中国比较医学杂志》编委;任多个 SCI 期刊的特约主编或者特约审稿人;北京市自然基金函审专家;国际牙科研究协会年会会议分会场主席。

　　主要研究方向:口腔颌面部肿瘤发生发展机制研究与精准病理诊断;人工智能在口腔病理辅助诊断中的应用;口腔骨丢失机制及防治研究。业务专长:口腔常见病及疑难疾病的病理诊断。利用 RNA 结合 DNA 高通量测序新技术全景展示唾液腺黏液表皮样癌中融合基因谱系,为其精准诊断提供了新的分子标志物,并为其精准治疗提供了新靶点;基于口腔癌肿瘤异质性的研究,建立多点取材方法;研究 m6A RNA 甲基化调节因子作为口腔癌及癌前病变生物标志物的潜在价值;初步探讨了口腔上皮异常增生的智能分析与癌变预测风险。同时提出综合骨质和骨量观察颌骨代谢的观点,指出了联合用药在防治颌骨骨吸收方面的应用价值。研究成果:主持国家级及省部级科研项目 3 项,发表专业学术论文 40 余篇,其中 SCI 论文 23 篇。主编公开课 1 部、副主编教材和专著 3 部、参编专著多部。获“北京大学医学部优秀教师”“北京大学口腔医院先进个人”等称号,参与课题获中华口腔医学科技一等奖、北京市科技进步三等奖。

(北京大学口腔医学院供稿)

李德超

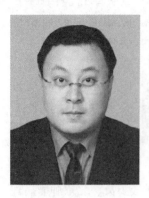

李德超,男,1970年7月出生于黑龙江省集贤县。教授,主任医师,博士研究生导师。本科毕业于哈尔滨医科大学口腔医学院,并于 2005 年获日本高知大学口腔医学专业博士学位。1993—2019 年,就职于佳木斯大学附属口腔医院,历任医师、主治医师、副主任医师、主任医师;2005—2019 年,任佳木斯大学附属口腔医院副院长;2019 年至今,任青岛市口腔医院主任医师、口腔医疗集团副院长。任中华口腔医学会第六届口腔种植专业委员会委员,中国医师协会口腔医师分会第五届委员会委员,《口腔医学研究杂志》杂志副主编等。

主要研究方向:数字化技术在重度骨量不足中的临床应用研究;长链非编码 RNA 通过增强口腔癌的上皮细胞到间质细胞的转化促进肿瘤转移的研究;纳米材料载抗癌药物治疗口腔癌前病变及口腔鳞癌的相关机制研究。业务专长:擅长口腔颌面外科及口腔种植科,在国内较早地开展舒适化拔牙、微创拔牙等技术用于口腔外科疾病的治疗,在省内较早开展即刻种植、数字化种植等。研究成果:参与国家自然科学基金 1 项、主持省部级科研项目 2 项;参编专著 9 部,在国内外学术期刊发表论文 80 余篇,其中以第一作者或者通信作者发表 SCI 论文 6 篇;培养博士、硕士研究生 60 余名;获"三江名医""龙江名医"。

(青岛大学口腔医学院供稿)

李吉辰

李吉辰,男,1963 年 12 月出生于黑龙江省哈尔滨市。教授,主任医师,博士研究生导

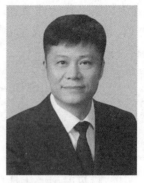

师。本科毕业于哈尔滨医科大学口腔医学系,并于 2016 年获哈尔滨工业大学生命科学专业博士学位。1987 年至今,就职于哈尔滨医科大学附属第一医院,任口腔颌面外科病房主任、学科主任。

任中国抗癌协会口腔颌面肿瘤整合医学专业委员会常务委员,中华口腔医学会口腔颌面-头颈肿瘤专业委员会委员,中国医师协会显微外科医师分会整形颌面专业委员会委员,中国医师协会侧颅底外科专业委员会委员,黑龙江省口腔医学会口腔颌面外科专业委员会主任委员,黑龙江省医学会头颈肿瘤外科专业委员会副主任委员,黑龙江省医学会显微外科专业委员会副主任委员,黑龙江省医师协会口腔颌面外科专业委员会副主任委员。担任人民卫生出版社"十三五"本科规划教材《口腔颌面外科学》编委、"十三五"研究生规划教材《医患沟通》编委、《医学伦理学》副主编、世界图书出版社《颅面介入治疗学》编委、黑龙江教育出版社《灾难急救》副主编。

主要研究方向:口腔颌面肿瘤的基础与临床研究。业务专长:擅长口腔常见病及疑难疾病的诊治,特别是口腔颌面及头颈部肿瘤的治疗及颌面缺损的修复重建;在省内率先开展了数字化模型外科技术等多项医疗新技术。擅长口腔疑难种植。研究成果:主持黑龙江省自然科学基金 2 项,高校强省建设基金 2 项;在国内外学术期刊发表论文 27 篇,其中以第一作者或者通信作者发表 SCI 论文 5 篇;培养博士、硕士研究生 20 名;获 2018 年黑龙江省第一届"龙江名医",2021 年黑龙江省优秀共产党员。

(哈尔滨医科大学口腔医学院供稿)

李 明

李明,女,1979 年 7 月出生于湖北省荆州

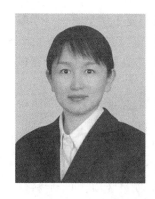

市。教授,主任医师,博士研究生导师。本科毕业于中南大学湘雅医学院（原湖南医科大学)口腔医学系,并于 2010 年获中南大学口腔专业博士学位。2004 年 7 月至今就职于湖南中医药大学附属长沙市口腔医院。任湖南省口腔医学会理事,湖南省口腔医学会全科专业委员会副主任委员,湖南省口腔医学会黏膜病专业委员会副主任委员,湖南省口腔医学会牙体牙髓病专业委员会常务委员等。任湘雅医学期刊社第一届中青年编委,《中国现代医学杂志》编委,《中国现代医学杂志》《中南大学学报（医学版)》等杂志审稿专家。

主要研究方向:口腔黏膜下纤维性变的发病机理及中药治疗的机制研究,口腔鳞癌的发病机理及中药治疗的机制研究。业务专长:从事临床、科研、教学、保健工作 18 年,擅长口腔全科的诊断治疗设计、牙体美容修复和种植。主持国家自然科学基金 1 项、省部及市厅级科研项目 8 项;在国内外学术期刊发表论文 25 篇,其中以第一作者或者通信作者发表 SCI 论文 8 篇;获国家实用新型专利授权 3 项;培养研究生 6 名。任湖南省青年联合委员会委员,入选"湖南省 121 创新人才工程""长沙市名医工作室优秀专家""长沙市口腔医院优秀学科带头人"。获"湖南省青年岗位能手标兵""长沙市十佳杰出青年岗位能手""长沙市中国医师节优秀医师"等称号。主研课题获得"长沙市科学技术进步奖一等奖""长沙市科学技术进步奖三等奖"和"湖南省第一届职工科技创新二等奖"等。研究论文获"湖南省自然科学优秀学术论文二等奖""长沙市自然科学优秀学术论文一等奖"等。

（湖南中医药大学口腔医学院供稿）

李 宁

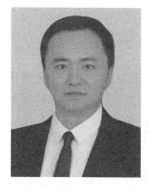

李宁,男,1979 年 11 月出生于湖南省岳阳市。教授,主任医师,博士研究生导师。本科毕业于北京大学口腔医学院,并于 2009年获中南大学外科学专业博士学位。任中华口腔医学会口腔全科专业委员会委员,湖南省口腔医学会口腔颌面外科专业委员会委员,湖南省医学会显微外科颌面头颈组委员,亚太显微外科青年委员,中国生物医学工程学会医学人工智能分会青年委员。

主要研究方向为口腔颌面部及头颈肿瘤的基础与临床研究,尤其是口腔黏膜下纤维性变发病以及癌变机理研究。主持国家自然科学基金 3 项、省部级科研项目 2 项;参编专著 2 部,在国内外学术期刊发表论文 22 篇,其中以第一作者或者通信作者发表 SCI 论文 16 篇;培养硕士研究生 9 名;获湖南省科技进步奖二等奖 1 项(第二)等。

（中南大学湘雅口腔医学院供稿）

李艳红

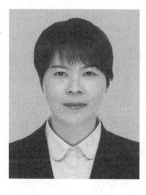

李艳红,女,1975 年 5 月出生于云南省昆明市,籍贯湖南嘉禾。教授,博士研究生导师。本科毕业于四川大学华西口腔医学院（原华西医科大学),2002 年获四川大学临床口腔医学专业硕士学位。2002 年 7 月于昆明医学院口腔学院工作,2013 年赴美国加州大学洛杉矶分校牙学院儿童口腔科做访问学者。任昆明医科大学附属口腔医院口腔预防科主任,中华口腔医学会儿童口腔医学专业委员会委员,中华预防医学会口腔卫生保健专业委员会委员,中华口腔医学会预防口腔医学专业委员会青年委员,中华医学会儿科学分会口腔学组青年委员,云南省口腔医学会口腔预防医学专业委员会主任委员,云南省口腔医学会儿童口腔医学专业委员会副主任委员,云南省医学会科学普及分会副主任委员,云南省口腔医学会理事,云南省医师协会口腔分会委员,云南省健康科普专家库专家。

主要研究方向:天然植物药防治口腔疾病研究,益生菌防龋效能研究,儿童龋病病因与群体防治研究。业务专长:擅长儿童口腔疾病的防治,在省内较早开展儿童非药物性行为管理、儿童龋病微创治疗、牙髓血管再生术等。主持与参与各级科研项目 16 项,其中主持国家自然科学基金 1 项、省部级 3 项、横向课题 1 项;参编专著 8 部,发表论文 40 余篇,其中以第一作者或者通信作者发表 SCI 等论文 10 余篇;获实用新型专利 3 项,软件著作权 1 项;培养硕士研究生 14 名。获教学成果奖 2 项,云南省高校优秀共产党员、云南省医学学科带头人。

（昆明医科大学口腔医学院供稿）

刘加强

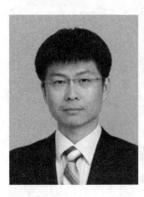

刘加强,男,1977年 11 月出生于黑龙江大兴安岭,籍贯山东日照。2001 年 6 月,毕业于第四军医大学并获学士学位;2009 年 7 月,毕业于第四军医大学并获博士学位。上海交通大学医学院附属第九人民医院正颌正畸中心主任医师,博士研究生导师,口腔医学博士后,国家自然科学基金外审专家,教育部学位中心

学位论文外审专家,英国爱丁堡皇家外科学院口腔正畸学院士,上海市"医苑新星"杰出青年医学人才,上海市药品监督管理局医疗器械审评专家。

主要从事儿童及青少年患者的早期矫正,常规矫正,成年患者的常规矫正及正颌正畸联合治疗,微创颌骨手术辅助的正畸治疗,正畸患者的多学科联合治疗。研究成果:主持国家自然科学基金面上项目 3 项,博士后科学基金 1 项,上海市教委专项基金 1 项,上海交通大学医工交叉基金 1 项,上海市科委生物医药科技支撑专项项目 1 项,上海市卫生健康委员会卫生行业临床研究专项(卓越项目)1 项,参与基金 10 余项;发表 SCI 论文 30 余篇,其中第一或者通信作者 SCI 论文 20 余篇,中文论文 30 余篇;参编著作 3 部,其中副主编 1 部。

（上海交通大学口腔医学院供稿）

刘 娟

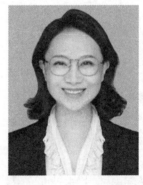

刘娟,女,1966 年 12 月出生于云南省曲靖市,籍贯云南会泽。教授,主任医师,博士研究生导师。本科毕业于昆明医科大学口腔医学院(原昆明医学院口腔医学系),2000年获昆明医科大学口腔临床医学硕士学位。2002—2003 年,公派留学美国波士顿大学牙学院儿童牙科。国际牙医学院院士,任昆明医科大学口腔医学院、附属口腔医院副院长,中华口腔医学会口腔预防医学专业委员会常务委员,中华预防医学会口腔卫生保健专业委员会常务委员,中国医院协会口腔分会常务委员,国家口腔医学质量控制中心口腔医学专业专家组成员,国家住院医师规范化培训结业临床实践能力考核方案研究口腔组专家。云南省口腔医学会秘书长,云南省口腔疾病诊疗质量控制中心主任,云南省医院

协会口腔医学管理专业委员会主任委员,云南省医师协会口腔医师分会副主任委员。

主要研究方向:围绕儿童口腔疾病开展儿童口腔疾病流行病学、儿童口腔微生态、口腔健康教育和促进等研究;开展口腔医疗服务能力研究。业务专长:擅长非药物行为管理在儿童口腔诊疗中的应用,儿童口腔疾病的综合防治;在国内较早地开展"自闭症等特殊儿童的口腔诊疗",在省内率先开展"低龄儿童龋病的综合管理"等。主持及参与省部级科研项目15项;在国内外学术期刊发表论文50余篇,其中以第一作者或者通信作者发表SCI等论文10余篇;主编及参编专著6部,软件著作权1项,获教学成果奖2项;培养硕士研究生26名;获云南省名医、云南省首届医师奖,云南省高校工委优秀共产党员。

（昆明医科大学口腔医学院供稿）

刘　钧

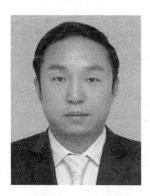

刘钧,男,1981年8月出生于江苏省靖江市。教授,主任医师,博士研究生导师。本科毕业于四川大学华西口腔医学院,并于2008年获四川大学口腔临床医学专业博士学位。2008年至今,就职于四川大学华西口腔医(学)院,历任讲师、副教授、教授,博士研究生导师。2011—2012年曾在美国马里兰大学牙学院从事博士后研究工作。担任四川省卫生健康委学术技术带头人后备人选,四川省口腔医学会正畸专业委员会委员,教育部学位与研究生教育发展中心论文评审专家,《口腔疾病防治》编委,四川省海外高层次留学人才,成都医学会第五届医疗事故技术鉴定(医疗损害鉴定)专家库成员等。

主要研究方向:骨再生机制与转化应用研究;精准正畸诊断与治疗。业务专长:擅长儿童与成人常见及疑难牙颌面畸形的矫治。倡导"精准、高效、健康、美观、稳定"理念,针对"牙、颌、面、功能"个性化治疗。研究成果:主持国家自然科学基金4项、省部级科研项目3项;在国内外学术期刊发表论文60余篇,参编专著4部,获国家发明专利1项。其中以第一作者或者通信作者发表SCI论文40余篇;培养硕士研究生4名;获2016年度四川省科学技术进步奖一等奖(第四),2019年西南研究生正畸病例比赛冠军导师,2021年Damon病例大赛前三强等奖项。

（四川大学华西口腔医学院供稿）

刘欧胜

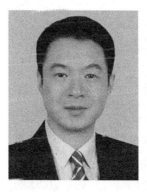

刘欧胜,男,1981年10月出生于安徽省枞阳县。研究员,副主任医师,博士研究生导师。本科毕业于安徽医科大学口腔医学系,硕士毕业于中南大学湘雅口腔医学院,并于2012年获中南大学湘雅口腔医院耳鼻咽喉(口外方向)博士学位。现任中南大学湘雅口腔医学院副院长,湖南省高层次卫生人才"225"工程培养对象。担任中华口腔医学会口腔生物专业委员会常务委员,中华口腔医学会口腔医学科研管理专业委员会委员,国家医疗器械技术审评中心外聘专家,湖南省口腔健康促进会副会长,湖南省医师协会口腔医师分会副会长,湖南省长沙市开福区政协委员。

主要研究方向:牙相关干细胞免疫及口腔黏膜下纤维性变发生发展相关研究。主持科研项目14项,其中包括国家自然科学基金2项、湖南省重点研发项目1项、湖南省自然科学基金面上项目2项、一般项目1项,湖南省卫生健康委员会重点项目和一般项目各1项,北京市重点实验室开放课题2项等;参与科技部惠民计划、科技部重大专项等 10 余项;在 *Immunity*、*Blood*、*Stem Cells* 等杂志发表学术论文 30 余篇,其中 SCI 论文 20 余篇,主要论文被总引 490 次,单篇最高引用次数 167 次;获得发明和实用新型专利授权 8 项,参编论著 3 部;获得湖南省科学技术进步奖三等奖和湖南医学科技奖三等奖各 1 项。

(中南大学湘雅口腔医学院供稿)

刘麒麟

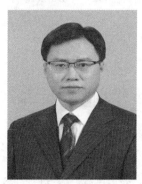

刘麒麟,男,1981 年 1 月出生于黑龙江省海伦市。主任医师,口腔医学博士,博士研究生导师。擅长口腔颌面部肿瘤的外科治疗和术后缺损的修复与功能性重建,面神经损伤重建,牙及牙槽外科,口腔颌面部创伤等口腔临床工作。主要从事生物矿化,肿瘤微环境、表观遗传学等方面研究。2011—2012 年,美国得克萨斯州 A&M 大学 Baylor 牙学院访问学者;2019—2020 年,美国斯坦福大学医学院访问学者。兼任国家执业医师资格考试口腔类别试题开发专家委员会委员,中国医师协会口腔颌面外科专科医师规范化培训结业考核考官,吉林省口腔颌面外科专业委员会常委,长春市工伤劳动鉴定专家,《口腔颌面外科杂志》编委等。研究成果:主持国家自然科学基金 1 项、省级科研项目 5 项。以第一作者或者通信作者发表 SCI 论文 12 篇。参编全国高等学校研究生规划教材 1 部。

(吉林大学口腔医学院供稿)

刘世宇

刘世宇,男,1985 年 8 月出生于吉林省蛟河市。教授,博士研究生导师。本科毕业于第四军医大学药学系,并于 2015 年获第四军医大学口腔基础医学专业博士学位。2015 年至

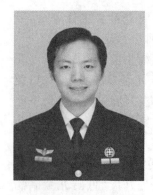

今,就职于第四军医大学口腔医院,历任讲师、副教授、教授。担任中国生物医学工程学会组织工程与再生医学分会常务委员、中华口腔医学会口腔生物医学专业委员会委员、军事口腔医学国家重点实验室办公室主任、*Biodes Manuf* 杂志副主编等。

主要研究方向:从事间充质干细胞及细胞外囊泡在组织再生中的作用机制研究。业务专长:揭示细胞外囊泡产生并维持生物学效应的关键机制,揭示细胞在特殊生理状态下释放的细胞外囊泡的特殊功能;同时,建立工程化细胞外囊泡及其生物学分布调控的策略。研究成果:入选中国科学技术协会青年人才托举工程,研究结果在 *Cell Metab*、*Nat Biomed Eng*、*Sci Transl Med* 等杂志发表。获得陕西省青年科技新星(2019)、陕西省科学技术一等奖(2018)、第二届中国组织工程与再生医学优秀青年研究奖(2019)、中华口腔医学会口腔生物医学优秀青年研究奖一等奖(2015)、全军优秀博士论文(2016)等。

(空军军医大学口腔医院供稿)

刘伟才

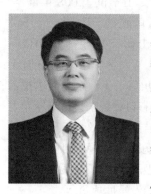

刘伟才,男,1975 年 12 月出生于湖南省湘乡市。主任医师,博士研究生导师。本科毕业于华西医科大学,并于 2003 年获四川大学口腔医学专业博士学位。2003 年至今,任职于同济大学附属口腔医院。担任中华口腔医学会口腔修复专业委员会常务委员、中华口腔医

学会口腔美学专业委员会常务委员、中华医学会医学美容分会美容牙科学组副组长、全国卫生产业企业管理协会数字化口腔产业分会副主委、上海口腔医学会理事、口腔修复专业委员会副主任委员、《口腔医学》编委等。

主要研究方向：口颌系统生理和功能、数字化口腔诊疗技术。业务专长：擅长咬合疾病治疗及咬合重建、美学修复。在国内较早地开展"微创美容修复""数字化动态咬合分析及重建"，在国内率先提出"全局诊疗理念""四维虚拟牙科病人"，开展"全程数字化修复"。研究成果：主持国家自然科学基金1项、省部级科研项目8项；参编统编教材4部、主译专著3部；在国内外学术期刊发表论文60篇，其中以第一作者或者通信作者发表SCI论文10篇；培养硕士研究生14名；获上海市青年科技启明星、同济大学十佳医务工作者等。

（同济大学口腔医学院供稿）

刘欣宇

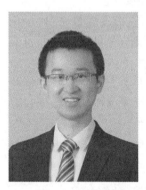

刘欣宇，男，1992年1月出生于福建省永安市，福建莆田人。助理教授，副研究员，博士研究生导师。2014年本科毕业于清华大学化学系化学生物学专业，获理学学士学位，2019年研究生毕业于清华大学医学院生物医学工程系，获工学博士学位。2019—2021年于北京大学工学院生物医学工程系从事博士后研究，现任北京大学口腔医学院中心实验室助理教授、副研究员。现为国家药品监督管理局口腔材料重点实验室成员、北京大学分子影像与医学诊疗探针创新研究中心成员、中华口腔医学会会员、口腔生物医学专业委员会专科会员、中国生物材料学会会员、中国化学会会员，*J Phys Chem* 期刊审稿专家。

主要研究方向：基于多肽、蛋白质等生物大分子的口腔生物材料及其在抗肿瘤、抗菌、免疫调控、组织再生以及多模态纳米诊疗探针等领域的应用。专长于生物材料与大分子药物的设计、制备与表征技术。开发了"定点原位聚合诱导自组装（SI-PISA）"的新技术，提出了"精准偶联"新概念，实现了蛋白质的可控活性自组装，有效提高抗肿瘤蛋白质药物的疗效。研究成果：主持北京市科技新星计划课题1项，中国博士后科学基金面上项目和特别项目各1项，作为骨干参与国家自然科学基金重大项目和重点项目各1项，发表中英文论著20篇，其中以第一作者发表于材料/化学领域的权威期刊 *J Am Chem Soc*、*Angewandte* 及 *Biomaterials*（影响因子均 >10）高水平论文3篇，拥有国内授权发明专利1项；入选北京市科技新星计划，获北京大学"博雅"博士后、清华大学优秀毕业生、清华大学优秀博士学位论文奖等荣誉。

（北京大学口腔医学院供稿）

刘中博

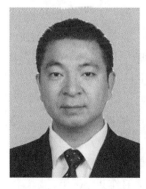

刘中博，男，1979年8月出生于吉林省伊通县。研究员，博士研究生导师。本科毕业于东北师范大学生命科学学院，硕士毕业于东北师范大学遗传与细胞研究所，并于2008年获中国科学院上海生命科学研究院生物化学与分子生物学专业博士学位。2008—2013年，美国加州大学欧文分校及叶史瓦大学爱因斯坦医学院做博士后研究；2014—2018年，纽约大学牙医学院做助理研究员；2018年10月回国，被西安交通大学口腔医院聘为研究员；2020年11月起任口腔医学检测中心副主任，主持主院区及创新港科研平台建设及管理工作。任中国博士后科学基金评审专家。

主要研究方向:骨生长发育及修复以及骨代谢相关疾病及分子机制;骨代谢疾病中糖脂代谢异常的机制研究;天然药物/化合物对肥胖及糖尿病的预防功能及分子机制;天然药物在抗衰老及抗氧化损伤领域的应用。研究成果:主持国家自然科学基金 1 项,西安交通大学海外引进人才启动项目 1 项,作为主要执行人参与美国国立卫生研究院项目及美国-以色列合作项目各 1 项;参编著作 1 部;在 *Diabetes*、*J Bone Miner Res*、*FASEB J* 等国际杂志发表文章 35 篇,其中 SCI 论文 33 篇;申请发明专利 2 项。

（西安交通大学口腔医学院供稿）

卢燕勤

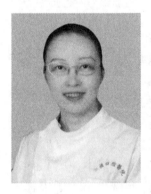

卢燕勤,女,1970年 10 月出生于江西省清江县。教授,主任医师,博士研究生导师,口腔正畸学、口腔生物学及𬌗学教研室主任。本科毕业于湖南医科大学医学院口腔医学系,并于2005年获北京大学口腔正畸专业博士学位。任中南大学湘雅口腔医院主任医师,正畸科主任。任中华口腔医学会口腔正畸专业委员会常务委员,中华口腔医学会口腔医学计算机专业委员会常务委员,湖南省口腔医学会理事、湖南省口腔医学会口腔正畸专业委员会副主任委员。

从事正畸临床一线工作近 30 年,擅长各类错𬌗畸形,尤其疑难患者的综合正畸治疗(固定矫治,隐形矫治),年接诊疑难病人超过总接诊量 50%;青春期前骨性错𬌗畸形的生长改良治疗;骨性错𬌗的正畸加正颌联合治疗;成人正畸;二次正畸;睡眠呼吸暂停综合征的正畸治疗;生物美学治疗,首次于湖南省内开展种植支抗治疗复杂错𬌗畸形,将膜龈手术引入牙周病患者综合正畸治疗。主持省部级科研

项目 4 项,重大横向科研项目 1 项,主要研究口腔生物力学,口腔正畸学相关临床及基础研究,近 5 年以第一作者或者通信作者发表专业相关 SCI 论文 8 篇,参编国家"十三五"规划教材《𬌗学》,获得授权发明专利 1 项。

（中南大学湘雅口腔医学院供稿）

路瑞芳

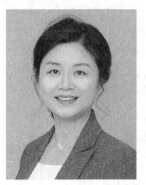

路瑞芳,女,1980年 9 月生于山东省济宁市,山东临沂人。副教授,副主任医师,博士研究生导师。本科毕业于山东大学口腔医学院,并于 2009 年获北京大学口腔医学专业博士学位。担任国家自然科学基金等多个基金同行评议专家,*J Periodontol* 等多个国内外期刊审稿人,北京市牙周专业委员会委员。

主要研究方向:牙周炎发病机制;血小板活化在牙周免疫炎症及与全身疾病关联机制的研究;颌骨重建后种植体周角化黏膜增量的研究。业务专长:擅长复杂牙周疾病的治疗设计、牙周手术治疗与牙周疾病的多学科联合治疗。研究成果:主持国家自然科学基金等科研项目 6 项,并参与多项国家和省部级基金。以第一作者和通信作者发表专业学术论文18 篇,其中SCI 论文 5 篇,参编专著 2 部。

（北京大学口腔医学院供稿）

马保金

马保金,男,1991 年 3 月出生于山东省潍坊市。研究员,博士研究生导师,山东大学齐鲁青年学者,山东省海外科技青年人才。本科毕业于山东大学材料科学与工程学院,并于 2019 年获博士学位。2019—2021 年于法国国家科学研究中心进行博士后研究,2021 年至今在山东大学任研究员。任山东大学口腔医

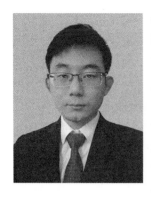

学院组织工程与再生研究室学术带头人，教育部学位与研究生教育发展中心评审专家。

主要研究方向：包括生物/纳米材料，组织工程和纳米医学等领域，致力于通过材料的形貌优化调控和功能化设计，实现组织高效精确修复、抗菌抗炎以及癌症治疗等目标。研究内容主要包括：构建结构优化的生物材料复合体系，适配组织修复过程的动态需求，通过多因素调节修复微环境，促进（牙周）组织的有效仿生式修复；构建多功能化的纳米体系，通过材料自身的物化特性调控细胞命运（干细胞分化、巨噬细胞极化、癌细胞死亡）和发挥抗菌抗炎功效，突破传统因子或药物在临床应用的局限性，促进基于新技术、新概念、新设计下纳米医学的临床应用。主持国家自然科学基金青年项目 1 项，山东省自然科学基金青年项目 1 项，中华口腔医学会青年托举人才培育项目 1 项；以第一作者或通信作者在 *Chem Soc Rev*，*J Am Chem Soc*，*ACS Nano* 等国际著名期刊上发表 SCI 论文 18 篇，其中中科院 1 区论文 10 篇，总被引 1 100 余次，H-index 为 16；获国家授权发明专利 7 项，山东省科技进步奖二等奖 1 项（第三）。

（山东大学口腔医学院供稿）

马　洪

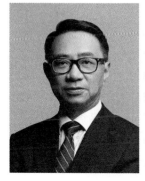

马洪，男，1966 年 10 月出生于贵州省毕节市。教授，主任医师，博士研究生导师。本科毕业于四川大学华西口腔医学院口腔医学系，并于 2003 年获贵州医科大学病理与病理生理学专业硕士学位。1989—2007 年，就职于贵阳医学院附属医院，副教授、主治医师、住院医师。2007—2017 年，贵州医科大学附属医院，教授。2017 年至今，贵州医科大学附属口腔医院，教授、党委副书记，院长。国际牙医师学院院士。任中华口腔医学会常务理事，中华口腔医学会口腔颌面外科、口腔教育专业委员会委员，贵州省口腔医学会会长，贵州省口腔医学会口腔颌面外科专业员委员会主任委员。

主要研究方向：口腔鳞癌的数字化精准基因诊断技术（qMIDS）在头颈颌面恶性肿瘤诊断中的应用；口腔鳞癌患者唾液蛋白组学研究；PLAG1 基因与 IGF 系统信号途径调控与唾液腺多型性腺瘤发生机制的研究；口腔鳞癌蛋白组学及肿瘤标志物的研究；口腔癌中肿瘤血管生成和抗血管生成的研究。业务专长：擅长口腔颌面及头颈肿瘤诊断和综合治疗，制定和实施基于患者及家庭具体条件为背景的口腔颌面及颈部良恶性肿瘤的综合及个性化治疗模式。在国内较早带领团队开展各类"口腔颌面部软硬组织缺损修复重建"手术治疗，颞下颌关节疾病诊断及处置；原发性三叉神经痛诊断及阶梯式治疗等。获贵州省科技进步二等奖，贵阳市科学技术一等奖。副主编国家级规划教材《口腔医学》（第三版），参编专著 3 部；主持国际合作项目 2 项、省市级科研课题 3 项、省市级教改项目 4 项，参与国家自然科学基金项目 2 项；在国内外专业期刊发表论文 60 余篇，其中以第一作者或者通信作者发表 SCI 论文 2 篇；培养博士、硕士研究生 57 名。

（贵州医科大学口腔医学院供稿）

孟柳燕

孟柳燕，女，1979 年 4 月出生于湖北省荆州市，籍贯湖北石首。教授，主任医师，博士研究生导师。本科毕业于武汉大学医学院（原湖北医科大学）口腔医学系，并于 2006 年获武汉大学口腔临床医学专业博士学位。2006 年 7

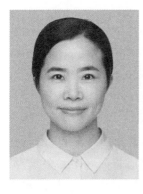

月至今就职于武汉大学口腔医院。担任中华口腔医学会牙体牙髓病学专业委员会常务委员，国家口腔医学质控中心质控专家委员会牙体牙髓亚专业专家组成员，湖北省口腔医学会常务理事及牙体牙髓病学专业委员会副主任委员，湖北省口腔科医疗质量控制中心专家组成员，《口腔医学研究》杂志编委。

主要研究方向：牙本质敏感和牙本质牙髓损伤修复的分子机制，人工智能在牙体牙髓病诊疗中的应用，唇腭裂的发病机制和早期诊断。业务专长：长期从事牙体牙髓疾病诊疗的临床工作，对牙体缺损的美学修复，显微根管治疗和再治疗，以及显微根尖手术有着丰富的经验。在国内较早开展包括智障、自闭症等特殊人群的牙体牙髓病治疗，国内外率先开展动态导航下显微根尖手术临床研究。研究成果：主持国家自然科学基金 4 项、省市级科研项目 3 项；在国内外学术期刊发表论文 36 篇，其中以第一作者或者通信作者发表SCI 论文 28 篇；培养博士、硕士研究生 13 名；获省级荣誉 2 项等。

（武汉大学口腔医学院供稿）

莫水学

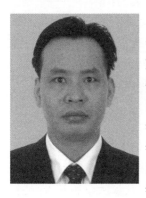

莫水学，男，1973 年 2 月出生于广西壮族自治区贺州市。教授，博士研究生导师。1996 年 6 月本科毕业于华西医科大学口腔医学院；2001—2006 年，四川大学华西口腔医学院硕博连读，口腔正畸学专业，获正畸专业博士学位。1996—2001 年，就职于广西贺州市广济医院口腔科；2006

年至今，就职于广西医科大学附属口腔医院正畸科工作，科室主任。任中华口腔医学会正畸专业委员会常务委员，广西口腔医学会常务理事，广西口腔医学会第一届口腔正畸专业委员会主任委员，世界正畸联盟会员，广西医学会医疗事故技术鉴定暨医疗损害技术鉴定专家库成员，《中华口腔正畸学杂志》《广西医科大学学报》编委，《中国组织工程研究》杂志审稿专家。

主要研究方向：牙颌畸形的临床矫治和机理研究。业务专长：擅长青少年及成人突面畸形的正畸治疗。研究成果：主持国家自然基金 1 项，教育部博士点基金 1 项，广西科技厅、卫生厅等省部级科研项目多项；主编专著 1 部；在国内外学术期刊发表论文 50 篇，其中以第一作者或者通信作者发表 SCI 论文 6 篇；培养硕士研究生 40 余人（其中外国留学研究生 10 人）。2020 年，获得广西医药卫生适宜技术推广奖二等奖。2019 年，获得广西科技进步二等奖及广西医药卫生适宜技术推广奖一等奖。2020 年，入选第三批广西医学高层次骨干人才培养"139"计划培养人选。

（广西医科大学口腔医学院供稿）

潘永初

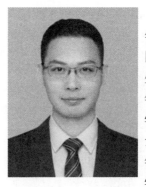

潘永初，男，1981 年 12 月出生，江苏溧阳人。教授，博士研究生导师。2000—2005 年，就读于南京医科大学，获口腔临床医学学士学位；2005—2011 年，就读于南京医科大学，获口腔临床医学硕士、博士学位。博士毕业后，就职于南京医科大学附属口腔医院正畸科至今。2015—2016 年，赴美国杜克大学医学院访问学习；2017 年，赴荷兰格罗宁根大学牙学院访问学习。现任江苏省口腔疾病研究重点实验室副主任，兼任中华口腔医学会口腔遗传病与罕见病专业委员会常务委员、中华口腔医学会颞下颌关节病学及𬌗学专业委员会委员、中华口腔生物医学专业委员会委员。《口腔生物医学》《当代医学》杂志编委。

主要研究方向：牙颌面畸形遗传易感性和机制的研究。研究成果：主持国家自然科学基金 3 项，教育部博士点基金、省级课题各 1 项、中国博士后特别基金 1 项。获中华口腔医学科技三等奖（第三）、江苏省科技进步二等奖（第二）、教育部高等学校科学研究优秀成果奖–自然科学奖二等奖（第二）、江苏省医学新技术引进二等奖以及江苏省科学技术奖二等奖（第五）。以第一完成人取得国家发明专利 3 项。副主译著作 1 部，参编、参译著作 7 部。近 5 年以第一或者通信作者于 *J Dent Res*、*Hum Mutat*、*Eur J Hum Genet* 等专业领域知名期刊上发表多篇文章。

（南京医科大学口腔医学院供稿）

亓　坤

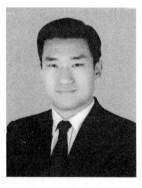

亓坤，男，1983 年 11 月出生于山东省莱芜市。副主任医师，博士研究生导师。本科毕业于西安交通大学医学院口腔医学系，并于 2016 年获第四军医大学口腔医学专业博士学位。2008—2013 年就职于天津市口腔医院，2016 年至今就职于西安交通大学口腔医院。任全国口腔大数据专业委员会委员、中华口腔医学会口腔数字化专业委员会青年委员、中华口腔医学会颞下颌关节专业委员会青年委员，陕西省口腔医学会理事正畸专业委员会委员。

主要研究方向：颞下颌关节骨关节炎发病机制研究；大数据及 AI 在口腔正畸中的应用。业务专长：擅长儿童青少年及成人错𬌗畸形矫治、颞下颌关节紊乱病的咬合治疗。主持国家自然科学基金 1 项、陕西省重点研发项目 1 项；在国内外学术期刊发表论文 10 余篇，其中以第一作者或者通信作者发表 SCI 论文 5 篇。

（西安交通大学口腔医学院供稿）

阚国鹰

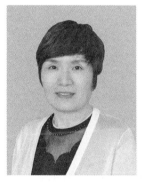

阚国鹰，女，1965 年 10 月出生于湖南省株洲市。教授，主任医师，博士研究生导师。本科毕业于中南大学湘雅医学院（原湖南医学院）临床医学系，并于 2001 年获中南大学口腔专业硕士学位。1987—2016 年于中南大学湘雅医院口腔科从事口腔内科医疗、教学和科研工作，连续两年获"中南大学优秀教学质量奖"。其中 2006—2014 年，任中南大学口腔医学院副院长，分管口腔本科教学，主编《中南大学口腔五、七年制本科教学培养方案》；2016 年至今就职于南方医科大学口腔医院（广东省口腔医院），从事医疗管理和口腔预防、儿童口腔的临床、教学及科研工作，现任番禺院区主任。任教育部高等学校口腔医学类专业教学指导委员会委员，中华口腔医学会口腔预防专业委员会常务委员，广东省省口腔医学会口腔预防专业委员会常务委员，广东省口腔医学会理事，广东省教育协会医院质量管理委员会副主任委员，《口腔疾病防治》杂志编委等。

主要研究方向：致力于儿童龋病流行病学和病因研究，儿童龋病易感模型构建和儿童龋病管理的研究。业务专长：儿童龋病的综合防治、乳牙及年轻恒牙的牙髓根尖周病诊疗，儿童牙外伤的诊治，儿童口腔黏膜病的治疗和口腔健康管理。参加卫生部行业重点专项"城乡居民牙病综合防治模式的推广研究"（负责湖南子课题)、省部级科研项目 8 项,主持广州市科技局民生科技攻关课题 1 项;主持中南大学教改课题 3 项、广东省教改课题 1 项;参编专著 2 部;在国内外学术期刊发表论文 30 余篇,其中以第一作者或者通信作者发表SCI论文 2 篇;培养硕士研究生 27 名。

(南方医科大学口腔医学院供稿)

阮 敏

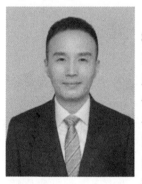

阮敏,男,1978 年 8 月出生于安徽马鞍山,籍贯安徽芜湖。口腔临床医学博士,主任医师,博士研究生导师。上海交通大学医学院附属第九人民医院口腔颌面–头颈肿瘤科行政副主任,口腔颌面–头颈肿瘤教研室副主任。本科、硕士均毕业于安徽医科大学,博士毕业于上海交通大学医学院。2008 年至今,就职于上海交通大学医学院附属第九人民医院口腔颌面外科/口腔颌面–头颈肿瘤科,2013—2014 年赴美国纽约 Memorial Sloan–Kettering Cancer Center 和德州 MD–Anderson Cancer Center 做访问学者。

参加临床工作近 18 年,主要从事口腔颌面部肿瘤的外科治疗及相关基础研究工作,累计接治肿瘤患者 25 000 余人次,带领团队完成全麻手术 6 000 余台,其中Ⅲ/Ⅳ级手术 3 000 余台。担任中国抗癌协会头颈肿瘤专业委员会常务委员、世界华人肿瘤医师协会委员、上海市口腔医学会口腔颌面–头颈肿瘤专业委员会委员、上海市医学会显微外科专业委员会青年委员、教育部学位中心评审专家和上海市科技奖励评审专家、河南省科技奖励外审专家等。研究成果:主持国家自然科学基金 4 项,上海市自然科学基金等其他科研项目 10

余项;先后入选全国优秀博士论文提名、上海市优秀博士论文、上海市"浦江人才"、上海市"医苑新星(杰出青年医学人才)"、上海市教委优秀青年骨干教师、上药杏林育才奖、上海交通大学"晨星学者"、上海交通大学医学院"新百人计划"等;以第一作者或者通信作者发表论文共 30 余篇,其中 SCI 收录 24 篇;主编专著 2 部;获得实用新型专利 3 项。

(上海交通大学口腔医学院供稿)

沈新坤

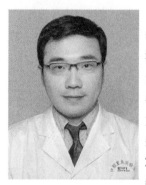

沈新坤,男,1988 年 2 月出生于山东省潍坊市。副研究员,博士研究生导师。本科毕业于山东第一医科大学(原泰山医学院)生物技术系,并于 2016 年获重庆大学生物医学工程专业博士学位。2017—2019 年,于重庆大学生命科学学院进行师资博士后研究工作;2020 年至今,就职于温州医科大学附属口腔医院。

主要研究方向:长期致力于功能化(抗氧化应激及抗骨质疏松等)钛植入物的研发工作,相关内容入选重庆市及重庆大学优秀博士论文。目前已在 *Bioact Mater*、*Biomaterials* 等期刊发表 SCI 论文 60 余篇,其中以第一作者或者通信作者发表 SCI 论文 25 篇;申请发明专利 5 项。前期研究中,率先对钛材表面不同尺度拓扑结构的差异化抗氧化应激能力及潜在分子机制进行了系列探究,并依次主持国家自然科学基金 2 项、省部级科研项目 3 项;入选温州医科大学重点项目培育工程及浙江省高校领军人才(优秀青年)培养计划;培养博士、硕士研究生 6 人;*Biomaterials*、*Micro & Nano Letters* 等国际知名期刊论文评审专家。

(温州医科大学口腔医学院供稿)

石　玉

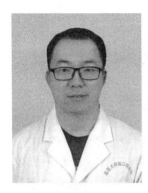

石玉,男,1983 年 11 月出生于天津市。研究员,博士研究生导师。本科毕业于武汉大学生命科学院生物科学系,并于 2011 年获中国科学院上海生命科学研究院博士学位。2011—2018 年在美国圣路易斯华盛顿大学骨外科从事研究工作;2018—2019 年在美国宾夕法尼亚大学费城儿童医院骨外科从事研究工作;2019 年 10 月至今,就职于四川大学华西口腔医院口腔疾病研究国家重点实验室。担任中华口腔医学会口腔生物医学专业委员会青年委员、四川省口腔医学会口腔生物学专业委员会副主任委员、国际华人骨研学会终身会员;担任 *Front Cell Dev Biol* 杂志 Review Editor。

主要研究方向:骨骼发育生物学,主要研究 Indian Hedgehog 分子通路与骨骼发育的关系,以及 Indian Hedgehog 分子通路对间充质干细胞分化的影响;通过单细胞测序与谱系追踪技术进行骨骼间充质干细胞的鉴定。研究成果:主持国家自然科学基金面上项目 1 项、省部级科研项目 1 项;以第一作者或者通信作者在 *Nat Commun*、*Proc Natl Acad Sci USA*、*Cell Rep* 等杂志上发表论文,其中以第一作者或者通信作者发表 SCI 论文 8 篇;培养博士、硕士研究生 3 名;2020 年入选国家“海外高层次人才引进计划”(第十六批);获第十四批四川省卫生健康委员会学术技术带头人后备人选。

(四川大学华西口腔医学院供稿)

史　册

史册,女,1984 年 1 月出生于吉林省吉林市。副主任医师,博士研究生导师。2008 年、

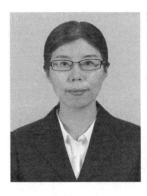

2010 年、2016 年分别本科、硕士及博士毕业于吉林大学口腔医学院,2016 年获吉林大学口腔医学专业博士学位。2010 年,入职吉林大学口腔医院病理科;2013 年晋升主治医师,2017 年晋升副主任医师。曾赴美国密西根大学牙学院进行合作研究两年余。现任中华口腔医学会口腔病理学专业委员会常务委员兼学术秘书;国际牙医学院 Fellow;《口腔颌面外科杂志》第七届编委会编委。

主要研究方向:主要从事牙和骨发育生物学与再生医学研究。业务专长:口腔颌面部疾病的病理诊断和鉴别诊断,擅长唾液腺疾病、颌骨疾病及牙源性肿瘤等病理诊断。研究成果:主持国家自然科学基金 2 项(包括面上项目 1 项、青年科学基金项目 1 项)、中国博士后科学基金特别资助项目 1 项、中国博士后科学基金面上资助项目 1 项、省级项目 5 项;在国内外学术期刊发表论文 64 篇,其中以第一作者或者通信作者发表 SCI 论文 10 篇;获第一届口腔生物医学新锐奖三等奖、口腔医学青年科学家论坛最具潜力奖、第一届口腔病理杰出青年研究论坛三等奖、吉林省优秀博士学位论文,省级教学成果一等奖、“超星杯”第二届吉林省本科高校智慧课堂教学创新大赛一等奖等。

(吉林大学口腔医学院供稿)

宋庆高

宋庆高,男,1967 年 9 月出生,贵州省遵义人。教授,博士研究生导师。本科毕业于遵义医科大学(原遵义医学院)。1999—2005 年就读于华西医科大学,先后获口腔临床医学硕士、博士学位。现为遵义医科大学口腔医学院/附属口腔医院学术骨干及住院医师规范化培训口腔颌面外科专业基地主任,贵州省口腔医

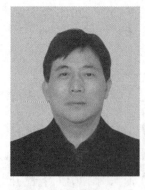

疗质量控制中心执行主任。任国家自然科学基金课题同行评审专家，中华康复医学会言语康复专业委员会常务委员，中华口腔医学会唇腭裂专业委员会及遗传与罕见病专业委员会委员，贵州省口腔医学会口腔颌面外科专业委员会副主任委员等。

长期从事口腔颌面外科临床、教学及科研工作。主要研究方向：唇腭裂的基础及与临床研究，基础研究内容围绕锌在腭裂发生中的作用机制进行，临床研究以改进唇腭裂手术方式提高唇裂修复效果和腭裂患者语音改善为核心。主持国家自然科学基金 2 项，贵州省科技厅攻关项目 3 项，其他课题 4 项；参编参译书籍 4 部，发表论文 70 余篇；获贵州省科技进步三等奖 1 项，成都市科技进步二等奖 1 项及遵义医学院科技奖二等奖 1 项；获中华慈善总会和美国微笑列车基金会颁发的唇腭裂修复慈善项目突出贡献奉献奖。

（遵义医科大学口腔医学院供稿）

孙慧斌

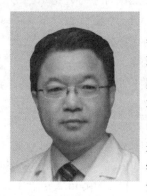

孙慧斌，男，1975年 1 月出生于山东省聊城市。教授，主任医师，博士研究生导师。本科毕业于北京大学医学院口腔医学院，并于 2008 年获北京大学牙体牙髓病学专业博士学位。1996 年至今，就职于青岛大学附属医院，口腔医学中心副主任，平度院区口腔科主任。任中华口腔医学会牙体牙髓病学专业委员会委员，山东省口腔医学会牙体牙髓病学专业委员会常务委员，

山东省口腔医学会口腔生物学委员会委员，山东省口腔医学会口腔教育委员会委员，青岛市牙体牙髓病学专业委员会主任委员，全国卫生产业企业协会数字化口腔产业分会常务委员，中国医疗保健国际交流促进会中老年医疗保健分会委员。

主要研究方向：龋病的病因学及致龋菌基因组学研究；根尖周疾病的病因学研究；根管治疗新技术、新方法的研究。业务专长：擅长复杂弯曲根管治疗、根管再治疗、疑难根尖周疾病的治疗、前牙美容修复等。在山东省率先开展机用镍钛锉根管预备、热塑牙胶根管充填、显微根管治疗、超声根管治疗等新技术新项目，并为青岛市及山东半岛各级医院口腔科及口腔机构提供技术支持和指导。主持国家自然科学基金 1 项；山东省部级科研项目 2 项，国家教育指导委员会课题 1 项。参编专著 4 部；在国内外学术期刊发表论文 20 余篇，其中以第一作者或者通信作者发表 SCI 论文 5 篇；培养博士、硕士研究生 18 名；荣获山东省专业学位研究生优秀教学成果奖 4 项，山东省教育科研成果奖 1 项等。

（青岛大学口腔医学院供稿）

孙 颖

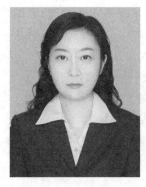

孙颖，女，1977年 1 月出生于重庆，江苏无锡人。主任医师，博士研究生导师。1995—2002 年，就读于四川大学华西口腔医学院，获口腔临床医学硕士学位；2005—2008 年，就读于上海交通大学医学院，获口腔临床医学博士学位。硕士毕业后就职于南京医科大学附属口腔医院牙周科至今。2012—2013 年，赴美国华盛顿大学牙学院访问学习。兼任中华口腔医学会牙周专业委员会委员，江苏省口腔医学会牙周专业委员

会常务委员,江苏省整形美容协会美容牙科分会副主任委员,《口腔医学》《口腔生物医学》等杂志编委。

主要研究方向:牙周病的病因与防治,牙周微生物与免疫学。专业特长:牙周炎的多学科综合治疗,包括激光辅助牙周治疗、牙周再生手术、微创美学手术,牙周-种植联合治疗,牙周-正畸联合治疗等。研究成果:主持国家自然科学基金课题 3 项,其他各级课题 5 项;以第一作者或者通信作者发表论文 50 余篇;参编教材 2 部。

（南京医科大学口腔医学院供稿）

孙　宇

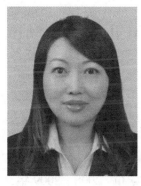

孙宇,女,1974 年 12 月出生于黑龙江省哈尔滨市。教授,主任医师,博士研究生导师。本科毕业于哈尔滨医科大学口腔医学专业,并于 2011 年获哈尔滨医科大学口腔临床医学专业博士学位。2001 年 7 月至今,就职于哈尔滨医科大学附属第一医院口腔修复科。担任中华口腔医学会口腔修复专业委员会常务委员,中华口腔医学会口腔材料专业委员会委员,黑龙江省口腔医学会理事,黑龙江省口腔修复专业委员会常务委员。

主要研究方向:合成口腔材料的理化性能和生物相容性分析,改性粘接剂的粘接机理。业务专长:擅长口腔各类常见病及疑难病的诊治,擅长各类种植义齿修复。在国内较早地开展"牙贴面修复""咬合重建"等技术用于口腔修复疾病的治疗。研究成果:主持省部级科研项目 2 项;参编人民卫生出版社出版《口腔材料学》数字化教材 1 部;在国内外学术期刊发表论文 50 余篇,其中以第一作者或者通信作者发表 SCI 论文 10 余篇;培养博士、硕士

研究生 15 名;获黑龙江省科技进步二等奖 1 项、黑龙江省卫生健康委新技术成果二等奖 1 项。

（哈尔滨医科大学口腔医学院供稿）

陶建祥

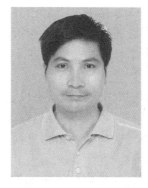

陶建祥,男,1971 年 2 月出生于浙江省绍兴市。副教授,主任医师,博士研究生导师。本科毕业于上海交通大学医学院（原上海第二医科大学）口腔医学系,2005 年获日本东北大学齿科学专业博士学位。1994—2000 年,就职于浙江大学附属口腔医院;2006 年至今,就职于同济大学附属口腔医院。担任中华口腔医学会第六、七、八届口腔修复学专业委员会委员、中华口腔医学会第七届种植专业委员会委员、教育部学位与研究生教育发展中心评审专家、上海市口腔医学会口腔材料学专业委员会副主任委员、上海市口腔医学会口腔修复专业委员会常务委员、《口腔医学》杂志编委等。

主要研究方向:口腔修复材料;牙种植体骨感知;口腔神经生理相关脑功能研究;夜磨牙对咀嚼系统的影响及机制。业务专长:擅长口腔修复及种植,较早地开展"微创修复""微创种植"等技术用于口腔修复疾病的治疗,开展微创黏结方式进行咬合重建等。研究成果:主持国家自然科学基金 1 项、省部级科研项目 5 项;参编专著 2 部;在国内外学术期刊发表论文 18 篇,其中以第一作者或者通信作者发表 SCI 论文 11 篇;培养博士、硕士研究生 8 名等。

（同济大学口腔医学院供稿）

陶　疆

陶疆,男,1977 年 4 月出生,浙江台州人。2000 年 7 月毕业于上海交通大学医学院,获学士学位;2009 年 6 月毕业于上海交通大学

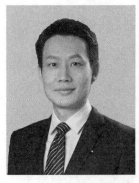

医学院,获博士学位。现任口腔综合科行政副主任,兼任中华口腔医学会口腔急诊专业委员会常务委员和学术秘书、上海市口腔医学会全科口腔医学专业委员会主任委员。

研究方向:为牙再生提供新的治疗手段、药物作用靶点和理论基础,以及开发出具有口腔局部应用潜能的新药为口腔细菌感染性疾病的治疗提供新的思路。在上海交通大学医学院附属第九人民医院从事口腔临床工作 20 年,临床上始终以精湛的医技、高尚的医德、热情的服务来严格要求自己,具备口腔全科广角与微创诊疗技术,为患者提供个性化最优诊疗方案,在牙外伤、微创拔牙、美学与种植修复等方面术有专攻,深受患者好评。科研上以牙再生与口腔细菌感染性疾病的抗菌为研究方向。研究成果:近 5 年来以第一作者或者通信作者发表 SCI 论文 20 余篇;获国家自然科学基金面上项目 2 项、上海市自然科学基金 1 项、上海交通大学医工交叉重点项目 1 项等。近 5 年培养硕士生 8 名。

(上海交通大学口腔医学院供稿)

王 瑞

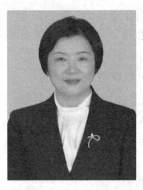

王瑞,女,1970 年 3 月出生于吉林省公主岭市。副教授,副主任医师,博士研究生导师。2013 年,获吉林大学口腔临床专业博士学位。担任中华口腔医学会第五届口腔预防专业委员会常务委员,第一届吉林省口腔医学会口腔预防专业委员会主任委员,吉林省妇幼保健协会口腔保健专业分会副主任委员,吉林省口腔医学会理事,吉林省牙病防治办公室副主任。

主要从事人群口腔疾病患病状况及影响因素的流行病学研究;中草药对于口腔致病菌的抗菌功能及机制的研究。研究成果:参与国家级项目 2 项,主持省级科研项目 6 项,主持吉林大学教改项目 2 项;在国内外学术期刊发表论文 20 余篇,其中以第一作者或者通信作者发表 SCI 论文 6 篇;培养博士研究生 1 名,硕士研究生 4 名;获吉林大学本科教学质量奖优秀奖;吉林大学社会实践优秀指导教师等称号。

(吉林大学口腔医学院供稿)

王 蔚

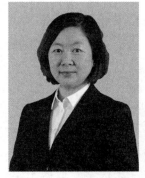

王蔚,女,1975 年 11 月出生于辽宁省沈阳市。教授,主任医师,博士研究生导师。中国医科大学附属口腔医院首席专家,2006 年获日本北海道大学齿学研究院博士学位。2008—2009 年,就职于天津医科大学口腔医学院;2009 年至今,就职于中国医科大学附属口腔医院,其间 2014—2015 年,为墨尔本大学化学及分子生物学院高级访问学者。任中华口腔医学会第五、六、七届口腔修复专业委员会委员,辽宁省口腔医学会第三届全科医学专业委员会候任主任委员,辽宁省基层卫生协会基层卫生专业委员会副主任委员,辽宁省免疫学会干细胞与免疫专业委员会常务委员,辽宁省细胞生物学学会第一届口腔生物材料专业委员会常务理事,辽宁省口腔医学会第四、五、六届口腔修复学专业委员会委员,沈阳医学会医疗事故技术鉴定专家库成员。

主要研究方向:纳米材料、高分子材料等医用生物材料的开发与研究,尤其在纳米碳管烧结体的合成领域及金属表面纳米化处理方面拥有丰富的研究经验。业务专长：临床专业为口腔修复学，主要从事牙体缺损、牙列缺损及牙列缺失等口腔常见病、多发病、疑难病的修复治疗，擅长前牙数字化美学修复，贴面及全瓷修复，掌握各种固定义齿修复、可摘局部义齿修复及全口义齿修复。研究成果：主持国家自然科学基金 1 项、省部级科研项目 10 余项；在国内外学术期刊发表论文 50 余篇；培养博士、硕士研究生 20 余名；获第二届"辽宁青年名医"。

（中国医科大学口腔医学院供稿）

王　勇

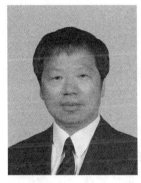

王勇，男，1964 年 9 月出生。高级工程师，博士研究生导师。1988 年毕业于北京大学力学系，获理学硕士学位。现任北京大学口腔医学院·口腔医学数字化研究中心主任、口腔数字化医疗技术和材料国家工程实验室总工程师、国家卫生健康委口腔医学计算机应用工程技术研究中心副主任。任北京口腔医学会数字化口腔医学专业委员会主任委员、中华口腔医学会口腔医学计算机专业委员会候任主任委员、中华口腔医学会口腔材料专业委员会委员、中华口腔医学会口腔医学标准工作专家委员会委员、中国卫生信息与健康医疗大数据学会口腔医学专业委员会常务委员，中国实用口腔科杂志、中国口腔医学继续教育杂志、国际口腔医学杂志编委，中华口腔正畸学杂志特邀编委。

主要研究方向：口腔及颅颌面三维数据智能诊断分析及特征构建算法研究；数字化临床诊疗新技术新方法研究。业务专长：从事口腔医学数字化技术的研究开发和教学工作，在口腔医学三维数据采集处理、三维建模及口腔医学知识的数学表达等方面有深入的研究。研究成果：主持国家级科研课题 4 项，作为主要成员参加国家和省部级科研项目 30 余项；主编人民卫生出版社高职高专创新教材 1 部，参编教材及专著 3 部；发表专业学术论文 280 余篇，其中 SCI、EI 论文 100 余篇；申请国家发明专利 100 余项，授权软件著作权 10 余项；获省部级科学技术奖 4 项，省部级以上教学成果一等奖 2 次。

（北京大学口腔医学院供稿）

吴珺华

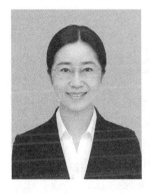

吴珺华，女，1977 年 10 月出生于云南省昆明市，籍贯海南。教授，主任医师，博士研究生导师。本科毕业于四川大学华西口腔医学院，并于 2004 年获四川大学口腔临床专业博士学位。2004 年 7 月至今，在同济大学口腔医学院/附属口腔医院任职任教。担任中华口腔医学会口腔修复学专业委员会委员、中华口腔医学会口腔颌面外科修复学专业委员会委员、上海市医学会医学美学与美容分会副主任委员、上海市口腔医学会口腔修复学专业委员会常务委员、上海市口腔医学会口腔修复工艺学专业委员会委员等。

主要研究方向：义齿修复全数字化平台的构建；成骨诱导活性仿生骨基质材料的构建，miR-RNA 在去势小鼠颌骨骨细胞雌激素信号响应过程中的作用及其机制研究，长链非编码 RNA 在雌激素调控骨细胞衰老中的作用和分子机制探究。业务专长：擅长各类口腔修复治疗，较早开展各类牙体缺损的微创口腔修复治疗、全程数字化种植、传统及数字化种植支持式固定全口义齿修复等。研究成果：主持国家自然科学基金 2 项、省部级科研项目 6 项；参编专著 2 部，在国内外学术期刊发表论文 26 篇，其中通信作者发表 SCI 论文 10 篇；

培养博士、硕士研究生 20 名；获上海市教学成果奖二等奖等。

（同济大学口腔医学院供稿）

吴梦婕

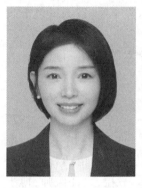

吴梦婕，女，1981 年 10 月出生于安徽省黄山市。副研究员，副主任医师，博士研究生导师。浙江省"151 人才"第三梯队。本科毕业于安徽医科大学口腔医学系，并于2008 年获浙江大学口腔专业博士学位。现任浙江大学医学院附属口腔医院正畸科副主任，紫金港院区正畸科主任。2008 年至今就职于浙江大学医学院附属口腔医院正畸科，其中 2016—2018 年，美国哈佛大学医学院麻省总医院 research fellow。任中华口腔医学会口腔生物专业委员会委员，中华口腔医学会颞下颌关节与𬌗学专业委员会委员，中华口腔医学会口腔正畸专业委员会青年委员，浙江省口腔医学会口腔正畸专业委员会委员。

主要研究方向：颞下颌关节的适应性改建；口腔正畸的数字化诊疗；软骨和骨的组织工程。业务专长：从事口腔正畸 10 余年，擅长青少年早期错𬌗畸形，成人错𬌗畸形，正畸-修复-种植的联合美学治疗等。主持国家自然科学基金 3 项，省厅级基金项目 3 项；参编专著 2 部；在国内外学术期刊发表论文近 30 篇，其中以第一作者或者通信作者发表SCI 论文 18 篇；培养博士、硕士研究生 4 名；荣获浙江省科学技术进步二等奖1 项。

（浙江大学口腔医学院供稿）

习伟宏

习伟宏，男，1975 年 4 月出生，籍贯江西吉水。教授，主任医师，博士研究生导师。本科

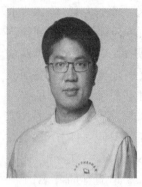

毕业于南昌大学医学院（原江西医学院）口腔医学系，并于 2015 年获南昌大学临床医学专业博士学位。2002—2015 年，就职于南昌大学第一附属医院口腔科任副主任医师；2016 年至今，于南昌大学附属口腔医院口腔颌面外科担任教授、主任医师。其间，2017—2018 年赴美国休斯敦 Methodist Hospital 访学。任中华口腔医学会颞下颌关节及𬌗学专业委员会常务委员，中华口腔医学会遗传及罕见病专业委员会委员，中华口腔医学会牙及牙槽外科专业委员会青年委员，中国整形医师协会精准与数字化分会常务理事，江西省口腔医学会理事。

主要研究方向：大块或节段性颌骨缺损的修复及再生；数字化复合组织工程支架的构建；仿生多孔支架表面涂层的制备及其诱导血管化骨再生机制的研究。业务专长：擅长颅颌面畸形的整复、颞颌关节疾病及颌面肿瘤、创伤的治疗，及口腔颌面外科数字化技术的临床应用。主持国家自然科学基金 1 项，省级、厅级科研项目 8 项；在国内外学术期刊发表论文30 余篇，其中以第一作者或者通信作者发表 SCI 论文 6 篇；培养硕士研究生 8 名；2017 年入选江西省"百千万人才工程"，2018 年入选南昌大学"215 人才工程"，获聘"赣江特聘教授"；2015 年入选江西省"百人远航工程"等。

（南昌大学口腔医学院供稿）

夏丹丹

夏丹丹，女，北京大学口腔医学院助理教授，副研究员，博士研究生导师。本科毕业于华北理工大学口腔医学系，硕士毕业于北京大学口腔材料学专业，并获北京大学口腔修复学博士学位。曾于北京大学材料科学与工程学院从事博士后研究，现任北京大学口腔医学院口腔材料研究

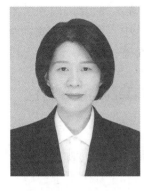

室助理教授、副研究员。任 *Bioact Mater* 等期刊审稿人。

主要研究方向：口腔组织修复材料。研究成果：主持国家自然科学基金及北京市自然科学基金等共 3 项，作为主要成员参与科技部"十四五"国家重点研发计划课题；以第一作者或者通信作者发表 SCI 论文 10 余篇；申请中国发明专利 10 余项，已授权 7 项；参与制定国家标准及医药行业标准各 1 项。

（北京大学口腔医学院供稿）

肖金刚

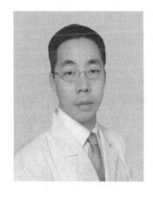

肖金刚，男，1975 年 11 月出生于四川省泸县。教授，主任医师，博士研究生导师。2000 年本科毕业于泸州医学院，获口腔医学学士学位。2007 年毕业于四川大学，获口腔临床医学硕士学位。2010 年毕业于四川大学，获口腔临床医学博士学位。2000—2004 年、2010—2015 年就职于泸州医学院附属口腔医院；2015 年至今就职于西南医科大学附属口腔医院，历任副教授、教授、副院长、院长等。任中国医院协会口腔医院分会常务委员，中国医学装备协会组织再生分会常务委员，中华口腔医学会口腔医学教育专业委员会委员，中国医师协会口腔医师分会委员，四川省口腔医疗质量控制中心副主任，四川省口腔医学会口腔种植专业委员会副主任委员，四川省口腔医学会口腔医学管理专业委员会副主任委员，四川省口腔医学会正颌与颞下颌关节专业委员会副主任委员，四川省医师协会美容与整形医师分会副会

长，*Chin chem lett* 编委、《西南医科大学学报》副主编。

主要研究方向：口腔颌面部畸形缺损的修复重建与组织再生研究；脂肪干细胞、骨髓间充质干细胞等成体干细胞的分离、分化机制相关研究。业务长于口腔种植科和口腔颌面外科，擅长数字化种植修复和口腔颌面部畸形缺损的修复重建。主持国家自然科学基金面上项目 2 项，四川省科技厅、中华口腔医学会、口腔疾病研究国家重点实验室项目等课题 13 项；在国内外学术期刊发表论文 72 篇，其中 SCI 收录论文 23 篇，中文核心期刊论文 20 篇；参编专著 2 部；培养博士、硕士研究生 37 名。获四川省首届"新时代健康卫士"、泸州市"十佳医生""优秀科技工作者"等称号。获"泸州老窖金教鞭奖"，学校"优秀教师""优秀研究生导师""优秀硕士学位论文指导教师"等称号。获四川省医学科技奖二等奖 2 次、BITC 口腔种植大奖赛总决赛二等奖。

（西南医科大学口腔医学院供稿）

肖文林

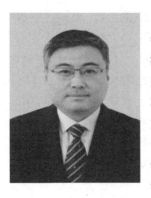

肖文林，男，1971 年 8 月出生于山东省潍坊市。教授，主任医师，博士研究生导师。本科毕业于华西医科大学口腔医学院，并于 2006 年获四川大学口腔医学专业博士学位。1995—2007 年，就职于青岛大学医学院附属医院口腔颌面外科。2007 年至今，就职于青岛大学附属医院，现任青岛大学附属医院口腔颌面创伤整形外科副主任、口腔颌面外科病区副主任。任中华口腔医学会唇腭裂专业委员会委员，中国医师协会睡眠障碍专家委员会口腔专业学组委员，中国整形美容协会颅颌面外科分会理事，山东省口腔医学会颌面外科分会委员并青委会副主任

委员，青岛市口腔颌面外科专业委员会常务委员。

主要研究方向：致力于口腔颌面部唇腭裂、反𬌗等软硬组织畸形的发病机制、预防措施的研究。业务专长：擅长口腔颌面部先天畸形（唇腭裂、反𬌗等）的手术和修复重建。主持国家自然科学基金 1 项、省部级科研项目 3 项；参编专著 4 部，在国内外学术期刊发表论文40余篇，其中以第一作者或者通信作者发表 SCI论文 32 篇；培养博士、硕士研究生 18 名；获青岛大学附院"中青年学术骨干"、第一届青岛市"优秀中青年医学专家"及青岛西海岸新区"拔尖人才"称号。科研成果获卫生部科技进步三等奖 1 次，山东省科技进步二等奖 1 项，山东省科技进步二等奖 3 项，青岛市科技进步二等奖 1 项，山东省教育厅、卫生厅科学技术进步三等奖等。

（青岛大学口腔医学院供稿）

谢伟丽

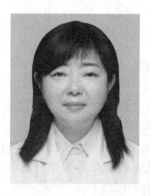

谢伟丽，女，1963年 8 月出生于辽宁省锦西市。教授，主任医师，博士研究生导师。本科毕业于哈尔滨医科大学，并于 2014 年获哈尔滨工业大学大学材料学专业博士学位。1985 至今，就职于哈尔滨医科大学附属第一医院。担任中华口腔医学会口腔修复学专业委员会常务委员，中华口腔医学会口腔美学专业委员会委员，黑龙江省口腔医学会口腔修复专业委员会主任委员，黑龙江省口腔医学会常务理事。

主要研究方向：口腔种植材料、口腔高分子修复材料等。业务专长：擅长口腔种植修复、前牙美学修复、微创修复、咬合重建修复及复杂全口义齿修复等。在黑龙江省乃至全国较早地开展了种植治疗。研究成果：主持省部级

科研项目 6 项；参编专著 4 部；在国内外学术期刊发表论文 67 篇，其中以第一作者或者通信作者发表 SCI 论文 6 篇；培养博士、硕士研究生48 名。

（哈尔滨医科大学口腔医学院供稿）

谢志刚

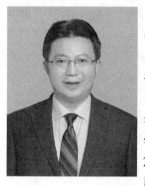

谢志刚，男，1969年 3 月出生于云南省昆明市，籍贯四川。教授，博士研究生导师。1993 年本科毕业于原华西医科大学口腔医学院（六年制），并于2004 年获四川大学口腔医学专业博士学位。1993—1994 年，参加云南省卫生厅"医疗扶贫队"至墨江县人民医院；1994—2001 年，就职于云南省第二人民医院；2004—2006 年，就职于昆明医学院附属第一医院；2006 年至今，就职于昆明医科大学附属口腔医院。曾任中华口腔医学会第三、四、五届种植专业委员会委员，现任中华口腔医学会第六届种植专业委员会常务委员、云南省口腔医会种植专业委员会主任委员、中国西部口腔种植推广中心专家组成员、云南省口腔医学会理事、中国医师协会口腔医师分会口腔种植医师工作委员会委员。《中国口腔种植学杂志》编委，《国际口腔颌面种植学》（中文版）和《口腔种植学辞典》编委。

主要研究方向：种植义齿周围软硬组织长期稳定性的临床研究，DDM 骨替代材料成骨环境与成骨机制的研究。业务专长：擅长种植义齿、活动-固定义齿联合修复，在国内较早开展 "液压旋转推进法提升上颌窦底""天然牙-种植体联合支持无牙颌套筒冠"等技术用于缺牙患者的修复治疗，2008 年负责筹建并成立云南目前唯一的口腔种植专科。主持及参与国家自然科学基金、省部级科研项目 10 余

项;参编专著 4 部;在国内外学术期刊发表论文 50 余篇;培养硕士研究生 27 名。

（昆明医科大学口腔医学院供稿）

熊　伟

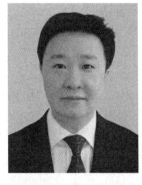

熊伟,男,1972 年 9 月出生于江西省南昌市。教授,主任医师,博士研究生导师。1995 年本科毕业于南昌大学医学院（原江西医学院）口腔医学系,并于 2006 年获南昌大学口腔专业硕士学位。1995 年至今,就职于南昌大学附属口腔医院;2013 年 12 月在韩国首尔大学口腔医院访问学习。现任南昌大学附属口腔医院口腔预防科副主任。任中华口腔医学会口腔预防专业委员会常务委员,江西省口腔医学会预防专业委员会及儿童专业委员会副主任委员。

主要研究方向:三叉神经痛的分子机制研究和口腔常见病预防。业务专长:擅长成人及儿童各类牙体牙髓疾病的诊治,龋病及牙周病的预防,牙齿美白治疗。主持国家自然科学基金课题 2 项、省部级科研项目 2 项;在国内外学术期刊发表论文 30 余篇,其中以第一作者或者通信作者发表 SCI 论文 10 篇;培养硕士研究生 9 名。

（南昌大学口腔医学院供稿）

许潍于

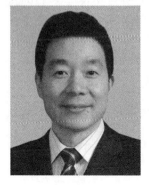

许潍于,男,1970 年 12 月出生于福建闽清。副教授,主任医师。现任福建医科大学附属口腔医院正畸科科室副主任,中华口腔医学会口腔正畸专业委员会常务委员,福建省口腔医学会正畸专业委员会主任委员,福建口腔医学会理事,福建省口腔医学会口腔美学专业委员会常务委员,中国 Tweed 中心教官,《口腔疾病防治》杂志编委,世界微种植体支抗协会中国区讲师,世界正畸医师联盟国际会员,国际 RW 正畸协会会员。先后参加美国 Case Western Reserve University,Tweed 中心,Andrews 诊所,国际 RW 正畸高级培训班学习。参与编写国家卫生和计划生育委员会“十三五”《口腔正畸学》全国高职高专教材 1 本,译著 1 部。《中华口腔正畸学》杂志特邀编辑,《口腔疾病防治》杂志编委,主持省级课题 1 项,厅级课题多项。获福建医科大学优秀教师,优秀教育工作者等称号。擅长牙颌面部各类错𬌗畸形的矫治、早期矫治以及伴有颞下颌关节以及牙周病等症状的成人正畸治疗。

（福建医科大学口腔医学院供稿）

杨　春

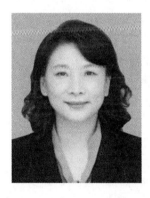

杨春,女,白族,1968 年 4 月出生,籍贯云南大理。教授,博士研究生导师。本科毕业于昆明医科大学医学院（原昆明医学院）口腔医学系,从事口腔医学教学、科研、临床及管理工作 30 余年,美国加州大学洛杉矶分校牙学院访问学者。现任昆明医科大学口腔医学院/附属口腔医院副院长,兼任中华口腔医学会口腔医学教育专业委员会常务委员、中华口腔医学会颞下颌关节与𬌗学专业委员会常务委员、云南省口腔医学会副会长。

主要研究方向:颞下颌关节紊乱病的基础与临床。擅长颞下颌关节紊乱病的临床诊治,借鉴国外 Oral Facial Pain 和颞下颌关节紊乱病（temporomandibular disorders,TMD）的先进诊疗理念,率先在省内积极推动 TMD 的规范诊疗和国际 DC/TMD 诊断标准的实践应用，开展颞下颌关节生理功能与颞下颌关节骨关节病病理机制的相关基础研究。主持完成省级科研项目 2 项，在国内外学术期刊发表论文 20 余篇，参编专著 1 部，其中以第一作者或者通信作者发表 SCI 论文 2 篇，培养硕士研究生 18 名。

（昆明医科大学口腔医学院供稿）

杨禾丰

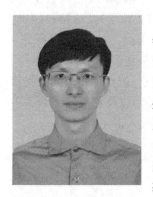

杨禾丰，男，1982 年 5 月出生于浙江省台州市，籍贯浙江三门。副教授，博士研究生导师。本科毕业于昆明医科大学医学院（原昆明医学院）口腔医学系，并于 2016 年获昆明医科大学临床医学专业博士学位。中国生物医学工程学会组织工程与再生医学分会青年委员，中华口腔医学会口腔科研管理专业委员会青年委员；云南省口腔医学研究所常务副所长。2009—2016 年，就职于云南省第一人民医院口腔矫形科。2013—2016 年，于昆明医科大学耳鼻咽喉科学专业学习，获医学博士学位。2017 年至今，就职于昆明医科大学口腔医学院（医院）口腔修复科、教学管理办公室、云南省口腔医学研究所工作。历任云南省口腔医学研究所副所长、常务委员副所长。

主要研究方向：口腔颌面部软硬组织再生研究；外泌体在牙周炎/颞下颌关节炎等口腔多发病治疗中的作用及其机制。业务专长：擅长牙列缺失缺损的修复，在省内率先开展"显微修复牙体预备""数字化全口义齿制作"等技术用于口腔修复疾病的治疗。主持国家自然科学基金 1 项、省部级科研项目 3 项（其中省级重点项目 1 项）；在国内外学术期刊发表论文 20 余篇，其中以第一作者或者通信作者

发表 SCI 论文 6 篇；培养硕士研究生 7 名；获云南省青年拔尖人才，云南省医学后备人才等荣誉 4 项等。

（昆明医科大学口腔医学院供稿）

于世宾

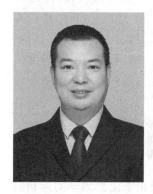

于世宾，男，1976 年 10 月出生于河北省石家庄市赞皇县。教授，副主任医师，博士研究生导师。本科毕业于第四军医大学口腔医学系，并于 2006 年获第四军医大学口腔基础医学专业博士学位。就职于第四军医大学口腔医学院口腔解剖生理学教研室/颞下颌关节病科。2005—2006 年、2012—2013 年先后赴芬兰奥卢大学牙学院、美国匹兹堡大学医学院交流学习。空军高层次科技人才、中华口腔医学会颞下颌关节病及殆学专业委员会常务委员、口腔医学教育专业委员会常务委员、口腔药学专业委员会青年委员、陕西省医师协会睡眠医学专业委员会委员。

主要研究方向：颞下颌关节紊乱病的发病机理及防治；口颌系统的生物力学响应。业务专长：擅长颞下颌关节紊乱病、口颌面痛、咬合病、磨牙症及睡眠呼吸暂停低通气综合征的治疗。研究成果：主持国家自然科学基金 3 项、省部级/军队级科研项目 10 项；参编专著 16 部；在国内外学术期刊发表论文 110 余篇，其中以第一作者或者通信作者发表 SCI 论文 15 篇；荣获陕西高等学校科学技术研究优秀成果一等奖 1 项。

（空军军医大学口腔医院供稿）

袁昌青

袁昌青，女，1970 年 6 月出生于山东省青岛市。教授，主任医师，博士研究生导师。本科

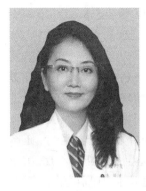

毕业于南昌大学口腔医学院（原江西医学院）口腔医学系；2003年，获青岛大学口腔医学专业硕士学位；2016—2017 年，美国南加州大学牙学院高级访问学者。1994 年至今，就职于青岛大学附属医院。任中华口腔医学会全科口腔医学专业委员会常务委员，中华口腔医学会口腔医学教育专业委员会委员，中华口腔医学会口腔黏膜病专业委员会委员，山东省口腔黏膜病专业委员会副主任委员，青岛市口腔黏膜病专业委员会主任委员。现任青岛大学口腔医学院常务副院长，青岛大学附属医院口腔医学中心副主任、口腔内科主任。《精准医学杂志》杂志编委。

主要研究方向：口腔医用生物材料性能研究及口腔黏膜疾病致病机制研究。业务专长：擅长口腔内科疾病综合诊治。研究成果：主持或参与国家级课题6项、省部级科研项目8项；主编人民卫生出版社专著《口腔黏膜损害诊断图鉴》1 部，参编专著及规划教材 2 部；参加国家及诊疗指南及规范编写 2 项。在国内外学术期刊发表论文 40 余篇，其中以第一作者或者通信作者发表 SCI 论文 21 篇；培养博士、硕士研究生 22 名；获山东省优秀实践成果奖 3 项、山东省及青岛市科技成果奖及科技创新奖 6 项、山东省级及校级优秀研究生导师等 6 项。

（青岛大学口腔医学院供稿）

曾剑玉

曾剑玉，女，1968 年 3 月出生于江西省九江市，籍贯湖南。教授，主任医师，博士研究生导师。本科毕业于中山医科大学口腔医学系，并于 1997 年获得北京医科大学口腔医学专业博士学位。1991—1993 年，就职于江西省人

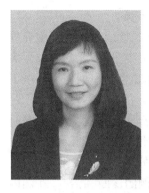

民医院口腔科；1997年至今，就职于首都医科大学附属北京口腔医院。担任中华口腔医学会口腔修复学专业委员会委员，中华口腔医学会颞下颌关节病暨殆学专业委员会委员，国家医学考试中心试题开发委员会委员，卫生部人才中心评审专家，北京口腔医学会颞下颌关节病暨殆学专业委员会常委，《口腔颌面修复学杂志》编委，《北京口腔医学》杂志编委等。

主要研究方向：口腔生物力学，口腔骨组织工程。业务专长：口腔修复学，口腔种植学。在国内较早地开展"显微修复牙体预备""数字化咬合测力"等技术用于口腔修复疾病的治疗等。研究成果：参与国家级自然科学基金项目 3 项、主持省部级科研项目 3 项；在国内外学术期刊发表论文约 50 余篇，其中以第一作者或者通信作者发表 SCI 论文 8 篇；参编专著 6 部；培养博士、硕士研究生 35 名；获院级优秀研究生导师荣誉等。

（首都医科大学口腔医学院供稿）

张　琛

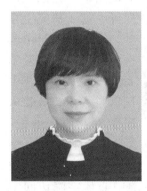

张琛，女，1974 年7 月出生于北京市，籍贯天津。教授，主任医师，博士研究生导师。本科毕业于首都医科大学口腔医学系，并于 2011 年获首都医科大学口腔内科专业博士学位。1998 年至今，历任首都医科大学附属北京口腔医院牙体牙髓科住院医师、主治医师、副主任医师、主任医师。担任中华口腔医学会牙体牙髓病学专业委员会常务委员、北京口腔医学会牙体牙髓

病学专业委员会常务委员。

主要研究方向:牙源性间充质干细胞介导的牙髓牙本质复合体再生研究;牙髓病及根尖周病的病因学研究;牙髓炎症和创伤微环境下牙髓组织的再生修复研究;下颌第二磨牙牙髓根尖周病一体化治疗策略的建立和疗效研究;髓腔闭锁与牙体硬组织异常的相关性研究;根管充填材料及方法的性能研究。业务专长:擅长牙体牙髓疑难病例的诊断和治疗、在国内较早地开展"显微超声根管治疗及显微根尖手术",并将数字化技术应用于根管治疗后的冠部修复等。研究成果:主持国家自然科学基金 1 项、北京市属医院科研培育计划 1 项;获北京市卫生系统高层次人才,东城区优秀人才计划项目资助;发表 SCI 及核心期刊论文28篇,其中以第一作者或者通信作者发表SCI 论文 7 篇。培养博士、硕士研究生 23 名;获北京市科技创新标兵,全国根管治疗技术竞赛一等奖,中华口腔医学会香港大学牙医学会优秀青年人才奖等。

(首都医科大学口腔医学院供稿)

张冬梅

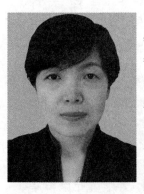

张冬梅,女,1975 年 12 月出生于辽宁省沈阳市。教授,主任医师,博士研究生导师。本科毕业于中国医科大学口腔医学系,并于 2010 年获中国医科大学口腔临床医学专业博士学位。2003 年,入职中国医科大学口腔医学院,从事临床、教学、科研工作。2010—2011 年,美国俄克拉荷马大学健康科学中心牙学院访问学者,进行口腔微生物和牙周病学研究。担任辽宁省口腔医学会牙周专业委员会副主任委员,辽宁省口腔医学会口腔生物学与病理学专业委员会委员,中华口腔医学会牙周专业委

员会委员,《华西口腔医学杂志》特约审稿专家。沈阳市拔尖人才人选。

主要研究方向:主要从事牙周病的致病机制及其与全身系统性疾病的相关研究。业务专长:对伴全身系统性疾病的牙周病患者的诊断、治疗及预防拥有丰富的临床经验。在牙周系统治疗方面,重视并联合修复治疗、正畸治疗。擅长牙周疑难病症的诊断与治疗、美学区牙龈成形术和牙冠延长术、牙周再生治疗等。研究成果:主持国家自然科学基金 2 项、省部级科研项目 3 项;参编或参译专著 5 部;在国内外学术期刊发表论文 30 余篇,其中以第一作者或者通信作者发表 SCI 论文 11 篇;获实用新型专利 1 项;培养硕士研究生 15 名。作为主要参与者先后获得教育部科技进步奖二等奖 1 项、辽宁省科技进步奖二等奖 1 项、辽宁省科技进步三等奖 1 项、医学科技奖一等奖 1 项。

(中国医科大学口腔医学院供稿)

张建军

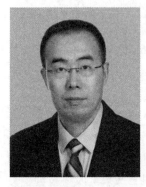

张建军,男,1980 年 5 月出生,籍贯山西朔州。上海第九人民医院口腔颌面-头颈肿瘤科研究员,博士研究生导师,美国哈佛医学院访问学者。2004 年 6 月毕业于山西医科大学,获学士学位;2010 年 6 月毕业于上海交通大学医学院,获博士学位。2010 年 7 月进入上海交通大学医学院附属第九人民医院口腔颌面外科工作,目前任上海第九人民医院口腔肿瘤生物学实验室副主任、中华口腔医学会头颈肿瘤专业委员会委员、中华口腔医学会口腔颌面外科专业委员会委员、上海市医学遗传学学会委员等。入选上海市人才发展基金、上海市科技启明星、上海交通大学医学院双百人计划、上海市教委协同创新团队、上海市教委优秀青年

教师、上海交通大学晨星青年学者等。

主要从事头颈肿瘤分子生物学及表观遗传学方面的基础研究工作。首次鉴定具有分泌活性的癌蛋白 p85S6K1，筛选及鉴定了若干在头颈鳞癌中极具诊治价值的生物标志物（如 Exo-miR-196、miR-144/451、lnc-POP1-1 及 TOP1MT 等）。研究成果：主持国家自然科学基金项目 5 项、上海市科委重点项目 1 项以及上海市教委科研创新项目 1 项；以第一作者或者通信作者在专业期刊发表论文 20 余篇，其中包括 *Genome Biol*（2 篇）、*Mol Ther*、*Mol Cancer*（3 篇）、*Sci Signal*、*Oncogene*（2 篇）以及 *BMC Med* 等，他引超过 1 700 余次。

（上海交通大学口腔医学院供稿）

张　萍

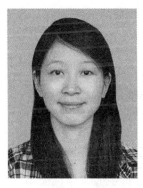

张萍，女，1982 年出生于湖北。副研究员，博士研究生导师。2013 年，获北京大学基础医学院分子生物学博士学位，同年留校于北京大学口腔医学院修复科工作。现任中华口腔医学会口腔生物医学委员会青年委员、中华口腔医学会科研管理分会青年委员、北京口腔医学会口腔生物医学会青年委员。

主要研究方向及专长：干细胞生物学及骨再生；骨组织相关干细胞的鉴定、谱系分化及体外培养技术；干细胞的临床转化应用。主持国家自然科学基金及省部级科研项目 4 项，作为骨干成员参加国家自然科学基金重点项目 1 项；参编本科生教材 1 部；以第一作者和通信作者（含共同）发表专业学术论文 20 余篇。获北京市科学技术奖二等奖、中华口腔医学科技奖一等奖、口腔生物医学青年研究三等奖，入选北京市科技新星培养工程。

（北京大学口腔医学院供稿）

张　强

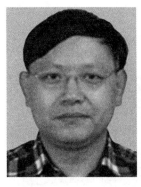

张强，男，1973 年 6 月出生于山东省肥城市。教授，主任医师，博士研究生导师。本科毕业于山东大学口腔医学院（原山东医科大学）口腔医学系，并于 2011 年获四川大学口腔临床医学专业博士学位。2000—2015 年在南昌大学附属口腔医院颌面外科工作，2015 年至今在南昌大学第一附属医院工作。任中华口腔医学会牙及牙槽外科专业委员会委员，中华口腔医学会口腔材料专业委员会委员，教育部学位与研究生教育发展中心评审专家，中国中医药信息学会口腔分会常务理事，中国研究型医院协会创面和整复专业委员会委员，江西省组织部、江西省科协"百人远航"项目资助成员，瑞典哥德堡大学萨卡琳斯卡医院访问学者。第五届中国印度联合医疗队队员。

主要研究方向：颌骨缺损修复的基础及临床研究；生物材料微结构骨诱导性的机制研究；涎腺功能性外科；颌骨良性病变的微创外科治疗。主持国家自然基金 2 项，其他省厅级课题多项；承担并完成南昌大学研究生院研究生案例库建设 2 项；以第一作者或者通信作者发表论文近 50 篇；指导博士研究生 2 名，硕士 13 名，现已毕业 7 名。

（南昌大学口腔医学院供稿）

张　彤

张彤，女，1970 年 6 月出生于山西省太原市。教授，主任医师，博士研究生导师。本科毕业于空军军医大学（原第四军医大学）口腔医学系，并于 2007 年获解放军医学院口腔医学专业博士学位。1994 年，六年制本科毕业，分配至解放军总医院口腔科工作至今，1999 年始，从

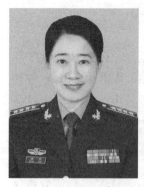

事口腔正畸专业。任中华口腔医学会口腔正畸专业委员会常务委员，北京市口腔医学会口腔正畸专业委员会常务委员，国家自然科学基金评审专家等。

主要研究方向：衰老、高糖环境下对干细胞成骨的研究以及其调控机制的探究；颅面复合体生物力学研究；骨性三类错𬌗畸形上颌骨前方牵引的研究。业务专长：擅长疑难复杂错𬌗畸形的正畸治疗，特别是成功开展"骨性三类错𬌗畸形的序列治疗""颞下颌关节病的正畸治疗"等 20 余年，疗效稳定。主持国家自然科学基金 1 项、省部级科研面上项目 3 项、军队临床科研项目 2 项；参编专著 5 部，其中教材 2 部；在国内外学术期刊发表论文 41 篇，其中以第一作者或者通信作者发表 SCI 论文 7 篇；培养博士、硕士研究生 3 名；获军队科技成果二等奖 1 项、军队医疗成果一等奖、二等奖各 1 项等。

（解放军医学院供稿）

张新春

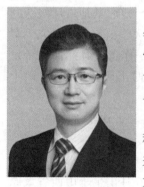

张新春，男，1972 年 6 月出生于安徽省怀远县。主任医师，博士研究生导师。本科毕业于中山大学光华口腔医学院（原中山医科大学）口腔医学系，并于 2016 年获中山大学口腔医学专业博士学位。现任中山大学附属口腔医院东圃门诊主任，兼任中华口腔医学会口腔美学专业委员会常务委员、中华口腔医学会老年口腔专业委员会委员、中华口腔医学会口腔修复专业委员会委员、广东省口腔医学会口腔修复专业委员会常务委员、广东省口腔医学会老年口腔专业委员会常务委员、广东省口腔医学会口腔全科专业委员会常务委员。

主要研究方向：颅颌面发育和再生方向牙囊干细胞成骨/成牙本质向分化的机制研究，口腔硬组织缺损新型成骨材料的研制。擅长微创美学修复，咬合重建序列修复。在国内较早开展"牙体缺损微创修复""咬合重建微创及精准序列治疗"等技术用于口腔修复疾病的治疗。主持和参与国家自然科学基金 2 项、省部级自然科学基金等科研项目 4 项；参编专著 6 部；在国内外学术期刊发表论文 26 篇，其中以第一作者或者通信作者发表 SCI 论文 8 篇；培养硕士研究生 6 名，已毕业 2 名；获广东省科学技术奖三等奖 1 项，获"第五届羊城好医生"。

（中山大学光华口腔医学院）

赵宝红

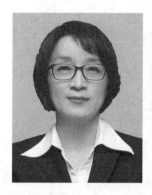

赵宝红，女，1970 年 11 月出生于辽宁省抚顺市，籍贯河南省。教授，主任医师，博士研究生导师。本科毕业于中国医科大学口腔医学院口腔医学系，并于 2004 年获北京大学口腔医学专业博士学位。1996—2005 年，于中国医科大学附属口腔医院修复科工作。2005 年 11 月至今，于中国医科大学附属口腔医院种植中心工作。担任中华口腔医学会口腔种植专业委员会委员，中国医师协会口腔医师分会口腔种植工作委员会委员，白求恩精神研究会口腔医学分会理事，辽宁省口腔医学会口腔种植专业委员会候任主任委员，《中国实用口腔科杂志》编委。

主要研究方向：牙种植体表面改性的研究；亲水种植体促进骨整合及早期血管生成机理

的研究;种植体生物力学及结构优化的研究。业务专长:擅长常规及疑难病例的种植体植入手术及种植体上部结构修复，包括前牙美学种植修复技术、即刻种植与即刻修复技术、复杂骨增量手术、上颌窦提升术及无牙颌种植义齿固定修复及覆盖义齿修复等，在省内率先开展动态导航引导下辅助种植体植入及自主式种植机器人种植手术。研究成果:主持国家自然科学基金 1 项、省部级科研项目 4 项;参编专著 3 部;在国内外学术期刊发表论文 100 余篇,其中以第一作者或者通信作者发表 SCI 论文 26 篇;培养硕士研究生 33 名;荣获辽宁省科学技术进步奖三等奖 2 次。

（中国医科大学口腔医学院供稿）

郑东翔

郑东翔，男,1965 年 7 月出生于北京,籍贯福建。教授,主任医师,博士研究生导师。本科毕业于首都医科大学口腔医学院(原首都医学院口腔医学系),并于 2001 年获首都医科大学口腔临床专业硕士学位。1988—2019 年,历任首都医科人学附属北京口腔医院修复科医师、科室主任、副院长、党委书记。2019 年 9 月至今,任首都医科大学附属北京佑安医院党委书记。任中华口腔医学会第六届理事会常务

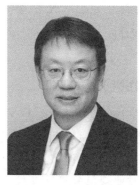

理事、第七届口腔修复专业委员会常务委员，中国医师协会毕业后医学教育口腔专业委员会委员，国家医学考试中心医师资格考试口腔类别试题开发专家委员会委员，中华医学会医学伦理学分会第九届委员会委员,北京口腔医学会第三届口腔修复专业委员会主任委员。《中华口腔医学》杂志编委,《北京口腔医学》杂志副主编等。

主要研究方向：口腔修复体的生物力学性能分析;口腔修复材料研究以及数字化技术在口腔修复领域的应用。业务专长:擅长复杂牙列缺损的修复治疗,并较早开展了固定–活动联合修复以及咬合重建的预测模型相关研究。研究成果:主持或参与国家级课题 2 项、省部级 2 项;参编专著 4 部;在国内外学术期刊发表论文 90 余篇,其中以第一作者或者通信作者发表 SCI 论文 6 篇;培养研究生30 余名。

（首都医科大学口腔医学院供稿）

逝世人物

周继林（1917—2021）

中国著名口腔医学专家、口腔医学教育家、口腔颌面缺损修复学奠基人之一,解放军总医院原专家组成员、主任医师、博士研究生导师周继林,因病于 2021 年 8 月 22 日在北京逝世,享年 105 岁。

周继林教授,1917 年 2 月出生,湖南长沙人,是我国著名口腔医学专家,口腔颌面修复开拓者,被誉为"不挂专家号的名专家"。周继林教授曾任中华口腔修复学专业委员会、中

华口腔老年医学专业委员会、颞下颌关节病及𬌗学专业委员会等顾问。历任中华口腔医学杂志编委、荣誉编委,口腔颌面修复学杂志及中华老年口腔医学杂志名誉主编。

周继林教授曾获国家科技进步三等奖 1 项,军队科技进步二等奖 9 项,获全军先进工作者 2 次,荣立三等功 4 次。1990 年,因对党和国家领导人口腔医疗保健工作贡献突出,获中央保健委员会荣誉证书。1991 年起,享受政府特殊津贴。2003 年,获原解放军总后勤部优秀科技人才建设"伯乐奖",原解放军总医

院建院 50 周年杰出贡献奖和创业荣誉奖。2008 年,原军医进修学院建院 50 周年获终身成就奖。

马宝章(1924—2021)

中国口腔颌面外科激光医学奠基人之一,原上海交通大学医学院附属第九人民医院口腔颌面外科研究室主任,上海市激光学会副理事长、医用激光专业委员会主任委员,中华医学会上海分会理事、副会长马宝章教授因病于 2021 年 10 月 13 日在上海逝世,享年 98 岁。

马宝章教授,1924 年 11 月 3 日出生,江苏仪征人。1951 年,毕业于华西大学牙学院。抗美援朝时期,曾在我国整形外科先驱之一宋儒耀教授指导下开展救治志愿军伤员工作。在长春第三军医大学工作期间,因教学工作成绩突出荣获军队三等功。1966 年,调入上海交通大学医学院附属第九人民医院口腔颌面外科。她曾带队开门办学,培养的学生包括张志愿院士等一批知名的口腔医学专家。她长期从事口腔颌面外科临床和教学研究工作,因教学成果突出,曾获上海交通大学医学院附属第九人民医院先进工作者称号。1975 年,开展激光与冷冻外科在口腔颌面部肿瘤的基础与临床研究。在英、美等国家召开的国际会议上做大会报告,获得国外同行赞誉并推广。马宝章教授为我国口腔颌面外科激光医学事业作出了卓越的贡献。

索　引

A

安政雯　296

B

白求恩式好医生　292

博士研究生导师　296

博物馆　50

C

常蓓　297

陈江　292

陈陶　297

陈卓　298

D

丁佩惠　298

董强　299

E

儿童复杂牙外伤　169

儿童口腔门诊　86

F

范存晖　299

G

高被引学者　161

葛颂　299

谷习文　300

胡腾龙　300

H

黄盛斌　301

黄旋平　301

回顾与论坛　1

获奖项目　168，169

J

姬爱平　293

吉秋霞　302

续续医学教育　111

江圣杰　291

姜华　302

教材建设　111

K

科技成果　162

科学基金　176，179，289，290

科学技术　157

科学研究　157

科研基金　179

口腔扁平苔藓　107

口腔颌面外科学　17

口腔黏膜病　170

口腔医学图书　245

口腔正畸　100

口腔正畸学　26

L

黎明　303

李斌斌　303

李德超　304

李德华　293

李吉辰　304

李明　304

李宁　305

李艳红　305

林正梅　294

刘加强　306

刘娟　306

刘钧　307

刘欧胜　307

刘麒麟　308

刘世宇　308

刘伟才　308

刘欣宇　309

刘中博　309

龙星　294

卢海平　295

卢燕勤　310

路瑞芳　310

M

Maurizio Tonetti　296

马保金　310

马宝章　330

马洪　311

马海龙　291

孟柳燕　311

莫水学　312

N

颞下颌关节　168

P

潘永初　312

Q

亓坤　313

青年拔尖人才　288

青年托举人才工程　291

阙国鹰　313

R

人才培养体系　3

人民名医　60

人物　287

乳牙牙髓病　78

阮敏　314

S

沈新坤　314

石玉　315

史册　315

宋庆高　315

孙慧斌　316

孙颖　316

孙宇　317

T

陶建祥　317

陶疆　317

突出贡献中青年专家　287

W

王瑞　318

王蔚　318

王勇　319

卫生健康　287

吴珺华　319

吴梦婕　320

X

习伟宏　320

夏丹丹　320

肖金刚　321

肖文林　321

谢伟丽　322

谢志刚　322

新闻动态　284

熊伟　323

徐骏疾　290

徐晓薇　288

许潆于　323

学会工作　262

学术会议　272

Y

牙齿漂白治疗　96

牙体牙髓病学　9

牙周健康　63

杨春　323

杨禾丰　324

杨鸿旭　291

叶玲　287

医疗工作　60

医学教育　111

医学科技　157，158

婴幼儿龋　73

俞梦飞　290

于世宾　324

袁昌青　324

袁泉　289

Z

曾剑玉　325

张琛　325

张冬梅　326

张建军　326

张萍　327

张强　327

张彤　327

张新春　328

赵宝红　328

赵雪峰　288

赵铱民　287

赵志河　295

郑东翔　329

中华口腔医学会　92，262，274

重要医学进展　160

周陈晨　292

周继林　329

专家共识　63

专业备案　116

专业审批　117

专业招生　118

组织机构　262